医院运营管理与医疗质量安全管理

主编　张　波　　高汉景　　刘春红　　汤肖银
　　　　马丽敏　　赵文彬　　付兴建　　齐岭山

中国海洋大学出版社

·青岛·

图书在版编目（CIP）数据

医院运营管理与医疗质量安全管理／张波等主编
. 一青岛：中国海洋大学出版社，2024.5
ISBN 978-7-5670-3837-0

Ⅰ．①医… Ⅱ．①张… Ⅲ．①医院－运营管理②医疗
卫生服务－质量管理－安全管理 Ⅳ.①R197.32
②R197.1

中国国家版本馆CIP数据核字（2024）第082098号

Hospital Operation Management and Medical Quality and Safety Management

出版发行	中国海洋大学出版社			
社　　址	青岛市香港东路23号	邮政编码	266071	
出 版 人	刘文菁			
网　　址	http://pub.ouc.edu.cn			
电子信箱	369839221@qq.com			
订购电话	0532-82032573（传真）			
责任编辑	韩玉堂	电　　话	0532-85902349	
印　　制	日照报业印刷有限公司			
版　　次	2024年5月第1版			
印　　次	2024年5月第1次印刷			
成品尺寸	185 mm×260 mm			
印　　张	23.5			
字　　数	592千			
印　　数	1～1000			
定　　价	198.00元			

发现印装质量问题，请致电0633-8221365，由印刷厂负责调换。

前言

　　21世纪是我国整个社会从小康走向富裕，跻身于世界经济强国之林的世纪。在这个世纪中，随着社会主义市场经济体制的建立、科学技术的突飞猛进，社会各个领域发生的巨大变革均给医院带来了前所未有的挑战。如何适应新形势，深化医院改革，探索医院的发展思路，做好医院管理工作，是一个摆在医院管理者面前值得再研究的课题。

　　医院管理学既是一门科学，又是一门艺术。合格的医院管理者必须掌握医院管理的科学规律，了解当今国际先进的管理理论和方法，同时注重探索和创新以增强自己的管理能力和水平，并在管理实践中完善管理技巧。随着经济社会的发展，群众对医疗服务的需求增长加快，对医疗服务的要求日益提高。医院作为医疗卫生服务的主要提供者，是实施社会保障制度的重要阵地，是医疗卫生体制改革的重点所在，也必然成为社会关注的焦点之一。因此，医院管理者需要不断学习医院管理科学知识，努力探索切合我国医院工作实际和医院发展规律的管理理论和方法，总结和交流医院管理实践经验，紧跟医院管理学发展的步伐。为此，我们组织相关专家共同编写了《医院运营管理与医疗质量安全管理》一书。

　　本书从当代医院的实际需求出发，针对当前医院管理的重点问题和难点问题，系统介绍了医院运营管理、医院质量管理等内容。本书从理论的高度进行研究，从实践的需求展开指导。本书定位明确、观点新颖、内容丰富，展示了我国医院管理的发展前沿与方向，适合各级医疗卫生机构的管理者阅读使用。

　　由于编者水平有限，加上经验不足，若书中存在不足之处，敬请广大读者批评指正，以便再版时进行修正。

《医院运营管理与医疗质量安全管理》编委会

2024年1月

目录

第一章

医院运营管理

第一节 医院资源配置

一、医院资源概述

(一)医院资源概念

医院资源是指医院为了向医疗顾客提供不同层次的医疗服务而采用的、能够为医疗顾客和医疗服务机构带来实际收益的资源。从广义上讲,它是指人类开展医疗保健活动所使用的社会资源;从狭义上讲,它是指医疗服务机构在提供医疗服务的过程中占用或消耗的各种生产要素的综合。

(二)医院资源特点

医院资源与其他行业中的资源有所不同,具有需求的不确定性和动态性、供需信息的不对称性、服务效用的滞后性、高风险性和不易逆转性等基本特点,管理难度很大。其特点主要表现在以下 6 个方面。

1.差异性

社会、经济、管理、供给、信息等的不对称,造成了医院资源的差异性,在国内尤其是地区性差异特别突出。

2.不确定性

一方面主要表现为资源来源的不确定性,如血库、疫苗供应等;另一方面是需求的不确定性,如疫情暴发、大型灾难等。

3.易逝性

医院资源不同于有形商品,不能储存,如医师的看诊时间、病床、手术间等在一段时间内未被使用,将不可能延续到下一时间段继续使用。

4.信息的综合性

由于医疗信息涉及面广泛,若获取信息、分析信息不及时,会对医院造成巨大的影响。

5.共享性

由于部分医院资源供给不足和需求过度,当短期内医疗资源供给规模无法大幅度增加时,则时常通过医院内、外的共享,使医院资源得到合理的安排和调度,如"汶川大地震"后的国内甚至国际支援。

6.多维性

由于患者服务流程的不确定性和患者病情的不确定性,以及医师具有各自擅长的不同专业领域,此外还存在看病习惯、用药习惯、看病效果等不同的维度,这些因素都会导致患者在就医成本等方面产生巨大的差别。

二、医院资源配置原则

(一)与经济社会发展相适应

医院资源配置多少,除了考虑一定的标准外,还有一个重要的因素就是与本地区的经济社会发展程度相匹配。

(二)基于需求

医院资源的配置一定是立足于人民群众的卫生服务需求的。如果医院资源的配置不以人民群众的卫生服务需求为基础,那么就容易出现两种问题:一是配置不足,人民群众的健康无法得到保证;二是配置过剩,进而导致资源的浪费。

(三)基于战略

基于对我国医疗改革相关纲领性文件的分析,以期实现优化医院资源配置,实现提高居民健康水平的最终目标。例如,2016年8月全国卫生与健康大会提出,要坚持正确的卫生与健康工作方针,以基层为重点,以改革创新为动力,预防为主,中、西医并重,将健康融入所有政策,人民共建共享。要坚持基本医疗卫生事业的公益性,不断完善制度、扩展服务、提高质量,让广大人民群众享有公平可及、系统连续的预防、治疗、康复、健康促进等健康服务。要坚持提高医疗卫生服务质量和水平,让全体人民公平获得。要坚持正确处理政府和市场的关系,在基本医疗卫生服务领域政府要有所为,在非基本医疗卫生服务领域市场要有活力。

(四)基于标准

医院资源配置通常依据行政或行业配置标准。例如,《卫生部关于发布〈综合医院组织编制原则试行草案〉的通知》(卫医字〔78〕第1689号)中有相关的人力资源和病床配置指导意见。不过标准需要不断更新,随着技术、经济等的变化,相关的资源配置可能出现配置不够或过剩的情况。

(五)基于公平与效率

医疗服务是人的基本生存权利,人人都能享受到基本的医疗服务是我国医疗改革的目标之一。公平性是医疗资源配置的重要原则,公平与效率二者不能割裂开来,在考虑分配公平的同时,必须要考虑到效率的问题。

(六)基于运营能力

现代医院管理需要借鉴企业的专业化管理和运营管理。运营能力低下常常造成医疗资源的巨大浪费。医院的运营能力主要体现在人力资源评估与配置、设备评估与配置、流程梳理与优化、成本分析与控制、客户满意度管理等。医院资源的合理配置取决于运营能力,运营能力强的医院更能提高医疗的效率和效果。

三、医院人力资源配置

(一)医院人力资源概述及分类

医院是知识密集型单位,人力资源是医院各项资源中最宝贵、最重要的资源,是医院的核心竞争力。医院人力资源是指医院中拥有一定的知识、技术、专长的人员的总和,他们运用智力、体力劳动为医院目标的实现贡献自己的价值。

医院人力资源可分为卫生技术人员、行政后勤人员、科研人员、教学人员及工勤技能人员五大类。

1.卫生技术人员

卫生技术人员包括执业医师、执业助理医师、注册护士、药师、检验技师、影像技师等卫生专业人员。

卫生技术人员是医院人力资源的主体,是完成医院主营业务医疗的核心力量。根据专业性质,卫生技术人员又分为医、护、药、技四大类。医,指取得执业医师资格或执业助理医师资格,经注册在医院执业的各级医师;护,是经执业注册取得护士执业证书,从事护理活动的护理人员;药,指医院的药剂人员,包括中、西药师;技,包括临床检验、影像、营养等科室的卫生专业人员。

一般将具有副高级以上职称的卫生技术人员称为医院高级卫生人才。卫生技术人员的数量、质量、结构与状态直接关系到医院的医疗服务质量和医院的核心竞争力。

2.行政后勤人员

行政后勤人员是指医院中承担管理及辅助工作职责的工作人员,行政人员主要从事党政、人事、医政、科研、继续教育、信息管理等工作;后勤人员主要从事医疗器械修配、设备采购维保、基础设施建设、园林绿化等工作。

3.科研人员

科研人员是指医院聘任的专职科研人员,在医院中从事临床研究或基础研究。

4.教学人员

教学人员是指教学型医院中,专职负责教学及教务工作的人员,工作内容包含课堂讲授、学籍管理、考务管理等相关工作。

5.工勤技能人员

工勤技能人员是指在医院中承担技能操作和维护、后勤保障等职责的工作人员,护理员(工)、收费员、挂号员,以及从事电梯、搬运、供暖、安保、保洁等工作的人员都属于工勤技能人员。

由于医院中包含较多的复合型工作人员,如部分医师、护士在从事医疗工作的同时也承担了部分教学、科研任务,部分行政人员本身也是医师,也开设门诊。因此在职系人员界定上,则根据其主要工作内容确定其所属类别。如临床科室科主任80%的工作时间用于临床,20%的工作时间用于管理,则科主任为卫生技术人员。

卫生技术岗位是医院的主体,各岗位的人员应该保持适宜的比例。一般来说,卫生技术岗位人员占总人数的70%～72%。

(二)医院人力资源规划与配置

1.医院人力资源规划的基本概念

医院人力资源规划是指医院在对其所处的外部环境、内部条件及各种相关要素进行系统分析的基础上,从医院发展目标出发,对人力资源的开发、利用、提高和发展作出的总体预测、决策和安排。人力资源规划是人力资源配置的前期性工作,是对医院人员流动进行动态预测和决策的过程,在人力资源管理中具有统领与协调作用。

2.人力规划方法

(1)工时法:根据人力资源评估方法,对医疗、护理工作进行分解,测定完成某项工作全过程所必须进行的程序和动作使用的时间,并结合医院(科室)总体工作量所需工时考虑平均人员工作时间、排班休假等因素进行该项工作的人力资源配置。以护理人员配置为例:

$$某科病房护士配置数=\frac{编制床位数×床位使用率×每位患者每天所需护理治疗的时间}{每名护理人员日均有效时间}+机动人员数$$

该方法原理明晰,计量科学,但实际操作性较差,难以大范围推广应用。对于医院个别科室中的单一项目或标准化程度高的工作可以实施。

(2)工作量法:将医院门诊诊治人次、住院诊疗护理人次、管理床位数等作为参数,进行人力资源配置的测算。以门诊医师配置为例:

$$某医疗科室门诊医师配置数-\frac{日均就诊人次}{平均每名医师日均诊疗人次}$$

该方法相比按工时法配置具有数据获取简单、操作性强、易于接受的特点,可根据实际情况,在必要条件下配置机动人员。

(3)设备定员法:根据医院各类设备的数量和设备使用率、每台设备所需员工数量和员工出勤率来确定人员配置数量的方法。该方法主要适用于医技科室设备操作人员配置数的计算。

人员配置数=同类设备开动台数×单机定员标准×该设备平均开动班次×出勤率

3.医院人力资源配置的基本概念

从宏观的角度讲,医院人力资源配置是指根据医院战略目标、经营计划及内外部环境因素等,对医院内部岗位设置及人员配置变化需求进行分析、评价的过程。从组织管理的微观角度上来看,所谓人力资源配置就是通过考核、选拔、录用和培训,把符合组织价值观和发展需要的人才及时、合理地安排在所需要的岗位上,形成一定的结构效应,并使之与其他经济资源相结合,使得人尽其才、物尽其用,提高人力资源利用率,最大限度地为组织创造效益。

4.医院人力资源配置的基本原则

(1)按功能需要设岗原则:即因事设岗,按岗定人,不能因人设岗,人浮于事。

(2)优化结构原则:建立健全相关制度以促进人员整体结构的优化,使能者上,庸者下,各展所长,各得其所。

(3)合理比例原则:医院各部门之间,各职类、职种、职级之间,相互制约和依赖,客观上要求有合理的比例关系和合理的智力结构。

(4)动态发展和人员流动原则:人力资源的编设一经核编定岗,在工作量不发生重大变化的情况下,应保持相对稳定。但是合理的人力资源编配,必须是在人力资源流动中才能实现,所以在进行人力资源配置时,需要考虑流动率的问题。

(5)医院绩效原则:建立较为合理的人力资源配置标准,进行优化组合,形成强大的团队合力,充分发挥和利用人力资源的效能,提升医院运营效率。

5.医院人力评估的基本方法及工具

医院人力评估应遵循医院人力资源配置的基本原则,符合相关法律、法规的规定,并参照行业标准及结合岗位特点,以实现组织战略目标及精英方针为指导,采用科学的工具及方法,对医院内部岗位设置及人员变化需求进行分析与评价,为领导层的人力资源管理决策提供可靠的参考。由于医院人员类别繁多且各类别人员工作内容涉及专业性较强,不同专业类别人员的工作性质及特点差异较大,因此,在进行人力评估时必须熟悉了解不同类别人员的工作性质特点、行业规范等,并按照不同的职业类别,结合实际工作内容及工作量,参照适当标准,科学客观地评价各个岗位工作负荷,并提出合理的人员配置建议。常用方法及工具如下。

(1)程序分析法:所谓程序分析法,即以程序为分析研究的基本对象和基本单元,以揭示程序的结构和运作规律,探讨程序的功能作用,并进而寻求建构新的程序,以及完善和改造程序的途径与手段为目的的研究方法。

程序分析法运用于人力评估,就是用系统化的分析方法,收集相关数据及信息,并借助操作流程图、流程程序图等工具,以公正、严明、客观的态度,分析研究目标岗位及其工作内容,必要时提出改善建议,在明确其必要性及合理性的基础上,测算目标岗位的工作负荷,并就配置人员提出建议。

(2)工作分析:工作分析在人力资源管理中又称为职位分析、岗位分析,是搜集、整理、分析、总结和描述工作的一个系统化技术操作。通过工作分析得到关于工作的任务、内容、必要的工作条件、环境、能力素质要求和任职资格等信息,即以"工作说明书"的形式明确岗位工作职责的定位和角色分工,优化组织结构和职位设置,强化组织职能,为人员的考核录用、培训开发、晋升、工资等提供可靠的信息和依据。

明确工作岗位是进行工作分析的前提,而工作分析结果又是组织进行结构优化及岗位设置调整的重要参考。因此,工作分析并不是一次性的,而是一项需要经常进行的活动。在医院运营管理过程中,当医院内外部环境、工作流程、工作内容及工作量等发生较大变化时,必须对特定职位或岗位进行工作分析,通过人力评估,促进相关岗位设置及职责的明确,优化医院组织结构,有利于人力资源的充分利用。

(3)动作分析与时间研究:动作分析是寻求有效的工作方法、提高工作效率的途径之一。

动作分析是指缜密分析工作中的各种细微动作,删减其无效的动作,促使操作更加简便有效,设法寻求最经济的方法。所谓"经济",含省时、省力、安全之意。具体而言,动作分析的主要目的包括:①发现操作人员在动作方面的无效或浪费,简化操作方法,减少操作人员的疲劳,进而制定标准操作方法;②发现空闲时间,取消不必要的动作,进而确定动作时间标准。

时间研究又称工时研究或工时测定,是指确定劳动者完成工作所需时间的一系列研究活动。其目的在于减少操作过程中的"无效时间",并能事先确定基本动作所需要的时间标准,以便为制订劳动定额及人员配置创造前提条件。工时研究的方法大致可分为直接法和间接法。所谓直接法,是指直接观测生产活动的时间过程的方法,包括秒表测时法和工作抽样法等。所谓间接法,是指将不同要素的基本时间资料或过去的经验数据等加以综合来给定时间值的方法,有已定时间标准法、标准资料法和取决于统计标准或实际记录的方法等。通过实践研究可以制定出标准工时,即在一定的工作方法、条件下,任何正常的人以正常的手段完成某项作业所用的时间。

动作分析与时间研究在医院人力资源配置及人力评估中运用较为广泛,如护理工时测量与研究、门诊挂号收费等窗口人员工作负荷测算及人员配置标准制定、仪器设备操作人员工作量评估、后勤辅助人员标准工时制定等。

6.医院人力资源配置及人力评估注意事项

(1)医院人力资源配置应以医院组织结构及人员编制原则为基础:我国现行综合医院人员编制标准是根据国务院1978年公布的《综合医院组织编制原则试行草案》制定的,随着事业单位综合配套改革的推进,相关政策持续出台,其中《三级综合医院评审标准实施细则》(2011)、《三级综合医院医疗服务能力指南》(2016)、《医疗机构基本标准(试行)》(2017)等文件与医院资源配置有极强的相关性,因此在进行人力资源配置、人力资源结构优化时应以此为基础,结合医院实际情况进行考量。

（2）医院人力资源评估必须遵循相关法律、法规：医院人员构成复杂，专业技术职系较多，在进行人力资源评估时，应熟悉了解相关岗位涉及的法律、法规，并在测算岗位工作负荷及人员数量配置时考虑相关规定及要求。如按《劳动法》相关规定，测算岗位人员数量的一般公式如下：

$$岗位人员配置数 = \frac{\sum 岗位工作量 \times 标准工时}{每天工作时间 \times 法定工作日}$$

注：$\sum$ 岗位工作量×标准工时，可以为被评估岗位各种工作的实际完成量分别乘以其标准工时之和，也可以为被评估岗位所需工作时间之和；每天法定工作时间一般为 8 h，特殊岗位按照具体规定计算；法定工作日为 365−52×2−11−年休假天数，其中"年休假天数"按《劳动法》相关规定计算，若医院另规定有年休假天数超过《劳动法》规定天数者，则按医院规定计算。

（3）注意岗位设置、相关工作流程及人员安排的合理性：由于岗位人力资源需求不仅与岗位职责、工作内容及工作量密切相关，而且与该岗位工作相关的各种工作流程及人员安排也较大地影响着人员配置，因此，人力资源评估时不仅应对被评估岗位进行详细的工作分析，了解并进一步明确工作职责及工作内容，收集实际工作量相关信息，还应对相关工作流程及人员安排进行梳理及审视，评估该岗位设置的必要性及合理性，考虑是否需要进行岗位设置的调整及组织结构优化。此外，还应加强人岗匹配研究，完善岗位管理。

（4）进行人力资源评估时应注意参照行业标准及适当选择对照"标杆"：岗位设置方案及标准工时的选择直接影响人力资源评估的最终结果，因此在进行人力资源评估时，应积极搜寻及参照国内外医院同类人员及岗位设置标准，选择适当标杆。此外，还可选择参照其他行业相同或相似标准来进行测算。

（5）根据不同类别人员的工作性质及特点，建立人力资源配置标准：卫生技术人员中医师的工作相对复杂，单纯以工时、工作量难以进行准确考量，因此医师人力资源配置以计划增补为主。科室以当前医师构成现状、主要工作效率、工作量指标为基础，根据医院的宏观原则提出进人计划及依据，由多部门联合讨论审批进人计划。

在护理人员的配置上，由于护理工作内容较多，各岗位之间工作内容不尽相同，大部分难以精确，因此也采用计划增补为主，工作量测算为辅的方法。医院定期进行各护理单元人员数量、岗位层级系数及工作量变化等方面的分析，制定全院护理人员总体规划。对特殊岗位，进行工作内容、流程、工作量等相关情况的专项调查。

医技类人员的配置根据工作量增加幅度、设备增加数量和即将拓展新业务等条件拟定进人计划。

行政后勤、教学、科研人员应根据部门的业务分工及职责范围来确定人员的配置。

工勤人员主要以工作量为依据进行人员配置。

（6）不仅考虑工作量及工作负荷，还需考虑轮流排班的基本人员需求：工作量及工作负荷是人力资源评估时对岗位人员设置评价的主要依据之一，但由于医院工作环境及全年每天 24 h 不间断运行的特点，进行人力资源评估时除收集相关岗位工作量信息、测算岗位工作负荷外，还必须考虑岗位的必需性及轮流值班的基本人员需求。

四、医院床位资源配置

（一）医院床位配置与管理的意义

卫生资源的配置与优化一直是国内外医疗卫生界关注的焦点，更是我国当前医疗卫生工作的重要任务之一。"床位"是医院用以收治患者的基本装备单位,也是医院工作规模的计算单位,还是确定公立医院的人员编制、划拨卫生费、分配设备和物资等的重要依据。

对医院而言,床位是一种极为重要的资源,床位的使用情况是反映医院工作质量和管理效益的主要内容之一。在医院管理中只有正确地分析床位的工作效率,及时发现床位运行过程中存在的问题,才能最大限度地发挥床位资源的作用,获得持续、稳定的社会效益和经济效益,这对医院管理来说意义重大。

(二)医院床位配置的基本原则

1.适应患者及社会需求原则

患者和社会需求是决定一个医院规模及相应的病床编制的重要指标之一。决定医院床位数量的因素包括所在地区人群的发病和患病情况、人群医疗服务需求,以及其他医疗机构的分布状况和床位设置数量。由于医院的机构特点,一旦病床数量确定之后,其住院医疗服务能力也相应确定下来。因此,医院新建和改建之前的服务能力调研对决定医院病床数量具有重要意义。

2.合理布局原则

医院床位编制需要适应当地卫生行政主管部门对医疗卫生发展规划的总体要求,保证卫生资源的合理配置和充分应用,同时满足本地区人群对医疗保健服务的基本要求。

3.服从医院等级原则

一般来说,一级综合医院床位总数为 20～99 张,二级综合医院床位总数为 100～499 张,三级综合医院床位总数为 500 张以上。目前,我国医院的发展有一级医院向社会卫生服务中心转化,二、三级医院向医疗中心转化的趋势。其中,承担社区医疗服务的一级医院原则上可不设床位。

4.效益与动态管理原则

设置床位时,需要注意医院病床使用的社会效益和经济效益,保证卫生资源的充分利用。医院内部各科室病床设置应该根据住院患者的需求动态调整,不宜严格按照临床科室划分收治患者,以达到最大限度地满足患者需求及卫生资源充分利用的目的。对实际使用率较低的床位,应及时调整。

5.保证重点反映特色原则

床位设置应该保证重点学科与特色专科的发展,同时满足患者的医疗需求。

(三)医院床位配置方式

1.医院开设及其床位的配置审批

医院开设及床位配置,由医院根据所在地的医疗机构设置规划、向有管辖权的卫生行政主管部门提出申请,卫生行政主管部门按照医院性质、医疗机构类别、诊疗科目、服务对象、床位、注册资金、法人代表等审批内容进行前置审批,审批通过的,由卫生行政主管部门颁发医疗机构执业许可证。

2.医院床位数量规划

床位数可以按照下面公式计算:

$$区域床位需求 = \frac{常住人口 \times 居民住院率 \times 平均住院日}{床位使用率} \times (1+流动人口需求比例) \times (1+潜在需求弹性系数)$$

其中,潜在需求弹性系数主要是考虑区域经济发展等因素可能带来的床位需求增长。

规划新建综合医院床位时,根据上述公式计算区域内总体床位需求后,减去区域内已有床位数即可。

专科床位数包括专科医院床位和综合医院中的专科病房床位,原则上依照人口总数及其构成、居民的专科疾病发病情况、业务半径、卫生资源状况确定,各专科床位数也可以将上述公式中相关项目替换为专科数据进行计算。

(四)医院床位管理的主要指标

在床位管理过程中,床位的工作效率高低是首要的考虑因素,而床位工作效率主要通过床位使用率、床位周转次数、平均床位工作日、出院者平均住院日等指标来反映。

1.床位使用率

床位使用率指病床占用的百分比。

$$床位使用率 = \frac{期内实际占用总床日数}{同期实际开放总床日数} \times 100\%$$

期内实际占用总床日数是指期内医院各科每天夜间 12 点实际占用的床位数(即每天夜间 12 点住院人数)总和,包括实际占用的临时加床在内。

同期实际开放总床日数是指同期内医院各科每天夜间 12 点开放床位数总和。无论该床是否被患者占用,都应计算在内。包括消毒和小维修等因故暂时停用的床位;不包括因病房扩建、大修等而停用的床位和临时增设的床位。

床位使用率指标可以反映病床利用是否充分。床位使用率高,表示床位得到充分使用;反之,则说明床位空闲较多。我国国内公立医院的床位使用率一般在 85% 以上,三级医院一般都达到 90% 以上。但床位使用率也并非越高越好,应控制在合理范围内,床位使用率过高,如超过97%,说明床位负担过重。

2.平均床位工作日

平均床位工作日指期内每床平均工作的天数。

$$平均床位工作日 = \frac{期内实际占用总床日数}{同期平均开放床位数}$$

平均床位工作日指标用以计算每张床位在一定时期内工作日数,反映床位的使用情况。平均床位工作日如长期超过期内日历日数,说明医院床位经常有临时加床,病床负荷较重。平均病床工作日低于日历日数较多,则表明床位有空闲。

床位使用率和平均床位工作日只能反映床位的一般工作负荷状态,不能反映床位的工作效率情况。如要全面评价病床工作与效率,应将床位使用率、平均床位工作日、平均床位周转次数等指标结合运用,综合分析。例如,一个患者长年住院,从床位使用率和床位工作日看是好的,没有一天空闲,可是这张病床只为一个患者服务,周转次数并不高,所以床位工作效率不高。

3.平均床位周转次数

平均床位周转次数指期内每床平均周转的次数。

$$平均床位周转次数 = \frac{期内出院人数}{同期平均开放床位数}$$

式中,平均开放床位数是指期内平均每天开放的病床数。

$$平均开放床位数 = \frac{期内实际开放总床日数}{同期日历日数}$$

日历日数指日历上的日期,不以各单位自行规定的日数为标准。新建医院或科室即使未从起初开始工作,其平均开放床位数也需按照期内的日历日数计算,这样计算出来的数字便于和其他单位进行综合比较。例如,A 医院从 7 月 1 日开始新设 100 床的某科室。到年末,A 医院某科室实际开放床日数为 $184\times100=18\ 400$ d,其全年平均开放床位数为 $18\ 400/365=50.4$ 张。

平均床位周转次数具体说明一张病床在一定的时期内收治了多少患者,是衡量医院床位周转速度的指标,反映病床工作效率。在一定时期内周转次数多,表明出院的人数多;周转次数少,表明出院的人数少。

4.出院者平均住院日

出院者平均住院日指期内每个出院者平均住院的天数。

$$出院者平均住院日=\frac{期内出院者占用总床日}{同期出院人数}$$

式中,出院人数是指所有住院后出院的人数,包括治愈、好转、未愈、死亡及其他人数。

出院者平均住院日是反映医疗资源利用情况和医院总体医疗服务质量的综合指标,是集中表现医院管理、医院效率和效益较重要而敏感的指标。缩短出院者平均住院日,充分利用现有卫生资源,提高医院整体运行效率,是医院发展的大势所趋,是医院管理者必须充分重视和着力解决的问题之一。

另外,平均住院日也是评价医院工作效率和效益、医疗质量和技术水平的综合指标,它全面反映医院的医、护、技力量和医院的管理水平。在确保医院服务质量的前提下,有效缩短平均住院日不仅能节省床位投资,使现有的卫生资源得到充分有效的利用,为医院增加收益,而且能减少患者的直接和间接费用,对缓解看病难、住院难的矛盾起到重要作用,产生巨大的社会效益,达到医院综合效益的最大化。

床位使用率、平均床位工作日和平均床位周转次数作为评价医院床位使用情况和病床工作效率的三项指标,应该是统一的整体,但同时还需要参考出院者平均住院日指标来综合分析床位使用情况。仅从单项指标分析,很难看出某一时期床位利用实际情况及在床位运转过程中存在的问题等。

5.床位效率指数

目前在床位效率分析时也常会提到"床位效率指数"的概念。床位效率指数亦称床位工作效率的"归一分析法",即将床位使用的负荷指标(床位使用率)和效率指标(床位周转次数),通过数学处理,使两者合并数值趋向"1",并以"1"为判断标准,对床位使用的效率进行评估的方法。

$$床位效率指数=\frac{期内床位实际周转次数}{床位标准周转次数}\times床位使用率$$

床位标准周转次数为卫生行政主管部门所设立的床位周转次数。当实际床位周转次数与床位标准周转次数相等且床位使用率为 100% 时,床位运转情况达到管理要求的最佳状态,这种状态即为等效状态。在等效状态下的床位效率指数为"1",因此以"1"为标准来判断床位工作效率情况:①当床位效率指数 <1 时,床位低效率运行;②当床位效率指数 $=1$ 时,床位等效率运行;③当床位效率指数 >1 时,床位高效率运行。

经以上床位效率指数计算后,数值向"1"集中,简化了原有数据,便于分析比较。同时,用标准周转次数作分母,使不同医院不同状态下数据由不可比较变成可比较。

在床位管理实际中,应该根据管理需要,综合使用多种指标,避免偏颇。

(五)医院床位管理的方式

1.医师管控床位

我国现在比较通行的床位管理方法是医院将所有床位划归各科室,每个科室又将床位划归各医师管理,住院床位完全由分管医师掌握。但随着医院的发展,这种方式逐渐暴露出其对床位实际利用率的制约:从科间层面来看,科室间即使有床位使用的高峰和低谷可以互补的情况,出于本位主义考虑,各科室都会尽可能占用床位,有空床也不愿意收治其他科室患者入院;从科内层面来看,各医师的患者床位需求也不尽相同,床位在医师个人的控制下,不仅容易导致床位使用效率降低,还可能滋生其他管理问题。

2.科室管控床位

针对床位完全由医师掌握的情况,首先发展出了病床科室统管,科内"医师跟着患者走"模式。床位不再划归各医师,而由科室根据患者对医师的需求情况,结合医师在院患者数、平均住院日等情况统一管理安排。这种形式能有效缩短科室床位的使用间隙,在科室层面能有效提高床位使用率,但还不能在医院层面解决科室间床位使用不平衡的问题。

3.医院管控床位

在信息化支撑的情况下,床位从科室管控发展到全院床位统一管理的模式。全院床位统一管理,打破床位分配到各科室的格局。从床位配置管理来看,全院床位统一管理是一种高效、合理利用床位资源的方式。

(1)医院管控床位的操作方法:床位医院统管可参考以下具体操作方式。①设立统一的床位管理机构:床位管理机构工作人员实时查看计算机系统中显示的床位信息,并与病房专人联系,对全院床位实施统一调配,确保患者的及时收治与床位的高效利用。为方便与病房沟通联系,该机构可以隶属于护理部。②医疗单元(临床科室)与护理单元(病房)分离:在管理上,护理单元不再隶属于各医疗单元,原则上每个护理单元可收治全院科室任一医疗单元的患者。③设立收治患者的基本原则:一般以入院证开具先后顺序、病情轻重缓急,以及是否为学科优先收治病种作为收治患者顺序安排的基本原则。保证急诊患者入院,病情稳定的 ICU 患者可优先转回普通病房,一般门诊患者实行预约入院。

(2)医院统一管控床位需要注意的问题:医院统一管理床位能提高床位利用率,有效缓解患者住院困难,提高医疗服务质量,充分利用医院的资源。但在实施医院床位统管的过程中,需要注意以下问题:①原则上各专科的患者可收治于医院任意床位,但是若某一医师的患者分配在多个病区,该医师查房就需要去多个病区,增加了移动时间,降低了工作效率,同时也有遗漏患者的可能。另外,部分专科如眼科、耳鼻喉科、口腔科等需要一些特殊检查设备,不可能在每个护理单元均配备完全。所以,床位安排时应该按照疾病系统分类,相对集中收治。②专科医护分离后,对护理工作要求提高,护理人员可能面临需要对不同系统疾病患者进行护理的情况。因此要求护理人员扩大专业知识面,及时与医师交流,提高护理水平。③医疗单元与护理单元分离后,绩效考核体系需要重建,医师结合出入院患者数、手术数量、平均住院日等反映医师工作量和工作效率的指标综合考核;护理人员则以病房的床位使用率、床位周转次数、出入院患者数等指标为主要绩效考核指标。④医院床位管控对于信息的通畅性要求极高,首先是床位情况的实时反映,其次是科室内影响床位使用的相关情况,如医师出差、休假等情况的及时反馈,这需要完善的信息系统和管理流程支撑。

总的来说,区域总体床位的合理规划和医院内部各临床科室床位数的合理配置,对于有效利用医疗资源,规范医疗秩序,提高医院效益,制定和实现区域及医院近远期卫生事业规划都有着十分重要的意义。

五、医疗设备资源配置

(一)医疗设备资源配置的概述

1.医疗设备资源配置的定义

医疗设备资源配置指医院管理者对医疗设备资源的使用作出的安排。在一定的时期和范围内,医院的可用资源总是有限的,为了医院各方面发展的需求,就必须对医疗设备的购置顺序作出一定的取舍和安排。

医疗设备资源配置体系建立的目的是为了让设备的"投入"与"产出"比例关系更加合理,即投资效益合理。

2.医院设备资源配置的背景

随着医疗行业的迅猛发展,各种新型医疗设备大量进入医院,成为现代化医院的基础和保障。

(1)医改从政策层面对医院设备资源配置的管理提出要求。《医疗机构财务会计内部控制规定(试行)》(卫规财发〔2006〕227号)、《关于加强公立医院财务和预算管理的指导意见》(财社〔2015〕263号)等制度相继出台,均要求医院建立科学的固定资产配置和论证制度。

(2)医院自身需要通过科学的管理方法确保医院设备资源合理有效利用。在医疗行业整体发展过程中,大部分医院经历过由于设备配置评估机制不健全、单纯依靠经验管理造成的决策失误,导致设备闲置浪费。同时设备配置评估制度流程不完善,也带来了审计和廉政风险。

(二)进行医院设备资源配置分析的必要性

(1)通过对设备的事前效益评估、配置规划和事后使用效率追踪和分析,正确评价项目在社会和经济两方面的营利能力及风险预测,可提高医疗设备仪器的投资效益,节约采购资金,减少不必要的损失和浪费。

(2)医院设备配置体系的合理建立,能有效提高医院全面预算管理的准确性和可行性。

(3)通过引导临床科室树立投入、产出的意识,寻找和改进医疗设备在使用过程中存在的问题,能有效地提高其运营效率和效益。

(4)通过投资决策分析,能为学科发展提供清晰的战略规划。

(5)规范投资决策制度和流程,能有效规避廉政风险。

(6)接踵而来的单病种付费、药品零加成、检查费用降低等政策考验医院的综合成本控制能力,要求医院更精确地规划设备配置。

开展医疗设备配置评估与分析,在提高医疗、教学、科研项目决策的科学化水平,促进医疗活动的规范,改进医疗项目管理和提高医院的社会效益、经济效益等方面起到积极的作用。

(三)医疗设备配置分析应遵循的原则

医疗设备是医院开展诊疗活动和保证医院医、教、研工作正常进行的物质基础,在进行医疗设备评估和配置分析时应重点考虑以下几个方面的问题。

1.整体性原则

进行医疗设备仪器效益评估时需要考虑的因素不能只是设备自身价值,应将设备仪器购入后的相关人、财、物投入一并考虑。对于大型设备仪器的购置项目还需综合考虑配套基础建设、空间改造及周边医疗环境分析等因素,使购置设备仪器能发挥综合效益。做整体考虑时还需要配合医院整体发展的规划,如患者需求等候情况、教学研究重点、学科发展等因素。

2.经济性原则

始终要坚持产出必须大于投入,为医院获得最大的社会效益和经济效益是进行医疗项目投资的终极目标。在效益评估中要树立机会成本及边际收益的观念。

(1)机会成本:也称为隐形成本,就是在开展医疗项目时因该项目放弃的其他最优医疗项目的可能的收益,在日常投入资源时,人们往往只考虑了会计成本,而忽略了机会成本。

(2)边际收益:就是要考虑该项设备仪器所需耗材及配套资源,由供求关系的变化引起的价格波动对投资成本和经营效益的影响,即变动成本。

3.政策性原则

在建议医院设备仪器评价标准时,需要以国家规定的物价标准为基础,配合各类国家在医疗设备监督管理方面出台的法律、法规及其他行业法律、法规,做到依法管理。

4.动态性原则

医院设备评估往往立足于医院现有的规模、人员技术等方面,需要看到目前科技的发展速度之快,新技术不断更新,在设备评估过程中需要以发展的眼光综合分析,更多地考虑到短期内设备的被替代性,医院发展的可能性及学科发展的可持续性,避免设备购入后可能造成的配置不足或浪费。

5.投资风险原则

任何投资决策都有风险,一般来说项目投资风险越大,投资收益率越高,应该通过趋势分析进行概率测算,估算项目投资实际存在的风险水平。需要树立货币资金的时间价值观念。资金是有时间价值的,不同时段其资金的时间价值是不同的,可参照银行同期贷款利率及行业平均收益率来计算项目的投资净现值和投资收益率,以正确反映项目的营利能力,评估其投资风险。

(四)医疗设备配置的常用方法

评估医疗设备投资是否合理,需要结合设备很多基本数据进行评估,目前较为流行的评价体系主要有静态评价和动态评价。

1.静态评价

即非贴现类评价指标。该种评价方式不需要考虑货币资金的时间价值,也不需要考虑设备投入过程中所有支出和收入的时间。主要方法有以下2种。

(1)投资回收期法(payback period,PP):这种方法主要计算投资需要的返本时间,根据返本时间的长短用于评价项目效益的高低,进而判断项目的可行性。方法本身需要确定一个标准的投资回收期,一般认为提出的投资方案的投资回收期小于设定的标准投资回收期时,该方案为可行方案。

$$投资回收期(年)=\frac{原始投资额}{年净收益}$$

该方法具有方法直观,计算简便,考虑了现金流量的优点;但对于项目中后期有丰富回报的项目无法判断,忽略了货币的时间价值。

(2)总投资收益率法(return on investment,ROI):这种方法主要考虑的是一定时间内的利润回报情况。一般认为当投资收益率大于等于行业平均收益率时为可行性方案。

$$总投资收益率=\frac{(总资金收益-总资金成本)}{投资总金额}$$

此方法直观,计算简便,反映了投资项目的资金利用效率,有利于项目产业的横向比较;但没有考虑资金时间价值和现金流量。

2.动态评价

即贴现类评价指标。此类方法考虑了货币时间价值因素,因此更贴近实际。主要方法有以下3种。

(1)净现值法(net present value,NPV):指在方案的整个实施运行过程中,所有现金净流入年份的现值之和与所有现金净流出年份的现值之和的差额。计算时需根据整个寿命期的经济数据设定一个预定的报酬率指标(资本成本,机会成本,行业平均收益率等)。一项投资的净现值如果是正的,就接受;是负的,就拒绝。

$$净现值＝净现金效益量的总现值－投资总金额$$

$$NPV = \sum_{t=1}^{n} \frac{R_t}{(1+i)^t} - C_0$$

式中,NPV:净现值;R_t:第 t 年年末的净现金效益量;n:投资年限;C_0:投资总金额;i:贴现率。

此方法考虑了资金时间价值,全过程的净现金流量及投资风险,风险大则采用高折现率,风险小则采用低折现率,体现了流动性与收益性的统一;但是计算相对麻烦,净现金流量的测量和折现率较难确定。

(2)内部回报率法(internal rate of return,IRR):以净现值等于0为假设计算贴现率,即当净现金效益量的总现值等于投资总金额时得到的贴现率就是内部回报率。当内部回报率大于预期报酬率时,认为方案可行。

$$\sum_{t=1}^{n} \frac{R_t}{(1+i)^t} - C_0 = 0$$

计算得到的 i 值就是内部回报率。

净现值法相对于内部回报率法计算更简便,更便于考虑风险,更为实际,因此净现值法比内部回报率法使用得更为普遍,当出现互斥方案指标时建议以净现值法为准。

(3)层次分析法(analytic hierarchy process,AHP):层次分析法在20世纪70年代中期由T.L.Saaty正式提出,它是一种定性和定量相结合的、系统化、层次化的多准则分析方法。由于它在处理复杂的决策问题上的实用性和有效性,很快在世界范围得到重视。

AHP总体思路为先分解后综合。先通过分析复杂问题包含的因素及其相互联系,将问题分解为不同的要素,并将这些要素按某一规定准则归并为不同的层次,从而形成多层次结构,并建立判断矩阵,再通过计算判断矩阵的最大特征值和对应的正交化特征向量,得出该层要素对于该准则的权重,在这个基础上计算出各层次要素对于总体目标的组合权重加上决策者的主观判断,从而得出不同设想方案的权值,为选择最优方案提供依据。

基于层次分析法进行医疗设备配置评价应遵循的原则如下。①科学性原则:体系既要涵盖与医院规模和自身实力相关的所有因素,又要保证各指标的相对独立性,确保评价的全面性和可信度。②一致性原则:即建立评价体系时,各评价指标对各类医疗设备的决策指标要客观一致。③通用性原则:构建指标体系时建立的模型应尽量保证能最广泛地涵盖所有设备,以保证不同设备在评价时的可比性。④可操作性原则:指标体系在满足评价的基础上,条件尽可能地少。

层次分析法的基本步骤见图1-1,这也可以视为一个将所有决策因素组合减少至最少但必要的过程。

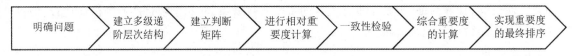

图 1-1　层次分析法的基本步骤

层次分析法在医疗设备采购中需要分析的代表性因素如下。①财务性因素:资金分配、成本效益、预算控制等;②技术性因素:设备兼容性、维修难易、操作便利性等;③政策性因素:同行竞争、经营方向、临床需求等;④服务性因素:质量改善、教学科研研究等;⑤风险性因素:财务风险、技术风险、法规限制等。

(五)医院设备配置流程

医院设备配置流程是一个多部门联动性的流程,一般分为年度设备配置流程和零星设备配置流程。

(1)由于公立医院预算管理通常以自然年为申报周期,大部分医疗设备配置计划一般也按照该周期进行,主要针对计划性增加、更新的设备。设备预算作为医院年度预算中相当重要的组成部分,在流程规划(图 1-2)中,应将决策者、监督部门与评估、采购部门权责划分清晰。

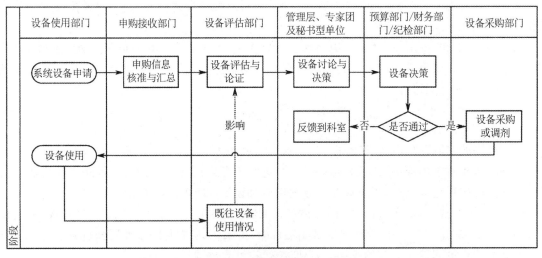

图 1-2　医疗设备配置流程示意图

(2)临时设备配置是年度计划以外的临时急需设备配置,主要针对由指令性任务、项目配套、设备临时损坏等原因造成的临时设备。临时申购主要针对价值相对较低且急需使用的设备,在流程规划中(图 1-3),除了清楚划分年度与临时申购设备的价值、类型区别,在建立配置流程时,应尽量简化并只保留必要相关部门。

综上所述,医院设备配置应遵循科学的投资方法,制订科学的流程,结合专家丰富的经验与医院管理者确定的医院发展方向进行可行性分析和论证。

六、医院空间资源配置

(一)医院空间资源配置的概述

1.医院空间资源配置的概念

医院空间资源配置是指对医院地域空间的合理布局和开发利用,以及根据医院内部需求变化对其进行分析、评价、调配的过程。空间资源配置作为医院资源配置的重要组成部分,是决定医院就医流程是否合理、人力和设备资源能否高效利用的前提因素,是医院运营管理的重要环节。

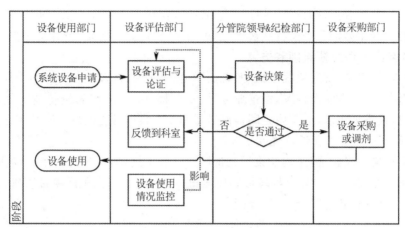

图 1-3　医疗设备临时申购参考流程图

2.医院的空间资源配置的内容

医院的空间资源配置主要包含医院选址和院内空间资源配置两大类。院内空间资源配置因引起方式不同又细分为新建空间配置、因医疗业务发展而改建的空间配置和因整合优化资源而进行的空间配置。

院内空间资源是指包括急诊、门诊、住院、医技、保障系统、行政管理和院内生活用房等 7 项设施的建设用地、道路用地、绿化用地、堆晒用地和医疗废物与生活垃圾的存放、处置用地。承担科研和教学任务的医院,还应包含相应的科研和教学用地。

随着社会经济的进步、医疗服务体系的改革、医疗需求不断增加,医疗资源处于整合与发展时期,医院建设的重点转向工作效率、人文关怀、资源分布的优化与提高,因此合理配置空间资源是影响医院发展的重要因素。

（二）医院选址原则和方法

1.结合城市建设发展规划和医疗卫生事业发展规划

医院选址须结合城市建设发展规划和医疗卫生事业发展规划,以方便患者、以人为本为原则,兼顾公平和效率,经过科学、合理的规划和设计,调节医院机构空间布局不平衡,使各区域医疗资源相对均衡,避免重复建设或过于集中,切实解决居民"看病难"的问题。

2.结合人口规模及分布、经济条件、交通情况

目前国内大部分医院集中分布在人口密集、经济繁荣、交通便利区域,呈面状分布;人口稀少、地处偏僻、经济落后区域,医院稀少,呈点状分布。人口规模及分布、经济条件决定了医疗服务需求状况,交通便利程度决定了居民实际就医的可及性,这是内部供给需求的外部体现。人口规模、经济条件和交通便利程度是医院选址的决定性因素。

3.满足医院环境要求及特殊性要求

首先,医院作为一个特殊的主体,以患者静养宜安静为主,选址避开市区交通主干道噪声的干扰,保证环境相对安静;其次,需要充分利用城市基础设施,以便患者及医务人员的进出及设备物资运输,宜面临两条城市道路,科学组织人物、洁污分流;再次,所处地形适宜规整、工程水文地

质条件较好,利于医院功能布局;最后,应该统筹兼顾医院与周边环境的关系,远离易燃易爆物、污染源生产区和储存区,避开幼儿园、托儿所及儿童密集地,同时也应避免医院对周边环境的污染。

除此之外,一些医院选址源于特殊性要求:有的与医疗服务对象有关,如军区医院靠近部队为官兵服务;有的为了防治和隔离特殊疾病,远离城区,如传染病医院、精神病医院。

(三)院内空间资源配置原则和方法

由于地区人口、经济、交通情况不同,医院病种、技术水平、医疗设备资源的差异,医院空间资源配置各不相同。应结合实际情况,根据业务量、专科特色、人力、设备资源情况规划规模,同时考虑科室及医院的发展需求,对院内空间资源进行配置。具体可遵循以下原则和方法。

1.符合最新的卫生要求和建筑规范

根据《综合医院建设标准》床均建设用地应符合表 1-1 规定,当规定的指标确实无法满足需求时,可按床均不超过 $11 \ m^2/$床指标增加用地面积,用于预防保健、单列项目用房的建设和医院发展用地。床均建筑面积应符合表 1-2 规定。

表 1-1 综合医院建设用地指标($m^2/$床)

建设规模(床)	200~300	400~500	600~700	800~900	1 000
用地指标(m^2)	117	115	113	111	109

表 1-2 综合医院建筑面积指标($m^2/$床)

建设规模(床)	200~300	400~500	600~700	800~900	1 000
建筑面积指标(m^2)	80	83	86	88	90

各类用房占总建筑面积的比例应符合表 1-3 规定,在实际规划中,可根据地区和医院实际需求做适当调整。

表 1-3 综合医院各类用房占总建筑面积的比例(%)

部门	各类用房占总建筑面积的比例	部门	各类用房占总建筑面积的比例
急诊	3	保障系统	8
门诊	15	行政管理	4
住院	39	院内生活	4
医技科室	27	合计	100

承担医学科研任务的综合医院,应以副高及以上专业技术人员总数的 70% 为基数,按每人 $32 \ m^2$ 的标准另行增加科研用房,并可根据需要按相关规定配套建设适度规模的中间实验动物室。医学院校的附属医院、教学医院和实习医院的教学用房配置,可参照表 1-4 单独测算。学生的数量按上级主管部门核定的临床教学班或实习的人数确定。

表 1-4 综合医院教学用房建筑面积指标($m^2/$学生)

医院分类	附属医院	教学医院	实习医院
面积指标(m^2)	8~10	4	2.5

新建综合医院绿化率不低于 35％,改建、扩建综合医院绿化率不低于 30％;院内预防保健用房建筑面积,应参照编制内每位预防保健工作人员 20 m² 配置。配套建设医院机动车和非机动停车场,面积应在床均用地面积指标以外,根据各地相关规定确定。专科医院参照相关专科医院标准执行。

2.适应未来发展的应变性

医院处于一个动态发展的过程,医学观念的转变、医疗技术的进步、医疗设备的更新、疾病谱的变化、医疗需求的增长都会影响到空间资源配置。医院在立足当前的基础上,应适当考虑未来,结合中长期发展规划,为未来的发展预留充足的用地和空间可变性,以满足"可持续发展"的要求。

3.功能分区明确

不同的医院性质、规模、组织构架、亚专业决定了不同的功能区分类方法及内涵。一般综合医院,按功能关系可分为医疗区域、后勤保障区域、行政管理区。部分医院还可能涉及教学和科研区。原则上,各功能区域间应根据其内涵做到分区明确,不交叉、不干扰,既要保持一定距离,又要方便互相联系。

4.空间布局合理

在总体布局上,建筑物主体采用集中式布局,以方便患者为主,缩短患者动线;有利于缩短院区工程管线,降低能耗,节约成本,有效利用土地资源。这样既能独立划分,又能相互密切联系。结合平面功能,穿插内庭院,设置连廊,采用借景对景的手法创造出优美的小环境。室外空间有封闭,也可有开敞,形成紧凑有效的医疗建筑群体。

在各功能区布局上,以流线为中心合理布局空间。一般情况下,医疗区域急诊、门诊在前,住院部在后,医技科室尽量靠近门诊或位于门诊和住院部之间,后勤保障用房靠近住院部。

(1)医疗区域:医疗区域(包含急诊、门诊、住院部和医技科室)作为医院的主体,应处于卫生条件最佳、交通便利位置;各出入口位置要适中,处于锅炉房、厨房等烟尘污染源的上风口;但是其中传染、结核、精神等病区,由于患者的特殊功能要求,应在院区下风口单独设置,与普通患者保持安全的隔离距离,同时设置独立的出入口。具体各部分布局如下。

急诊:应靠近公路及临街,设置单独出入口,以方便急诊患者就诊和最大限度地缩短就诊前时间,争取时机和抢救机会;入口设足够空地,有回车道,便于救护车停靠及重伤患者可直达抢救室;急诊、急救分区设置;与手术室联系便捷;医疗区和支持区在同一层面,检查和抢救距离半径短。

门诊:面临干道,方便患者出入;挂号收费集中设置,减少就医环节;平均最短距离,将门诊量大的科室靠近地面楼层;设立医院入口、门诊大厅和门诊诊区三级分流;及诊区外和诊室外二次候诊,尽量实现患者分流,避免造成拥堵;门诊单元设计为尽端式,相关科室诊间相对集中,门诊护理单元间不相互穿越,避免患者串科造成混乱。

住院部:楼层间,根据科室间联系紧密度、病种相关度布局,如手术室靠近外科病房、心脏内科毗邻心脏外科病房;楼层内,病房与医师办公区相对独立;病房宜朝向良好,不受其他建筑物阻挡或干扰;应尽量缩短护士巡行距离,建立护士站,提高效率,利于病房监管。

医技科室:影像诊断类科室,如放射科、超声科等,因门诊、住院患者多需接受此类检查,应将其位于门诊与住院部之间,且应更靠近门、急诊区域。放疗区域因射线的特殊性及城市用地的日趋紧张,国内多数医院将其安排在地下室;核医学可靠近放射科设置或者做一体化布局。

（2）后勤保障区域：后勤保障为医疗区服务，应该与医疗区联系便捷。污水处理站应位于医院的下风口，并配备防止污染环境的措施；锅炉房应靠近蒸汽负荷中心；变电、配电间应接近动力负荷中心；洗衣房、中央厨房、氧气站等要靠近住院部；太平间、垃圾站、焚毁炉等设施应布置在医院下风向的隐蔽处，并设有单独的出入口和绿化分离。

（3）行政办公区域：医院的组织管理部门办公区域，应尽量集中，方便医务人员和患者。

（4）教学区域和科研区域：承担教学科研的医院，教学区域、科研区域应位于医院上风口，设单独出入口。

5.医疗动线清晰

（1）科学组织人流和物流，实现洁污分流、医患分流：横向来看，医院应至少有 2 条临街道路。一条为医院的急诊、门诊、住院部、探视等的出入口，另一条为后勤保障、供应、尸体及垃圾的出入口。这样便于频繁的供应物品运输，实行人物分流，各行其道，以保障各种流线的畅通有序，避免或减少交叉感染。纵向来看，应有良好的竖向交通设计，使人流、物流合理流动。应设置工作人员专用通道，如工作人员专用电梯（上班高峰时段为医务人员专用）。应将工作人员和患者出入口分开设置，使医护人员、患者均有合理流线，提高医务人员工作效率。通过设置货梯，避免污染物与清洁物交叉。

（2）人车分流、优化交通：机动车路线围绕医院形成环线，人流步行路线应安排在医疗区通道内，机动车和人流各行其道，二者路线互不交叉。地下停车场应单向通行，以 H 医院为例，停车场入口设在正大门口，进入院区的车辆可以最快地进入地下车库。车流沿医院外围行驶，避免不必要的人流和车流的交叉。停车场出口设在第三住院大楼，车流可直接驶离院区，避免车辆拥堵，缓解院区交通压力。

总的来说，医院空间资源配置涉及范围广，需要参考和执行的条例条规较多。合理的医院空间资源配置方案，在遵循相关条例条规的前提下，不仅能满足临床具体的使用需求，还能保障医院整体战略的实现。在空间配置实施的过程中，需掌握专业的知识，还必须注意多部门的沟通协助，这样才能充分利用医院空间资源，确保医院良好发展。

（张　波）

第二节　医院运营优化

一、医院流程管理概述

业务流程管理（business progress management，BPM）（简称流程管理）源于 1993 年提出的管理流程再造概念，流程管理是以规范化地构造端到端的卓越业务流程为中心，以持续提高效率为目的的一种系统化管理方法，包括规范流程、优化流程与再造流程，指出需要规范的流程就规范，需要优化的就对原有流程优化，对于不再适合的流程要进行重新设计。同时，流程管理是一种系统化、持续的、不断改进的方法。

医院流程管理是现代医院管理的重要组成部分，亦是将流程管理理论与医院管理实践相结合的产物，它是以规范化地构造端到端的医院服务流程为中心，以持续提高效率为目的的一种系统化管理方法。强调"规范化、流程化、持续性和系统化"，形成一套"认识流程、建立流程、优化流程、流程自动化、流程运作"的体系,并在此基础上开始一个又一个"再认识流程"的新循环。

医院流程管理是一项系统工程,其目标是使流程便捷化、行为规范化和过程人性化。流程便捷化不仅仅指精简机构或单一职能部门内部的变革,而是众多部门的联动,包括临床科室、医技、手术室及门诊等各个环节的流程对接,从而降低时间成本,提高服务效率。行为规范化是指流程目标和结构的科学、系统、严密和可行,所有流程环节都具有标准作业细则。过程人性化是指始终以服务患者需求为导向,进行快速回应、周到的服务。医院的服务能力及服务水平最终体现在流程管理能力上,在流程管理中应该做到根据医院战略设计适合的运营模式,使经验和知识得到积累和继承,形成医院自身的最佳实践并持续改善提升流程管理能力,以降低医疗成本,提升竞争力。

二、医院流程管理工具及方法

为了在20世纪90年代全球经济衰退中保持竞争力,许多公司开始寻求对运营管理过程的革新。与全面质量管理(TQM)中普遍提倡的改良思想不同,企业流程再造强调革命性的变革,即重新审视企业现行的所有企业过程,然后取消不能增值的步骤,并对剩余部分进行计算机处理,最终获得满意的产出。实际上,20世纪初,泰勒已经提出了科学管理的思想,即运用科学分析的方法消除工人的无用工作。相同时期佛兰克夫妇运用新技术生成的时间、动作图片来分析不同的服务流程,比如医疗手术。他们创造了很多新方法,如时间和动作研究,至今仍广为应用。因此国外医院自20世纪90年代开始就接触了流程管理的思想,并进行了大规模的流程管理实践。随着流程管理理论在医院管理领域的应用及发展,越来越多的工具及方法被应用于医院流程管理。

(一)流程图分析

流程图是工作流程的图解表示形式,用标准的流程图符号表现一系列的任务或者行为(表1-5)。流程图是流经一个系统的信息流、观点流或服务流的图形代表。在医院流程管理中,流程图主要用来说明医疗服务的过程。只有通过医院流程将各种医疗资源有效组织起来才能形成具有价值的医疗服务产品。

表 1-5　流程示意表

符号	含义	内容
	开始或结束	显示流程的界限
	过程	表示在流程上的实际活动
	决策	问题判断或判定环节
	流程方向	工作流方向
	输入或输出	表示重要的输入和输出
	文件	表示文件化
	数据库	表示数据库

流程图有时也称作输入-输出图,该图直观地描述一个工作过程的具体步骤。流程图对准确了解事情是如何进行的,以及决定应如何改进过程极有帮助。这一方法可以用于整个医院服务流程管理,以便直观地跟踪和图解医院的运营服务方式。

流程图使用一些标准符号代表某些类型的动作,如决策用菱形框表示,具体活动用方框表示。但比这些符号规定更重要的,是必须清楚地描述工作过程的顺序。流程图也可用于设计改进工作过程,具体做法是先画出事情应该怎么做,再将其与实际情况进行比较(表1-5)。

流程图是进行流程管理过程中有效地用于描述流程的工具,通过流程改进,可以将流程图进行直观对比,显示出改进前后的效果。

(二)工作设计与作业测定

工作设计可以定义为在组织设定中,指明工作活动内容的职能,其目的是为了能设计出满足组织及其技术要求和满足医务人员生理及个人需求的工作流程。

工作设计中需要考虑的行为因素:劳动专业化程度、工作扩展、社会技术系统,此外还需要考虑生理因素、工作方法等。研究工作方法的首要途径是图解法,如操作图、人-机关联图、双手(同时动作)操作图、动作分析图,这些通常与实践研究或标准时间数据一起加以分析。其中会考虑到服务流程、医务人员与设备的相互影响、人员之间的相互影响。

以医院流程管理为例,人员之间的影响相比制造系统中操作工人之间简单的零件传递复杂程度大大提升,如心血管手术组中的医师、护士、麻醉师、人工心脏机器操作者、X射线技师、供血者和病理学家之间的配合。

动作分析图和工艺线路图在利用时间坐标绘制每一个人的动作时很有用,这种利用时间坐标的方法类似于绘制人-机关系图。工艺线路图通常用来跟踪一组医务人员和以一定运行周期工作的设备之间相互影响,以发现最佳的人员和设备组合。动作分析图的局限性较小,它可以跟踪任何一组操作者,其中可能会牵涉设备。这种图经常用来研究和定义一些重复工艺中的各个操作。

(三)设施布置

设施规划决策需要决定部门的位置、部门内的工作组、工作站、设备的位置,以及物品的储存位置。这样做的目的在于确保以一种流畅的工作流或者一种特殊的流动方式来形成医疗服务流程。

在企业内以何种形式来安排各部门的布置受到工作流的形式限制。它有3种基本类型(工艺原则布置、产品原则布置和定位布置)和一种混合类型(成组技术或单位布置)。

1.工艺原则布置

工艺原则布置是一种将相似的设备或功能集中放在一起的方式,比如将所有的车床放在一个地方,将所有的冲床放在另一个地方。被加工的零件按照预先设定的流程顺序,从一个地方转移到另一个地方,每一项操作都由布置好的适宜位置的机器来完成。医院是采用工艺原则布置的典型,在那里每个科室都只完成特定的医疗服务,如产房和加护病房。

2.产品原则布置

产品原则布置是一种根据产品的制造步骤来安排设备或工作过程的方式。实际上每种产品的加工路径都是直线型的。

3.定位布置

产品(由于体积和重量庞大)停留在一个地方,生产设备移到要加工的产品处而不是产品移到设备处,如造船厂和建筑工地。

设施布置在医院流程管理中具有重要的应用,从医院内部各个职能部门,包括医疗部门内各个科室的布置规划都是很重要的,此外,如医技等部门涉及多种特殊医疗检查设备的布置设计,必须要考虑其互相之间的影响及工艺原则等才能到达患者流平缓的效果。

4.成组技术布置

成组技术布置是将不同的机器组成加工中心来对形状和工艺要求相似的零件进行加工。组成技术布置和工艺原则布置的相似之处在于加工中心用来完成特定的工艺流程,加工中心生产的产品种类有限(成组技术有时指的是对于进入加工中心的零件进行分类和用来指明机器的编码系统)。

(四)排队论

排队论是运营管理中的重要理论之一,它是建立计划、设计工作、控制库存及其他一些问题的基础,被广泛应用于医院流程管理。医院管理实践中,排队问题突出,造成了医疗服务流程不通畅,因此应用排队论解决医院流程管理问题非常有必要。

排队的核心问题实际上就是对不同因素权衡决策。管理者必须衡量为提供更快捷的服务而增加的成本和等待费用之间的关系。在医院流程管理中,特别是在中国优质医疗资源面临供不应求的情况下,排队现象更是随处可见,从门诊预约挂号、取号、看病,到医技检查排队,甚至进入手术室进行手术等,假如管理者遇到的排队问题是对医院床位的需求,管理者可以通过估算增加的房屋建筑,附加设备的费用及增加的维护费用,从而得到增加床位的成本。但是这里其他的衡量标准呢? 这里遇到的问题是用金钱来衡量患者对床位的需求显然是不得已的。可以估计出医院因床位不足会损失多少收入,但无法估计患者因得不到适当救护所遭受的损失。

排队问题的研究对于研究者而言是具有挑战性的,解决排队问题的基本目标是权衡等待成本与增加资源引起的成本之间的得失。对于一个服务系统来说,若要给顾客创造很短的等待时间,服务台的利用率将会很低。在处理排队问题的过程中,一个关键性的问题是用什么样的程序或优先规则来选择下一个产品或患者作为服务对象。

(五)工序能力和统计质量管理

统计质量管理(statistical quality control,SQC)包括质量管理的定量方面。整体而言,SQC就是以标准化进行设计并运用于评估质量的各种技术总称。运用SQC进行质量管理包括了在流程中定期的采样和运用适当的标准对数据进行分析,这些适当的标准都是由统计学方法推出的。生产和服务工序的成品中存在着一些变异,这些变异由许多因素引起,其中的一些变异可以加以控制,但另一些是工序内生的。那些可以清楚地辨别而且可以加以控制的因素产生的变异称为可控变异。有非熟练工人或者由不当的机器调整所引起的变异均称为可控变异。而那些由工序过程中内生的变异称为一般变异。一般变异又被称为随机变异,比如生产中机器设备所产生的变异是一种一般变异。

在使用SQC检测工序时,首先在工序的成品中抽取样本,然后对样本值进行统计计算。尽管样本的实际分布要小于工序的实际分布,但是样本的分布与工序实际的分布有着相同类型的差异。样本可以快捷地寻找到工序真实的变异分布,所以样本在统计学中有很大的价值。抽样检验的目的就是为了发现工序是否处于一种非随机分布的状态下,如果发生这种情况,这种变异的原因会通过抽样样本的分布查出。

在SQC术语中,δ经常用来表示样本的标准差,在美国医院,"六西格玛"是从2002年开始广泛使用的,4年后精益管理也得到了运用。今天,一些医院将这二者综合起来,便是"精益六西格玛"。医院使用"精益六西格玛"解决的大多数问题本质上是战略性和非临床性的,如业务量和供应链。但现在,使用"精益六西格玛"解决患者安全问题已成为一种趋势。关于"精益六西格玛"在医院使用的普及性,数据仍不充分。美国医务管理学院院士 Chip Caldwell 测算,大约有20%的医院在使用某种形式的精益管理和"六西格玛",他认为这一数字会以指数级增长。"如果整个机构内部都应用该方法,而不仅仅将之用于患者安全,那么质量改进的机会会大得多。"

(六)仿真技术

"仿真"这个词对于不同的应用领域有不同的意义。在商业领域,一般指利用计算机在现实系统的模拟上进行试验。其他类型的仿真例子还有飞机飞行仿真、视频游戏仿真和虚拟现实。仿真试验通常在现实的系统运行之前进行,用于辅助设计,测试系统运行规则变化之后如何反应,或在结构上评价系统对变化的反应能力。当问题的规模和复杂性使得最优技术难以解决甚至不可能解决时,仿真技术就非常适用了。因而,生产车间里典型的复杂排队问题已经应用仿真进行深入的研究,与此类似的还有库存、布置和维护问题。仿真也可以与传统的统计和科学技术结合起来使用。另外,仿真可以用于培训经理和工人掌握如何操作真实系统,验证系统参数改变后的影响,进行实时控制以启发商业运作的新方法。

仿真已成为商业领域中的标准工具。在制造业中,仿真被用于确定生产作业计划、库存水平和设备维护程序,制订产量计划、资源需求计划和流程规划等。在服务业中,仿真被广泛用于分析排队论和工作进度安排。一般情况下,当数学模型难以解决问题时,管理者就趋向于利用仿真来寻找解决问题的方法。

目前,仿真技术也被广泛应用于医院流程管理中,如仿真技术在排队系统中的应用:医院门诊患者看病过程中的"三长一短"现象,患者挂号、交费、取药排队的时间长,医师诊断的时间短是医院普遍存在的问题。运用计算机仿真模拟排队系统是近年来国内外普遍运用的技术,相对比较成熟。通过队长、等待时间及服务利用率等指标来衡量排队系统性能,寻求排队系统的瓶颈,以提高工作效率和顾客满意度。1996年,墨西哥大学为了改进医疗中心患者看病流程,运用计算机仿真技术进行模拟。按照推荐方案调整患者看病流程,结果显示,患者就诊时间由原来的平均75 min减少到57 min,运用 MedModel 建立某医院门诊挂号的仿真模型,按现有的三队列排队挂号方式,平均每人需花费15.77 min。如采用单队列排队方式,即排队队列始终保持16人,其余患者先预检取得挂号排序后可在座位区等候叫号,则患者平均等候时间可缩短为3.15 min,且坐等时间占总挂号时间的比值较大,从而提高了挂号效率和患者满意度。

(七)信息化技术

信息化管理是医院发展的必然趋势,医院在长时间运行中已经形成了一个比较成型的业务流程和管理方法,在传统分工原则下,医院业务流程被分割成独立的环节,每个环节专注的是单个医疗任务,而不是整个医院系统的全局最优。因此,利用信息化技术支撑医院流程管理优化,是从根本上提升医院管理服务能力的有效方法,是提高医院运行效率的重要保障。

医院信息化技术需要根据医院管理模式采用科学化、信息化、规范化、标准化理论设计建立医院信息系统并实施,是用信息技术和现代管理理念对医院核心业务和管理流程进行梳理、优化和确认的过程。医院信息化首先要求优化医院业务流程,从门诊、检查到住院、手术,减少不必要的中间环节,以患者为中心,优化医院管理模式,使得医院服务流程更合理,使医院在为患者提供医疗服务的同时降低成本。业务流程重组能够统一医院信息化过程中各部门的信息需求。

　　医疗服务流程管理离不开信息化支撑,医院现行流程设计、流程改造大量采用信息化手段实现,如信息化实现患者就诊"一卡通"和临床记录与专业知识共享,不仅仅实现了智慧医院服务流程再造,并通过信息平台应用软件系统的支撑,在区域内各级医疗机构之间,建立起紧密协同工作机制与模式。信息化技术正在改变医疗模式,推动医疗服务流程实现跨越式发展,也促进了医疗服务模式的不断创新,信息化已成为医院流程管理不可或缺的支撑。

三、医院服务流程优化

　　医院流程通常分为医疗服务流程、行政管理流程和后勤保障流程三大类,其中医疗服务流程是核心流程,下面将阐述医疗服务流程中的 4 个核心流程优化。

(一)临床科室(住院)服务流程优化

　　住院诊疗服务是医院医疗工作中的中心环节,也是临床科室服务能力的重要体现,是临床科室服务流程优化的主要对象,这一部分将主要讨论住院患者的流程优化。

　　1.传统住院业务流程

　　完整的住院业务流程主要包括 3 个环节。

　　(1)入院流程:患者持门诊、急诊医师开具的入院证,到入院窗口办理入院手续。凭借办理好的相关手续到相应病房入住。针对急诊患者应该设立单独便捷的收治制度。

　　(2)住院诊疗流程:为了完成患者的治疗,由各级医师、护士配合组织的一系列诊疗活动,包括查房、会诊、制订治疗方案、检查、用药、手术等。

　　(3)出院流程:医师在确认患者病情后判断出院或转院,开具出院证明书,开具出院带药医嘱,护士协助进行出院宣教。患者前往出院结算窗口及医保窗口进行费用结算,再根据实际情况到不同窗口进行补退费,打印费用清单。需要院外带药的患者到药房领药后出院。

　　患者的住院流程是非常复杂而庞大的,涉及医院多个部门、科室。通过临床服务流程优化可以促进各部门工作的改进,增强跨部门的合作,从而建立以患者为中心的服务流程,充分利用各项资源,提高患者的就医效率。随着医疗水平的进步,患者对医疗服务的要求越来越高,医疗保险制度和支付制度的变革也给医院带来巨大的挑战,这些都为医院流程优化提供了改革的动力。

　　2.传统住院业务流程存在的缺陷

　　对现行医院住院流程进行分析可知,患者在住院过程中只有检查、诊断、治疗、查房、手术等环节是有意义的增值环节,在院期间的各项等待时间都是非增值环节。在对医院现有流程进行优化与整合时,应着重关注流程中阻碍流程通畅的瓶颈环节,消除多余重复环节,提高临床科室的运行效率和医疗质量。

　　目前,住院业务流程管理中普遍存在的缺陷如下。

　　(1)出入院手续环节繁杂,涉及的窗口多:患者在办理手续时需要反复往返多个不同地点,进行多次排队。患者的需求流程被迫要根据医院的行政流程进行分割,不能体现以患者为中心的服务理念。

　　(2)科室床位按科室按医师固定分配,使得床位使用不均衡,导致部分患者无法入院而部分病床却闲置的局面。

　　(3)患者入院后辅助检查流程烦琐,等待检查报告时间长,导致术前等待时间或确诊时间延长,增加无价值的住院时间。

　　(4)手术排程不合理,延长患者术前等待时间的同时降低了手术室利用率。

(5)出院患者办理出院手续的时间比较集中。由于医师习惯于上午查完房后为当日出院患者开具出院证明书,导致患者办理出院手续的时间集中在上午 10 点以后,排队现象严重。

(6)患者住院时间长,次均住院费用高,患者满意度低。

(7)医院信息化建设不足。医院信息系统建设的滞后导致信息传递低效,医院内的各种信息系统间缺乏连接接口,信息传递不畅,部分医院还处在纸质办公阶段。

3.住院服务流程优化的创新措施

住院服务流程优化应建立在对现有流程问题梳理的基础上,进行机制创新,着眼于运营流程中的瓶颈,规范临床科室的服务流程,借助于信息化技术持续改进,保证医疗服务的效率和质量。

(1)规范化科室管理:制订专科工作规范和制度,规范医护技医教研工作流程,逐步建立科室制度化、规范化的管理模式。

(2)建立入院服务中心,简化患者入院流程:入院服务中心的建立,整合了传统入院流程中的入院登记、住院收费、心电图检查等一系列流程,将以往需要跑多个区域的繁杂流程变为一站式的服务。入院服务中心汇集全院的床位信息,入院患者只需在入院服务中心依次通过几个窗口,就能完成整个入院流程,减少患者的就诊负担。与此同时整合了医院的空间布局,合理缩减人力成本。

(3)建立"医护跟着患者走"的开放式床位管理模式:打破原有的固定床位的诊疗和管理机制,无论患者在哪个病床,该专业的医师都会到床旁进行诊疗服务。在此模式下,医师可以按手术计划需要安排患者入院时间,通过合理安排术前检查,缩短患者等候手术时间和住院时间。

(4)术前检查前移:将手术患者的术前检查前移至门诊进行,患者在完成各项术前常规检查后直接入院进行手术,可以有效缩短患者术前等待时间,加快病房的周转率。

(5)开展日间手术:日间手术在欧美发达国家普遍开展,我国在 2005 年才开始起步。日间手术的开展,可以极大地缩短患者的住院时间,减少医疗费用,加快患者周转,达到医患双方利益的共赢。但是日间手术的开展需要建立在医保政策支持、麻醉技术支持及医疗质量严格控制的基础上。

(6)优化手术流程:增加医师收治患者的计划性,实行手术排程预约机制,同时保障手术室首台手术的开台时间,实现手术时间和空间的科学管理,提高手术间的利用率,缩短患者的手术等候时间。

(7)患者术后快速康复(ERAS)的推广:通过围术期内外科、麻醉、护理的合作,打破原有的观念和习惯,采取术后多模式镇痛,术后早期下床活动,避免或减少使用鼻胃管等方法加快术后患者的康复。目前 ERAS 已经在多个外科临床取得了较明显得成效。国际上普遍认可 ERAS 可以提高医疗效率 30%,即缩短 30%的住院时间,与此同时,还可以减少术后并发症,降低再住院率,增加患者满意度等。

(8)开展出院患者床旁结算业务:床旁结算就是在医师开具出院证明后患者无须离开病房,利用床旁结算系统完成出院结算。床旁结算系统整合了医院收费系统、医保系统、银行 POS 机等系统为一体,减少了患者办理出院结算的时间。

(9)完善医院信息化建设:构架围绕患者服务的全面信息系统,整合信息管理中的各个功能要素。借助各种信息系统建立患者的线上服务,如网络办理入院手术、术后随访等为患者提供全面便捷的服务,缩短非医疗的等候时间。

住院诊疗是医院整体医疗水平的重要体现,而医院为住院患者提供的各种医疗服务基本上都要通过住院流程实施。因此,医院应该利用先进的卫生信息技术,对住院业务流程的优化与再造进行持续的改进,从而提高医院的医疗质量和运行效率,为患者提供便捷优质的医疗服务。

(二)医技科室服务流程优化

1.医技科室流程优化目的及意义

医技科室作为医院医疗保障平台性科室,在现代医院运营中占据重要地位,其发展程度直接影响着医院整体服务质量及服务效率。由于受医院医技服务负荷量限制影响,患者医技检查及结果拿取时等待时间较长,临床服务需求无法得到最大化满足等问题,导致其成为医技科室与临床需求及患者需求的主要矛盾。改善医技检查服务流程,缩短预约检查等待时间,提升整体服务效率和服务品质,已成为各大医院整体服务流程优化和提升运营效率的关键。

2.医技科室检查流程

根据患者来源不同,医技科室检查患者可分为门诊、急诊、住院和体检患者,因急诊患者病情危急重,各大医院均应该遵循优先、及时的检查原则,体检患者属于定期或不定期健康检查类,可实行预约排程检查。本部分侧重阐述我国综合型医院门诊、住院患者基本检查流程构架,具体如下。

(1)门诊患者检查流程:门诊患者检查流程分为 4 个步骤。①医师开具门诊检查申请单,系统自动根据检查规则给出相应提示,医师根据患者情况选择检查项目或确认提示信息,提交申请单向检查预约平台发送申请信息;②患者通过财务窗口、自助机或移动支付进行门诊缴费;③一般医院检查预约平台为门诊患者提供了自助机预约和医技科室综合服务站统一预约方式,患者可根据实际选择检查时间;在预约完成之后,打印预约通知单,并再次告知患者检查须知;④最后于预约日根据排队系统叫号进行相关医技科室检查并等待出具诊断报告。

(2)住院患者检查流程:住院患者检查流程分为 3 个步骤。①医师开具电子检查申请单,医院信息系统(HIS)自动进行后台记账。②通过床旁自助预约或护工持申请单到医技科室综合服务站预约,打印预约条码单;护工将预约条码单送回病区护士站,病房护士告知患者做相关准备。③护工按预约时间送患者到检查科室报到,根据排队系统叫号进行相关检查,检查完后护工送患者回病房,等待出具诊断报告。

可见,从医师开具检查医嘱到出具诊断报告的整个流程中存在诸多需等待的环节。根据精益管理的思维,消除流程中的浪费,用以增加为患者服务的价值,即消除所有无增值性的时间、步骤及相关动作,利用有限人力、物力资源,提供最优质医疗服务,达到最大化收益。医技检查中有价值的过程是检查、写报告、审核、签字。无价值的过程包括患者预约等待,排队叫号等待等。因此,在医院医技科室资源不变情况下,优化检查流程是提高医技科室运营效率关键要素。基于信息系统的医技检查预约平台是解决该项问题的基石,现代医院的流程再造需要信息技术的有力支撑,通过云技术、移动支付、物联网、大数据等新兴技术手段加以人工方式作为补充,将重塑目前患者就医方式、树立全新就医流程、提升患者医疗体验。

3.基于信息系统的医技流程持续改进

从医院角度来看,通过建立面向使用者界面友好的表示层构架、拓展具有信息共享及定制化的业务层构架、整合基于信息的数据层构架,是建立该系统平台关键。从科室角度来看,通过整合 HIS、医学影像信息系统(PACS)、放射学信息系统(RIS)等资源,不仅可以实现院内各科室尤其是临床科室与医技科室间信息流无障碍传输与反馈,实现集约化管理;也可以利用该平台进行实时查看各临床科室门诊及住院患者检查开单情况、医技科室等候人数、预约周期等,从而进行统筹协调,提高服务质量,提升患者满意度。从医师角度来看,检查预约系统是消除与医技科室之间、与患者之间信息不对称的一座桥梁,能更精确掌握患者检查动态,从而制订更合理的诊疗方案。从患者角度来看,通过移动互联、APP 推送等方式可以实时了解检查预约及排队叫号等待时间情况,及时反馈相关医疗信息,提升患者就医体验。

此外,在医技检查预约平台建立基础上,采取配套流程优化措施,对就医流程进行持续改进,可从以下几点进行流程优化的精益管理。

(1)医技科室的空间布局:如何根据不同医技检查科室特点和门(急)诊、住院患者医技服务不同需求,做到人物分流、洁污分离、合理布局,确保医-护-技-患动线合理,实现患者最优最便捷的诊疗流程,提升医护人员工作效率,这不仅仅是医院空间改造考量的重点,也是综合医院在规划与设计过程中研究的重点。

(2)数字签名及认证:数字签名及认证是临床医技科室工作人员避免重复手工签名操作,减少患者往复,提高工作效率的重要手段,是确保检查报告真实性和权威性、优化医技报告认证流程的重要前提,是提升医院信息化水平、运营效率的重要保障。

(3)分时段检查:通过信息系统的医技检查预约平台,对电子检查申请单进行后台自助排程,医技科室服务站人员根据实际情况对住院门诊患者进行实时调控。通过精确到时间段的分时段检查,合理安排检查时间,使患者能以最短的时间完成相应的检查项目。

(4)检查需求前移:利用 APP 及自助服务等媒介开展一般性检查项目前移工作,医师后台审核后确认医嘱,通过检查项目前移错峰检查。此外,通过信息化手段,利用大数据预测患者下一步服务需求,通过医技检查预约平台智能化调度安排,提前为患者做好相关服务准备,为其安排出最优检查顺序和时间。

(5)检查时间精确反馈:在我国大医院检查患者过饱和情况下,通过信息系统主导人工辅助调整的方式梳理诊疗过程秩序,通过精确到时间段、时间点的医疗服务,减少患者的非医疗等候时间。利用预约、排班及检查前提醒、实时推送检查排队情况、检查后提示等服务,让患者能够自主掌控诊疗过程,精确地安排诊疗。

(6)检查信息共享:目前国内各大医院医技科室都实现了检查申请及结果的信息化管理,但绝大多数仍存在临床科室与医技科室间信息缺少链接,科室内部各诊室间、各检查室也无法利用信息化进行协同工作,医学设备的统一协调工作也亟待共享,需要建立不同数据层级的共享端口,对信息实时共享,把握信息动态,对医技部各科室实施全面把控和管理。

(7)自助服务:通过院内设置自助预约机、自助胶片打印机、自助诊断报告打印机、自助缴费机及开展移动支付、APP 服务等方式缓解医院窗口服务流程压力,一方面简化患者看诊流程,另一方面减少医院科室运营成本,提升医院整体运营效率。

尽管各个医技科室检查各有其特点,但通过实施持续改善的精益管理方式,采取上述甚至随着今后科技发展等一系列相关流程优化配套措施,不断进行流程再造,即可提升医疗品质和服务效率,从而建立以患者为中心的医院高效运营模式。

(三)手术室服务流程优化

手术室是外科医师对患者进行手术诊断、治疗和抢救的重要场所,同时也是医院各种重要资源投入的直接体现地,是资本密集的高成本运作中心,所以手术室的运营效率将直接影响整个医院的运营结果。手术室服务流程的优劣直接关系到整个医院的工作效率及内外部患者的满意度,做好手术室服务流程优化,提高手术室利用率已成为每家医院的运营目标。

1.常规手术室服务流程

常规手术室服务流程可以分为手术前、手术中、手术后3个阶段,在手术前主要涉及的环节包括手术排程、麻醉医师术前访视、手术室手术间准备、患者接送等;手术中主要涉及的环节包括手术护士及麻醉医师术前患者准备、术医师实施手术、术中各项记录等;手术后主要涉及患者术后复苏、工人送患者等。各家医院因实际情况不同可能在术前排程流程上略有不同,术中与术后流程基本相同。

2.手术室服务流程中的增值部分与非增值部分

做好手术室的服务流程优化,最关键的是要区分流程中的增值活动和非增值活动,要在保留增值活动的基础上,尽可能地减少或消除非增值活动,从而使得整个流程效率提升,加速周转。

判断流程中的活动是增值活动还是非增值活动,有3条标准,必须同时满足:①患者愿意为活动买单;②活动必须以一定的方式改变产品或服务;③活动必须从一开始就要做对。根据这3点标准进行判别,符合的即为增值活动,是流程中需要保留的环节,不符合的为非增值活动,是流程中需要努力减少或消除的部分。

3.减少或消除手术室服务流程中非增值活动的管理方法

(1)建立合理、优化的手术排程系统:减少或消除手术室服务流程中非增值活动的最直接和最有效的方法是进行合理、优化的手术排程。但手术排程中需要同时考虑各项资源投入、流程及手术分级等因素的综合作用,实际上是一个结合了运筹学、统计学、决策学、经济学等多个学科的思想和理论的复杂过程。近年来,国内外有关手术排程的研究越来越多,较为多见的是运用Block排程策略、综合运作成本思维、生产调度理论等,采用数学规划法、模拟法、启发式方法及其他的方法研究。这些理论和方法,会综合考虑医院的手术间数量、医师护理人员的排班情况、医师的手术持续时间、物资的供应周期等因素。

(2)关注首台手术的准时开台率:因为首台手术不能准时开台而造成的患者无效等待,是目前国内很多医院面临的管理问题。提高第一台手术准时开台率,不仅可以降低麻醉医师和护士的资源消耗,也可以在现有的资源下,不增加人力和手术间,能有效利用时间接纳更多的手术,提高手术周转,还可以减少患者在手术间的非增值等待时间,提高患者满意度,减少患者的术后并发症,提高医疗服务品质。而文献表明,国内大多数医院的首台手术准时开台率均不足80%,以每个手术间每天半小时浪费计算,一个月22 d工作日就会浪费掉11 h,而这11 h就可以多完成5台左右的手术。影响首台手术准时开台率的因素中包含了多个流程非增值部分,如术前各环节准备未完善、医师查房等原因造成的迟到等。目前国内较多的是通过"六西格玛"、精益理论等方法,找到影响因素,并逐一采取措施,最终达到提高首台手术准时开台率的目标。

(3)降低手术临时取消率:手术日当天临时取消手术,属于流程活动中典型的非增值活动,会严重影响手术排程的计划性,造成手术室资源的极大浪费。同时,研究表明,择期手术取消会使医疗服务成本增加8%,患者的住院时长平均增加1.92 d,也会使部分患者感到紧张、沮丧和愤怒。造成手术临时取消的可控原因包括术前检查未完善、检查结果异常、排程问题、治疗计划改变、术前病情控制不良、缺乏医务人员、医患沟通不良等。在管理方法上,通常医院会要求医疗组长在安排手术时,必须要确认患者各项指标是否达到手术要求,要求手术申请单上必须有医疗组长的签字。当不符合手术条件时,医疗组长不能将手术提交入排程系统,手术排程系统中也应设置相应的防止措施。同时,医院在管理上必须制订相关的综合管理措施,如人员培训、奖惩制度的实施、制订术前清单等方式加以控制,以减少或避免手术临时取消。

（4）努力做到最小的换台时间：连台手术之间的间隔时间对手术室的周转效率至关重要，手术之间的换台时间越短，手术室的无效非增值使用时间就越短，能够大大提高手术的周转率。影响换台时间的主要因素有是否有麻醉准备间、PACU/ICU 的床位数、手术之间的清洁流程、物资供应流程、人员排班等。目前国内大多数三级医院不一定设置专门的麻醉准备室，但都会设置专门的麻醉恢复室（PACU），通常要求复苏床位与手术床位之比为 1∶1，但实际运营中很难达到这一比例。所以，若能在医院设计的初期即预留足够的麻醉复苏空间和床位，可以大大缓解患者术后在手术间的复苏等待时间。针对手术间清洁的研究表明，Ⅱ级洁净手术间关闭自净 15 min 即达到院感的标准要求，再增加净化时间效果无差异。而层流手术室具有空气过滤系统，让室内微生物含量控制在达到手术无菌要求范围内，手术室内无须使用物理或化学方法对空气进行消毒灭菌，是医院有效减少术后感染的一种现代化医疗手段。目前国内大多数的三级医院使用的都是层流手术室，所以手术间的清洁时间主要是指手术间自净时间和清洁工人的工作时间，而标准化的清洁流程将是确保手术后快速做完清洁的保证。物资供应方面，目前国内大多数医院会在手术间设置二级物资管理库房，以保证物资的连续供应。人员排班方面，手术室的情况较为复杂，工作不确定性较高，随时有急诊手术，建议使用弹性排班才能有效运用人力，以减少患者因医护人力不到位而造成的无效等待时间。所以，最小的换台时间将是流程中各环节通力配合的结果。

（5）合理的绩效考核：建立合理的绩效考核体系，配合以适当的监督管理，以提高工作效率和质量。如目前国内有医院在手术医师和麻醉医师中采用 RBRVS 的方法计算绩效，其中麻醉医师的 RBRVS 基础是采用工时制，而工时的计算方法是麻醉时间＝给麻醉药的时间－患者出手术间的时间，这样就会很大程度地减少患者准备时间，从而加速手术室的周转速度。

手术室是医院的关键部门，手术流程涉及外科病房、手术室、麻醉科、ICU、病理科、护理中心等多个科室，众多人员参与其中，它是一个需要多部门有效协作完成的多环节工作，也因此受到众多因素的影响，其中任何一个环节出现问题都会影响整个手术的进程。所以，针对手术室的服务流程优化，只有深入分析找出流程中的增值活动和非增值活动，努力减少或消除非增值活动造成的时间浪费，及时恰当地改进和优化流程，才能最大化地提高工作效率，提高患者满意度及医院服务质量。

（四）门诊服务流程优化

1.传统门诊就诊流程及存在的问题

流程设置以职能为中心，患者需要按顺序经历办卡、预检分诊、挂号、候诊、就诊、缴费、医技科室检查、取报告、复诊、缴费、取药、治疗、离院或入院等环节，就诊过程需要在多个部门间来回奔波，且环节与环节之间往往还需要经历长时间的排队，导致医院特别是大型三甲医院的门诊大多都有"四长一短"的问题，即挂号时间长、候诊时间长、缴费时间长、取药时间长、就诊时间短，患者的大部分时间都浪费在无意义的非医疗行为上，"看病难"的矛盾突出。

2.门诊服务流程优化的意义、原则及步骤

（1）门诊服务流程优化的意义：门诊作为医院直接对外提供服务的"窗口"，是与患者接触时间最早、人数最多的部门，门诊服务流程是否简便、连续、高效，除了对医院的医疗秩序和医院的声誉有直接影响外，还影响到医院的医疗质量和效益。

通过对门诊服务流程进行优化，可以提高门诊工作效率，减少患者在就诊过程中无意义的往返和排队所造成的时间浪费，有效缓解门诊区域内的拥堵情况，改善医疗秩序与就诊环境，提高患者的满意度。同时,在对门诊服务流程进行优化的过程中,可以对医院资源重新进行调整和配置,使医院资源得到充分利用,从内到外提高医院的综合竞争力。

(2)门诊服务流程优化的原则:①从"以职能为中心"转变为"以患者为中心",从方便患者出发,尽量为患者提供方便、快捷、高效的门诊服务。②重点关注流程中的"瓶颈",首先解决门诊服务流程中关键的"瓶颈"问题,简化其中的多余环节,提高门诊服务的效率。③从整体设计出发,应在考虑医院整体的业务体系规划的基础上,进行环节间的衔接与组合,最大限度地合理调配医院资源。④多部门相互配合共同参与,重点是达到整体流程的系统最优而不仅仅是某个部门或组织的最优。⑤充分利用信息化技术与互联网技术。随着信息化技术与互联网技术的飞速发展,其在医院业务中应用的深度与广度也日益增加,为医院服务流程的优化提供了强有力的技术支持。

(3)门诊服务流程优化的步骤:①对医院目前的门诊服务流程进行充分调研,梳理并绘制出现在使用的门诊服务流程图。②调查和分析目前门诊服务流程中存在的问题,制订门诊服务流程优化的目标。如减少各环节的无效等候时间、简化流程中不必要的环节、提高患者满意度、降低门诊运营的成本、提高医院的经济效益等。③依靠循证管理方法,系统全面地查找目前国内外医院在门诊流程优化方面的证据并进行严格评价。证据来源包括各种卫生政策及法律、法规;国内外关于门诊流程优化的原始研究或二次研究;国内外医疗机构提出的关于门诊流程的新理念、新模式;医院管理者个人的管理技巧和经验等。④将最佳证据与医院实际相结合,制订门诊服务流程优化的方案,形成新的门诊服务流程并试运行。⑤对新的门诊服务流程进行后效评价,分析并总结成功的经验与失败的教训,在此基础上对门诊服务流程做进一步完善。

3.门诊服务流程优化的途径

门诊服务流程中的不同环节可以采取不同的措施来优化,常通过以下7种途径进行。

(1)门诊区域合理布局:根据医院的定位及规划对门诊各区域进行合理布局,如按照神经、精神、康复等系统实行专科群式的诊室布局;统筹规划诊室、医技检查室、财务窗口等业务部门的位置,为患者提供更为便捷的就诊服务,改善患者的就医体验。

(2)建立预约机制:传统的门诊挂号方式通常为现场挂号,患者需要当天尽早到医院排队,却不能保证经过长时间排队后最终是否能挂到号。针对此种情况,国内效仿国外医院引入预约挂号机制,特别是随着信息化和互联网技术的发展,预约挂号方式从最初的现场预约、电话预约、短信预约,增加了网页预约、微信预约、APP预约等多种预约方式,患者可根据自身情况选择最适合的方式,不再受时间、地点的限制,预约到号后直接在就诊当天到医院即可。

(3)多途径看诊模式:信息化技术和互联网技术的发展,除了提供多种预约方式外,对于看诊模式的多样化也提供了技术支持,如网络门诊。

(4)自助服务系统:自助服务系统通过整合网络、移动终端、自助终端,为患者提供自助导诊、自助挂号、自助查询、自助缴费、自助排程、自助打印等功能,包括在医院内设置集成办卡、挂号、缴费等功能于一体的自助机,提供自助取报告、自助打印胶片的服务系统。随着智能化手机的发展,甚至患者从办理就诊卡到入院的整个流程中的所有非医疗行为,均可采用自助服务的模式。自助服务系统的设置,一方面考虑到患者的隐私需求,提供优质的"距离式"服务,同时避免在不同环节重复采集医疗信息,减少患者往返于不同业务窗口,在环节与环节间长时间排队的情况,提高服务品质;另一方面通过分流人工窗口的业务量,将医院员工从较低附加值的机械劳动中解放出来,提高医院整体工作效率,实现医院资源的合理利用与配置。

（5）药品配送服务："互联网＋物联网"的服务模式创新,使药品配送到家的服务成为现实,患者可根据需要选择该项服务,在院内就诊缴费后,通过药师的处方审核即可回家等待配送的药品,配送流程可通过手机 APP 等媒介随时查看、追踪,享受方便、快捷、安全的用药服务,解决了患者在院内取药时间长的问题。

（6）家庭医师签约服务:家庭医师签约服务是将门诊服务延伸至院外的一种形式。随着人口老龄化速度加快,疾病谱发生变化,医疗卫生服务模式从以疾病治疗为主转变为防治保康教并重,家庭医师签约服务由此产生,它以团队形式提供服务,由家庭医师、社区护士、公共卫生医师等组成,并有二级以上医院医师提供技术支持和指导,其中家庭医师一般由基层医疗卫生服务机构的全科医师或具备能力的乡镇医院医师、乡村医师,以及符合条件的公立医院医师、中级以上职称的退休临床医师组成。通过家庭医师签约服务提供的基本医疗服务（常见病和多发病的中西医诊治、合理用药、就医路径指导、转诊预约等）、公共卫生服务（国家基本公共卫生服务项目和规定的其他公共卫生服务）和约定的健康管理服务（健康评估、康复指导、家庭病床、家庭护理、中医药"治未病"服务、远程健康监测等）,将医疗资源下沉,一方面为居民健康把关,提供方便可及的门诊服务,做到大部分门诊服务可以不出社区,实现无病防病、有病早发现,同时防止过度服务,合理控制医疗费用,另一方面也促进医院门诊资源的合理利用,优化门诊医疗资源的配置,将医院特别是三甲医院的门诊资源能够真正应用到疑难急重症患者上。

（7）基于可穿戴医疗设备的"移动医疗":"互联网＋医疗"推动"移动医疗"的发展,可穿戴医疗设备作为"移动医疗"的重要组成部分,具备便携、耐久、舒适、精确的特点,它通过监测使用者的体征信号变化,做趋势性判断及日常行为指导,在必要时可将使用者的监测数据快速提供给医师,提升医师与患者之间的沟通效率,也为临床诊断决策提供数据参考,是将门诊服务延伸至院外的另外一种形式。如用于鼾症检测的可穿戴医疗设备,可采集使用者在 7 h 睡眠时间内的血氧、脉率等数据,通过 APP 将相关数据传至医师的电脑终端,为睡眠呼吸暂停综合征的判断提供可靠依据,医师同时也可根据数据结果向使用者反馈详细的报告,对使用者进行更为便利的指导。

四、医院和科室运营分析

在国家分级诊疗、现代医院管理、新医保支付方式、药品流通体制改革的改革背景下,无论政府还是医院均需要医院进行精细化运营管理。宏观层面政府需要合理投入和配置医疗资源、监管投入资金的流向、评价投入资金使用效益,进而为政府补偿、医疗服务定价、政策制订提供依据。微观层面医院在新医改政策之下,也需要关注成本效益、优化结构,提高自身运营能力,增加市场竞争力。医院精细化管理的基础是医院人、财、物的综合运营管理,业务财务综合管理信息是医院决策的重要依据,因此业务财务一体化医院综合运营模式将成为医院现代化管理的必然趋势。

医院综合运营系统可实现业务财务一体化,以业务事件为导向建立跨部门、跨体系信息化平台,实现运营管理"物流、资金流、业务流、信息流"的统一。

（一）医院综合运营系统

医院综合运营系统（hospital business operation system,HBOS）是以会计核算与财务管理为核心、预算管理为控制主线、成本和物流管理为基础、绩效和考评管理为杠杆的医院运营管理目标决策体系。该体系通过医院"物流、资金流、业务流、信息流"的统一协作,链接传统的信息孤岛,利用数字化、自动化的四大流线作业,实现对医院人、财、物等各项综合资源的计划、使用、协调、控制、评价和激励,改变碎片化的管理模式,帮助医院分析过去,预测未来,激发医院运营效能,提高医院综合管理水平,以适应医疗卫生改革发展需要。

医院综合运营系统涉及 4 个范畴包含 7 个板块,财务管理范畴包括医院财务管理系统、医院成本核算系统、医院预算管理系统;物流管理范畴包括医院物流管理系统、医院固定资产管理系统;人力资源范畴包括医院绩效薪酬管理系统、医院人力资源管理系统;经营分析及决策范畴包括医院智能分析决策。7 个系统闭环式建立起医院高效运营的基础和机制。

1.医院财务管理系统

医院财务管理系统以会计核算为核心,连接医院一切和财务相关的业务系统,包括 HIS 系统、固定资产管理系统、物资管理系统、人力资源管理系统等,根据业务系统中的原始数据自动生成财务凭证,与成本核算、预算管理、人力资源、绩效薪酬管理系统共享数据、互通业务。财务管理系统除基础的会计报表功能之外,还能实现制单、审核、出纳、往来管理、银行对账、票据管理、财务分析、财务报表等功能,具备图表等多元化呈现方式。加强现金流量核算,实时精确的往来管理,多层级结构化的财务分析,提高会计核算效率,转变财务工作职能,构建一个翔实可靠的分析平台。

2.医院成本核算系统

医院成本核算系统是一种建立合理的全成本核算制度,形成权责相符的成本分摊方法。成本核算的内容包括人、财、物所有的业务支出,核算的对象包括医院、科室、单元、医疗项目、病种,是预算、成本管控的基础。通过对院科两级历史年度的工作量、成本、收入、费用、收益等数据的全面分析,为院科下一年度合理的目标计划、权威的收支预算编制提供了数据支撑;通过成本分析报表和工具,从成本核算主体和类别入手,发现成本管理的问题,找出控制关键点,进行成本结构优化和成本管控。通过成本核算系统和预算系统、资金支出系统、绩效薪酬管理系统的关联,辅以激励性的成本分摊机制,保证预算执行和成本管控的效果,提高管理效率。

3.医院预算管理系统

医院预算分为业务预算、资本预算、筹资预算、财务预算。以医院和科室历史年度的业务量、收入、支出、费用为基础,编制并调整医院和科室的医疗计划、收入预算、支出预算及专项预算。将预算管理系统和财务管理系统、成本核算系统、绩效薪酬系统钩稽,实时控制预算执行情况,对比分析编制预算和预算执行情况,将科室的绩效薪酬同预算执行度挂钩。从事前控制开始,加强事中监督和事后反馈,在成本核算的基础上建立以预算控制为主线的业务管理模式,有利于医院管理者对预算编制、执行、分析、监督、反馈、决策全流程的管理。

4.医院物流管理系统

医院物流管理系统通过分类管理,对医院物流进行全供应链管理。建立物流分类管理模式,对医院不同资材采用不同管理方法和流程,使其在采购、入库、领用、出库、消耗、应付款管理整个物流环节最优化。建立适合医院的编码体系,统一不同资材在医院的物资编码。建立手术室、病房、门诊等二级库,精细化管理高值耗材和其他资材。建立供应商管理体系,从源头进行物流的质效管理。加强库存库龄分析、有效期预警、短缺货预警、超高限预警、证件效期预警,形成长期的预警点,自动触发后干预。最终达到物料供应充足、库存占用资金经济、资金周转快速和物流成本低廉 4 个目标,实现物流管理的适时、适量、适价和适质。

5.医院固定资产管理系统

医院固定资产管理系统通过建立资产台账,对固定资产进行全生命周期的管理,包括资产购置计划、招标、合同、审批、付款、安装调试、使用、计量、维修、提取折旧、报废、捐赠的记录和管理。通过个人数字助手(PDA)对医院的固定资产进行盘点,并将盘点信息同步到医疗综合运营管理系统(HBOS),自动生成盘盈或盘亏报表,减少人工盘点。对大型设备使用效率和成本进行单机核算,并进行投资效益分析;小型设备按科室分类管理,并进行科间对比,为后续的设备管理、分配、增购提供数据支撑。固定资产管理系统和预算管理系统、成本核算系统、HIS系统等业务系统数据关联起来,并通过全过程的管理实现了信息可追溯、运行可监控和决策可前瞻。

6.医院人力资源管理系统

医院人力资源管理系统根据医院战略目标建立一个信息共享人事管理平台,包括基础数据管理、排班考勤管理、薪资发放管理、社保管理、员工平台和人力精细化管理。人事部对人事档案等基础信息进行管理,各个职能科室从各个科口将人员信息导入,如医教部的医师信息、护理部的护士信息、科研部的科研人员信息、毕业后教育部的规培人员信息等,人事部将各科口信息同步到人事档案中,理清人头并实现人事大数据共享。各临床科室进行排班考勤,考勤汇总上传后自动进行工资计算,财务部通过财务系统对接人事系统实现工资发放。最终实现人事数据传递和处理迅速、准确、高效的目标。

7.医院绩效薪酬管理系统

根据医院总体战略规划、组织架构、员工职业生涯规划构建医院绩效考核与薪酬管理系统。针对医师、护理、医技、科研、行政、后勤不同职系采用不同的考核方法,构建多类别、多维度、多层级的考核体系。选择体现医院战略的关键指标作为考核杠杆,比如医疗工作负荷指标、医疗工作效率指标、医疗质量指标、成本指标等,在考核分析基础上进行薪酬管理,达到战略指导绩效,绩效支持战略的目的。通过分解和细化医院整体战略目标制订出科室执行目标,月度和年度双轨并行,并和员工自身职业生涯规划相结合,达到有效激励、公平合理、人文关怀的效果。最终提升医疗质效,医院健康发展。

HBOS将各个业务系统整合在一个管理平台上,形成基于物流、资金流、信息流集成与数据采集总线,打破数据壁垒,实现数据共享,发挥整合优势,形成智能分析和决策分析。

(二)科室运营分析

科室运营结果的好坏需要选择科学的方法和建立恰当的指标进行评价和分析,根据分析评价结果向管理要效益。医院综合运营系统中经营与决策范畴也是一定期间内对科室运营结果进行统计、分析、评价、决策和控制。

科室运营分析评价方法有很多,各有特点,常用的分析评价方法有数据包络分析、加权秩和比、层次分析、模糊数学法、最优指标法、主成分分析、聚类分析、迭代法、因子分析、密切值法、Ridit法和逼近理想排序方法(TOPSIS法)等。各种评价方法各有优劣,在科室运营分析评价中应扬长避短,联合运用,达到理想的评价目的。

科室运营分析指标选择要全面客观反映科室投入和产出的情况,从而准确地评价科室的生产效率,并且选取的分析指标要稳定实用,也具有导向作用。科室投入是指科室资源存量及变化分析,科室产出主要从社会效益和经济效益两方面分层分析。

1.资源投入分析

资源投入包括人力、物力和财力,科室运营分析需要对历史资源及变化做出梳理。基于人力资源系统进行科室人员的结构化、层次化分析和规划,基于固定资产系统、物流管理系统进行科室设备、物资的盘点和分析,基于财务相关系统进行科室专项补助、差额补助的梳理。

2.社会效益分析

科室社会效益产出是指无货币收入的效益,是给社会提供的医疗服务的数量和质量,也包括科研产出和人才培养。社会效益分析指标包括医疗质量与安全指标、医疗效率指标和科研教学指标。医疗质量与安全指标包括患者满意度、病历书写、会诊管理、合理用药、临床路径、医疗安全等;医疗效率包括人均门(急)诊量、人均出院量、人均手术量、平均住院日等;科研教学指标包括人均科研经费、发表论文数量和级别、获得科研成果的项数和级别、人均承担培训人次、完成继续教育人次等。所有指标的分析基于前端医疗系统和后台运营系统相结合进行分析。

3.经济效益分析

科室经济效益产出指有货币收入的效益,是以最经济的方式让有限的卫生资源服务更多的人群。经济效益分析指标包括业务收支状况、患者费用、资源利用、发展投入。业务收支状况包括人均业务收入、业务收支比、单位固定成本和单位业务成本;患者费用包括平均住院人次费用、平均门诊人次费用、药占比、材料占比;资源利用即资产收益率;发展投入即固定资产增值率。通过财务管理系统、成本核算系统、HIS系统、固定资产系统实现经济效益指标的分析。

医院管理者通过切实可行的评价指标体系和评价方法对科室的资源、工作强度、工作效率、医疗质量等方面进行综合评价,发现问题,分析原因,找出关键控制点,及时修正,以取得更好的社会效益和经济效益。同时科室评价分析也能充当科室的"指挥棒",发挥激励和导向作用。

(张 波)

第三节 医院绩效管理

一、概述

(一)医院绩效管理概述

1.医院绩效管理相关概念

绩效在管理学中是指组织目标在组织、群体、个人3个层面的有效输出。广义的绩效包含了行为和结果两个方面,表明绩效管理既要考虑投入(行为),也要考虑产出(结果),具有过程性和结果性双重含义,即做了什么和如何做。"卫生系统绩效"的概念首次出现在 WHO 的《2000 年世界卫生报告》中,卫生系统绩效主要包括健康结果、反应性和卫生筹资的公平性3个方面。医院作为不同于企业的带有社会公益性的组织机构,在绩效管理方面有其特殊性。

医院绩效管理是指医院管理者与员工之间在就目标与如何实现目标上达成共识的基础上,通过激励和帮助员工取得优异绩效从而实现医院目标的管理方法。其目的在于提高员工的素质和能力,改进与提高医院的绩效水平。

绩效管理包含了几个重要方面:在目标设定和目标达成方式上形成共识;强调绩效的沟通、辅导过程和员工能力的提升;不仅关注结果,还重视达成目标的过程。绩效管理是不断循环完善的过程,其基本原理和措施为 PDCA 循环,即通过计划-实施-检查-改进的循环过程,在医院战略目标的框架下,实现个人和医院绩效的阶梯式提升。

2.医院绩效管理流程

医院的绩效管理是一个持续的循环优化过程,包括绩效计划、绩效监控、绩效考核、绩效结果应用几个部分。

(1)绩效计划:是绩效管理的起点,是进行绩效管理的基础和依据。它是医院管理人员和员工就工作目标和标准达成一致的过程。医院管理人员与员工一同就绩效周期内员工要做什么、为什么做、何时做完、如何做、做到什么程度,以及员工的决策权限等问题进行讨论并达成协议。绩效计划就是根据医院的战略目标分解确定科室和个人的绩效目标和实施计划,确定具体的考核评价指标。

(2)绩效监控:是连接绩效计划与绩效考核的中间环节,是保障绩效计划顺利实施的关键。在计划制订后,医院管理者必须实施有效的绩效辅导和监控。一方面通过及时、有针对性、建设性的绩效沟通,修正员工工作任务与目标之间的差距;另一方面通过信息收集和文档记录,使绩效考核的结果有据可查,更加公平、公正。

(3)绩效考核:是指医院管理者收集、分析、评价个人或团队的工作行为表现和工作结果信息,参照工作目标和考核标准,对被考核对象的工作业绩情况进行综合判断的过程。

(4)绩效结果应用:医院的绩效管理能否达到目标,关键点在于考核结果是否得到有效应用。医院考核结果的应用不仅包括薪酬的分配、人员招聘、晋升、培训等,还包括绩效反馈和改进。医院管理者和员工在绩效管理过程中共同分析找出医院运行的薄弱环节,提出改进措施和计划,加强沟通,促进个人、科室和医院各个层面的绩效环节改进。这些都要以制度的形式加以明确,确保绩效考核结果的合理运用。

3.医院绩效管理的工具和方法

企业绩效管理的模型和工具方法很丰富,可以结合医院的特点和需求进行综合运用,制订适合自身文化和不同发展阶段的绩效策略。

(1)目标管理(management by objectives,MBO):1954年管理专家彼得·德鲁克(Peter Drucker)在著作《管理的实践》中最先提出"目标管理和自我控制"的主张,认为并不是有了工作才有了目标,而是相反地有了目标才能确定每个人的工作。所以企业的使命和任务,必须转化为目标,如果一个领域没有目标,这个领域的工作必然被忽视。因此管理者应该通过目标对下级进行管理,当组织最高层管理者确定了组织目标后,必须对其进行有效分解,转变成各个部门及各个人的分目标,管理者根据分目标的完成情况对下级进行考核、评价和奖惩。目标管理提出后,被通用电气公司首先采用,并取得了明显效果。其后在美国、西欧、日本等许多国家和地区得到迅速推广,被公认为是一种切实有效的绩效管理方法。

(2)关键绩效指标(key performance indicator,KPI)考核:它是建立在目标管理法与帕累托二八定律理论基础上的,认为抓住20%的关键行为进行分析和衡量,就能抓住80%的绩效管理重心。它是对组织的战略目标进行全面的分解,分析和归纳出支撑组织战略目标的关键成功因素,再从中提炼出组织、部门和岗位的关键绩效指标进行管理。关键绩效指标是衡量企业战略实施效果的关键指标,其目的是建立一种机制将企业战略转化为内部管理过程和活动,是连接个体绩效与组织战略目标的一个桥梁。建立切实可行的KPI体系,是绩效管理成功的关键,指标选取要遵循SMART原则:S(specific)具体化;M(measurable)可衡量;A(attainable)可达到;R(realistic)现实性;T(time bound)时限性。

(3)平衡计分卡(balanced score card,BSC):它超越了传统的仅从财务角度来衡量组织绩效的测评方法,能有效克服传统的财务评估方法的滞后性、偏重短期利益和内部利益,以及忽视无形资产收益等诸多缺陷,使管理者从财务、客户、内部业务流程和学习与成长4个方面综合全面地考察组织,将组织的战略落实为可操作的衡量指标和目标值的一种新型绩效管理体系。所谓"平衡"的理念,强调内外部环境的平衡、财务指标与非财务指标的平衡、结果性指标与动因性指标之间的平衡、短期目标与中长期目标的平衡。它能够将企业的愿景、使命和发展战略落到实处,并转变为具体的目标和考核指标,使企业的经营计划和战略目标相统一,提高组织长期竞争力。

(4)360°考核:又称为全方位考核法,最早被英特尔公司提出并加以实施运用。该方法是指通过员工自己、上司、同事、下属、顾客等不同主体来了解其工作绩效,通过评论知晓各方面的意见,清楚自己的长处和短处,来达到提高自己的目的。这种方法的优点是比较全面地进行评估,易于做出比较公正的评价,同时通过反馈可以促进工作能力,也有利于团队建设和沟通。但是在实际应用中仍存在一些争议:要收集来自各方面的意见,考核工作量大、成本高;可能存在非正式组织,影响评价的公正性;考核培训工作难度大,需要员工有一定的知识参与考核评估。

(二)医院绩效管理架构

医院是知识密集型单位,兼有社会责任和公益性,如何通过绩效管理的杠杆和导向作用,促进医院战略目标的实现,优化医院组织模式和运营效率,建立兼顾经济效益和社会效益的学习型组织,是一个应综合考虑的系统问题。医院绩效不仅要注重结果,更要注重过程,不仅要优化局部,更要寻求整体最优,不仅要考虑短期需求,更要兼顾长期规划。所以医院的绩效管理体系是一个系统优化工程,科学化、系统化、规范化的管理基础是根基和前提,"人"是核心。因此构建绩效管理体系可借鉴现代人力资源管理的 S-O-3P 模式,即战略(stratagem)-组织(organize)-岗位(position)分析与评价、绩效(performance)管理、薪酬(payment)设计模式(图 1-4)。以 S-O-3P 模式为基础的绩效管理体系要求医院的管理者从战略和可持续性发展的高度来考虑绩效问题,综合全面考虑到医院战略、组织、流程、人事、绩效、薪酬的协同优化,从而达到绩效管理的循环优化。

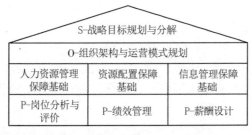

图 1-4 医院绩效 S-O-3P 体系

1.战略目标规划与分解

医院建立绩效管理目标体系要从医院发展战略规划出发。战略规划要根据医院所处的不同发展时期的需要确定,要充分兼顾社会效益和经济效益。不同医院对自己的清晰定位,是决定其战略目标的核心。但无论制订何种战略,都要围绕4个方面的要素展开:以帮助医院赢得并保持核心竞争力为目标,以员工价值提升、忠诚度提高为基础,以提高医院效率、效益为要求,以医院医疗质量和服务质量持续改进为导引。实际操作中要根据医院战略目标制订年度工作计划和绩效目标,然后再分解成科室目标,有些指标还要进一步分解到具体的岗位和个人。通过目标的层层分解,保证医院每个部门科室、每个员工的行为都与医院战略目标保持一致。绩效目标的设立需要上下沟通和讨论,才能保证绩效目标的合理性和可操作性。

2.组织架构和运营模式规划

在设定了绩效目标的基础上,就要规划目标实现的路径和方式,这是一个涉及医院管理运行各方面的综合系统,在合理的组织架构下保障资源配置、内部流程、信息传递、人事管理等各方面基础管理工作的协同一致,探索把他们组合起来的最优化运营模式,这种模式要适用于医院所处的发展阶段、能够支撑医院战略实施,为绩效管理的循环提升打下坚实的基础。

合理的组织架构是绩效管理权责明确的基础。传统企业以职能和工种性质划分的组织架构会割裂组织的核心业务流程,导致流程效率低下,不能实现价值最大化。现代企业更多地趋向于以流程为导向规划职能,以职能整合组织架构。医院最核心的流程就是以患者和疾病为中心的诊疗流程和后勤支持保障流程,组织架构的设置要能支撑和保障医院流程的高效运行,国内一些医院在此方面也进行了很多改革尝试,探索建立了运营管理部、入院服务中心和以疾病为中心的多学科诊疗模式团队等,进行多种组织架构创新,打破传统职能部门和科室间的合作沟通壁垒。

目前大多数医院还是维持着传统的院科两级的运营管理模式,医院以科室为单位进行资源配置和绩效管理,科室内部还维持着"大锅饭"似的运营和分配模式,缺乏有效的激励机制。随着医学发展和医院绩效管理的需要,一些医院逐步探索建立起新的组织运营模式,其中细分医疗组的模式逐渐兴起。医院以医疗组为单位细分亚专业、配置资源、进行绩效考核和分配,医疗组长实行严格的授权和考核管理,体现了以核心资源——医师为医院发展火车头的管理思路,实现了绩效管理中责权利的一致。此外,目前专科化细分诊疗模式是医院医疗服务的主流模式,专科化下的医院组织架构难以体现以患者和疾病为中心的诊疗理念,涉及多脏器的、多学科治疗的疾病得不到及时有效的诊疗,在门诊-住院-出院随访的各个诊疗环节,专科间的合作都存在着不同程度的障碍。因此,基于临床多学科综合治疗模式(MDT)下的组织架构和运营模式是医院未来发展的方向,而医疗组细分亚专业也是为了实现更高水平的整合。高效的组织和运行模式离不开配套的基础管理保障。

(1)人力资源管理保障基础:建立分类、分层、分级的规范化人力资源管理体系是绩效管理的前提。医院以专业化、职业化为要求进行分类管理,建立分职系(医师、护理、医技、科研、教学、行政后勤等)的人事管理框架;医院根据不同的战略定位和管理重点进行人力资源分层管理,分为核心层(学术学科发展的决定力量)、骨干层(决定质量和效益)及基本层;医院以员工职业生涯发展为要求进行岗位的分级管理,根据不同的职系和岗位特点设置不同的岗位级别,严格级别的准入要求和晋升考核标准。

(2)资源配置保障基础:建立以医疗组为单位的资源配置体系,医院的各类资源(床位、手术间、诊间、人力等)根据医疗组的需求进行规划和配置,并进行动态评估和调整,支撑以医疗组为核心的绩效管理模式。

(3)信息管理保障基础:包含了2个方面。一是完善的医院业务信息管理系统,包括HIS、企业资源计划(ERP)系统、人事信息管理系统等,能够为绩效管理提供及时、准确可靠的业务数据信息,并且能够按照绩效管理的要求细化到科室、医疗组或者个人;二是医院内部具有数据信息处理、分析和挖掘的能力,可将信息转化为绩效管理所需的原料,成为绩效监控、考核和改进的支撑;三是医院内部信息沟通传递渠道的畅通,绩效管理的相关信息能够在职能部门和科室之间,管理层和执行层之间准确及时地沟通传递,是绩效辅导、反馈和改进的保障。

3.岗位分析与评价

在战略目标分解、组织架构和运营模式优化的基础上,应规范岗位管理,合理设岗,定岗定员定责,通过科学方法对岗位的相对价值进行综合评价,并进行动态管理调整。具体来说首先应根据医院的组织架构和业务流程,核定职系、岗位类别,根据人才成长和培养规律,划分岗位级别;其次核定每个岗位需要设定的数量;最后拟定岗位说明书,从任职资格、业务准入条件、工作任务、责任大小等方面出发,对岗位进行系统衡量。在此过程中应将岗位管理与员工的职业生涯发展规划相结合,认同员工的成长价值,提供多元的成长路径选择,通过岗位管理将员工的职业生涯与医院战略导向结合起来,引导构建学习型组织。

4.绩效管理

在战略规划、组织架构和运营模式优化、定岗定员的基础上,进行以 PDCA 为指导的不同周期、不同层面的绩效管理循环,将长期战略目标落实到日常的具体管理中。在医院、科室和员工3 个层面进行绩效的计划、监测、考核和应用反馈的循环优化,其中绩效考核是关键环节,包括:①建立各层面的绩效考核指标体系,运用 KPI、目标管理、平衡计分卡等绩效工具,在战略目标指导下,从绩效计划和职能职责出发,建立分职系(医师、护理、医技、行政后勤等)、分层级(科室和个人)、分周期(月度和年度)的可量化、可衡量的考核指标体系;②打破传统的绩效考核层级壁垒,在传统的医院组织管理模式下,实行的是医院考核到科室,科室再考核到个人的院科两级考核模式。但是现代医院以医疗组为核心来组织运行,有必要构建适配的考核体系形成支撑。这将打破传统院科之间的考核壁垒,在某些核心管理目标方面医院可以直接考核到医疗组个体,科室参与考核调控,充分体现医疗组的火车头作用,保障关键绩效目标的执行与落实。

5.薪酬设计

绩效管理的结果最终要反馈和体现在薪酬体系上,薪酬是对员工岗位价值、个人价值和工作绩效的综合体现,对于员工具有保障、激励和调节等功能,对于医院具有吸引、留住员工,保障医院战略的贯彻和绩效管理的实施。薪酬设计和管理是一个动态的过程,是在医院战略指导下,根据绩效管理的需求,以公平性和激励性为考量,树立以临床一线为核心,多劳多得,优劳优得的价值分配导向,对薪酬支付的原则、策略、水平和结构进行确定和调整的过程。

二、医院绩效评价

(一)绩效评价概述

1.绩效评价概念

绩效评价也称为绩效考核、绩效测评、绩效评估、绩效考评,是指对组织或个体行为活动的效能进行科学的测量和评定,是运用统计学方法,采用特定的指标体系,对照一定的评估标准,按照一定的程序,通过定量定性的对比比较,对组织或个体在一定时期的业绩做出综合判断。绩效评价是绩效管理的核心环节,贯穿整个管理过程的始终,其基本原理是比较,具有反馈、控制、激励和导向的作用。

2.绩效评价指标

绩效评价的关键在于考核指标的选取和标准的确定。考核指标需要解决"评估什么"的问题,是组织战略导向的风向标,也是组织传达对员工工作业绩和行为期望的有力工具。绩效评价指标的选取、指标权重的确定、指标考核的标准是关键的环节。

指标选取的原则:①代表性,能够体现目标的完成程度和关键过程领域;②确定性,能够准确计算,指标的判定标准客观而明确;③灵敏度,即指标值的反应性灵敏,并且有一定的波动范围;④独立性,即选取的各项指标都具有独立的信息,不能相互代替;⑤实用性,评价指标可操作性强,易获得和使用。

指标选取的方法包括文献法、专家咨询法、相关系数法、聚类分析法、主成分分析法、变异系数法等。

指标权重确定的方法包括主次指标排队分类法、对偶加权法、倍数加权法、层次分析加权法、专家调查或咨询加权法等。

(二)医院绩效评价概述

1.医院绩效评价概念

在 WHO 的《2000 年世界卫生报告》中,卫生系统的绩效从健康结果、反应性和卫生筹资的公平性 3 个方面来评价。WHO 将健康期望寿命、反应指数、卫生筹资公平指数、目标完成率和总绩效作为卫生系统绩效评价的五大技术指标。这引起了各国政府的高度重视,也使得国内各界普遍开始重视卫生系统的绩效评价。如何客观、公正地考核医院绩效,根据 Donabedian 评价理论,如何从结构、过程和结果 3 个方面,结合医院的实际情况,利用适当的考核指标对医院绩效进行评价,是相关研究者一直致力于解决的问题。

医院绩效评价是运用科学的方法,对医院一定时期内的经营效率和业绩进行定量与定性的考核、分析,以做出客观、公正的综合评价。医院绩效评价与企业不同之处在于企业绩效更重视经济指标,而医院绩效最终的指向为患者利益,以患者为中心的理念贯穿于医院经营管理活动的各个环节,主要表现为质量、安全、服务、管理等方面,但同时也要兼顾经济效益。医院主体的性质不同,绩效评价的侧重点就会有所不同,公立医院的性质决定了对公益性的考评,通过医院的绩效评价,最终要实现政府、患者和医院三方的满意。

从不同的层面和用途来看,医院的绩效评价包含外部评价和内部评价两个方面。外部评价即对不同的医疗机构进行整体的绩效评价,可以在医疗服务体系中引入竞争机制,帮助医疗机构了解自身水平和局限性,促进医院改善服务;可以为政府进行医疗卫生改革提供导向工具,检验改革成效。内部评价即对医院的科室、员工进行绩效评价,可以为医院内部的绩效考核、薪酬分配和人事选拔提供依据。本部分的侧重点在于讨论医院的内部绩效评价,但是内部评价的绩效指标选取离不开外部评价的导向和支撑。

2.医院绩效评价指标体系

(1)医院外部评价指标体系:美国是国际上最先实施医院绩效评价的国家。1997 年,美国的国际医疗卫生机构认证联合委员会(JCAHO)编制了国际医疗机构认证标准,在世界范围内得到认可,该评价标准从患者利益出发,对医院和医务人员提出管理标准,具体包括感染的预防与控制、质量改进、与患者安全、患者评估、人员资格与教育等几个方面,强调建立相应的制度、流程,强调持续改进,不断规范医院管理,为患者提供优质、细致的服务,为医院的规范化管理指引了明确的方向。

从 20 世纪 80 年代开始,医院绩效评价理念在我国开始萌芽,有研究按投入、产出两大类建立医院综合效益评价体系。之后医院绩效评价体系的研究和实践不断丰富,评价指标的范围和内涵不断拓展,除了经济效益,医疗质量、服务态度、社会效益等维度的指标也被涵盖进来,并且与医院分级管理相结合,从过程到结果对医院绩效进行评价和指导。1989 年,卫生部颁发实行医院分级管理的通知;1994 年,国务院颁发《医疗机构管理条例》;2005 年卫生部出台的《医院管理评价指南》中,首次较为详细地描述了医院绩效,并在 2008 年进行了修订,使其更加全面和完善。它从社会效益、医疗服务提供、综合服务管理、可持续发展等方面对医院进行评价,表明了国家对公立医院的发展导向和要求,指导医院从效率效益、质量安全、公益性等几个方面提升服务能力和水平,也为医院的内部评价指标提供来源依据。但这些评价指标不能完全生搬硬套到内部评价中去,因为内部评价还要符合医院自身的价值定位和绩效管理,在指标的代表性、适用性和敏感性等要求上也与外部评价有所不同。

(2)医院内部评价指标体系:医院的内部评价最早也始于美国,从企业管理中得到启发。目标管理、全面质量管理、KPI关键指标、平衡计分卡等绩效管理模式相继在医院内部评价中实践应用,尤其是平衡计分卡,在医院这种带有公益性的组织中,成为卓越绩效管理的有效工具。

随着我国医疗体制改革的不断深入,在借鉴国外成果的基础上,绩效评价作为医院内部管理的有力工具被日趋看重。鉴于我国以公立医院为主体的医疗服务体制,医院内部评价指标体系的建立既要考虑到国家卫生行政主管部门对医疗机构的评价导向和管理要求,又要考虑到医院自身的特点和战略发展要求,符合绩效管理的原则及不同专业的规律。内部考核包括团队和个人两个层面,其指标的选取、考核模式和周期有所不同。指标体系构建原则如下。

按照不同专业划分职系建立考核指标体系:根据医院不同专业的工作内容和规律,按照职业化、专业化的要求,可分职系构建指标考核体系。根据专业特点,可以分为医师、护理、医技、行政、科研、教学、后勤等几个职系。各职系考核指标的选择应紧扣职系的特点,反映专业的关键流程和结果。

根据不同考核周期和层次需求建立指标考核体系:考核周期一般分为月度和年度考核,考核重点和指标选取有所不同。月度考核侧重于考核个人,可由医院直接考核到医疗组,科室参与考核和分配调控;年度考核侧重于考核团队,由医院直接考核到科室,再由科室按照内部管理原则考核到个人。①月度考核指标体系构建:选取支撑战略落实的重点关键指标,体现核心导向,数量适度,不宜过多;以医疗工作为中心,指标选取体现运营效率、效益兼顾质量成本;能够及时产生并获取,体现考核激励的时效性。②年度考核指标体系构建:指标选取较月度更为综合全面,根据医院自身的性质特点、规模级别,将短期目标和长期战略相结合,可从医疗、教学、科研、综合管理等各个方面,从效益效率、质量安全、综合发展、公益性等各维度,全面客观地评价科室团队的业绩水平和在医院内所处的位置,可以为绩效分配作支撑,帮助科室清晰自身发展短板,促进绩效改进,也为医院整体的资源规划配置提供参考依据。

三、医院绩效薪酬体系设计

(一)医院薪酬体系概述

1.医院绩效薪酬体系的定义

绩效薪酬体系是医院根据自身实际情况,紧密结合医院的战略和文化,系统、科学、全面地考虑各项因素,充分发挥薪酬的激励和引导作用,并能够根据现实情况实时进行修正和调整的系统。

2.医改对医院绩效薪酬的要求

医改对医院绩效薪酬的要求包括改革人事制度,完善分配激励机制;推行聘用制度和岗位管理制度,严格工资总额管理;实行以服务质量及岗位工作量为主的综合绩效考核和岗位绩效工资制度,有效调动医务人员的积极性。

3.医院薪酬体系的构成

(1)总体薪酬:用人单位需要支付给员工的所有报酬,不仅包含工资,还包括各种附加报酬,如值班费、津贴、奖金和福利。我国大部分医院的总体薪酬,虽然明细项目各有差异,但都可归纳为工资(含固定工资和工资性津贴)、绩效奖金和福利3个部分,其中工资和福利称为保障性薪酬。

(2)保障性薪酬:包含工资和福利两大类。工资即用人单位依据法律或行业规定,或与员工的合同约定,以货币形式支付给员工的劳务报酬。福利待遇一般指《劳动法》所规定的劳动保障和社会保障,并非都反映在员工所获得的直接薪酬之中,大都采用非现金的形式,包括保险、公积金、带薪年假等。

(3)绩效薪酬:根据绩效对象的考核结果,在一定时间内给予变动的一次性奖励。其重点在于结合用人单位的战略目标,建立目的性、操作性强、科学合理的考核体系。

(4)保障性薪酬与绩效薪酬的区别:绩效薪酬的设计紧密结合了企业战略,体现的是个人或团队目标的完成取得的激励结果,灵活全面,是管理的有效工具,而保障性薪酬主要强调了员工和企业因劳务关系建立而取得的固定部分。

(5)医院绩效薪酬构成:根据医院自身的工作特点和规律,可将绩效薪酬结构规范为加班和夜班酬金、岗位酬金、绩效酬金(含月度和年度)和职业防护性保障津贴,其中岗位酬金体现人员的能力素质、资历和岗位特点;绩效酬金体现工作业绩贡献和绩效目标完成情况。

(二)医院绩效薪酬的设计原则

1.竞争性原则

绩效方案需要有吸引力,能引导同岗位、同职系人员之间良性竞争,提升专业技术、专科能力,发展学科。

2.按劳分配,按要素分配相结合的原则

按劳分配即按照劳动数量和质量分配,与生产要素相结合就是要弥补按劳分配没有考虑的劳动风险、负荷、强度等贡献要点。

3.公平、公正、公开的原则

(1)过程透明,绩效方案的设计,需要广泛征求员工意见。形成方案后,框架原则要逐步透明,向职工公开,能符合大多数人的价值观,得到大多数人认可。

(2)定位公平,包括内部和外部公平,医院通过对专业和岗位的梳理,承认收入差别,通过绩效体系刺激效率,构筑平等竞争的空间和平台。

(3)绩效体系的设计,要提供员工公平的考评体系,让员工获得平等的机会,有公平感。

4.向临床一线倾斜,向"三高"倾斜的原则

临床一线职工,无论是医师、护理、医技人员,都是医院的主要生产力和动力,绩效方案设计,应向临床一线倾斜,向业务骨干倾斜,向"高责任、高技术、高风险"的岗位倾斜。

5.多元化考核分配原则

各级各类医院根据自身情况,探索各个职系的岗位特点和个性化发展需要,因地制宜制订适合的评价体系,反映在评价的内容、过程、方式、方法、手段及其管理等环节的多样性。

6.经济性原则

绩效方案的制订要考虑医院的经济承受能力,要考虑国家卫生经济政策,只能在预算框架和政策允许范围内推进绩效方案设计,控制激励成本。

7.合法性原则

奖金方案的设计必须符合国家有关法律、法规。

(三)医院绩效薪酬设计流程和思路

1.医院绩效薪酬设计思路

按照各职系的工作特点和规律,按照各岗位的工作内容和价值定位,结合各类人员职业生涯发展规划,根据绩效管理要求量身定制考核体系,分职系设计医院绩效薪酬体系(图1-5)。

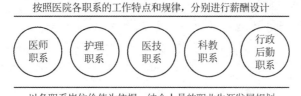

按照医院各职系的工作特点和规律,分别进行薪酬设计

医师职系　护理职系　医技职系　科教职系　行政后勤职系

以各职系岗位价值为依据,结合人员的职业生涯发展规划

图1-5　分职系医院绩效薪酬体系

2.医院绩效薪酬设计流程

(1)确定医院的绩效薪酬目标:薪酬体系不仅是一套对员工贡献予以承认或回报的方案,更是将战略和文化在薪酬制度中转化为具体行动方案的过程。薪酬目标的设定应体现医院的战略目标、价值导向和文化定位,对绩效策略的选择、薪酬计划和方案的设计、薪酬的发放和沟通均有指导意义。

(2)岗位价值评价:岗位评价也称为职务评价或者工作评价,是指采用一定的方法对医院各职系各种岗位的相对价值做出评定,并以此作为薪酬分配的重要依据;是在岗位分析的基础上,对医院所设岗位需承担的责任大小、工作强度、难易程度、所需资格条件等进行综合评价。岗位评价的实质是将工作岗位的劳动价值、岗位承担者的贡献与工资报酬有机结合起来,通过对岗位劳动价值的量化比较,确定人员薪酬等级结构的过程。

(3)绩效薪酬情况调查:薪酬调查就是通过一系列标准、规范和专业的方法,对医院外部和内部的薪酬结构和水平的状况进行信息收集和统计分析,为薪酬方案设计提供参考依据。薪酬调查是薪酬设计中的重要组成部分,重点解决的是薪酬的对外竞争力和对内公平性问题,能够帮助医院从行业到自身、从历史到现状全面地了解薪酬环境和存在的问题。

根据对象的不同,薪酬调查主要分为外部和内部调查:外部调查即调查医院各类岗位的薪酬结构和水平在不同国家、不同地区、不同级别医院的情况,过程中要考虑不同的医疗服务体制和卫生政策的影响,不同地区经济水平差异造成的影响,为医院了解行业薪酬规律和竞争情况提供参考。内部调查即调查医院内部不同职系、不同岗位和人员级别的薪酬水平的历史和现状情况,然后选取同质比较对象进行对比分析,帮助医院了解自身薪酬制度存在的问题。

只有通过横向和纵向的全面的薪酬调查和对比分析,才能明确薪酬改革的方向,才能充分保障薪酬设计的合理性、公平性和针对性。

(4)绩效薪酬结构和分配方案设计:首先在医院薪酬战略、岗位评价、薪酬调查充分完善的基础上定位各职系各岗位的绩效薪酬水平;其次根据岗位特点、绩效考核需求、人员职业生涯发展路径等因素确定各类岗位绩效薪酬的结构、等级和浮动范围;最后建立各部分绩效薪酬的考核和分配制度。在设计过程中要遵循以下的原则:针对不同的岗位量身定制适合的分配制度,落实岗位责权利,强化效率和质量;向高风险、高技术、社会贡献大的岗位倾斜;关注对接触放射、传染、污物、高温等特殊岗位的补偿;考虑员工职业生涯发展,各岗位级别的绩效薪酬水平保持合理的差距。薪酬设计定位可以参照宽带薪酬的理念。

在宽带薪酬体系设计中,员工不是沿着唯一的薪酬等级层次垂直往上走,相反,他们在自己职业生涯的大部分或者所有时间里可能都只是处于同一个薪酬宽带之中,他们在企业中的流动是横向的,随着能力的提高,他们将承担新的责任,只要在原有的岗位上不断改善自己的绩效,就能获得更高的薪酬,即使是被安排到低层次的岗位上工作,也一样有机会获得较高的报酬。

(四)医院绩效薪酬设计实务——以医师职系为例

临床医师的工作是医院核心竞争力的体现,决定医院的质量与效率,医师职系的绩效分配改革是医院改革成本的关键。实施医护分开的分配体系,更符合医师职业生涯的发展和学科规划。

1.设计原则

(1)以医疗组长负责制为核心,明确学科和亚专业规划,将医疗组作为资源配置、产出核算、绩效分配和考核的基本单位。

(2)以人员定岗定级为基础,认可医师的个人素质、经验和技能水平,规划医师职业生涯,重视人才梯队的搭建。

(3)绩效薪酬中以变动部分为主,体现激励作用,以工作负荷、质量效率为主要考核指标,兼顾学科建设要求,在分配体系中体现技术难度、承担风险和学科发展需求的价值。

2.岗位级别评定

根据医院医师人力结构特点和规划,从职业生涯发展的角度,对医师系列进行人员分级规划和管理,根据职称、工龄、学历等因素进行分级,定期进行级别调整评定,使人力结构和梯队趋于正金字塔的稳固模式。

3.医师绩效薪酬的构成

医师绩效薪酬的构成主要由夜班酬金、岗位酬金、绩效酬金和职业防护性保障津贴 4 部分构成。

(1)夜班酬金:夜班酬金按医师实际承担夜班的岗位责任发放。夜班分为一线班为住院总和低年资住院医师;二线班为高年资,有经验的管组医师。由于二线医师所承担责任大,在设计夜班费的时候,标准高于一线夜班费标准。医院鼓励高级别医师参加夜班值班,科室可以根据具体夜班情况上浮夜班酬金标准。

(2)岗位酬金:可以借鉴宽带薪酬的思想,根据人员级别确定岗位酬金,按照医院的具体情况和绩效管理需求设置在绩效薪酬中的占比,反映个人的资历能力水平,体现薪酬的保障性和成长性。

(3)绩效酬金:对医师的具体工作进行考核分配的部分,从负荷、难度、风险、质效等方面进行考核分配,分为月度和年度酬金。

分析医师的工作内容,主要包含门诊看诊、病房治疗、手术、会诊、值班、教学、科研等,根据核心工作内容,按照不同层面(医疗、教学、科研等)、不同周期(月度和年度)、不同层次(科室、医疗组、个人)、不同维度(负荷、难度、风险、质量、成本)的要求设计考核指标、绩效目标和分配标准。

在设计绩效体系的过程中,要重点考虑劳动强度、承担风险、资源投入。此外,对于不同成长阶段的医师,在绩效方案中要体现其不同的价值定位、目标导向和激励方式,在薪酬结构、分配标准、目标设定上与医师岗位级别结合起来考虑,使医师的职业生涯发展设计得以落地。

(4)职业防护性保障津贴:医院设置专门职业防护性保障委员会,制订各类职业防护性保障管理办法,鉴定接触放射、传染、污物、药物配制、高温等特殊岗位人员,并分类管理。可以按照人员在特殊场地工作直接与间接暴露时间来分类:全日直接暴露、半日直接暴露、全日间接暴露、半日间接暴露,类型不同档次不同,给予的岗位津贴发放也不同。职业防护性保障津贴的设置应充分考虑医疗行业特色,体现分配制度的保障性和公平性原则。

（张　波）

第二章

医院质量管理

第一节 医院质量管理的概述

一、医院质量管理的基本概念

(一)质量

自 20 世纪初开始,质量管理理论经历了不同的发展阶段,质量的概念也在不断演进。当前,公认的质量定义为:一组固有特性满足要求的程度。

将质量的概念分层,可以从以下 4 个方面进行理解:首先,质量是一种符合性质量,即以符合标准的程度作为衡量依据,"符合标准"就是合格的产品质量;第二,质量是一种适用性质量,即以适合顾客需要的程度作为衡量的依据;第三,质量是一种满意性质量,即认为质量不仅包括符合标准的要求,而且以顾客及其他相关方满意度为衡量依据,体现了"顾客是上帝"的核心思想;最后,质量还是一种卓越性质量,顾客对于质量感到惊喜,质量已远远超出顾客的期望。现在,对于质量的定义有别于传统意义上的质量定义,更加强调注重顾客需求,追求顾客价值、满意和忠诚,是一种人性化的质量。

质量具有自身的客观规定性:①质量受客观因素制约(如技术因素、经济因素、管理因素等);②质量是可以分析、区别、比较、鉴定的;③质量有其自身形成的规律;④质量应有预定的标准,质量标准要符合客观实际;⑤质量有一定的范围。

(二)质量管理

质量管理是指在质量方面指挥和控制组织的协调的活动,通过确定质量方针和质量目标,以及质量体系中的质量策划、质量控制、质量保证和质量改进来实现所有管理职能的全部活动。

(三)医院质量管理

从广义的角度来说,医院质量管理是指为了保证医院各项工作质量和提高医疗质量,而对所有影响质量的因素和环节实施计划、决策、组织、控制、协调及指导,以达到预期质量目标的专门管理过程。从狭义的角度来说,医院质量管理即是对医疗质量的管理。医疗质量管理是指按照医疗质量形成的规律和有关法律、法规要求,运用现代科学管理方法,对医疗服务要素、过程和结果进行管理与控制,以实现医疗质量系统改进、持续改进的过程。

医院质量管理的内涵从狭义的临床医疗质量转换为广义的包含基础质量、环节质量和终末质量，以及医疗技术质量和服务质量的全方位、系统化的质量管理理念。医院质量管理从单纯的医疗质量管理，上升到全面质量管理、质量管理体系，再到医院外部的质量经营。现代意义上的医院质量管理是指在医院系统中全面地实行质量管理，按照医疗质量形成的客观规律，应用多种科学方法，以保证和提高医疗质量为预定目标进行的管理。

由于医疗服务对象的特殊性，医院质量管理具有以下几个突出特点：①患者是医疗质量的载体，受其主观因素影响，对医疗质量控制和评价显得较为复杂和困难；②医疗质量问题具有敏感性，一旦出现问题，即有可能损害患者的身体健康乃至生命，涉及医疗纠纷；③医疗质量并无一定的形成规律，不能机械化地形成标准进行控制；④医疗质量管理需要医院全体人员参与。

二、医院质量管理的内容

（一）制定方针

医院质量方针是总的质量宗旨和方向，是指导医院质量管理工作的核心。医院质量方针必须与医院的总方针相一致，要与医院的经营目标和市场定位相适应，并且要符合患者的期望和要求。医院质量方针要求负有执行职责的医院管理者以书面形式在医院组织内正式发布，同时应得到医院各级工作人员的理解和支持。

医院质量方针必领明确医院质量管理的工作目标，并保证目标能被全体员工所理解。医院的质量目标应注重达到以下要求：①目标切合实际，能够具体执行；②目标在规定的期限内能够达到；③质量目标必须是可测量的或可定性的，方便后期对质量目标的实现程度进行评价；④质量目标之间切忌相互矛盾，应该按照优先次序对目标进行排列；⑤质量目标并不是一成不变的，医院应该适时进行修订。

（二）明确权责关系

医疗质量的责任主体是医疗机构，医疗质量管理第一责任人是医疗机构的主要负责人。医院应该成立院级质量管理组织、科室和部门质量管理小组。院级质量管理组织即医院质量管理委员会或医疗质量与安全管理委员会，由医院、部门领导、技术专家和行政科室负责人等组成，负责制定全院质量管理规划，建立质量保证体系，组织领导、检查督促质量工作，调查、分析和解决质量问题等；科室和部门质量管理小组由科室和部门主任领导担任第一责任者，由专人负责质量管理，对于平时的质量管理工作进行设计、实施、检查等。

医院应明确所有涉及医院质量的管理人员、执行人员和检验人员的职责和权限，特别是对控制医院质量体系的所有要素和过程负有决定职责和权限的人员。这些内容应该在医院的质量体系组织结构图、质量体系要素与各部门职能的关系表和岗位职责中体现出来。

（三）质量资源管理

医院管理者应根据质量要求配置并合理使用资源，明确达到医院既定质量目标对资源的需求，包括医院的建筑要求、环境要求、仪器设备、服务设施、服务流程、人员培训的内容和形式、员工的作业指导和工作方式，并据此制定相应的资源配置计划，按计划加以实施。在管理医院质量资源的工作中应该重点体现以下内容。

（1）加强人员的培训工作，使之具备相应的质量管理技能和经验。

（2）积极提供必需的资源、技术和方法，包括人力资源、仪器设备、基础设施和工作环境等。

（3）对医院的服务流程和工作程序进行规划，以保证提供的服务符合质量要求。

(四)监控医疗服务过程

质量监控包括确定监控对象、制定监控标准、明确所采用的监控方法等,其目的是控制产品及服务产生、形成和实现过程中的各个环节,使他们达到规定的要求,把缺陷控制在萌芽期并加以消除。由于医院质量管理工作的复杂性,需要监控的过程有很多,不同的过程又具有不同的点,因此,选取不同的监测方式和监测指标,并确保这些方法和指标的有效性,也是医院质量管理工作的一项重要内容。

(五)持续改进医院质量

医院质量管理必须是不断完善、持续改进的过程。医疗机构应当建立本机构全员参与、覆盖临床诊疗服务全过程的医疗质量管理与控制工作制度。持续改进的对象可以是质量管理体系、过程和医疗服务等,质量的持续改进体系可以在医院的各个过程中使用 PDCA 循环的方法实现。对于医院出现的特定质量问题,可以组成质量改进小组进行专项研究,提出改进意见。

(六)建立和完善医院质量管理文件

医院质量管理文件是指导和规范医院医疗服务和管理工作的指导性文件,包括各项标准和规范。在医院质量管理中要规定形成文件的医疗服务过程和工作内容,以及形成文件的形式、载体等。医院质量管理文件的类型通常有国家和行业制定的标准和规范、医院的质量管理计划、医院质量管理过程中形成的程序、作业指导书和质量记录等。

(七)控制医疗质量成本

医院在提供医疗服务时要讲究质量成本,在满足患者需要的前提下,不应盲目追求高质量,应根据患者的需求为其提供适度质量的医疗服务。对质量的进一步要求一般意味着成本的增高,因此,会加大患者的经济负担。在对医疗质量进行评价时,不仅要求其技术上具备科学性和先进性,而且要求经济合理性。医院提供给患者的医疗服务不能脱离社会的经济发展水平和居民的经济承受能力。

三、医院质量管理的发展

(一)发展阶段

人类社会的质量管理活动可以追溯到远古时代,但是现代意义上的质量管理活动是从 20 世纪初开始的。根据解决质量问题的手段和方式不同,可以将现代质量管理分为 3 个阶段:质量检验阶段、统计质量控制阶段和全面质量管理阶段。

1.质量检验阶段(1920—1940 年)

这一时期,人们对质量管理的认识比较局限,还仅仅停留在对产品的质量检验阶段,通过检验保证出厂或转入下道工序的产品质量。初始阶段,产品的质量主要取决于工匠的个人经验和技能。随着企业规模不断扩大,以及企业的专业化程度日益提高,企业开始设立专门的检验人员职位,全面负责产品的检验工作。

质量检验阶段的主要特征可以总结为 3 点:①强调检验工作的监督职能;②全数检验;③事后把关。

20 世纪初,美国的医院开始形成质量管理的概念。华德和潘顿于 1918—1928 年对医疗评价进行了研究,并推动了医院标准化运动。医疗评价是一种事后的质量检验,它强调对死亡病例进行尸体解剖,以检验诊断治疗的正确性和死因,对临床医学的发展具有重要意义。

2.统计质量控制阶段(1940－1960年)

质量检验并不是一种积极的质量管理方式,"事后把关"型的质量管理无法避免废品的产生,而且全数检验亦会产生较高的质量管理成本。一些著名的统计学家和质量管理专家注意到质量检验的弊端,试图运用数理统计的方法解决出现的问题。美国电报电话公司贝尔实验室的休哈特等人是系统地将数理统计方法引入质量管理的先驱,他们的研究成果为产品质量管理奠定了科学基础。

统计质量控制阶段的主要特征可以总结为两点:①在质量管理的指导思想方面,由以前的事后把关转变为事前积极预防;②在质量管理的方法方面,广泛应用数理统计的思想方法,对工序进行动态控制,实行抽样检验和验收。

工业部门采用的"工序统计质量控制"方法,不能完全适用于医院对临床患者疗程和服务流程的质量控制。因此,在美国医院标准化运动中,一方面将统计方法用于医疗指标的统计分析;另一方面,逐渐建立了医嘱制度、三级查房制度、病案书写和病案讨论制度及临床医疗常规等,从而形成传统的医疗质量管理方法。

3.全面质量管理阶段(1960年至今)

20世纪60年代,人们对产品质量和质量管理方面的要求和期望出现了许多新的情况,依靠制造领域中的统计质量控制已经远远不能满足顾客对于质量的要求,也远远不足以应付日益严峻的挑战。因此,质量管理专家先后提出了新的质量管理观点。

美国通用电器公司质量总经理费根堡姆于1961年出版《全面质量管理》一书,提出全面质量管理的概念,强调解决质量问题不能仅限于检验和数理统计方法,还必须关注能够满足顾客要求的各个方面。全面质量管理的观点在全球范围内得到广泛传播,各个国家结合本国实际进行了相应的创新。在20世纪的最后十几年中,全面质量管理经过长期的实践和积累,演变成一套以质量为中心的、综合的、全面的管理方式和管理理念,是应用数理统计方法进行质量控制,使质量管理实现定量化,将产品质量的事后检验转变为生产过程中的质量控制。它通过计划－实施－检查－处理的质量管理循环,提高质量管理效果,保证和提高产品质量。

全面质量管理阶段的主要特征可以总结为3点:①全面的质量管理;②全过程的质量管理;③全员参加的质量管理。

综上所述,上述3个阶段中的每个阶段都是在继承前一阶段行之有效经验的基础上,加以改进提高而发展起来的,并不是对前一阶段的否定和取消,其结果使质量管理日趋完善。

(二)发展趋势与特征

进入21世纪,世界各国医院质量管理的发展非常快,变化也非常大,具体的发展趋势具有以下特征。

1.从病例医疗质量管理向病种医疗质量管理发展

传统的医疗质量管理是以病例为基本质量单元,质量管理的方法主要是采用终末质量统计指标评价方法。但是各个病例病种、疾病轻重程度等具有较大的不确定性和局限性,这些指标不能十分确切地反映医院的医疗质量水平。因此,产生了以病种为基本质量单元的病种医疗质量管理模式,从疾病的诊断、治疗、疗程、医疗安全等医疗技术质量扩展到患者的满意程度和医疗费用管理。

2.从医疗质量管理向医院全面质量管理发展

医院质量概念的外延在逐渐扩大,其内涵也更加丰富。医疗服务流程中的任何一个环节,都可以影响医疗质量。所以,只有对医疗服务的全过程进行系统、严格的质量监控,才能全面提高总体的医疗服务质量。因此,在医疗服务质量管理中提出了全面质量管理的要求。

3.从个体质量控制向临床科室质量管理、医院质量管理体系发展

传统的医疗质量以病例为基本质量单元,最基本的管理形式是个体质量控制。医务人员的岗位职责、敬业精神、学识、技能和经验在医疗质量方面具有相当重要的作用。医院医疗服务工作的质量不仅与医务人员个体直接相关,还需要临床科室、后勤服务科室、行政管理科室共同参与,形成一个完整的医疗服务链,共同实现有效的目标质量。因此,需要确立质量方针和质量目标,并将实现这些目标的所有相关事务有机地整合在一起,形成一个质量管理体系,在医院质量方针的引导下,为实现确立的质量目标而相互配合、相互促进,协调运转。

4.从终末质量管理向过程质量管理发展

传统的医疗质量管理认为,医疗质量就是医疗服务的效果,故称为终末质量。它采用医疗统计指标进行管理,对各种医疗服务信息进行收集、整理、统计和分析,从中发现问题并提出质量改进的措施,这些都是事后质量管理。但是,医疗服务的特性之一是医疗服务的结果往往无法逆转。因此,不应局限于对医疗服务质量进行事后检查和回顾性分析,而应强调对环节质量和基础质量的控制,以达到预防、控制及保证医疗服务质量的目的。

5.从管理者推动向受益者推动发展

传统的医院质量管理往往是"管理者推动",即从医院内部上层开始,通过组织层层推动。随着医学模式的转变,在医院质量管理中必须以患者为中心,坚持"患者第一"的原则,从受益者的需要出发,设计医疗服务流程,为患者提供满意的医疗服务,不仅要满足患者必需的医疗服务,而且要最大限度地满足患者的合理要求,不断提高患者的满意度。

6.从质量控制向标准化管理发展

传统的医院质量管理把重心放在临床医疗质量缺陷的控制和评价上,但是医院质量的形成不是单纯靠"检查"或者"控制"得来的,而是靠科学设计,靠医院各个科室和全体员工扎扎实实的工作干出来的。因此,世界各国医院的质量管理已经从单一的质量控制向医院质量标准化发展。这主要是由于医院的医疗服务有 90%~95% 的工作是可重复的,需要采用规范化、制度化、标准化的管理模式,通过对医疗服务中重复性事物、程序的规范,制度、标准的统一,获得医疗服务的最佳秩序和效益,以保证和不断地提高其工作质量。

7.从质量保证向持续改进发展

随着社会的进步、科学的发展和患者需求的变化,医院向患者提供的医疗服务仅仅停留在质量保证上已经远远不够,质量保证只是医院的基本要求,需要在质量保证的基础上,做到持续改进。所以,一些国家的医院普遍建立了持续质量改进系统,将持续质量改进作为医院的一个永恒的目标,旨在通过持续质量改进不断地提高患者满意度。

8.从医疗安全向患者满意发展

医疗安全应该是医疗服务质量的"底线"要求,或者说是最低要求,而尊重、关爱患者,维护患者的合法权益,让患者满意则是医疗服务质量的最高要求。质量的核心是满足顾客要求,可见,患者满意才是医院质量管理的核心。2011 年 4 月,全国卫生系统广泛深入开展"三好一满意"(即服务好、质量好、医德好、群众满意)活动,关注医院医疗质量安全,着力解决医疗服务不方便、医疗质量不放心、医患关系不和谐等问题,推动卫生行风建设再上新台阶,着力促进卫生事业改革发展。

四、医院质量管理体系的构建

医院质量管理体系是指医院在医院质量建设中所需要的组织结构、程序、过程和资源等,是相互关联或相互作用的一组要素。任何一家医院,在追求提高患者满意度的过程中,必然需要强化医院质量管理体系的建设,以提高医院整体质量。

(一)医院质量管理组织及职责

医院质量是一个综合指标,医院质量管理是一项系统工程,不能依靠自然形成,更不能依靠个人的随意性予以实现。由于医院质量管理是多层次的,包括医疗、医技、药剂、护理、后勤保障和思想工作等多个方面,涉及较多的复杂因素,只有通过严格的组织监督和控制体系才能实现。因此,医院质量管理组织的建立健全不但是必需的,也是必要的。

1.院长在医院质量管理中的职责

质量是一所医院得以生存和发展的根本立足点,在医院质量管理体系中,院长作为最高管理者责无旁贷,必须把质量控制纳入重要的管理议程,作为医院的核心问题来抓。总的来说,院长在医院质量管理中应具有下列职责:组织制定医院质量方针和质量目标,确定有关质量方针和质量目标实现的措施;加强医院内部沟通,督促质量方针和质量目标的贯彻实施;加强相关知识的培训工作,确保医院质量管理获得必要的资源;定期评审医院质量管理体系并持续改进,降低医疗风险。

2.医院质量管理组织结构与职责

纵观世界各国的医院质量管理组织结构形式,大致分为3种:一种是医院未设立医院质量管理部门,质量管理工作由医院职能部门承担,属于医院质量管理组织的初级形式;一种是医院设有质量管理部门,但是下设在医务处或医务科,属于医院质量管理组织的中级形式;还有一种是医院设有独立的质量管理部门,属于医院质量管理组织的高级形式,也是医院质量管理组织结构发展的世界趋势。目前,美国、加拿大、日本、瑞典、澳大利亚等发达国家均为第三种形式,这些国家不仅有全国性的专门的医疗质量管理机构,而且国内所有医院,无论规模大小和所有权差异,都设立独立的医疗质量管理部门,负责整个医院的医疗质量管理及上级评审。国外专门医院质量管理部门的建立,显示了国外对医院质量管理的重视程度。在我国,北京协和医院、四川华西医院从2005年开始尝试设立单独的医院质量管理部门,目前已经有越来越多的医院开始这方面的尝试。

(二)医院质量管理制度

医院质量管理工作建立在良好的医院质量管理组织之上,更需要专门的医院质量管理制度予以规范。医院应建立的主要质量管理制度包括质量控制部门工作制度、医疗质量控制管理制度、病历质量控制制度和质量控制分析评价制度等。

(三)新形势下医院质量管理建设

新一轮的医疗卫生体制改革指出,医院的改革不仅需要战略层面的制度和政策设计,更需要优秀的运行模式、操作制度及运作流程,最终的目标是为群众提供安全、有效、方便、价廉的服务,也就是高质量的医疗服务。追求质量的提升是医院提供医疗服务的本质,也是医院存在的根本意义。在新的医疗卫生体制改革环境下,医院应该从加强医院的质量管理领导能力建设、加强医技科室建设、加强人才队伍建设、加强医德医风建设四个方面重点抓好医院的质量管理建设。

(张 波)

第二节 医院全面质量的管理

一、全面质量管理的概念

全面质量管理(TQM)是一个组织以质量为中心,以全员参与为基础,目的在于通过让顾客满意和本组织所有成员及社会受益而达到长期成功的管理途径。

二、医院全面质量管理的内容

(一)全员质量意识

为推动医院不断发展,需要不断强化医院的全员质量意识,牢固树立"质量就是生命"的思想观念,始终坚持质量建院、质量兴院、质量强院。

(二)全面质量管理组织分层

医院质量管理组织一般分3层:医疗质量管理委员会(高层质量管理层),机关、质量控制办公室(中层质量控制层),科室质量管理层(基层质量操作层)。也可以按照医院职能管理分为四层或五层质量管理组织。

基层质量操作层主要负责所在科室的质量控制活动,重点放在运行病例的质量监控,动态监督、检查、指导手术、病历等医疗质量,及时发现、整改质量缺陷。中层质量控制层主要负责环节质量控制,及时调整质控技术,重点抓好医疗卫生管理法律、法规、规章及各项医疗工作制度的落实、监督、检查,指导基层质量操作层的质量管理活动。高层质量管理层主要负责审核、决定医院质量管理具体方案与措施,检查、督导中层质量控制层和基层质量操作层的工作,提出质量管理建议和意见。

在全面质量管理中要特别强调医院高层质量管理层的重要性。高层质量管理层对医院文化建设、传播具有重要影响,实施全面质量管理时,高层管理者对医院职工的参与和医院职工授权负有领导责任。

(三)全面质量管理范围

全面质量管理应该涵盖医院的各个组成要素,包括人员、技术、专科、服务、环境、饮食、各项医疗指标、医德医风、设备及医院信息等。其中,人员是众多组成要素中最为活跃的。人才的素质应从多方面综合考核,包括学历结构、年龄结构、基础知识、专业技术水平、医德医风、奉献精神、科研能力等。对于技术的管理,包括专业科室分布、专业技术的新老接替,开展新业务、新技术等方面的管理。对于专科质量的管理包括对医院各临床科室、医技科室及其他有关科室的质量管理。对于服务质量的管理亦是医院全面质量管理中的重要一环,良好的服务态度、高超的服务技能、及时的服务提供都能够有效提高医院质量。

(四)持续的质量改进

持续的质量改进是体现全面质量管理核心内容的重要方面,是全面质量管理永恒的目标。医院应着眼于长远,构建一个稳定、有效的医疗服务质量持续改进机制,以确保医院全面质量管理的持续性,从而保证全面质量管理更有成效。

为适应与应对客观需求及环境的不断变化,不断健全、完善和改进质量管理体系成为质量改进的重点。优化医疗服务质量、降低医疗服务成本消耗是医院质量改进的核心。保障医疗安全是关键,医院的服务对象是人,医疗安全是第一需要;减少医疗缺陷,杜绝医疗事故的发生,追求医疗零缺陷,确保医疗安全,是医院质量改进的永恒目标。坚持不断提高全体医务人员的职业道德素质和业务素质,是实现质量改进的最终保证。

三、医院全面质量管理的特点

(一)三级质量结构

三级质量是指医院基础质量管理(要素质量管理)、医院环节质量管理和医院终末质量管理。

1.第一级:医院基础质量管理(要素质量管理)

医院基础质量管理(要素质量管理)包括以下七要素。

(1)人员:人员质量在七要素中居首位。

(2)医疗技术和服务功能:医疗技术决定着医疗服务功能和医疗水平,是保证医疗质量的支柱,也是非常重要的基础质量。

(3)药品和物资:是决定医疗服务质量的重要物质基础,特别是药品质量对医疗服务质量具有决定性意义。

(4)医疗设备:先进的医疗仪器设备对提高医疗技术和质量发挥着日渐突出的作用。

(5)时间要素:指在医疗服务过程中掌握和利用时间的及时性(快捷)、准时性(无时间误差)、适时性(治疗时机)和连续性。

(6)信息:信息的保证越来越受到重视,信息通、情况明、行动快,已经成为现代医院的特点之一。

(7)医疗环境和设施空间:环境设施是保证医疗服务质量的重要物质条件。

2.第二级:医院环节质量管理

医疗过程本身是由许多环节组成的,而医疗质量就产生在各个环节的具体工作当中,因为每个环节都是患者与医院进行接触的接触点,每个接触点都是一个展示医院实际情况和工作水平的窗口。

3.第三级:医院终末质量管理

医院终末质量管理包括诊断符合率、病床使用率、确诊时间、疗程长短、医疗费用、治疗结果(治愈率、好转率、病死率)、有无并发症和院内感染率等。每一项工作都有质量结果,终末质量就是医学服务的最终结果,对其进行科学分析和评价,可以不断总结医疗工作中的经验教训,对于进一步抓好基础医疗质量和环节医疗质量,进而促进医疗质量循环上升,具有重要作用。

(二)"三全"质量管理

1.全过程的质量管理

应该树立这样一个观点:优质产品是设计、制造出来的,而不是检验出来的。医院全面质量管理是对医疗、服务工作全过程的严密的、程序化的管理。

2.全员性的质量管理

全面质量管理强调"人的因素第一",注重调动全体职工参加质量管理的积极性,使质量管理成为全员的管理。

3.全方法的质量管理

全面质量管理所运用的方法是多样性的,既有定量分析的方法,又有定性分析的方法;既有静态分析的方法,又有动态分析的方法;既有解决具体质量问题的方法,又有解决工作程序和思路的方法。方法上的多样性,为根据不同需要、不同情况来灵活采用管理办法提供了可能性。

(三)"四个一切"思想

1.一切要用数据说话

现代质量管理重视用数据说话,没有数据就没有准确的质量概念。进行全面质量管理强调不能仅凭感觉印象和经验,应避免工作中的盲目性和主观性,提高科学性和准确性。

2.一切要以预防为主

这是在质量管理中必须要树立的基本思想。

3.一切为患者服务

现代医疗质量观念就是全方位、全过程的患者满意,这是人们质量意识逐步深化的结果。

4.一切按 PDCA 循环办事

PDCA 循环(戴明环),就是开展任何工作,必须事先有打算(计划),然后才去做(执行),完成后或者在阶段中要去考核(检查),最后根据检查的结果进行总结(处理),做对的要总结经验,加以发扬;做错的要引以为戒,把今后的工作做好,同时也把遗留的问题处理好。

四、医院全面质量管理的原则

(一)以患者为中心

新医改的核心是"以患者为中心",改革的初衷和最终目的都是切实维护患者的根本利益。医院作为医改政策的执行者,应积极响应,在全面质量管理中坚持把"以患者为中心"作为各项质量控制工作的目标和宗旨,以此出发,不断通过 PDCA 循环进行持续的质量改进,满足顾客的需求。

(二)发挥领导作用

我国的《质量管理法》规定,质量部门必须由总经理直接领导,医院质量管理也必须由院长直接领导,对质量管理给予足够的重视,使医院全体人员都参与到质量管理的活动中来,营造一种良好的质量管理工作氛围。

(三)全员参与

全员参与是根据医疗质量的特点和本质提出的,医疗质量涉及每个人、每个医疗环节,非全员参与无法实现。全员应包括医务人员、党政工作人员、技术人员、后勤人员等,每个人都是质量管理的参与者,每个人也都是质量管理的执行者,医疗服务质量取决于各级人员的意识、能力和主动精神。全员参与的核心是调动人的积极性。

(四)过程管理

必须将全面质量管理涉及的相关资源和活动都作为一个过程来进行管理。过程管理原则充分体现了预防为主的现代管理思想,从预防为主的角度出发,对医疗服务工作的全过程,以及对医疗服务的每一项操作、每一个环节都进行严格的质量控制,把影响质量的问题控制在最低允许限度,力争取得最好的医疗效果。

(五)系统管理

进行一项质量改进活动的时候,首先需要制定、识别和确定目标,理解并统一管理一个由相互关联的过程所组成的体系。医院是一个系统,医疗质量是医院系统整体功能的综合体现,质量管理就是要应用系统管理思想的整体观,对医疗质量形成的各个环节、对医疗质量产生的全过程实施全面管理。

(六)持续改进

质量持续改进(CQI)是在全面质量管理基础上发展的,以系统论为理论基础,强调持续性、全程的质量管理。20世纪80年代,质量持续改进应用于医疗服务质量管理,取得了较好效果。质量持续改进是医院质量管理的一个永恒目标。

(七)以事实为基础

有效的决策建立在对数据和信息进行合乎逻辑和直观分析的基础上,因此,作为迄今为止最为科学的质量管理,全面质量管理也必须以事实为依据,背离了事实基础没有任何意义。

(八)与供方的关系互利

组织和供方之间保持互利关系,可增进双方创造价值的能力,从而为进一步合作提供基础,谋取更大的共同利益。因此,全面质量管理实际上已经渗透到供应商的管理之中。

(张　波)

第三节　医院质量管理的方法

一、PDCA 循环管理法

(一)PDCA 循环管理法的主要内容

PDCA 循环是由美国著名的质量管理专家戴明(W.E.Dening)博士提出来的,P(plan)表示计划;D(do)表示执行;C(check)表示检查;A(action)表示处理。PDCA 循环反映了质量管理活动的规律,是提高产品和服务质量、改善组织经营管理的重要方法。

1.计划(plan)

在计划阶段,主要经过4个步骤:①分析现状,找出存在的质量问题;②分析产生质量问题的各种原因或影响因素;③从各种原因中找出影响质量的主要原因;④针对影响质量的主要原因,制定措施,提出行动计划。

2.执行(do)

在执行阶段,主要是对前一阶段制定的计划予以实施,强调具体的执行能力。

3.检查(check)

在检查阶段,需要对计划执行中的情况或计划执行后的结果进行检查,看其是否与计划或预期目标相符。

4.处理(action)

在处理阶段,计划执行完毕,检查工作结束,就可以根据执行和检查的结果进行处理、总结、总结经验、教训,并采取相应的措施,为下一循环工作的开始奠定基础。主要通过两个步骤完成:①总结经验,把优异的成绩、成功的经验都纳入相应的标准化或规章制度中,惯性运行;②找出差距和尚未解决的问题,在此基础上转入下一循环。

（二）PDCA 循环管理法的主要特点

1.管理循环是综合性的循环，四个阶段紧密衔接，连成一体

以上 4 个阶段按照一定的时间顺序，逐步完成，紧密衔接，连成一体。在处理阶段的最后工作完成时，循环并没有结束，而是继续开始第二阶段的循环，即开始新一轮的计划、执行、检查与处理工作，如此往复，生生不息（图 2-1）。

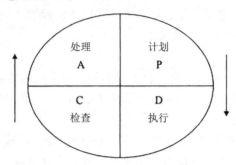

图 2-1　PDCA 循环管理示意图

2.大循环套小循环，小循环保大循环，相互促进

PDCA 循环管理法的最主要特点在于循环，从计划、执行、检查到处理，由这 4 个阶段组成一个完整的大的循环过程，而在 4 个阶段中又分别包含着一样的小的循环过程，如此不断细分为更小的循环过程，将质量管理工作落实到细节之处。作为一种科学的管理方法，PDCA 循环适合于各项管理工作和管理工作的各个环节。上一级的管理循环是下一级管理循环的根据，下一级的管理循环又是上一级管理循环的组成部分和具体保证。通过各个小循环的不断转动，推动上一级循环，带动整个循环不停地转动（图 2-2）。

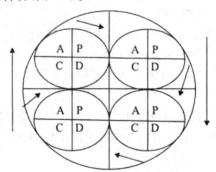

图 2-2　大循环套小循环示意图

3.循环往复，阶梯上升，动态发展，步步提高

PDCA 循环不是一种简单的周而复始，不是同一水平上的重复，每循环一次，都解决一些问题，使医疗质量提高一步，接着又制定新的计划，开始在较高基础上进行新循环，这种螺旋式的逐步提高，使管理工作从前一个水平上升到更高的一个水平（图 2-3）。

4.PDCA 循环的关键在于"A"处理

能否使 PDCA 循环上升，不断前进，不断发展，关键在于本次循环的最后阶段——处理阶段，因为只有重视这个阶段，才能形成经验，吸取教训，制定出标准、规程、规章和制度，并作为下一循环的重要组织内容，保证质量管理稳步提高，避免同类质量问题发生。

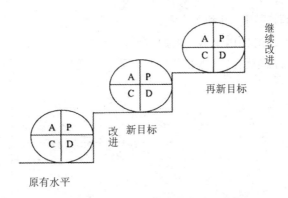

继续改进

再新目标

改进　新目标

原有水平

图 2-3　PDCA 循环螺旋式上升示意图

二、常用医疗质量管理工具

在现代医院质量管理工作中,医院质量管理工作者所要面对的数据量、数据类别和问题纷繁复杂,需要运用比较系统、科学的方法进行处理,由日本质量专家发明的新老各七种质量管理工具将对解决问题大有裨益。老七种质量管理工具包括调查表、分层图、直方图、散布图、排列图、因果图和控制图;新七种质量管理工具包括关联图、亲和图、系统图、矩阵图、矩阵数据分析法、PDPC 法和网络图,这十四种工具既能单独使用,又可以根据不同类别、不同级别医院的不同要求混合使用,特别是新七种工具的使用更能够为医院的决策者提供有价值的信息,从而提高医院的工作效率和服务质量。

(一)排列图

排列图又称主次因素排列图法、主次因素分析图法、帕累托法,是找出影响质量的主要因素的一种简单而有效的方法。其指导思想是在管理过程中必须抓住主要问题,只要抓住影响质量的关键因素,就会提高整个质量水平。

排列图一般由两个纵坐标,一个横坐标,若干个按高低顺序排列的直方图和一条累积百分比曲线所构成。左侧纵坐标表示事件发生的频数,右侧纵坐标表示事件发生的频率,横坐标表示影响质量的各个因素,按影响程度的大小从左向右排列。直方图的高度表示某个因素影响的大小。曲线是各影响因素大小的累计百分数连线,又称帕累托曲线,也称之为排列曲线。

根据"关键的少数,次要的多数"的原理,累加百分比在 0%～80% 的因素为 A 类因素,即主要因素,是医疗质量的主要问题;累加百分比在 80%～90% 的因素为 B 类因素,即次要因素,是医疗质量的次要问题;累加百分比在 90%～100% 的因素为 C 类因素,即一般因素,是一般性质量问题。

例如,某一医院在某一时期出现的医疗纠纷较多,经过对所有这一时期的纠纷进行调查以后,发现有几个方面的原因导致了纠纷增多(图 2-4)。

绘制排列图时,应注意以下事项:①主要问题只宜有 1～2 个,至多不超过 3 个,否则就失去了寻找主要问题的意义;②一般性的项目很多时,通常都把它们列入"其他"栏内,以免横轴变得很长;③根据不同情况,可以绘制几个不同分类的排列图,方便比较,并使其提供的情况更加充分。

(二)因果图

因果图又称因果分析图或特性要素图、鱼刺图。因果图是一种质量管理分析图,主要是为了寻找产生质量问题的原因,采用召开相关人员调查会的办法,集思广益,将员工的意见反映在因果图上。探讨一个问题产生的原因要从主要原因到次要原因,从大到小,从粗到细,寻根究底,直至能采取具体措施为止。因果图是寻找和分析影响质量问题原因的一种简便而有效的方法。其形式见图2-5。

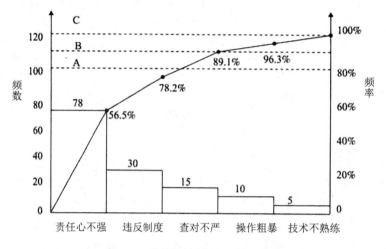

图 2-4　医院医疗纠纷原因排列图

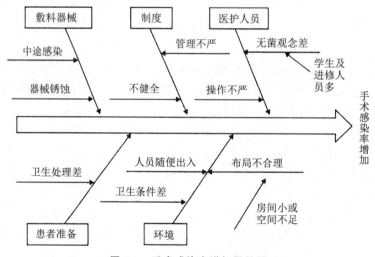

图 2-5　手术感染率增加因果图

绘制因果图时,应注意以下事项:①要充分发扬民主精神,集思广益;②原因分析应细化到能采取措施为止;③主要原因又包括许多具体原因,因此,必须层层深入,找到具体的关键环节;④措施实施后,还应再用排列图检查其效果。

(三)控制图

控制图又称管理图,是根据假设检验原理构造的一种图,用于监测过程是否处于控制状态,利用这种画有控制界限的图形来反映医疗服务过程中的质量监控指标的动态变化,可以及时了解医疗服务质量相关情况,以便发现问题,分析原因,采取措施进行控制。控制图可以对医疗服务过程中出现的异常情况起到控制和警示作用(图2-6)。

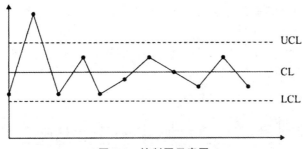

图 2-6 控制图示意图

控制图的横坐标表示发生的事件,纵坐标表示质量要求值。与横坐标平行的一般有三条线,中间一条实线叫中心线(CL)或均线,由质量控制指标的平均值或要达到的质量目标来决定,中心线上面的一条虚线称上控制线(UCL),下面的一条虚线称下控制线(LCL),分别由均数的 3 倍标准差或标准误确定。在控制图上,将采取系统取样方式取得的子样质量特性值,用圆点描在图上的相应位置。若圆点全部落在上下控制界限之间,且圆点排列没有什么异常状况时,就说明生产过程处于稳定状态。否则,则判定生产过程中出现异常因素,应查明原因,设法消除。出现以下几种不正常趋势应特别注意:①≥7 个连续的数据点落在中线的同一侧;②≥7 个连续的数据点持续向上或向下;③连续 5 个数据点中有 4 个接近中线或落在中线上;④数据点构成一个重复向上或向下的图形。

三、临床路径管理

(一)临床路径的概念

临床路径是美国 20 世纪 80 年代兴起的针对特定病种或手术制定的临床诊断、治疗的规范性流程和操作步骤,起到规范医疗行为、控制医疗服务差异、降低成本、保障质量的作用。

临床路径是由医院各部门、各专业专家,依据某种疾病或某种手术方法制定一种治疗模式,让患者从住院到出院都依据此模式来接受治疗。路径完成之后,医疗机构内的成员再根据临床路径的结果,来分析评估及检查每一个患者的差异,以避免下一个患者住院时发生同样的差异或错误,借此来控制整个医疗成本并维持和改进医疗质量。

(二)临床路径管理的模式

临床路径与传统医疗模式的主要区别在于传统医疗工作模式是单个病例的诊疗计划,每一位临宋医师都依据各自的路径进行临床工作,同样的疾病通过不同的医师可能会产生不同的结果。传统医疗工作模式见图 2-7。

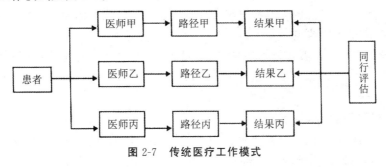

图 2-7 传统医疗工作模式

临床路径工作模式是由医院医疗团队的所有人员共同参与,经过协商,统一意见,制定出一个标准的临床路径,要求大家依此标准路径来开展医疗服务工作,这样只产生一个结果,由质量管理组织依据标准路径来进行监督、检查,并记录执行中发生的变异。在很大程度上控制了每个医师医疗工作的不确定性,保证了医疗服务质量的稳定性。临床路径工作模式见图2-8。

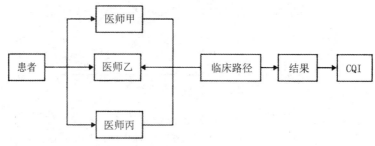

图 2-8　临床路径工作模式

(三)临床路径的作用

1.临床路径可以提高工作效率,降低平均住院日

临床路径通过明确医疗职责,减少治疗环节中的瓶颈问题,提高工作效率。另外,路径使临床过程程序化,明确规定了患者检查与治疗的时间安排,避免了各种原因造成的时间浪费,有效地降低住院患者的平均住院日。

2.提高医疗护理质量,减少医疗差错

临床路径是由专家共同研究制定的,使医务人员有章可循,提醒医务人员什么时间应该做什么、怎样做,避免了医师个人在制定治疗方案时的随意性,有利于提高医疗服务质量,减少医疗差错。

3.减少资源浪费,降低医疗费用

临床路径规范了医师行为,减少了医疗行为的随意性,进而减少浪费,降低医疗成本,通过减少医疗服务差异来改善资源利用。

实践证明,临床路径可以有效减少医疗资源浪费,如降低医疗成本,减少住院天数,同时保证治疗效果,增加患者满意度。

四、医院六西格玛管理

(一)六西格玛管理的概念

六西格玛质量管理是一种统计评估方法,主要由定义、测量、分析、改进、控制五个步骤构成。其核心是追求产品零缺陷,降低产品成本,防范产品责任风险,在提高生产率和市场占有率的同时,提高顾客的忠诚度和满意度。六西格玛管理在重视产品和质量的同时,也注重过程的改进。

(二)六西格玛管理的特点

六西格玛管理方法是以项目的策划和实施为主线,以数据和数理统计技术为基础,以科学的工作程序为模式,以零缺陷和卓越的质量为追求目标,以满足顾客需求为导向,以取得经济效益为目的的一种质量改进方法。

(三)六西格玛管理的应用

六西格玛管理诞生于20世纪80年代中期的摩托罗拉公司,并在公司范围内得到推广。20世纪90年代末,六西格玛管理法开始应用于医疗领域,越来越多的医疗机构实施六西格玛管理,且都取得了显著成效。例如,美国芝加哥联邦保健公司节约医院营运成本700万美元;新西兰北威克的红十字医院实施多项六西格玛项目,减少了使用静脉抗生素的患者数量。六西格玛管理的应用可归纳为缩短检查时间、优化各种检验或检查流程、减少设备停机故障及提高患者满意度等方面。

目前,国内医院的研究主要集中在六西格玛管理的概念推广,分析六西格玛在医院应用的特点等,对于六西格玛的研究尚未深入。对于六西格玛管理尚有不同的认识,国内只有少数医院在某些项目上实施了六西格玛管理法。

五、医院品管圈活动

品管圈活动是由日本石川馨博士于 1962 年所创。品管圈(QCC)就是由相同、相近或互补的工作场所的人们自动自发组成数人一圈的小圈团体(又称 QC 小组,一般 6 人左右),全体合作、集思广益,按照一定的活动程序来解决工作现场、管理、文化等方面所发生的问题及课题。它是一种比较活泼的品管形式。

迄今为止,国内已有海南、上海、浙江、四川、北京、广东、新疆等 20 余个省市的医疗机构相继开展了不同主题的品管圈活动。2013 年 10 月 26 日,首届全国医院品管圈大赛在北京举行决赛,来自全国 22 个省市的医疗机构及解放军医疗系统,共计 57 个品管圈圈组参加了决赛。大赛旨在总结与交流经验,进一步把品管圈活动推向全国所有的医疗机构。

品管圈大赛的举办,增强了品管圈活动在大陆地区医疗机构中的影响力,将使更多的医院体会到品管圈对医疗质量持续增进的功效。品管圈活动可以促进医院在医疗工作中建立医疗质量持续改进的理念,主动建立质量管理和控制的长效机制。

（张　波）

第四节　医院质量的评审

医院医疗服务质量评审是医院按照一定的质量管理体系或质量管理规范的要求与自身的质量管理工作进行对比,以确定其服务质量和质量管理体系及其内容是否符合标准。医院医疗服务质量评审分为医院内部质量评审和医院外部质量评审。医院内部质量评审是医院质量管理工作的重要内容之一。医院外部质量评审是由中立的第三方依照一定的标准体系对医院是否满足要求进行的质量评审。

一、医院质量内部评审

(一)医院质量评审的要求

医院医疗服务质量委员会或医院的质量管理者应按照规定的时间间隔和程序对医院质量体系进行评审,评审时要明确以下内容。

(1)质量评审是医院质量体系自我完善的重要内容,是医院保障其医疗服务质量的重要保证。

(2)质量评审的对象不仅是医院质量体系本身,也包括医院质量方针和目标的评审,可以涉及医院质量管理的全部内容,以便确定质量体系能否实现质量方针和目标,以及质量方针和目标是否适应变化着的内、外部环境。

（3）质量评审是一项有计划的、系统开展的评审活动。医院应按照规定的时间间隔进行，一般每年进行一次，但当医疗服务市场和医院组织内部发生较大变化时，或连续出现重大质量事故时，或被患者投诉时，应及时进行质量评审。

（4）质量评审的输出是医院医疗服务质量的改进。

（二）医院质量评审的内容

对医院质量体系进行评审的内容包括以下几方面。

（1）组织机构（包括人员和其他资源）的适宜性。

（2）医院所选择的质量保障体系与各项标准的符合程度，质量体系是否有效。

（3）质量方针、目标的贯彻情况。

（4）适应医院发展的应变能力。

（5）对医院服务质量的内、外部反馈信息（包括患者投诉、报怨），以及医院所采取的纠正或预防措施的信息进行分析、评价。

（6）医院医疗服务质量状况。

（7）医院内部质量审核的有效性及发现的重大问题。

（三）医院质量评审间隔及注意事项

通常医院的内部评审在每年的年初或年末进行。外部质量评审每2～3年进行一次。质量评审要按期进行，以确保质量体系的持续适宜性和有效性。质量评审的过程、频次应根据实际情况而定。当医院内、外部环境有较大变化时，应及时进行评审。

医院管理者应注意医院质量体系中可能出现问题的部分，特别是那些经常发生质量问题的区域。应落实质量评审的后续管理工作，对质量评审中发现的问题应及时采取措施，进行改进，并对改进工作的有效性进行评价。医院应完整保存每次质量评审的各项记录。

二、医院质量外部评审

（一）美国医院评审

美国的医院评审是专门针对医疗机构服务质量制定的标准和评价体系，因此，具有很强的针对性。在世界各国开展的医院评审工作中，美国的医院评审做得最早，也做得最好。

1.JCAHO

美国医院评审自20世纪初开始。1951年，美国外科学会、美国内科学会、美国医院协会、美国医学会、加拿大医学会共同建立了美国医院评审联合委员会（JCAH）。它是一个独立的、非营利性的组织，基本目的是提供自愿的评审。1988年，美国医院评审联合委员会正式更名为美国医疗机构联合评审委员会（JCAHO）。目前，其评审对象已经涵盖了与医疗、护理服务相关的各类医疗机构，如综合医院、精神病医院、慢性病医院、诊所、检验中心、护理院等。评审标准每两年修订一次。美国的医院评审虽然是自愿申请，但评审结果却获得了普遍的认可，拥有良好的社会信誉。在美国，JCAHO标准事实上就是国家标准。全美约84％的医疗机构接受JCAHO评审。

美国医院评审的实施由一位医师、一位医院管理专家、一位护士和一位技师执行。分四个步骤进行：现场考察、资料汇总、计算评分、做出决定。评审完成后，JCAHO总部专家依据评审员的报告书，做成决定建议书，转给评审委员会做最后决定。然后正式通知受评医院是否合格及应改进的部分。

JCAHO的评审结果分为:合格,发给合格证书;有条件合格,质量有缺点,而这些缺点尚未达到不合格的程度,但必须在规定时间内或下次评审前改善;不合格,一有严重缺陷。若院方不同意评审结果,可申请举行听证会。评审合格证书有效期为3年,医院每隔3年必须再度申请评审,若未能继续达到标准要求将会被取消合格资格。

2.JCI

美国联合委员会国际部(JCI)是JCAHO的一个下属分支机构,创建于1998年,其使命是通过提供全球范围内的评审服务,促进国际社会的卫生保健质量。JCI评审是一个新的创举,反映了在全球卫生保健领域日益增长的实施以标准为基础的评估活动的需求。其目的是为国际社会评估医疗卫生机构提供一个以标准为基础的客观的评审程序。其目标是通过应用国际公认的标准和指标体系实施评审,以促进医疗机构持续质量改进。目前,JCI是世界上唯一的只针对医疗服务领域而建立的国际统一标准、并依据该标准对世界各地医疗机构进行评审的机构,也是世界领先致力于提高医疗质量的国际性医疗专业认证机构。

JCI医院评审标准构成的内容,可以分为国际患者安全目标、以患者为中心的标准和医疗机构管理标准三大部分。JCI标准是全世界公认的医疗服务标准,代表了医院服务和医院管理的最高水平,也是世界卫生组织认可的认证模式。从1999年出版开始到现在共再版5次,分别是1999年《JCI医院评审标准》(第1版)、2003年《JCI医院评审标准》(第2版)、2008年《JCI医院评审标准》(第3版)、2011年《JCI医院评审标准》(第4版)和2014年《JCI医院评审标准》(第5版)。

3.国家质量奖

美国波多里奇质量奖创立于1988年,是世界三大质量奖之一,是由美国总统授予的最高质量荣誉,其颁奖的对象包括制造业、服务业、小企业、教育、医疗卫生组织、非营利组织六类。1998年,美国发布法案修正案,从1999年开始波多里奇奖授奖范围扩大到医疗卫生组织。任何营利及非营利提供医疗卫生服务的公共、私人组织,包括医院、卫生维护组织、护理机构、家庭健康诊所、健康保险公司、医疗实验室都可以申请评奖。直到2002年才有第一家医疗卫生组织获奖,之后参评组织逐年增多。从获奖组织分布情况看,2002年之后在美国波多里奇国家质量奖的六个奖项的评选中,医药卫生组织成为最活跃的因素。2002—2013年,共有54家组织获奖,其中医疗卫生组织最多,共有18家,占33%。同时,更多的医疗卫生组织在积极应用卓越绩效管理中取得了显著的管理改进和经营结果。

通过应用该标准,能为医疗卫生组织带来治理系统、战略决策、运行机制、经营绩效等方面的显著变化,提升综合竞争力,成为行业"标杆",并形成分享"最佳实践"的交流环境,在医疗卫生相关机构和组织间建立合作关系,对于医疗机构的绩效管理和质量管理理念及方法影响颇深,提高了医疗机构的医疗服务质量水平和绩效表现。国际著名专业调查机构汤森路透社在2011年的报告中指出,以全美顶级"100强医院"的指标衡量,获得及正在申请波多里奇质量奖的医院均大大超出了"100强医院"的指标。

(二)ISO9000 **质量认证**

ISO9000族标准是国际标准化组织(ISO)制定的在全世界范围内通用的关于质量管理和质量保证方面的系列标准,总结了当代世界质量管理领域的成功经验,应用当前先进的管理理论,以简单明确的标准的形式向世界推荐了一套实用的管理方法模式,它使各国的质量管理和质量保证活动统一在一个共同的基础之上,已经成功地、广泛地用于企业管理。近年来,国内外很多医院开始探索应用 ISO9000 族标准进行医院管理,并且取得了良好的效果。它对医院的质量管理来说是一种崭新的管理方式,其实施将给医院的管理改革注入新的理论、新的方式、新的生机。

1.医院质量体系的内涵

根据 ISO9000 族标准关于质量体系的定义,医院质量体系是指为了保证医疗质量满足患者明确的或者隐含的要求,由组织结构、职责、程序、过程和资源等构成的有机整体,以文件的形式列出有效的、一体化的技术和管理程序,以便以最好、最实际的方式来指导医院的人员、设备及信息的协调工作,保证患者有较高的质量满意度和较低的质量成本。

2.医院实施 ISO9000 族标准的基本程序

在医院内实施 ISO9000 族标准的目标是建立一套系统的、符合 ISO9000 族标准要求的医院质量管理与质量保证体系。只要达到这一目标,就达到了实施 ISO9000 族标准完善医院管理体系的目的。因此,各个医院在实施 ISO9000 族标准时,其具体的操作步骤和程序不必强求一致,可以根据各自医院的具体情况,采用不同的步骤与方法进行运作。一般来讲,ISO9000 族标准在一个医院内的实施应该经过医院质量体系的确立、医院质量体系文件的编制、医院质量体系的实施与运行等基本程序。

(三)我国医院评审

医院评审是国际通行的做法,我国国务院颁布的《医疗机构管理条例》中明确规定"国家实行医疗机构评审制度",把医院评审作为一种制度加以肯定。

1.文明医院评审

我国的医院评审工作始于 20 世纪 80 年代中期。卫生部(现国家卫生健康委员会)1986 年颁发了文明医院标准。对医院的环境、管理、质量拟定了标准,并按标准评价医院。文明医院评审是由卫生部提出,以省、市、自治区卫生厅、局为评审组织部门开展,为解决医院"脏、乱、差"问题而进行的医院评审工作。

2.医院等级评审

(1)第一周期(1989-1998 年):医院等级评审是在卫生部统一标准指导下,由各省、市、自治区卫生行政部门组织,涵盖了所有国有资产的医疗机构。从 1989 年开始,卫生部启动了第一周期的医院评审工作,到 1998 年暂停,持续时间长达 10 年。卫生部发布了《医院分级管理办法》(试行草案)、《综合医院分级管理标准》(试行草案),卫生部、国家中医药管理局发布了《中医医院分级管理办法》《中医医院分级管理标准》,以及《中医医院分级管理标准评分细则》,对医院进行分级评审。医院等级评审在促进医院科学化、规范化管理方面发挥了重要作用,特别是使全国许多区、县级医院迈上了一个很大的台阶。

第一周期共评审医院 17 708 所,其中三级医院 558 所、二级医院 3 100 所、一级医院 14 050 所,占 1998 年底我国医院总数的 26.4%,是世界上评审医院数目最多的国家。

(2)暂停评审阶段(1998-2005 年):1998 年 8 月,卫生部颁布的《关于医院评审工作的通知》决定暂停开展第二周期医院评审工作。随后,卫生部委托中华医学会课题组开展对第一周期评审阶段的评估,完成了《我国医院评审工作评估研究报告》,并借鉴国外经验,提出下一步开展医疗机构评审的思路和建议。北京市先期开展了第二周期医疗机构评审的试点工作。

(3)重启评审阶段(2005 年至今):2005 年 3 月,卫生部颁布《医院管理评价指南(试行)》;2008 年,又下发《医院管理评价指南(2008 版)》,对 2005 版进行了修订和完善。2009 年 11 月,卫生部颁布《综合医院评价标准(修订稿)》和《综合医院评价标准实施细则(征求意见稿)》,制定了详细的医院评价标准及其他一系列有关医疗质量的规范性文件。同时,卫生部还颁布了《医疗器械临床使用安全管理规范(试行)》《药品不良反应报告和监测管理办法(修订草案)》《关于在公立医院施行预约诊疗服务工作的意见》等文件。卫生部于2012年3月发布了《卫生部办公厅关于做好医院评审工作的通知》,开始了新一轮综合医院评审工作。

通过医院评审工作,我国医院不仅建立了规范的管理框架和模式,也建立了一套科学的管理方法和较为完善的管理制度,特别是促使公立医院更多地关注患者的切身利益,树立"以患者为中心"的服务理念,在不断提高医疗服务水平、保障医疗安全的基础上,满足患者的医疗需求。

（张　波）

第三章

医院文书管理

第一节 文书与文书工作

一、文书与文书工作的基础

文书是伴随文字的产生而出现的,它是人们记录信息和表达思想的一种文字材料。自从人类社会出现阶级和国家之后,统治阶级就利用文书发号施令、指挥国事、记录信息,于是产生了公务文书,并逐渐形成一套文书拟制和处理的程序及办理手续,这就是现在所称的文书工作。

(一)认知文书含义

做好文书工作,应正确认知文书的含义,认知的基本步骤如下所述。

1."文书"概念历史的梳理

要了解什么是文书,首先应对"文书"这一概念的历史进行梳理。

最早出现"文书"一词,是在西汉初期贾谊所著的《新书·过秦下》中"禁文书而酷刑法,先诈力而后仁义"之句。司马迁的《史记》中,也多次提到"文书"一词。至东汉,班固在其所著的《汉书·刑法志》中,又有"文书盈于几阁,典者不能遍睹"之句,意思是说,当时的司法部门,审理犯人的材料堆满公案和阁架,以至执法官都看不过来。这里的"文书"泛指古代的文籍典册。在我国先秦时期,"文"与"史"是不分的,如《尚书》即上古之书,既是历史的记载,又是政治文件的汇编。大约到唐宋以后,"文书"概念的含义相对狭窄一些,主要是指实用性强的文字材料,而且有了公用和私用之分。

2."文书"概念现实的判定

现在研究的文书,不再是古代意义上的文字材料。古代有史料价值的文字材料或者应用性的文字材料都可以叫作文书,而现今文字材料的划分越来越细,诸如文学作品、图书情报、档案材料等,如果都称为文书则不利于对不同文字材料的研究,同时也不符合现代人对"文书"一词的理解习惯。

现在文书的定义是行为主体在社会实践活动中为了凭证、记载、公布和传递信息的需要,在一定书写材料上形成的具有应用性和特定格式的文字材料。

3."文书"含义的正确理解

对文书的含义,具体来说,可以从以下几个方面来理解。

(1)文书首先是一种文字材料,即书面材料。然而,它不同于别的书面材料,如文学作品、图书情报等。随着科学技术的发展,出现了声像材料,如处理公务或者私事的录音带、录像带等,这些材料虽然具有文书的功用,但从文书这个特定的概念来说,不具有文字的属性,因而不能称为文书,但可以把它理解为一种特殊的文书。

(2)文书有特定的格式。文书是社会交际的工具,这就需要有统一的通用的格式要求,以便实现社会交际的功用。文书在内容上,一般而言,要能表达一个较为完整的思想和意图。

(3)文书具有应用性。文书的功用主要是应用,它是处理公、私事务和进行社会交际活动的工具。而且所涉及的事项除个别情况外,都是现行的,即正在进行或要进行的工作和事务。

(4)文书具有很强的目的性、针对性。文书作为处理事务的一种工具,有明确的目的,根据社会交际活动的需要而形成。同时,它定向、定范围传达意图、记载活动、推动工作,具有很强的针对性。

(5)文书的形成和使用有特定的主体,即党政机关、医院、群众团体等社会组织和具体的个人或家庭。

(二)文书工作的含义

文书工作是通过互相衔接的一系列程序和手续,完成拟制、处理和管理文件材料的工作。不同时期,不同的机关、医院,文书工作的内容是不一样的。不同类型的公文,也有不同程序和手续。例如,制发一个文件,从思想酝酿、材料收集、调查核实、起草讨论、审核定稿、缮印校对到用印发出,需经过一系列程序并遵循一定的制度,文件处理完毕,有保存价值的文件还要整理立卷,这些都属于文书工作。概括起来,文书工作的内容包括文件材料的拟稿、审核、签发、缮印、校对、用印、收发、登记、分送、拟办、批办、承办、催办、立卷、归档等。

对于文书工作者来说,要掌握公文的形成和处理过程,了解公文的形成与处理程序对公文的结构和作用的影响,还需要了解文书工作的历史及其发展,研究和掌握文书工作的原则和方法,以便更好地为机关、医院的工作和科学研究服务。

(三)公文的特点与作用

1.公文的特点

(1)法定的权威性:这种权威性是由于公文传达了公文制发机关的决策与意图,体现出制发机关的意志与权力,此外,公文具有其他文献无法替代的凭证功能,也保证了其权威性。在权威性的要求下,公文在法定的时间与空间范围内能对受文者产生强制性影响,强制贯彻执行,强制予以阅读与办理,要求予以回复等。

(2)鲜明的政治性:公文具有传达贯彻方针政策、处理行政公务、党务的重要职能,其内容具有鲜明的政治性。有些公文直接代表了党和国家的政治立场和原则,而所有公文都不能背离党和国家的法律规定。

(3)程序的严格性:《党政机关公文处理工作条例》对发文的撰写、审核、签发、复核、缮印、用印、登记、分发和收文的签收、审核、拟办、批办、承办、催办等公文处理程序都有严格明确规定,任何机关单位都必须严格遵照执行。

(4)体式的规范性:公文的体式是公文文体、格式、用纸、装订及各种标记等内容的统称,这些内容都有原则性的规定。

(5)作者的法定性:公文由法定作者制成并发布,所谓法定作者,是指依据法律法规成立并能以自己的名义行使职权、承担义务的国家机构和医院。公文必须以法定作者或其代表人的名义制发,其他人无权制发。在公文上载有凭证取信生效的标志以证明法定作者的职能地位并赋予公文以法定的效力。

2.公文的作用

公文的使用极为广泛,涉及社会生活的各个领域,具有各个方面的实用功用。作为社会管理的工具,它主要有3个方面的功用:管理功用、交际功用、反映客观现实的功用。作为国家行政机关的公文,其作用主要在于它可以作为传达和贯彻执行党和国家的各项路线方针政策、管理政务、处理事务、沟通机关或医院之间联系的一种工具。具体来说有以下几个方面的作用。

(1)领导指导作用:机关、医院可以通过制发文件来部署各项工作,传达党和国家的路线、方针、政策,传达各级领导机关及医院的意见和决策,对下级的工作进行具体的领导与指导。领导的方式不外乎两种:一是书面领导,即利用公文来实现;二是实行面对面的领导。但一般来说,对于重大问题的处理、决策等适宜采用书面领导的方式,这样就能避免面对面的领导存在的随意性。另外,一个机关、医院,无论如何都不可能实行完全的面对面的领导,领导者不可能同下级每一个组织及成员直接接触,这就需要通过公文来贯彻有关方针、政策,进行具体的领导和指导。

(2)行为规范作用:党和国家的各种法规都是以文件的形式制定和发布的,这些法规性文件一经发布,便成为人们的行为规范,必须坚决遵照执行,不得违反。它对于维护正常的社会秩序、安定社会生活,保障人民的合法权益有着极其重要的作用。医院无权制定法规,但仍然可以根据本单位的实际情况,制定一些规定、办法等,这些规定、办法同样具有规范作用。

(3)联系知照作用:各机关、医院在处理日常事务工作时,经常要与上下左右的有关机关、医院进行公务联系,公文往来则是机关、医院之间协商和联系工作的一种方式。这种公务联系作用是公文最常见、最普遍的作用。同时,公文在机关、医院之间互相知照意图、协调关系及协调内部关系等方面都起着重要的作用。

(4)凭证记载作用:公文是机关、医院职能和公务活动的文字记录。一般来说,绝大多数公文在传达意图、联系公务的同时,也具有一定的凭据作用。这是因为,既然每一份公文都反映了发文者的意图,那么,对于受文者来说,就可以将公文作为安排工作、处理问题的依据。有些公文,本身就具有凭证作用,如经当事人双方共同签订的协议书、合同等文书。可以说,形成这类文书的目的,就是为了作文字凭证的。还有一些公文,本身就是凭证,如会计文书中的会计凭证、借据等。另有一些公文具有明显的记载作用,如会议记录、谈话记录、会议纪要、大事记等,它们都是机关工作活动的真实记录,可以供日后利用和查考。

(5)宣传教育作用:公文有很强的政策性,有些公文还蕴含着丰富的知识,对于各机关、医院都是良好的宣传教育材料。当文书传播开后,对接触到的干部、群众也是非常好的教育读本。党政领导机关制发的方针政策性的、领导性的重要文件,不仅是进行各种宣传教育工作的重要依据,也是很好的教材,具有重要的宣传教育作用。有些会议常印发一些重要文件作为会议的学习材料,许多重要文件也可以通过报刊、广播、电视加以公布,或者印发到各级机关有组织地进行传达、宣讲和学习。

(四)文书工作的特点与原则

1.文书工作的特点

文书工作是一个机关的组织或医院管理活动的重要组成部分。要有效地开展并做好文书工作,必须熟悉、把握好文书工作的特点,具体来说,可以总结为以下几点。

(1)政治性:文书工作作为管理活动的一部分,体现管理者的意志,必然表现出强烈的政治性。在社会主义制度下,文书工作要为社会主义现代化建设服务,全面体现并传达党和国家的路线、方针、政策,违背了这一点,其他方面工作做得再好,也只能起反面作用。

文书工作是使整个国家机器得以正常运转的重要保证。国家是个统一体,在这个统一体中,文书工作是通过信息传递进行有机联系和协调一切活动的,从而使全国上下按照统一的意志、统一的目标有效地运转。如果文书工作不能正常运转,势必影响到整个国家机器的正常运转。

文书工作还是提高机关、医院工作效率的重要环节。机关、医院的一切工作,从总体上说,都是为社会主义现代化建设服务的,机关、医院工作效率如何,与社会主义现代化建设速度有着一定的直接关系。而机关、医院的工作效率同文书工作的效率又密切相关。文书工作如果准确、及时,高速、高效地运转,就能促进机关、医院提高工作效率,也就能相应地促进社会主义现代化建设的速度,反之,则会阻碍社会主义现代化建设的进程。

(2)机要性:文书工作的机要性主要体现在以下两个方面。①文书工作的机密性。这是由它所涉及的物质对象——文件所决定的。党政机关、医院,都要制发具有不同程度机密性的文件,尤其是高层领导机关制发的文件,许多都是涉及国家政治、经济、军事、高科技、高技术等核心机密的,而这些机密性文件的形成、处理和管理都离不开文书及文书工作。如果文书工作中的某一环节出现问题,失密、泄密或误时、误事,都将会造成政治、经济、军事、科技等方面的严重损失。②文书工作的重要性。这是指文书工作的岗位重要。文书工作中,有一部分工作就其性质而言,并不那么机密,但确实又很重要,如各机关和医院的印章、介绍信等。

(3)有序性:文书工作的有序性,是指处理文书的每一个工作环节都是紧密衔接的,不允许随意割裂、颠倒。从收发阶段来看,如果没有外收发的第一次验收,就不可能进行内收发的第二次审核,如果没有文秘部门的拟办意见和机关、医院负责人的批办,就不可能有承办等后续文书处理工作。所以,文书工作的各个环节紧密相连、前后有序,不能随意减省或颠倒顺序。

(4)规范性:文书工作的规范性,主要是通过以下几个方面体现的。一是体现在文书的形成上,文书的形成除了在行文方面有必须遵循的规则之外,在公文的文面格式、印装格式等方面,都有规范的要求;二是体现在文书处理上,包括文书的办理、整理、归档等方面,也都有规范性的操作要求,只有坚持文书处理工作的规范性,才能使文书工作科学、有序、高效地运行;三是体现在文书的管理上,包括文书的管理利用、清退、销毁等,都分别有规范的要求。只有按规范操作去做,才能对文书工作进行统一管理,才有利于文书工作的自动化处理。

2.文书工作的原则

根据《党政机关公文处理工作条例》等文件的精神,文书工作应遵循以下几个基本原则。

(1)准确周密:准确周密是对文书工作的质量要求。文书工作关系到党和国家事务管理,关系到机关或者医院领导、指挥、组织和管理社会主义建设的工作效率问题。"准确周密"这4个字,包含了对文书工作在政治上、文字上、运转处理上的全面质量要求。机关、医院拟制和发出一份文件,或是对于方针政策的制定、宣传与贯彻,或是对具体工作的组织、计划与安排,或是汇报情况、请示与答复问题,商讨具体措施,联系办理具体工作问题等,都要求准确周密。如若办得粗枝大叶、错漏紊乱,不仅会使机关、医院办事效率降低,甚至还会造成严重的损失。

一个领导机关撰写的文件,如果内容空洞或词句含糊笼统、表述不清,或者前后发文互相矛盾,收文单位就很难贯彻;又如发出的指示、决定,若是主观武断、机械死板,也会使下属单位难以贯彻执行。

下级向上级报告工作，要抓住主要问题，文件内容不能空泛，而要如实、准确地反映情况，否则会给工作带来一定的影响和损失。

缮写、印刷、校对文件工作需要细致、认真，文字上错漏颠倒，会造成误解、费解，从而误时误事。文件的登记、装封、分发、送批等发生差错，也会造成错发、漏送、延误或泄密等。文书的立卷，如不注重质量，收集不齐全、整理不系统、鉴定不准确，必然会影响机关、医院现行工作的查考和日后档案的长期利用。

"准确周密"是提高效率的基础，也是反对官僚主义、文牍主义作风的一种保证。要做到"准确周密"这4个字，必须加强责任心，科学地组织文书工作，严格执行制度，完备手续，明确责任。

（2）及时迅速：文书工作者必须有紧迫的时间观念，力求解决问题及时，处理工作迅速，反对拖拖拉拉、公文旅行、迁缓停滞、积压不动。

紧急的文件，有明显的时间要求，超过时限必然会给工作造成损失。文书工作的每个程序，都应当分清轻重缓急。首先应保证紧急文件的及时处理，对没有十分明确时间要求的文件，如那些未限定必须某月某日下达、上报或答复的，也不可任意延缓拖拉。机关、医院正常的收发文件，都有一定的时间要求，必须尽可能地及时处理。缩短文件在机关、医院的运转办理周期，才有益于提高工作效率，从而促进事业的发展。

为了实现文书处理的及时、迅速，还必须健全制度，简化手续和层次。为了加速文件运转，提高处理工作效率，要尽可能地在文书工作中运用现代化的技术手段。

（3）精简实用：要一切从实际出发，力求简捷，讲究实效。精简文件，控制发文数量，不该发的文不发，可发可不发的文少发；语言要贴近实际，简明扼要，表述内容具体，不玩弄虚文。克服文书工作中存在的文件多、种类繁、内容重复、文字冗长、层层转阅、费时颇多、效率低下的现象。

（4）保守机密：文书是党政机关传达方针政策的重要工具，尤其是高级领导机关制发的文书，涉及党和国家的重大决策，以及政治、经济、军事等重要机密，因此，文书工作必须严格执行保密制度，不得疏忽大意。一切尚未公布的机密文书，经手办理的文书工作人员，都要注意保密，不能随便给无关人员阅看或谈论。文书的运转交接应当严格登记，履行签收手续，明确责任。绝密文书应有专人负责和安全的设备保管，不得擅自携带外出或带回家中，以免造成失密、泄密。

二、文书工作的组织

（一）文书工作的组织形式与机构设置

1.文书工作组织形式的类别

从我国目前党政机关现行的文书工作来看，文书工作的组织形式大体分为集中和分散两种类型。

（1）集中的形式：集中的形式就是把文书工作中除文件承办外的其他环节的工作，都集中由文书部门来处理。换言之，在一个机关内，除了文件承办外，文书处理的其他各个环节都集中在机关的中心机构进行。其他业务部门不再设置文书工作机构或专、兼职文书人员。按一般工作规律，这种集中形式适用于小机关和一部分中等机关。这些机关的规模不大，业务不太复杂，内部组织机构不多，有的甚至只有人员的分工，没有设内部组织机构，收发文件也比较少，办公驻地当然也是集中的。所以这类机关的文书处理工作适宜集中进行。

采取集中形式进行文书处理工作，其优点在于：一是简化文书工作手续；二是节省人力；三是提高文书工作效率。

（2）分散的形式：指将一个机关的文书处理工作分别由机关的中心机构（即各机关的办公室、厅）和各业务机构的文书部门和文书工作人员，各负责一部分文书处理工作。这种形式一般适用于比较大的机关或部分中等机关。分散形式的具体组织又可分为以下2种情况。①把文书处理的不同工作环节，一部分集中在中心机构，另一部分放在各业务部门。例如，文件的收发、催办、打印等环节，可以根据本机关的各种条件，集中或者分散进行。文件的打印，可以集中由一个打印室负责；催办、查办、整理、归档工作，可以集中，或分散由各部门的文书人员负责。②按文书的内容和各部门的业务进行分工。一般而言，可以将属于方针政策性、全局性、综合性、重大问题的文件，以及以机关名义收发的文件，放在中心机构处理，而将属于业务方面的文件，放在有关业务机构的文书部门或交给专、兼职文书工作人员处理。

2.文书工作组织形式的选择

一个机关、医院究竟是该选择集中形式还是分散形式，应视具体情况区别对待。

（1）选择文书工作组织形式的原则：①要有利于机关、医院工作。选择文书工作的组织形式，目的是保证和推动机关、医院工作的有效进行。因此，在选择文书工作组织形式时，需要从实际出发，以便更好地完成文书工作任务，提高机关、医院工作效率和方便工作。②要保持相对的稳定。一般来说，一个机关、医院的组织机构是较为稳定的，这就要求为其服务的文书工作的组织形式也要相对稳定。所以，一旦选择了某种组织形式，就不应轻易变换，而应相对稳定一个时期。否则，时而采取集中形式，时而采取分散形式，势必造成文书工作的混乱。

（2）选择文书工作组织形式的依据：明确文书工作组织形式的选择原则，只是在选择时有了总的遵循规则。在具体选择时，还要考虑与文书工作组织形式密切相关的各种情况，以此作为选择的主要依据。

总的来说，工作任务重，职权范围大的机关，机关内部机构设置的层次和数量就多，收发文件的数量自然也就多，就有必要采用分散形式；而工作任务少，职权范围小的机关，内部机构层次设置和数量相对的少，收发文件的数量也比较少，这就有必要采用集中形式。同时还应看到，机关所属部门是否集中、距离远近、有无相对独立性等。

在上述各种情况的比较中，究竟依据哪些因素，确定采取哪种文书工作组织形式，则应根据起主要作用的那些因素，灵活判定。

3.文书工作的机构设置

文书工作是机关、医院日常工作的一个重要组成部分，是直接为领导工作、业务工作服务的，但文书工作不是机关、医院的一项专门业务。通常文书工作都被纳入机关、医院的综合性办事机构，即办公厅（室）、秘书处、秘书科等。文书工作机构的设置必须根据任务轻重、工作量多少来确定。就机关的中心机构来说，一般也只是承担文书工作的主要任务，如主要由办公室负责文件的收发、运转、打印、核稿及文书的管理等。具体来说，文书工作机构的设置大体有以下2种情况。

（1）专门机构：这是对较大的机关来说，因为它们的文书处理任务繁重，而且某些环节又具有专门的业务技能，所以应考虑设立专门的文书工作部门（机构），如文书工作由办公厅（室）负责，下设秘书处（科、室）或文书处（科），负责拟稿、核稿、会议记录等；设机要室，负责机密文件的管理；设打印室（文印室）、印刷厂，负责打印文件；设收发室，负责文件的收发工作等。有的大机关还设通信科，专门负责机要文书的传递工作。

中心机构及其下设的某些科、室主要或专门承担某些文书处理工作任务，通常又称它们为文书处理部门或文书部门,而相对地称其他业务机构、职能机构为承办单位或办文部门。

文书处理工作不只是由文秘部门负责的,机关、医院的领导和其他职能部门也要承担一部分文书处理工作,如拟稿、核稿、签发、阅办等工作。

(2)专职或兼职人员:这主要是对较小的机关来说,由于他们的文书处理工作的任务较少,就没有必要成立专门的文书工作部门,一般只在办公室安排1～2个专职或兼职的文书工作人员。大机关的中间层机构的办公室也往往如此。文书工作人员主要负责文件的收发、运转、催办、查办等工作环节,通常简称文书人员或按他们的职务简称为文书。

(二)文书工作的组织领导与责任制度

1.文书工作的组织领导

文书工作主要是对本机关负责,为本机关服务,因此不可能有一个全国性的领导机构对全国各地、各系统、各机关的文书工作进行领导。文书部门主要接受本机关的领导,但也不排除上级文书部门对其文书工作的指导。一般地说,对文书工作的领导、指导关系可以从以下几个方面分析。

(1)从全国来说,中共中央办公厅、国务院办公厅分别负责领导和指导党和政府系统的文书工作。这种领导和指导主要是通过制定和发布有关的条例、制度和办法,做有关的指示和决策,负责召开有关的会议等形式和途径对文书工作进行业务上的指导。

(2)从一个机关来说,文书工作由本机关的秘书长或办公厅(室)主任负责领导。其主要职责是对本机关文书工作的任务和文书工作的组织工作,提出全面的工作计划和实施方案;总结本机关及其所属单位文书工作的经验,推广先进典型,发现问题,以及时纠正,并提出改进的意见和办法;根据《党政机关公文处理工作条例》设计文书规格,制定机关文书工作规范,促进文书工作科学化、规范化、制度化;组织购置文书工作设备,促进文书工作的办公自动化;指导、帮助机关各部门专职、兼职的文书工作人员提高业务水平。

(3)从上下级机关的关系来说,上级领导机关的办公厅(室)有责任对其所属的机关单位的文书工作进行业务上的指导。如省人民政府办公厅有责任指导省的各厅、局和下属的各地、市、县的办公部门的文书工作。

(4)由于文书工作与档案工作有着密切的联系,因此,机关档案部门有责任按照档案工作要求,对机关各部门的归档文书进行整理分类及对归档工作进行指导监督和检查。

2.文书工作的责任制度

文书工作的责任制度包括文书工作岗位责任制和文书工作目标管理制度。它们是加强文书工作机构建设、强化文书工作管理、提高文书工作效率、发挥文书工作组织职能的重要措施。

文书工作岗位责任制与文书工作目标管理制度,两者既有联系,又有区别,它们的共同目的是促进文书工作组织在管理上的优化。

(1)文书工作岗位责任制度。①文书工作岗位责任制度的具体内容。文书工作岗位责任制度的具体内容应包括4个方面:一定任务,即确定文书工作机构的总任务,同时确定其分支机构的任务。二定机构,即机关、医院内的文书工作机构如何设置。换言之,是设专门机构,还是设专职或兼职人员;专门机构怎样设置,是设置一个还是多个,机构名称怎样确定;专职或兼职人员设在哪个部门等。三定编制,即对已设置的文书工作机构确定人员编制。因为如果没有人员编制,即使有了机构,也形同虚设。人员编制的数量应根据文书工作任务的多少和工作量的大小来确定。四定人员,即根据既定的人员编制确定人员的工作岗位。通过人事安排,每一个文书岗位都能有人员到位。②建立文书岗位责任制须注意的问题。按照职位标准的要求,在建立文书岗位责任制时,应当注意并明确以下几点:岗位责任与职位的工作权限要相符。什么样的职位赋予什么样的权限,承担什么样的工作任务。超过职位的权限,或没有赋予职位应有的权限,都无法确定岗位的责任。岗位责任的范围要清楚,即文书工作的某一岗位的责任要具体明确,不应与其他岗位相交叉。一切从实际出发。文书工作制度的确立,应从实际出发,实事求是,采取领导和群众上下结合的办法,各行其职,各负其责。

(2)文书工作目标管理制度:文书工作目标管理制度,就是把文书工作岗位责任制目标化和具体化的管理制度和方法。其主要特点是引进了目标责任。要真正建立科学合理、有效公正的目标,必须把握和协调好以下几组矛盾的关系,这样才能做好目标管理的工作。①坚持领导和群众相结合的原则。制定文书工作的目标必须要由领导者亲自参加,同时还要依靠群众的智慧与才能,充分发扬民主,走群众路线,这才是制定和实施目标的基础和保证。②坚持定性与定量相结合的原则。目标考评首先需要明确考评的目标,必要时对考评目标进行量化管理,细化考评目标,并确定经过细化后的每一目标的量值,进行量化统计与量化分析。而对于那些不适宜进行量化考核的工作目标和工作内容,则采取定性分析的方法进行考评,并使定性与定量考评两者有机地结合起来,进行综合考评。③坚持可行性和先进性相结合的原则。目标是激发和调动人们积极性的动力,但没有先进性目标,就没有激励作用;同时,如果目标经过努力无法达到,也会挫伤人们的积极性。因此,必须把先进性与可行性有机地结合起来。④坚持目标管理与加强思想政治工作相结合的原则。在实施目标管理的进程中,必须加强思想政治工作,树立大局意识,树立具有协同合力的集体观念;同时又必须不折不扣地贯彻目标管理制度。总之,要尽一切可能地把思想政治工作与目标责任制两者有效地结合在一起,充分发挥文书工作人员的积极性与创造性。

(三)建立文书工作岗位责任制度

文书工作岗位责任制,是规定了文书工作机构中各个工作岗位职、权、责、利关系的有效制度。建立文书工作岗位责任制度,除了应具备一定的建立基础和条件,还要采取必要的、恰当的步骤,具体步骤如下所述。

1.对医院内部文书工作责任进行划分

如果文书工作机构如何设置尚未确定,文书部门与其他部门的职责权限也没有划清,就无法确立文书工作的岗位责任制,所以建立文书责任制首先应划清文书工作在整个单位工作中的责任。

2.对文书工作岗位进行调查分析

要先摸清情况,了解不同岗位与职责的要求,然后对调查出来的材料进行分析,并相应地确定各个工作岗位的职责和权力。

3.制定文书工作岗位的职位标准

职位标准包括职位名称、职务内容、责任制度、工作权限、任职条件等,把这些细化、量化,最后确定各个工作岗位职位要求的规范与条件。只有把文书工作各个岗位的职位标准确定下来,建立岗位责任制才有所遵循。因此,制定职位标准这一步骤是建立文书工作岗位责任制度的中心环节。

(四)建立文书工作目标管理制度

1.确定目标

通过论证,制定文书工作的目标。这是文书工作目标管理的第一步,是实行目标管理的基础,也是建立文书工作目标管理制度的关键环节。

确定目标时,要把上级的总体目标、工作计划和工作任务,作为制定本级目标的依据;把本单位的人力、物力和管理水平及上期目标责任的完成情况,作为制定本期目标的基础;同时考虑本单位各部门和外部机关等各种因素的影响。

确定目标需要把握好以下几点:首先是明确目标内容。如制定目标方针,对现实目标进行高度概括;又如选择目标项目,确定不同项目的目标;再如测算目标值,妥善处理定量目标值与定性目标值。其次是进行目标分解,将目标纵向分解到每一个管理层次,一直分解到个人,横向分解到每个工作机构。再次是确定对策措施,通过调查研究,分析现状,对照目标找差距,查找原因,来明确目标的责任和权力。最后是明确目标责任,从上到下按层次逐级落实,建立起目标责任体系。

2.执行目标

根据目标管理制度的要求,必须对已确定的目标执行情况进行有效控制。要做到有效控制,一方面要定期检查,按总体目标、分目标、小目标等层次分别进行。检查的结果要及时总结和反馈,以便及时了解目标的执行情况,实现有效的自我控制和逐级控制。另一方面要调节平衡。目标管理是一种系统整体管理,应及时进行协调、配合,以保证总目标的顺利完成。

3.目标考评

目标考评是文书工作目标管理的重要阶段,是在目标实施的基础上,对各阶段、各个工作岗位目标实施情况做出客观的评价。目标考评应贯穿于目标管理的全过程。

目标考评一般放在年终,具体的办法如下所述:建立权威性的考评组织,考评组织既要有机关的负责人或是分管领导参加,又要有权威人士及专家的参与,另外还要考虑到有目标岗位的代表参加,从而使考评组织成员的组成具有一定的代表性;制定细致、明确的考评标准,既要考核目标的实现程度,又要考核履行岗位职责的具体情况;采取多种方法,对经考核的目标成果进行评估,做出客观而公正的评价;根据考评结果,适时进行必要的奖惩,以调动文书工作人员的积极性。

（刘春红）

第二节 文 书 处 理

一、文书处理概述

(一)文书处理的内容

文书处理是在公务活动中围绕文书的撰写、印制、收发及归档等一系列环节所进行的工作,是文书工作的重要阶段,是党政机关、医院管理活动中的经常性的重要工作。

文书处理由文书拟制、办理和管理等相互关联、衔接有序的工作内容组成。文书拟制有起草、审核、签发3个环节。文书办理包括收文办理、发文办理和整理归档。文书管理是指从文件的形成、运转到文件的保管、利用乃至文件的整理归档、销毁等文书工作所有环节的管理、统辖和控制工作。

(二)文书处理的作用

文书处理是工作活动中不可缺少的组成部分,是公务管理的重要手段,对于指导工作起着重要作用,在单位工作中占有特殊、重要的地位。

1.文书处理是工作沟通的纽带

文书处理是联系上下、沟通左右的桥梁与纽带,是信息传递的通道。行使职权、实施管理离不开文书处理。通过文书处理,对上报告、反映情况,对下传达、部署工作,从而使上情下达、下情上达,起到承上启下的作用;协调各方面关系,处理涉及若干部门的复杂工作,发挥纽带作用;与外单位交流配合,保持组织对外部环境的良好适应性,保障组织的工作效率、质量,帮助组织争取支持、改善形象、提高声誉。

2.文书处理是辅助决策的工具

文书处理服务于领导及各有关业务部门,具有辅助决策功能。文书处理工作能够及时获取信息,为正确决策提供依据;减轻领导处理文书的负担,协助领导整理、区分轻重缓急的公务,使领导把精力集中到决策中;获取实施决策所必需的信息支持,提取有价值的信息,形成工作建议和可行性方案,供领导决策时参考;提供工作上的便利,起到拾遗补缺的作用,辅助决策各项工作的更好完成;实现对已决策事项的落实、督促、检查、反馈,使决策更加科学。

3.文书处理是档案管理的基础

文书处理和档案管理是互相衔接、密切相关的工作。档案工作的对象是完成了现实工作任务而留存备查的有价值的文件,没有文书处理就没有档案,也就没有档案工作。

文书处理的质量与效率直接影响到档案工作的水平,从起草文件到整理归档,从收文到发文,每个程序都关系到档案的应有价值。做好档案管理工作,充分发挥档案的作用,必须从源头做好文书处理,提高文书处理各个环节的工作质量,加强文书处理的规范性和科学性,使档案工作建立在良好的基础之上,促进档案工作更加有效地开展。

(三)文书处理的要求

文书处理是一项政策性、机要性、技术性、服务性很强的工作,必须遵循准确、及时、安全、统一、简便的原则。

1.准确

准确是文书工作的质量要求。一方面,公文处理的各个环节都要求准确无误,不能有任何疏忽大意;另一方面,文书的质量要确保,做到观点正确、格式规范、用语确切。

2.及时

及时是由文书处理时效性特点决定的。文件要及时处理,不能拖拉、积压,紧急文件要随到随办,一般文件不要怠慢,分清轻重缓急,采用现代化的办公手段,缩短文件的运转时间,提高工作效率。

3.安全

严守党和国家的机密,严格遵守公文管理的保密规定,做到不泄密、不失密。确保文书在处理过程中不丢失、不损坏;避免因温度或湿度不合标准造成对公文保存寿命的影响;对复印件按正式文件管理,保证公文的绝对安全。

4.统一

统一是公文处理标准化、规范化的要求。公文处理各个环节的工作都有统一的规定。要按规定的公文格式拟制、印刷,按流程办理;统一登记、分办文书;统一保管公文,按规则归档保存。

5.简便

简便易行的程序、责任到人的工作安排、规范实用的方法,是公文处理便捷高效的保证。公文处理必须化繁为简,删繁就简。拟写公文言简意明,简化格式、结构、种类;力求精简公文运转处理程序,减少或合并一些不必要的手续、层次和工作环节,随着逐步改善加工手段,有效地控制程序,减少出现差错的可能,最终实现逐步简化过程。

二、行文制度

行文制度是指在行文时要遵守的原则、规定和要求,它是由行文关系、行文方向、行文方式和行文规则等方面共同组成的内容。在任何组织里,都必须要理清行文关系,选择正确的行文方向和方式,同时要按照一定的行文规则操作。

(一)行文关系

行文关系是发文与收文单位之间的文书往来关系,由产生工作联系的组织之间的关系决定,取决于各自组织的法定权限和职责范围。具体有下面几种类型。

1.隶属关系

同一组织系统的上级单位和下级单位之间存在的领导与被领导的关系。

2.指导关系

同一组织系统内上级主管部门和下级业务部门之间存在的业务指导与被指导的关系。

3.平行关系

同一组织系统中的同级部门之间的关系。

4.非隶属关系

非同一组织系统的其他任何单位之间的关系。

(二)行文方向

根据一定的行文关系,通常可以将向不同级别、性质的组织单位的行文的方向划分为以下3种类型。

1.上行方向

有领导关系的下级组织向上级组织行文的方向和有指导关系的下级业务部门向上级业务主管部门的行文方向,称为上行方向,其文书称为上行文,反映在使用的文种上有"请示、报告"等。

2.下行方向

有领导关系的上级组织向下级组织行文的方向及有指导关系的上级业务部门向下级业务主管部门的行文方向,称为下行方向,其文书称为下行文,反映在使用的文种上有"批复、决定"等。

3.平行方向

平行关系的组织和不相隶属的组织之间的行文方向,称为平行方向,其文书称为平行文,一般使用"函"这个文种。

有的文种在实际工作中的使用比较灵活,如"意见",可以用于上行文、下行文,也可以用于平行文。行文方向不能仅凭文种来确定,还要看文书的内容。招标书、可行性报告等文书在使用时,也不能说一定归属于哪种行文方向。

(三)行文方式

行文方式是根据行文目的、行文关系、方向及文书内容而选择的行行形式。行文主要有以下几种类型。

1.逐级行文

逐级行文包括逐级上行文和逐级下行文。它是指按照组织结构系统中的隶属或指导关系逐级上报到上一级组织,或下达至下一级组织的行文方式。

逐级行文是最常见、最基本的行文方式。正常情况下部署、请示、报告工作,应该采用逐级行文,保证正常的领导与业务关系、工作秩序,保持政令畅通、信息无阻。

2.多级行文

多级行文包括向上多级行文和向下多级行文。多级上行文指下级组织向直接上级行文的同时报送给更高一级的组织,这种方式通常是在遇到重大或紧急事项时才采用,以便于更高级别的组织了解情况,做出指示。多级下行文是指上级组织根据工作需要,同时下发到所属的几级下属组织,这通常是为了便于让多级组织了解情况,减少中间环节以提高工作效率。

3.越级行文

越级行文通常是指越级上行文,它是指越过直接上级向更高级别(直至最高级别)组织的行文。这种行文方式一般不可随意使用,除非发生十分特殊而紧急的情况,如发生重大灾难确需越级上报或检举控告直接上级等情况时使用。这种方式通常是为了尽快解决问题,但并不符合行文的规则,往往会造成不必要的误会和混乱。越级行文也包括上级组织越过直接下级向间接的更低一级的组织行文,如根据工作需要向基层了解情况。

4.直达行文

直达行文是指将文件直接发至基层组织或直接传达给群众的行文方式,也叫普发行文。能使基层组织和群众及时了解文件精神和内容,起到宣传教育和组织动员的作用。通常是在传达政策、发布法规和宣传时,期望尽快让基层组织和广大群众知晓,一般采用宣讲、登报、广播、电视、网络等形式广为传达。

(四)行文规则

行文规则是行文时所依据和必须执行的规定、准则。正常有效的行文应当遵循以下普遍适用的基本规则。

1.注重效用规则

文书的重要功能是发挥行政领导,指导公务的作用。因此,行文必须厉行精简、注重实效,坚持少而精,不断提高发文的效率和质量,促进组织的高效运转。严格控制发文的范围,做到可发可不发的,不发;可长可短的,要短;可以白头文件发的,不以红头文件发;可以合并的文件,不分多个文件发;可以电话、口头告知的,不以书面形式发文。行文可以采用张贴、广播等灵活多样的形式。发挥办公自动化的优势,运用现代信息技术提高工作效率,真正发挥行文的作用,维护行文的权威性。

2.行文关系规则

按机关隶属关系行文。上级机关对下级机关可以作指示、布置工作、提出要求;下级机关可以向直接的上级机关报告工作、提出请示,上级机关对请示事项应予研究答复。这种直接的领导与被领导的关系,是方针、政策、工作层层贯彻落实的关键。在我们国家现行管理体制中,还形成了一种各业务部门上下垂直的条条关系,其中有些部门属本级政府和上级有关部门双重领导,大部分和上级业务部门之间虽然不属直接领导与被领导的关系,但在业务上存在指导与被指导的关系,也就形成了直接的上下行文关系。不相隶属机关之间也有公文往来,通常是商洽工作、通知事项、征询意见等,而不存在请示、报告或布置任务的性质。

3.授权行文规则

如果一个政府部门的业务需要下级政府和有关部门的支持与配合,按隶属关系和职责范围又不具备布置工作、提出要求的行文权限时,可以通过授权行文解决。具体来说,这个部门可向本级政府请示,经本级政府同意并授权后,向下级政府行文。在操作中,应将文稿拟好,由本部门领导签署,请本级政府分管领导审批。经本级政府分管领导审批后的文稿,在行文时,才能在文首或文中注明"经××政府同意"的字样。这里需要特别说明的是,各级政府办公厅(室)的行文都具有授权行文的性质(内部事务排除)。各级政府办公厅(室)及各部门的办公室是政府和部门的综合办事机构,对外行文都是代表政府和部门的,与本级政府和本部门的公文具有同等效力,下级机关(部门)都应贯彻执行。由各级政府办公厅(室)下发的公文,可不在文首或文中标注"经××同意"的字样。

4.文方式规则

(1)一般情况下不越级行文:不越级行文体现了一级抓一级、一级对一级负责的原则。遇有特殊情况,如发生重大的事故、防汛救灾等突发事件或上级领导在现场办公中特别交代的问题,可越级行文,特事特办,但要抄送被越过的上级机关。否则,受文机关对越级公文可退回原呈报机关,或可作为阅件处理,不予以办理或答复。

(2)不越权行文:按职权范围行文,行文的内容应是本机关职责范围内的事项,不能超出,超出了即为越权。如果干涉了别的机关事务,不仅在实践中行不通,而且会造成政令混乱。

(3)正确确定发文的主送单位和抄送单位:向上级行文要明确一个主送单位,如需其他上级组织了解的,可以抄送,受双重领导也要明确主送和抄送;向下级组织的重要行文应同时抄送直接上级组织,但向上级的请示行文不用抄送给下级组织。请示一般只写一个主送机关,请示应当"一文一事"。报告中不得夹带请示事项。除特殊情况外,一般不直接送领导者个人。依据职责、内容等方面行文时必须选用正确的文种。一般不得越级请示。

5.协商一致规则

行文应坚持协调配合,根据工作需要可以由相关的同级别的组织联合行文,但事先要达成一致;部门之间对问题未协商一致的不得各自向下行文,否则上级组织应责令纠正或撤销;对于向上级请示事项的行文,下级各相关部门协商取得一致意见后方可向上报送。

6.统一处理规则

行文要坚持统一领导和管理,由专门部门(专人)负责文书处理工作,加强对整个组织文书处理规范的指导,使公文按正常的渠道运转,按规范的程序办理。公文的正常流程:"收"由文秘机构统一签收、拆封、清点分类、登记、拟办、分办、催办;"发"由文秘机构统一核稿,分送领导签批,然后再回到文秘机构登记编号、缮印、校对、用印、分发,分发前,要经过复核或第一读者认真阅读无误后,才可照单分发。这样,无论是公文收进还是发出,都经过专司公文处理工作的一个部门把关,就能保证公文在机关有秩序地运转,规范办理,从而提高机关办事效率,保证公文质量。

三、文书拟制

文书拟制包括文书的起草、审核、签发等程序。

(一)起草

起草又称拟稿、撰拟,即文件承办人员草拟文稿的过程,是文书处理的起始环节和中心环节。起草要领会写作意图,符合国家法律、法规、政策和其他规定,内容真实反映客观实际,提出的政策、方案、措施切实可行,格式符合规范,反映作者发布指令、交流信息、开展业务的愿望和要求。

文书的起草是机关或医院的日常工作之一,有着特定的公务目的,包含拟稿准备、文书拟写和文书修改 3 个步骤。

1.拟稿准备

授受意图,领会领导想法,明白上级有关精神,全面掌握本单位实际情况,广泛深入地搜集写作素材,核实情况的真实性、数据的准确性、引用材料的可靠性,并注明材料出处。根据写作意图和材料提炼观点,运用材料构思提纲,并选用正确的文体。

2.文书拟写

构思好文书的写作提纲,写出基本写作框架,运用合适的表述方式和表达方法,进行写作。文书开头部分的写作,可用目的式,根据式、概况式、提问式;主体部分的写作可用纵贯式(以时间先后为序)、并列式(以围绕中心观点展开并列的说明为序);递进式(以逐步深入的逻辑推理为序)、交错式(即综合此前三种方式);结尾方式可用定型式(如"特此通知""妥否,请批示")、总结式(决议、工作总结、领导讲话多用此种方式)和号召式(常见于表彰性公文)。需要注意的是,要规范运用语言,讲究公文的语法、逻辑、修辞和格式,做到准确、严密、规范、平实、顺畅,并正确使用词句、标点符号等。

3.文书修改

文书修改贯穿整个写作过程。要先从整体审视,了解思想与布局,然后对细部进行修正,进行文字修改。主要工作包括查立意,看是否准确反映意图,有无政策冲突;查材料,看其是否真实、典型;查措施,看其是否切实可行;查结构,看其是否紧凑、布局合理、条理清晰、重点突出、衔接顺畅;查文字,看其逻辑、语法是否正确,语句是否通顺,用词、修辞是否合适,纠正内容重复、错字、错词和标点误用等。此外,还要看文体、格式、体式、语气等方面。

(二)审核

审核也称核稿,是对文书的内容、体式、文字等进行的全面核对检查。通常是由办公室负责或由具有工作经验、水平较高的秘书承担。文稿审核的内容主要包括以下几方面。

1.是否确实需要行文

考虑行文的必要性和可能性。确实需要解决现实问题,又具备解决问题条件,才能发文。

2.有无矛盾抵触

审核文稿内容与有关政策、法令及上级的指示、决定等有无相互矛盾抵触,与本单位以往的发文有无前后不一致和自相矛盾。

3.要求、措施是否明确具体和切实可行

审核文稿内容的政策界限是否清楚明确,有无笼统含糊、模棱两可、前后不一致之处,有无规定过于机械、烦琐之处,检查所提措施是否可行。

4.处理程序是否完备

审核文稿在处理程序上是否妥善完备。如发文的名义是否合适,是否需交一定的会议讨论通过,涉及其他部门或地区职权范围内的问题是否协商一致并经过会签或上级单位的批准。

5.文字表达是否符合要求

审核文字叙述是否通顺、简练、准确,是否合乎语法逻辑,有关数字是否已经核对,写法是否得当,标点符号是否正确。

6.文件体式是否达到标准

审核文种是否适当,标题是否达意,密级、处理时限定得是否妥当,主送机关和抄送机关是否符合规定。

(三)签发

签发是单位领导对文稿进行最后审定并签署意见的工作。签发是发文处理过程中最关键的程序,是领导行使职权的重要形式。

1.签发的类型

(1)依据职权的划分签发:即以单位名义发文,由单位负责人签发;以部门名义发文,由部门负责人签发,但当文件内容涉及重大问题时应送主管领导加签;领导有分工的按各自职权范围签发。重要内容须领导层集体研究通过,然后由主要领导人执笔签发。

(2)授权代签:如单位法定签发人外出期间,可根据授权或委托其他负责人签发,事后法定签发人阅知。代签发时应注明"××代签"。

(3)会签:需几个单位或部门联合发文,应由主办单位负责有关联署单位或部门的领导人会签。

首先是主办单位或部门签发,然后根据具体情况一一送相关单位或部门负责人签署意见。

2.签发要求

(1)认真审阅文稿:仔细阅读文稿,如发现问题需做重大改动,应提出明确修改意见。待拟稿部门修改并重新誊清后再签发。

(2)写签发意见:在"发文稿纸"的签发栏内写明意见,并签署姓名和具体日期。代行签发的要注明"代签"字样。签发意见必须明确,不能模棱两可。字迹要清楚、端正。如需要送请机关领导人审阅的,要写明"请××领导同志审阅后发"。若审批人圈阅或签名,应当视为同意。受领导委托代行签发职责的,要注明"××代签"。

(3)联合发文要会签:几个机关或部门联合发文,一般应由主办该文件的单位负责送请有关联署机关或部门的领导会签。

(4)先核后签:文稿必须坚持"先核后签",避免"公文倒流"现象而导致决策不准确和效率低下。

四、收文办理

收文办理指文书部门收进外单位发来的文件材料,在单位内部及时运转直到阅办完毕的全过程。组成这一过程的一系列相互衔接的环节称为收文办理程序,包括签收、拆封、登记、初审、分发、传阅、拟办、批办、承办、催办、查办、注办等。在收文办理工作中,要努力提高文书运转速度和办文质量。

(一)签收与拆封

1.签收

签收是收到文件材料后,在对方的传递文书单或送文登记簿上签字,以表示文书收到。目的是明确交接双方的责任,保证公文运转的安全可靠。

(1)签收的范围:每个单位每天都会收到大量的函件,但并不是所有的函件都要履行签收手续。需要履行签收手续的收文主要有机要交通送来的机要文件;邮局送来的挂号函件;外机关和部门直接送来的文件材料;本单位领导和工作人员出差带回的文件材料等。

(2)签收的步骤:①清点,就是检查、核对所收公文的件数是否与传递文书单或送文登记簿登记的件数相符。②检查,核对所收公文封套上注明的收文机关、收件人是否确与本机关相符,核对封套编号是否与传递文书单或送文登记簿的登记相符,检查公文包装是否有破损、开封等问题。如有错误,要及时退回,如有包装破损、开封等现象要及时查明原因。③签字,经清点、检查无误后,在传递文书单或送文登记簿上签署收件人姓名和收到日期。应该签写收件人的全名,并写上收到的时间,普通件注上收到的年、月、日即可,急件则要注上收到的年、月、日、时、分,以备事后查考。签字一定要清晰、工整。

(3)签收的要求:按照传递文书单或送文登记簿对来文进行签收,逐页清点、认真核对,既查看数量,又查看收件人,确认无误、无破损之后,履行签收手续。发现问题要第一时间向发文单位查询。如果有误投、误送或破封散包、密封损毁情况,应拒收或退回发文单位;收件数和文件清单数不相符,必须查明;签收时要注明收到的日期,特急件要精确到几时几分。

2.拆封

拆封是把收到的封闭的文件、信函拆开,并将封内的材料取出。

(1)拆封范围:秘书应在授权范围内拆封文件。因此,在拆封之前要确定来件是否可以由自己拆封。标明"××亲启"或"保密"字样的收件,要经授权方可拆封,否则应当交给收信人或有关人员处理。

(2)拆封要求:拆封前核对来件的接收者,不该自己拆的文书不拆,重要信件的拆封应有两人在场。拆封避免损坏封内的文书,保护封内文件完好,信封内的文书取干净。发现封内没有材料,应及时与来件单位联系;封内有回执单的要及时将回执单填好发回来件单位。如果是初次发生工作联系的单位,来文封皮应留存,保留信封上的联系方式以备日后查用。

(二)登记与初审

1.登记

收文登记是在收文登记簿上记录文书的来源、密级、缓急程度、编号、内容和处理、运作过程情况,以保证收文的办理。

(1)登记的形式。①簿册式:用预先装订成册的登记簿进行登记,是最常见、最简单的登记形式。簿册式登记容易保存,适合按时间顺序进行流水登记,应用比较广。收文登记簿的项目包括收文时间、来文单位、文号、文件题名、附件、份数、密级、承办单位、签收人、处理结果等。②卡片式:用单张卡片进行登记,每张卡片登记一份文书或一组联系紧密的文书。卡片式登记便于多人同时登记,利于分类查找,但容易散乱丢失,分类不当不便查找,主要为中型单位所采用。收文登记卡的项目包括来文单位、来文字号;收文单位、收文日期;文件标题、处理结果等。③联单式:采用一次复写两联或两联以上的方式进行文书登记。联单式登记能够减少重复登记的手续,文书收受人员可以在不同时间,地点分别填写,提高办文效率,但不便于保管和整理。填写完的联单,一联保存,另一联或二联随同文书送承办人员或单位继续登记,文书办理完毕后统一归档保存。联单的项目包括文件标题;发文日期、发文单位;收到日期、收件人;主要内容,处理情况等。④电脑登记:直接通过办公软件进行的登记。要防止因未备份或未打印成纸质形式而造成登记的电子资料丢失。

(2)登记的方法。①分级登记:按来文单位的级别进行登记,如政府机关的行政公文按国务院、省政府、市政府等层级分开登记。②分类登记:按收文业务性质分类,如分为党务、行政、人事、销售、公关、研发等类别进行分别登记。③分文种登记:如按通知、请示、函、会议纪要、合同、规章制度等分别登记。④按时间顺序登记:按收文先后的顺序,编写年度的收文流水号登记。还有按上级、下级、平级单位或按密级、紧急时限分别登记的。登记方法各有利弊,使用分级、按时间顺序登记方法的居多。各单位应根据各自实际选择最合适的方式。

(3)登记的要求:登记是一项十分烦琐而细致的工作,在登记中应认真负责、一丝不苟,做到以下几点。①力求减少登记层次,简化手续,利于文书的运用,提高文书处理效率,服务文书管理的整体目标。②登记准确无误,不能漏项,能在登记时完成的项目要当即填上,需要后补的及时补上。③在填写收文号时不要空号、重号。④登记项目不可任意删减。⑤书写时,字迹要工整、规范,不得随意涂抹,要用钢笔或签字笔。⑥分清轻重缓急,秘密文件与非密级文件分开登记。⑦如果收文较多,应先登记急件和重要件,一般件稍后处理。

2.初审

对收到的来文应进行初审,初审的重点有以下几方面。

(1)审查确定性:确认是否应由本单位办理,如不是则及时联系发文单位并退回。

(2)审查合规性:检查文书是否符合行文规则,行文方向是否正确,行文方式是否符合要求;是不是必要的行文,是否正确运用了主送和抄送方式;内容是否符合国家法律、法规及其他有关规定等。

(3)审查规范性:审查文种使用、公文格式等是否规范。

(4)审查程序性:如果来文涉及其他地区或者部门职权范围内的事项,要看发文单位是否与相关单位进行了协商、会签,避免引起矛盾,影响工作的正常进行。

经初审不符合规定的来文,应当及时退回来文单位并说明理由。

(三)分发与传阅

1.分发

分发也称分办或分送,指文秘人员在文件登记后,按照文件的内容、性质和办理要求,以及时、准确地将收文分送有关领导、有关部门和承办人员阅办。分发工作的要求如下。

(1)已有明确业务分工的文件,根据本单位的主管工作范围分送到有关的领导人和主管部门。

(2)来文单位答复本单位询问的文件,如收到的批复、复函或情况报告、报表等,要按本单位原发文的承办部门或主管人分送,即原来是哪个部门请示、询问或要求下级报送的,复文就送哪个部门办理。

(3)对方针政策性的、事关全局的重要文件及文书人员确定不了承办部门的文件,应先送办公室负责人注明意见,然后再根据意见分发与处理。

(4)阅读范围明确的参阅性文件,可直接组织传阅。在文件份数少,阅办阅知部门(或领导)多的情况下,应按先办理、后阅知,先主办、后协办,先正职、后副职的次序分送。

(5)分送文件要建立并执行登记交接制度。无论是分送给本单位领导人和各部门的文件,还是转发给外单位的文件,都要履行签收手续。

(6)要求退回归档的文件,要在文件上注明"阅后请退回归档"字样,以便及时收回,防止散失。

2.传阅

传阅是指有关人员在工作职责范围内传递阅读单份或份数很少的文件及一些非承办性文件。

（1）传阅范围：需要传阅的文件有两种情况。一是文件经主要领导批办后需要其他副职领导或有关人员传阅，以掌握文件精神和主要领导的批示意见；二是来文属于抄送件，不需要特别办理，只要求有关单位、部门和人员了解，收文后，文秘人员将文件直接送有关部门和人员传阅。

（2）传阅要求。①根据级别传递：传阅对象顺序应为先是单位的主要领导人，次是主管的领导人（分管领导人），再是主管部门，最后是需要阅知的对象。传阅对象的次序，也可根据实际情况灵活变通。如主要领导人出差在外时，不必非等其返回，主管的领导人也可先传阅。对于一些重大、紧急问题则须通过电话等方式请示、报告。②杜绝横向传递：一般情况传阅文件应以文书人员为中心进行传递，这种传阅文件的方法称为"轮辐式传阅"。以文书人员为中心，看完一份就退回文书处理部门，再由文书人员往下传，不能脱离文书人员自行传阅。对文件的去向要实时控制。③把握传阅时间：传阅文件有时间限制，要根据文件办理时限及时传阅，严格控制传阅时间。④确保安全传阅：有条件的单位，应开辟专门的阅文室。文书人员和传阅者要注意保管好文件，无关人员不得随意接触。有密级的文件，严格遵照保密工作的规定，按不同的密级要求限定传阅范围。文件传阅完毕必须及时交还给办公室保管，不得随意存放在个人手中。⑤履行传阅手续：每份传阅文件都要由文书部门在文件首页附上文件传阅单，凡传阅人员都要在文件传阅单上签注姓名和日期。

（四）拟办文书

拟办是文秘人员对收文应如何办理所提出的初步意见，以供领导批办时参考。秘书部门收到来文应认真阅读，提出拟办意见，送请单位领导批办，然后送有关部门办理。拟办文书的工作步骤如下。

1.确定拟办范围

不是所有的收文都要写拟办意见，要区分需拟办和阅知的范围。需要拟办文件的范围包括以下4个方面。

（1）上级单位主送本单位并需要贯彻落实的文件。

（2）平级单位或不相隶属单位主送本单位需要答复的文件。

（3）一些重要的、保密性较强的资料及所属部门、下级单位主送单位的情况报告和信函。

（4）本单位所属部门或下级单位主送本单位需要答复的文件。

2.研读来文

认真阅读文件，确定来文提出了什么问题，是否需要办理；确定哪位领导分管，哪个部门承办；明确来文密级和轻重缓急。

3.写拟办意见

拟办意见写在文件处理单上，要签署拟办人姓名和日期，具体拟写内容如下。

（1）对上级单位主送本单位并需要贯彻落实的文件，根据文件的要求和需要落实的问题，提出拟请哪位领导批示，由哪个部门承办及需送哪些领导和部门阅知的意见。

（2）对本单位所属部门及下级单位主送本单位需要答复的文件，根据文件所请示需要答复的问题和要求，提出由哪个部门承办和如何办理的拟办意见。

（3）对平行单位和不相隶属单位主送本单位需要答复的文件，根据文件提出需要办理的事项及商洽的问题，提出由哪位领导审批或由哪一部门承办及如何办理的拟办意见。

（五）批办文书

批办是指单位领导人对送批的文件最终如何处理所做的批示和要求。这是领导行使职权的过程,是收文处理中最重要的步骤,属于决策性的办文环节。批办工作的主要步骤如下。

1.确认批办人

批办通常由单位主要负责人对来文作出批示,可根据职权范围和工作需要确定批办人。批办人签署批办意见有以下几种情况。

(1)领导人按分管职权签署意见。

(2)主要领导人不在场可授权或委托副职签署意见。

(3)对于不重要的事务性文件可由文秘部门负责人签署意见。

2.仔细阅文

批办人在批办前既要看拟办意见,又要对原文进行阅读和思考。

3.签署意见

批办意见写在文件处理单的批办意见栏内,并签署批办人的姓名和日期。

批办应明确具体,表态明朗,指出办理原则,标明承办部门、人员、时限、牵头部门、会同部门等要求,注明请谁办理、请谁审阅、研究等。批办用语一般为肯定句式,词义要明确。

(六)承办文书

承办指单位有关部门或人员贯彻落实文件精神和要求,按领导人批示执行具体的工作任务,办理有关事宜或复文的过程。承办文书的程序如下。

1.明确时限

任何文书都具有时效性,承办要分清轻重缓急,务求时效。对需要承办而本身没有明确规定办理时限的文书,承办人员应根据其性质与重要程度及以往惯例确定办理的时限;对于紧急文书,应当按时限要求办理,确有困难的,应当及时予以说明。通常,特急件应随到随办,尽快在当时或在一日之内办理完毕;急件原则上也是随到随办,最迟不超过 3 d;对于限时完成的文书,必须在限定的时间范围内办理完毕,不能延误。

2.办理事项

认真阅读文件和批办意见,掌握文件内容、发文意图及领导的批示,落实措施,实施办理。明确主办和协办,协调配合,不相互推诿。对所有承办文件,都要有反馈和答复,即使不能办理的也要向交办部门说明。

3.签注结果

文书承办完毕之后,承办人员应清晰、工整地在文件处理单"处理结果"一栏内填写承办的经过与结果,并应填写承办人姓名与日期,以备日后查询。

(七)催办、查办文书

1.催办

催办也称督办,即文书人员或有关部门按照办理时限和要求对需要承办的文书进行督促和检查的工作。它是文书处理中一项必要的制度和必不可少的环节,是解决文件积压和延误、加快文件运转的有效措施。

文书催办的具体步骤如下。

(1)确定催办形式:催办分对内催办和对外催办两种。对内催办是对单位承办文件撰制的部门或人员进行检查和督促;对外催办指单位之间的催办,催促受文单位尽快答复发文单位提出的问题或询问的事项。催办的形式主要有当面催办(口头催办)、书面催办(催办卡与信函催办)、电信催办(电话、传真及电子邮件催办),应根据具体情况选择适宜的形式。

（2）督促检查：催办人员根据承办任务的轻重缓急，对文件办理进行督促检查。紧急文件跟踪催办，重要文件重点催办，一般文件定期催办，并随时或者定期向领导反馈办理情况。

（3）催办登记：无论采用何种催办形式，催办人员都应通过催办登记簿、催办单、电话记录及时登记催办时间、方式、联系人姓名及文件办理情况，以便掌握工作进展和催办工作的情况。

2.查办

办公室或秘书部门按照单位领导人的批示或意见，通知、催促有关单位或部门检查其所承办文件的办理情况。查办主要是针对方针政策的贯彻落实情况的督促检查，查办的事项要经领导批准或授权，重点在于查证落实，具有一定的强制性和直接性。

（1）查办准备：阅读有关材料，弄清查办的问题，确定查办的事由，明确办理要求，根据具体情况选择核查文件落实的形式，提出办理后的反馈要求。

（2）查办办理：根据领导指示或需要对相关文件办理情况进行检查。查办的办理分2种情况：一种是转出交办；另一种是由查办人员直接承办。

（3）查办公文反馈：将查办结果写成汇报材料，以及时把查办的情况反馈给领导。

（4）查办登记：对查办的情况进行登记。

（八）注办

注办也称结办，指对文件承办的情况和结果，由经办人在文件处理单上做简要说明，便于公文的整理和日后查考。

注办一般包括以下内容：①一般的传阅文件，在有关人员传阅完毕后，文书人员注明阅毕的日期。②需要办理复文的文件，办理后注明"已复文"，并注上复文的日期和文号。③口头或电话答复的文件，注明时间、地点、交谈或接电话的主要内容等，并由承办人签字。④不需复文的文件，注明"已阅""已办""已摘记"等字样。

五、发文办理

发文办理是以本单位名义制发文书的过程，主要包括复核、登记、印制、校对、盖印、核发。发文办理具有程序性和规范性的特点，只有理解和掌握各环节的关系、做法和要求，才能保证发文办理的正常运转和良好秩序。

（一）复核

复核是指公文正式印刷之前，文书部门对文件定稿进行的再次审核的工作，以防止遗漏和疏忽大意，确保成文的质量。

复核的重点有审批、签发手续是否完备；附件材料是否齐全，有无遗失或缺页情况；格式是否统一、规范，是否有错别字、漏字等。

如果发现草拟的公文有重大问题或需要进行实质性修改，应及时提请领导批示，或按程序复审。

（二）登记

对复核后的公文，应当确定发文字号，分送范围和印制份数并详细记载。发文登记是将文件的主要内容和基本要素记录于发文登记簿，以便对制发文件进行统计、核查等管理。

（三）印制

印制是文书表达的意图书面化的过程，是使已经复核、登记的文件定稿成为正本。印制包括文书的排版、打字印刷与装订。印刷有复印、油印、铅印、胶印等形式。文书印制是否准确、规范、符合要求,直接影响文书效力的发挥,应具体做到以下4个方面。

1.以签发的定稿为依据

不得擅自改动文字、格式,发现定稿中确有错漏之处需要改正,应向上级汇报,由拟稿人或审核人进行重新审核和修改。

2.严格按规定的公文格式制版

公文的缮印过程也就是公文格式标准化、排印规范化的过程。定稿一般书写在"发文稿纸"上,缮印时就要将定稿的公文格式转化为符合国家统一标准的格式。

3.在规定的时间范围内印制完成

急件要先印制;保密件要指定专门的印制单位或专人印制。

4.建立规章制度

建立完善的文件印制管理规章制度及登记制度。

(四)校对

校对是对印制出来的文本清样与定稿从内容到形式进行全面对照检查的一道程序。校对是一项耐心细致的工作,校对人员必须有高度的责任感、较高的文字理论水平和谙熟的文书工作知识,还要有一丝不苟的精神,维护发文的严肃性。校对的要求有以下几点。

1.认真校对

校对人员应全神贯注,以定稿为依据,逐字逐句、逐个标点符点进行校对。对数字、地名、人名等关键词语,要反复校核,对公文的发文字号、密级、紧急程度、标题、主送单位、抄送单位、日期、印刷份数、页码等尤须逐一校核。

2.统一规范

注意消灭和纠正排版错误,统一字体、字号、格式。使用统一的校对符号进行校对,防止因校对符号不一致而发生误解。

3.全面把关

每次校对最好由不同的人员进行,以避免先入为主和一些个人因素的局限。如果文稿不长,一校、二校即可,如果文稿较长或很重要,校对的次数相对要多一些。重要公文还应将校对后的清样送领导人审阅、修改。发现原稿中有误时,不得擅自改动原稿,与拟稿部门联系后再妥善解决。

(五)盖印

盖印是在印制好的文件上加盖发文单位印章,以示文件正式生效。

1.盖印范围

印章是单位行使职权的凭证,是文件有效性的重要标志,也是公文格式的组成部分。公文中有发文机关署名的,应当加盖发文机关印章,并与署名机关相符。有特定发文机关标志的普发性公文和电报可以不加盖印章。

2.盖印要求

(1)核对内容:以单位领导人或部门负责人签发的公文原稿为依据,经核对无误后用印。

(2)检查手续:如签发手续不完备的,在未补办手续时,不得用印。

(3)正确用印:用印要端正、清晰,不得模糊歪倒。盖印的位置要正确,端正地盖在成文日期上方,做到上不压正文,下要骑年盖月,使整个印模显得颜色鲜明,位置突出。

(4)合理用印:对于两个以上的单位或部门的联合下发的公文,各单位部门都要加盖印章。

公文用印一定要与制发公文的单位、部门相一致。公文用印要核实份数,超过份数的不能盖印,要防止将印章错盖在漏印的空白纸上面。

(六)核发

核发是完成文书的印制后,对文书的文字、格式和印刷质量进行检查后分发。核发文书的程序如下。

1.检查文书

认真检查印制的成品文件的质量。登记发放文件的标题、字号、日期、签发人、份数等文件的基本要素。

2.分发准备

明确发送单位、密级、有无附件。对发出的文件数量进行认真清点,确认份数无误。注意附件是否有漏缺,文件有无缺页、倒页、错页等现象,文件有无漏盖印章等问题。确认无误,填写发文通知单。

3.封装文书

确保装封文件正确齐全、封口牢靠、地址清楚。文书装入封套时要短于封口,封口要牢靠、严实,有密级的文件还要按密封的要求贴上密封条并骑缝加盖密封章。封面的书写必须清楚、明白、正确,邮编地址、部门名称、姓名称谓书写工整,不得使用简称和不规范的字体。

4.发送文书

发送要按照文书的自身情况通过不同必要的传递手段和渠道进行。发送的形式有直达、中转和交换,渠道有电信传送和人工传送。电信传送指通过电传、传真、网络等形式传输文件。发送文书应做到及时、准确、保密,必要时进行催办、督办,对机密文件的传输采用加密方式。

六、公文管理

公文管理是指以安全保密和充分发挥公文效用为目标,在公文形成、传递、运转、存储、利用、整理归档、清退销毁等环节中所进行的规划、组织、控制、监督、保管、整理、统计、提供服务等职能活动。

公文管理贯穿于公文处理工作全过程,是公文处理工作的重要保障。

(一)公文管理的原则

(1)完善制度:《党政机关公文处理工作条例》(以下简称《条例》)第二十八条规定:"各级党政机关应当建立健全本机关公文管理制度,确保管理严格规范,充分发挥公文效用。"可见,完善公文管理制度是确保公文严格管理和发挥效用的前提,是做好公文管理工作的基本原则。

各级党政机关公文管理单位或部门都必须以有关法规为依据,结合自身的具体情况,建立健全本机关公文管理制度,使公文管理工作真正实现制度化和规范化。

(2)统一管理:《条例》指出:"党政机关公文由文秘部门或者专人统一管理。"统一管理成为公文管理的又一要求。对公文进行统一管理主要表现在收文发文归口管理、统一公文办理规章制度、统一公文运转程序、统一审核用印、统一整理归档、统一清退销毁等方面。

(3)安全保密:安全保密工作贯穿于秘书工作各项具体事务的始终。在公文管理工作中,负责管理公文的文秘部门或专人除应做好日常的安全保密外,还需符合以下两条原则。

第一,配备保密设施设备管理。这是针对设立党委(党组)的县级以上单位的特定要求。《条例》指出,设立党委(党组)的县级以上单位应当建立机要保密室和机要阅文室,并按照有关保密规定配备工作人员和必要的安全保密设施设备。

第二,依照公文密级管理。《条例》规定:"公文确定密级前,应当按照拟定的密级先行采取保密措施。确定密级后,应当按照所定密级管理。公文的密级需要变更或者解除的,由原确定密级的机关或者其上级机关决定。"

(二)公文管理的内容和要求

公文管理的具体内容包括印发传达、复制汇编翻印、撤销和废止、清退和销毁、移交、发文立户等几方面。

1.印发传达管理

公文的印发传达范围应严格按照发布层次和发文机关的要求执行。印发传达范围若有需要变更的,应当经发文机关批准。

2.复制汇编翻印管理

在公文管理中会经常遇到复制、汇编、翻印公文等情况,文秘部门和专人应该按照《条例》的具体规定执行。

3.撤销和废止管理

公文在使用过程中会遇到撤销和废止的情形。根据《条例》规定,公文的撤销和废止由发文机关、上级机关或者权力机关根据职权范围和有关法律法规决定。公文被撤销的,视为自始无效;公文被废止的,视为自废止之日起失效。

4.清退和销毁管理

清退是指文秘部门按照有关规定和要求,定期或不定期地对办理完毕的公文特别是涉密公文,进行清点、核对、收缴,退归原发文机关或由其指定的单位。下级机关报送的涉密公文,一般不予退回,由上级机关销毁或暂存备查。有重大错情的公文一经发现即由主管机关立即全部收回,下级机关不得以任何理由不退、少退或故意拖延留存。

销毁是指对失去留存价值或留存可能性的办毕公文所进行的毁灭性的处理。不具备归档和保存价值的公文可以销毁。销毁公文时,应履行清点、登记手续,经本机关、医院主管负责人批准后,送交专门的涉密载体销毁机构销毁。销毁涉密公文必须严格按照有关规定履行审批登记手续,确保不丢失、不漏销。机关自行销毁的,应严格执行国家有关保密规定和标准,确保涉密信息无法还原。禁止将待销公文当作废品出售。个人不得私自销毁、留存涉密公文。

5.移交管理

《条例》规定:"机关合并时,全部公文应当随之合并管理;机关撤销时,需要归档的公文经整理后按照有关规定移交档案管理部门。工作人员离岗离职时,所在机关应当督促其将暂存、借用的公文按照有关规定移交、清退。"

公文移交的范围不只是"红头文件",而是应将个人使用和管理的涉密载体和各种公文资料全部清理并退还原工作单位。涉密人员离岗、离职对知悉的国家秘密仍然负有保密义务,除做好清退移交外,还要签订离岗保密承诺书,遵守脱密期管理规定。

6.发文立户管理

发文立户管理是《条例》增加的内容,使公文管理从源头上就步入了正规。《条例》指出,新设立的机关应当向本级党委、政府的办公厅(室)提出发文立户申请。经审查符合条件的,列为发文单位,机关合并或者撤销时,相应进行调整。

发文立户总的原则是严格控制,以属地管理为主,按照机构隶属关系和干部管理权限决定。

(刘春红)

第三节 文书的整理与归档

一、文书整理归档

(一)文书整理归档的概念及含义

文书整理归档是机关文书部门将已经办理完毕、具有一定查考利用价值的文件材料,按照它们在形成过程中的联系和一定的规律,以"件"为单位,分类整理,并进行装盒、归档的过程。文书整理归档的概念有以下几方面的含义。

1.整理归档已经办理完毕的文书

正在办理的文书是不能整理归档的。文书办理完毕并不是指文书中所涉及的事件已经全部办完,而是指文书处理程序,上已经办理完毕。

(1)文书中提到的事情只需近期办理,并确定已经办理完毕。如请示与批复、问函与复函等,这种询问答复性文书,可随时整理归档。有的文书在发文机关发出或对方机关单位收到后就算办理完毕的,也可随即整理归档。

(2)文件需要长期办理或执行时,如重大问题、上级机关发布的指导性法规及重要决议、年度计划、长远规划等,从发文机关来说在文件发出前就可以将定稿整理归档;而收文机关,则经有关领导人阅知、研究、传达并采取了具体执行的措施后,可以整理归档。

(3)不需要办复的文书,如上级机关发来的任免令、通知、通报等,经机关领导人阅批或传阅等文书办理程序完毕,就可以整理归档。这类专门档案,也不涉及声像、电子等特殊载体的整理工作。

2.整理归档具有查考利用价值的文书

对于日常工作中形成的大量文书,没有必要都作为档案保存起来,没有查考利用价值的文书不需要整理归档。

3.文书归档前的科学整理

需要整理归档的文书,必须按照它们在形成过程中的自然联系分类整理。日常工作中形成的文书,是逐渐产生的,处于相对杂乱的状态。为了检索的便利,应该把有密切联系的文件材料以"件"为单位进行分类整理。整理好的文书,应即时装盒,以便于保管和利用,同时将装入档案盒的文书向档案部门进行移交,即归档。需要注意的是,归档文书材料必须是以纸质为载体形式的纸质文件材料,其他载体的文书不属于归档文件整理范畴。

文书整理归档工作是介于文书处理工作和档案管理工作之间的一项重要工作,文书部门必须进行文书整理。经过文书整理,剔除非重要的、临时性的文书材料,将重要的有利用参考价值的文书材料归档。文书材料如果不进行整理归档,而任其处于零散状态,就可能造成文书材料的损坏或丢失。同时,文书整理的质量,直接影响到档案的收集、整理、保管、查找和利用等各项工作,因此说,文书整理可以为档案工作奠定坚实的基础。

(二)文书整理归档工作的改革内容

2000 年 12 月 6 日,国家档案局发布了《归档文件整理规则》,对文书整理归档工作进行了改革,主要改革内容如下所述。

1."件"取代"卷"

传统的文书整理工作,主要是指文书的立卷。文书立卷是指文书部门将已经办理完毕,具有一定查考保存价值的零散文书,依其内在联系和一定的规律分门别类地组成一个或数个案卷的工作。而《归档文件整理规则》对传统"立卷"进行了改革,用以"件"为单位进行整理的方法,取代以"卷"为单位进行整理。"件"并不是指根据自然形成的单份文件为一"件",而是将密切相关的文件合称为一件。如文件的正本与定稿、正文与附件、原件与复印件、转发文与被转发文、来文或去文与复文等应视为一件;简报可一期为一件,会议文件较多时也可以每份为一件;会议记录原则上一次会议记录为一件,采用会议记录本的也可一本为一件;重要文件须保留历次修改稿的,其正本为一件,历次修改稿为一件。以"件"为单位装订时,正本在前,定稿在后;正文在前,附件在后;原件在前,复印件在后;转发文在前,被转发文在后;复文在前,来文或去文在后。定稿在前,历次修改稿在后,非诉讼性案件的结论、决定和判决性文件在前,依据材料等在后。

2."案盒"取代"案卷"

传统的文书立卷组成的是案卷。案卷也称案宗,是指与某项工作有密切联系的文件材料的组合,也是文书档案的基本保管单位和统计单位。《归档文件整理规则》取消了"案卷",以"案盒"来取代之。

3."年度、机构(问题)、保管期限"方法取代了"六个特征"立卷的文书整理分类方法

传统的文书立卷方法是按"六个特征"进行组卷的,其程序是运用文件的"六个特征"(作者特征、问题特征、时间特征、文种特征、通信者特征、地区特征)把本机关形成的全部文件进行区分和初步组合,然后检查、调整卷内文件,拟写案卷题名,排列卷内文件和编号,填写卷内文件目录、备考表和案卷封面,装订案卷。全部案卷整理完毕后,再按照保管期限—年度—组织机构的方法进行案卷排列并编制案卷目录,最后向档案部门进行移交。

《归档文件整理规则》改革后的具体做法是将归档文件以"件"为单位进行装订,按年度—机构(问题)—保管期限或保管期限—年度—机构(问题)等方法进行分类、排列、编号、编目、装盒、填写档案盒封面、盒脊及备考表等项目。

二、文书整理归档制度

文书整理归档制度包括文书整理归档的范围、文书整理归档的时间、文书整理归档的质量要求及归档手续等几方面的内容。

(一)文书整理归档的范围

文书整理归档的范围概括来说,包括本机关(单位)在工作活动中形成和使用、反映本机关工作活动、具有查考利用价值的文件及其他有关材料(包括照片、图表、印模、录音带、录像带等)。

在文书整理归档范围的确定上必须做到准确,以避免归档文书的遗漏和不必要的重复。文书整理归档的重点应该以本机关单位直接产生的文书为主,着重保存记载和反映本机关主要职能的、具有重要和长远查考价值的文书。

不具有查考利用价值的文件不需要归档,并于年底可按制度销毁。

(二)文书整理归档的时间

归档时间是指文书处理部门或有关业务部门将需要归档的文件向机关档案室移交的时间。

1.一般文书的归档时间

按照《机关档案工作条例》的规定,文书部门或业务部门一般应在第二年的上半年向档案部门移交全部案盒档案,交接双方根据移交目录清点核对。

2.特殊文书的归档时间

在文书的归档时间的判定上,为便于日常查找和利用,要注意对一些专门性的文件、特殊载体的文件、机密性强的文件或驻地比较分散的机关文件及形成规律特殊的个别业务单位文件,根据实际情况商定适当的归档时间。

在文书的归档时间判断上,还要注意到对一些小的机关单位、单位内部机构简单或没有内部机构、平时文书的数量较少的,实行集中处理。文书处理与档案工作由一人兼管的,可以采用"随办随归"的原则。

(三)文书整理归档的质量要求

1.完整、齐全地整理归档文书材料

文书工作人员在进行文书材料的整理归档时应做到:保持文书材料的完整、齐全,没有缺页、漏页、破损、字迹模糊等现象的发生。在整理过程中,要将有关联、能反映同一事物的文件材料收集齐全,特别是对能够反映事物本质的重要材料应力求收集齐全,否则,就不能更客观、更真实地反映事物的本来面貌。在整理过程中为保障整理归档的文书材料完整与齐全,对于残缺、损坏的文件材料需要进行修补,对字迹不清楚或易褪变的文字要给予复制等。

2.保持归档文件之间的有机联系

机关工作除具有规律性外,机关内部的各项活动之间、本机关与其他机关之间,必然存在着各种联系。这种活动或工作的联系就决定了文书形成过程中必然是相互联系的。例如,做一次接待工作,从接待前的方案制作,接待中的活动安排,到接待后的总结,这些文件材料真实反映了接待工作的全过程。因此,文书工作人员在整理文件时应保持文件之间的有机联系,以便于客观地反映出本机关单位的工作基本情况。

3.严格、准确地界定文书材料的保管期限

文书工作人员在文书的整理工作中,要根据国家档案局制定的《文书档案保管期限表》的规定,正确判断保管期限,并结合本单位的实际情况,将不同保管期限的文书分别整理,以方便今后档案的鉴定留存与销毁。

4.归档文件所用材料要符合档案保护要求

整理归档文件所使用的书写材料、纸张、装订材料等应符合档案保护的要求。作为以纸质为物质载体、以书写材料为附着物、以文字表述为具体内容的文件,随着时间的推移与保护条件的变化会逐渐地老化,不利于档案资料的长久保存。为了充分发挥归档文件的价值,要求归档文件所用材料要符合档案保护的要求。

(四)归档手续

档案室在接收归档案盒时应按照以上的要求对每一案盒进行检查验收。对符合质量标准的案盒文件,检查人员要在备考表上签字,以示负责;对不符合质量标准的案盒文件,要退回文书部门重新整理,达到标准后再予以接收。符合质量标准的案盒文件,档案部门应及时接收,交接双方根据移交目录清点核对案盒,并履行签字手续。

三、文书整理归档的步骤

文书整理归档的步骤主要有编制分类方案类目、初步整理、系统整理和归档4个环节。

(一)分类方案类目

分类方案类目是文书整理归档的计划,是文书部门在文书没有形成之前,根据最近2年机关工作活动的规律及当年的工作计划,在研究机关的工作性质、职权范围、内部组织机构及分工情况的基础上,预测下一年度可能形成的文书,并按照文书整理的原则和方法,拟制出归档文书的类别与条目。分类方案类目的编制需提前一年或当年年初进行。文书部门编制出的分类方案类目一般应与本机关的档案室的分类相适应。

条目是类别之下按照文书整理归档的原则与方法概括出来的一组文件的总标题。条目的编制要求准确、细致,符合实际,在文字表述上要简明扼要。

(二)初步整理文书

初步整理指的是平时整理,是指文书部门的工作人员依据文书的分类方案将已经处理完毕的文件,随时收集、整理,以"件"为单位进行装订,并按有关类目随时归整,装入案盒,到年终或第二年年初再按归档的要求进行必要的调整。

做好平时整理的工作有利于把文件收集完整,防止丢失或遗漏;有利于机关承办人员平时查找利用,方便工作;有利于分门别类地整理,保证归档的质量;有利于节省人力和时间,为年终的整理归档工作做好准备。

1.及时收集处理完毕的文件

文书工作人员在日常工作中,要养成将办理完毕的文件及时归整的习惯,并积极主动地经常催促承办人员清退处理完毕的文件。对外发文应在文件发出时,同时将定稿、存本整理归档。收来的文件,可以在文件登记批办后结合催办工作,以及时清退整理归档。机关内部使用的文件、会议文件、有关人员外出带回的文件等,要及时进行登记和收集。总之,平时整理,要做到随办随收,随收随归。

2.做好文件的装订工作

对于收集到的应该归档的文件要做好平时的装订工作。装订文件一般应做到:装订成册的应保持原样不变;装订一般采用线装方式,左侧或左上角装订;装订时应以,"件"为单位,应注意"件"的判断与排列顺序。

3.做好定期检查和调整工作

在平时整理归档过程中应进行定期检查,如发现文件归错类别等现象,应及时进行调整。具体工作如下。

(1)在平时整理过程中调整修改分类方案类目,因为事先编制的分类方案类目,不可能完全适合实际形成的文件。

(2)实际形成的文件在类别内产生的数量已经很多,预计可能还会产生相当数量的文件时,可以增添一定数量的档案盒并根据条目编写新号。

(3)实际形成的文件在类别内没有相应的位置时,可以增补新的条目。

(4)在确认条目下无文件可整理归档时,可取消或更换条目内容。

(三)系统整理文书

系统整理是文书部门根据国家档案局2000年12月16日发布的《归档文件整理规则》,将一个年度全部处理完毕的文书材料,在平时整理归档的基础上,进一步系统地加以整理与编制目录,以便于向档案室移交及日后对档案文件进行管理和利用的工作。

1.整理案盒内的文书

(1)检查案盒内的文书是否齐全、完整:案盒内所归整的文书必须做到齐全和完整。文书人员应及时检查文件的清退情况,把所有应归档的文件材料收集齐全;检查借阅文件登记本,将借出的文件全部收回。

(2)检查案盒内的文书是否符合归档范围:文书整理归档时,要检查归档的文件材料是否符合归档范围的要求。对重份的文件要剔除,对不符合归档要求的文件,要剔除出来另外进行处理。

(3)检查案盒内的文书是否科学、合理:检查案盒内的文件是否符合保管期限,检查归类是否合理,是否将相同事由的文件集中排列;检查是否以"件"为单位;检查案盒内的文件数量是否适宜等。发现不合理的地方,要进行调整和补充。

2.排列案盒内的文书

案盒内的文件必须按照一定的规律排列顺序,以保持文件之间的有机联系,使每份文件在案盒内都有一个固定的位置。

(1)排序原则和方法:《归档文件整理规则》(以下简则称《规则》)强调了"同由原则",即同一事由有密切联系的文件材料应当排列在一起。按事由原则排列归档文件,对事由的界定有较大的灵活性。一般来说,事由原则有针对性地具体使用于确有密切联系的文件材料,如一次会议、一个案件、一项活动的文件材料等。但应注意:围绕同一问题的来文与复文,包括请示与批复,同在一个年度形成的,应当遵循事由原则排列在一起,但在不同年度形成的,可分开单独归档。盒内的文件可以按下列 3 种方法进行排列。

1)事由结合时间排列。排列案盒中的文件,可先按事由排列,将相同事由的文件排列在一起,然后再将相同事由的文件按时间先后进行排列。

2)事由结合重要程度排列。排列案盒中的文件,可先按事由排列,将相同事由的文件排列在一起,然后再将相同事由的文件按重要程度排列,即重要的文件排在前,次要的文件排在后,依次进行。

3)成套文件集中排列。一次事件所产生的所有文件可排列在一起,如一次会议,会议进行过程中产生的所有文件可依次排列在一起,然后结合时间或重要程度进行排列。

(2)归档文件的编号:指以归档文件在全宗中的位置标识为符号,并以归档章的形式在归档文件上注明。编号是编目工作的起点,其目的是反映分类、排列这些系统化的成果。

归档章一般加盖在归档文件首页上端居中的空白位置。归档章一般规格为长 45 mm,宽 16 mm,分为均匀的 6 格,各项目位置排列顺序如表 3-1 所示。

表 3-1 项目位置排列顺序

(全宗号)	(年度号)	(室编号)
(机构或问题)	(保管期限)	(馆编号)

注:长,15 mm×3=45;宽,8 mm×2=16。

归档章各项目的填写方法是:①全宗号,填写同级国家综合档案馆给立档单位编制的代号。②年度,填写文件形成的年份,以四位阿拉伯数字标注,如将 2008 年度形成的文件标注为

"2008"。③件号,即文件的排列顺序号,它是反映归档文件在全宗中的位置和固定归档文件的排列先后顺序的重要标识。件号分为室编件号和馆编件号2种。归档文件在分类、排列后,其位置得到确定,此时编制的排列顺序号为室编件号;移交进馆时,由于再鉴定,整理的归档文件在全宗中位置可能发生变化,此时按照新的排列顺序重新编制的件号,称为馆编件号。④机构或问题,填写该文件的组织机构全称,如果机构名称太长,可使用机构内部规范的简称。⑤保管期限标注"永久"或"定期"。

3.归档文件的编目与装盒

(1)归档文件目录的编制。《规则》规定:"档文件应依据分类方案和室编件号顺序编制归档文件目录。"即应按照分类、排列、编号的结果,逐类、逐件编制目录,以系统、全面地揭示文件的全貌。《规则》还规定,编目以"件"为单位进行,每一件文件在归档文件目录中都只体现为一个条目。

1)归档文件目录项目设置。《规则》规定:"归档文件目录设置件号(室编件号、馆编件号)、责任者、文号、题名、日期、页数、盒号、备注等项目。"

2)归档文件目录封面项目设置。归档文件目录封面项目除设置归档文件目录名称外,应设置全宗名称,并依据编制的分类方案设置年度、保管期限、机构或问题等类目名称。

3)归档文件目录编制成册。归档文件目录及其封面应编制装订成册,这样既整齐、美观,又不易损坏,同时方便传递、携带、阅读。归档目录的编制成册,应与分类方案一致。如按年度－保管期限－机构进行分类的单位,可以按不同保管期限装订成目录,每本目录中要指明不同机构,或者在目录表格右上方标注机构名称。归档文件目录应编制2套。在进行档案移交时,交档案馆1套,本机关档案室留1套。

(2)归档的文件装盒。

1)档案盒的规格和封面设置。档案盒外型尺寸为长310 mm,宽220 mm的长方体,厚度一般为20 mm、30 mm、40 mm,也可以根据需要设置其厚度。

档案盒封面上设置全宗名称,在全宗名称下加双横线。全宗名称可以在制作档案盒时印制好,也可以打印好名称贴上去。

2)档案盒摆放方式。档案盒摆放方式分为竖式和横式两种。不同摆放方式,设置盒脊项目位置也进行相应变化。采用不同摆放方式是为了保护档案,以及适应档案装具不同尺寸的考虑。

3)归档文件装盒要求。归档文件应严格按照分类体系盒件号的先后顺序分别装入档案盒,与归档文件目录中相应各条目的排列顺序完全一致,保证检索到文件条目后能对应找到文件实体。装盒具体要求是:①不同形成年度的归档文件不能放入同一档案盒;②不同保管期限的归档文件不能放入同一档案盒;③不同机构或问题类目的归档文件不能放入同一档案盒;④当遇到同一类目的归档文件数量少,不够一盒时,也不能将这些文件材料装入其他档案盒,只能通过不同厚度的档案盒来解决;⑤档案盒只是归档文件的装具,不具有保管单位的性质和作用,因此并不要求同一事由的文件材料必须装入同一档案盒内,只要按照先后顺序依次装盒即可。

4)盒内文件目录与备考表的填写。档案盒内设置文件目录,是为了便于盒内文件材料的保管、利用和进出核查。盒内文件目录在项目设置、项目内容和要求上与归档文件目录完全一致。

备考表放在盒内文件材料之后,用于注明盒内文件材料的情况。填写备考表是对盒内文件材料进行动态管理的有效措施。备考表设置的项目包括盒内文件情况说明、整理人、检查人和日期等,其项目设置与规格如图3-1所示。

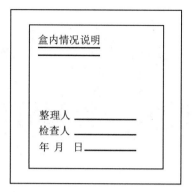

图 3-1　备考样式表

备考表是用来注明案盒内文件情况的表格,以备移交到档案部门后管理人员了解情况。备考表放置于案盒文件的最后,其项目一般有盒内文件情况说明、整理人姓名、检查人姓名、时间4 项。其中,盒内文件情况说明,主要是盒内文件状况说明,如该盒内文件缺损、移出、补充、销毁及其他需要说明的问题等;整理人,即负责整理文件的人员;检查人,即负责检查审核归档文件整理质量的人员;日期,即登记日期。备考表由整理人填写。

5)填写案盒封面、盒脊。档案盒的盒脊和底边设置的内容一般是全宗号、年度、保管期限、起止件号、盒号等。其中,全宗号,是档案馆给立档单位编制的代号;年度,按此盒文件所产生的时间编号;保管期限可按永久、定期填写;起止件号是指填写盒内的文件的第一个文件编号和最后一个文件编号,中间用"———"号将两者连接;盒号是档案盒的排列顺序号,在档案归档移交时填写。档案盒盒脊式样和底边式样如图 3-2 所示。

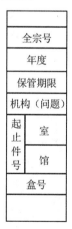

图 3-2　档案盒盒脊及底边式样

(四)归档

归档是指文书部门将整理好的案盒文件定期向档案部门进行移交以便集中保管的工作。经过整理的案盒文件一般在第二年的上半年向档案部门进行移交。档案室在接收归档案盒时应对每一案盒进行检查验收,并履行登记、签字手续。案盒文件的归档,要满足本机关对档案的查找和利用,保证机关档案的齐全完整,为国家积累档案财富。

(汤肖银)

第四章

医院人力资源管理

第一节 医院人力资源管理的概述

一、医院人力资源

(一)人力资源的概念

人力资源最早是由美国当代著名管理学家彼得·德鲁克(Peter F.Drucker)于 1954 年在其《管理的实践》(The Practice of Management)一书中提出的。彼得·德鲁克认为,相比于其他资源,人力资源具有特殊性,包括生物性、能动性、时效性、智力性、再生性和社会性等。对于人力资源的概念,我们可以从广义和狭义两方面去理解:广义上讲,人力资源是一定范围内的人口中具有劳动能力的人的总和,是能够推动社会进步和经济发展的具有智力和体力劳动能力的人的总称;狭义上讲,从组织层面看,人力资源是有助于实现组织目标的、组织内外所有可配置的人力生产要素的总和。

人力资源是所有资源中最宝贵的资源。作为一种特殊的资源,人力资源具有极大的可塑性和无限的潜力。人力资源的最大特点是能动性,这是人力资源与其他一切资源最根本的区别。人力资源的活动总是处于经济或事务活动的中心位置,决定其他资源的活动。因此,人力资源在经济活动中是唯一起创造性作用的因素,它影响着一个组织的发展、进取和创新。IBM 公司创办人毕生说:"就算你没收我的工厂,烧毁我的建筑物,但留给我员工,我将重建我的王国。"在现代西方的管理中,随着管理理论和模式的变革,人力资源成为最重要的战略资源,"以人为本"的管理思想得到了越来越多的认同。

(二)医院人力资源的概念及其特点

医院人力资源是指为完成医院各项任务,在医疗、护理等各种活动中所投入的人员总和。医院开展的各项医疗活动,离不开人力、物力、财力、信息等这些基本要素的投入,这些要素的相互结合、相互作用,共同影响甚至决定医院的发展。其中人力是最重要、最核心的资源,人的主动性、创造性及技术水平的发挥,是医院活力的源泉和发展的基础。

相比于其他行业的人力资源,医院人力资源具有社会责任重大、知识技能高度密集、团队协作性强等特点。

1.社会责任重大

医院人力资源直接面对人群和病患,提供诊疗保健服务,涉及人们的生老病死,其服务水平和服务质量的优劣关系亿万人民的健康,关系千家万户的幸福。承担着对社会、对公众救死扶伤的责任和义务。与人民群众切身利益密切相关,社会关注度高,是重大的民生问题,关系到人民群众对社会事业的满意度,关系到社会公平正义的维护和稳定。

2.工作具有高风险性

医院人力资源工作过程中会面对很多已知和未知的风险,很多工作带有救急性质,不可拖延。面对重大传染病疫情、危害严重的中毒事件、自然灾害或灾难事故引发的险情、恐怖袭击、放射性物质泄漏事件等突发卫生事件,危急时刻医务人员需要挺身而出,工作强度和压力超乎寻常。所面对的每个患者,病情变化、身体素质、恢复程度等不确定因素较多,医务人员在对病情的判断上难免会发生偏差。同时,社会上有些人对这种高风险性缺乏足够的认识,有些医务人员还会受到患者及家属的辱骂、殴打,甚至受到行政处分和法律追究。

3.从事知识技能高度密集型的劳动

医院人力资源成长过程较长,需要接受扎实的基础理论学习和临床实践训练。一名医学生要成长为一名合格的医师,一般需要接受5～10年的院校学习和1～5年的实践培训。在从事临床工作之后,还需要接受各种继续医学教育和培训。经过长期培养出来的医务工作者,其专业知识、技术必定具有较高的专业性。医院人力资源所提供的服务种类繁多,因为人类所面临的疾病危害的种类多,诊断和治疗的方法相对更多。医务人员的劳动以付出技术为主要特点,在为患者服务中,每个环节都渗透着技术,患者的康复凝聚着技术和知识的结晶。这些技术和知识正是上述理论学习和实践积累的成果。

4.医务劳动的团队协作性强

医院人力资源一方面必须对种类繁多的服务提供完善的技术规范,另一方面又必须针对每一个不同的个体辨证施治。诊疗工作的完成需要不同专业群体的高度协调,同时不允许有任何模糊或者错误。例如在开展手术时,需要有外科医师、麻醉师、手术室护士及病房护士等组成工作组,团结协作、密切配合。没有团队协作精神,手术无法顺利开展。因此,医院工作中更强调临床、护理、医技及医院管理等各类人员之间的相互支撑和密切配合。

5.医务人员具有实现自我价值的强烈愿望

医务人员作为知识型人才,通常具有较高的需求层次,更注重自身价值的实现。为此,他们很难满足于一般事务性工作,更渴望看到其工作的成果。医师通常会认为患者的康复结果才是工作效率和能力的证明。医师在其工作中愿意发现问题和寻找解决问题的方法,并尽力追求完美的结果。也期待自己的工作更有意义并对医院工作和社会健康有所贡献,渴望通过这一过程充分展现个人才智,实现自我价值。

6.道德潜质要求高

由于医疗市场的复杂性及医务人员技术垄断性,医患双方存在严重的信息不对称,发生道德风险的现象很普遍,主要表现为:为追求最大化的经济利益,提供超过患者需求的医疗服务;为最大程度减少责任和医疗纠纷,对患者采取"保护性医疗";对患者知情权尊重不够,缺乏足够的、耐心的解释和沟通等情况。患者存在的上述风险,可以通过提高医务人员的道德品质来规避。医务工作的宗旨是"救死扶伤,实行人道主义",对医务人员的道德潜质提出了更高的要求。

二、医院人力资源管理

(一)医院人力资源管理的概念和内涵

人力资源管理是指运用现代科学方法,对与一定物力相结合的人力进行合理的培训、组织和调配,使人力、物力经常保持最佳比例,同时对人的思想、心理和行为进行恰当的指导、控制和协调,充分发挥人的主观能动性,使人尽其才、事得其人、人事相宜,以提高绩效,实现组织目标。通常一个组织的人力资源管理工作主要涉及以下几个方面:制订人力资源战略计划,岗位分析和工作描述,员工的招聘与选拔,雇佣管理与劳资关系,员工培训,员工工作绩效评估,促进员工发展,薪酬与福利设计,员工档案保管等。

医院人力资源管理就是为了更好地完成医院的各项任务而充分发挥人力作用的管理活动,是人力资源有效开发、合理配置、充分利用和科学管理的制度、法令、程序和方法的总和。医院人力资源管理贯穿于医院人力资源活动的全过程,包括人力资源的预测与规划、工作分析与设计、人力资源的维护与成本核算、人员的甄选录用、合理配置和使用,还包括对人员的能力开发、教育培训、调动人的工作积极性、提高人的科学文化素质和思想道德觉悟等。

(二)医院现代人力资源管理的特点

长期以来,医院人事管理沿袭计划经济体制下的集中统一管理制度,参照管理行政机关人员的管理模式。这种传统的人事管理忽视员工的主观能动性和自我实现的需求,是一种操作性很强的具体事务管理。随着社会经济发展,影响健康的因素越来越复杂,广大人民群众医疗卫生服务需求日益增强,传统的医院人事管理制度存在的弊端逐渐暴露,已不能适应医药卫生体制改革和医疗卫生事业发展的需求,建立适应现代医院建设和管理要求的现代医院人力资源管理模式势在必行。作为管理学一个崭新和重要的领域,现代医院人力资源管理具有以下特点。

1.强调"以人为本",坚持医院内部成员参与管理的原则

现代医院人力资源管理强调对"人"的管理,以人力资源为核心,使"人"与"工作"和谐有效地融合,寻找人、事相互适应的契合点,旨在人适其所、人尽其才。医院管理者坚持"以人为本"的思想,主动开发人力资源、挖掘潜能,"用事业凝聚人才、用精神激励人才",最大限度地激发员工的工作积极性和创造性。同时,树立医院内部成员的主体意识,明确他们的主体地位,吸纳员工代表参与医院管理,努力促进管理者与被管理者之间和谐的合作关系,使人力资源与医院发展呈现一种双向互动的关系,实现员工成长与医院发展的"双赢"。

2.注重战略性,建立战略性人力资源管理体系

现代医院注重战略性、适应性的管理,从战略层面对医院的人力资源活动进行设计、开发和管理,建立一整套战略性人力资源管理体系。医院人力资源管理者应着眼于未来个人和医院的发展,关注如何开发人的潜在能力,采用战略眼光和方法进行组织、实施和控制;充分分析内部人力资源的需求情况、供给状况,医院外部机遇和挑战等信息,制定出科学合理的人才发展规划;建设和完善人才梯队,有目的、有计划、有步骤地引进和培养满足医院发展需要的各类人才;完善管理,设计不同的职业生涯模式,满足医务人员的职业追求;通过尽早的职业生涯规划管理和组织设计,使医务人员对医院和社会的贡献达到最大。

3.树立人力资源是"资源"而非"成本"的观念

传统人事管理将人视为一种成本,而现代人力资源管理把人看作一种充满生机与活力、决定医院发展和提升医院水平的重要资源。因此,医院在开展管理时,要摈弃人力投入是成本的旧观

念,以人员保护、开发和增值作为工作重点,以投资的眼光看待在培养人才、吸引人才,以及使用人才方面的投入,不断提升医务人员的价值,促进他们积累医疗经验、扩充医疗知识、提高医疗技术。在开展培训时,要由传统的外部安排的课堂培训方式,向注重个人内在需要的灵活学习方式转变,使人才的知识转化为医疗服务能力,提高他们解决实际问题的能力。由于人力资源具有能动性和可创造性的特性,人力资源"投资"将成为医院发展最有前途的"投资"。

4.倡导"主动式管理"

医院传统的人事管理主要是按照国家卫生、劳动人事政策和上级主管部门发布的劳动人事规定、制度对职工进行管理,仅在"需要"时被动地发挥作用,而在对医院发展和职工的需求等方面,缺乏主动性和灵活性,对医务人员的管理缺乏长远规划。现代人力资源管理强调要发现人才、培养人才、使用人才,使每个人都工作在最适合自己的岗位上,做到"人—岗"匹配,同时创造一种积极向上、团结敬业的医疗卫生工作环境,提高医院工作效率。现代人力资源管理,通过实施医院的人才培养,把握医院人才信息并及时进行反思和修正,来达到确认和发掘每一位职工的潜力,促进医院发展的目的。

5.开展"动态管理"

医院传统人事管理多为行政性工作,是以执行、落实各项规定和控制人员编制为目标的计划性静态管理。医院职工的职业基本上从一而终,管理模式单一,管理方法陈旧。现代人力资源管理更强调参与制定策略、进行人力资源规划、讲究生涯管理等创造性动态管理工作,逐步建立起包括招聘机制、培训机制、考核机制、激励机制、奖惩机制等动态管理体系,在保持医疗队伍相对稳定的同时,建立起真正的激励与约束机制。打破干部终身制,竞争上岗、择优聘用;畅通人员进出渠道,一方面减员增效,一方面积极引进人才,形成优胜劣汰的竞争局面。创造出一种"人员能进能出、职务能上能下、待遇能高能低"的动态管理模式,促进医务人员潜能的发挥和自身素质的提高。

(刘春红)

第二节 医院人力资源管理的内容

一、医院人力资源规划

(一)人力资源管理战略体系

美国人力资源管理学者舒乐和沃克认为,人力资源战略是一种程序和活动的集合,它通过人力资源部门和直线管理部门的努力来实现组织的战略目标,并以此来提高组织的绩效、维持竞争优势。

人力资源战略也是人力资源管理战略。人力资源管理战略的践行能够调动、指引并确保所有的人力资源活动都能够围绕直接影响组织的问题实施。人力资源战略将组织管理思想与行动联系起来,确定了如何能够以战略为核心去进行人力资源管理,研究如何更加有效地实施人才强化战略、人员配置、薪酬管理、绩效管理,以吸引核心人才,保持竞争精神。

人力资源战略是为管理中可能产生的变化而制订的行动计划,它提供一种思路——通过人力资源管理使得组织获得和保持竞争优势。作为整个组织战略的一部分,人力资源问题事实上是组织战略实施的核心问题。在竞争日渐激烈的环境里,组织的目标就是要赢得胜利,而在此过程中,人力资源战略对组织来说无疑是越来越重要了,它能够确定组织如何对人进行管理,并以此实现组织目标。

同样,医院需要根据内外环境的变化来建立完善的人力资源管理的方法,正面影响医院绩效,为医院成功做出贡献。人力资源战略不但能提高医院绩效,还能够保证有效的成本控制。

(二)医院人力资源管理战略的实施

医院实施人力资源管理战略,一般有 3 个阶段。

1.制订阶段

制订人力资源管理战略虽然重要,但只有综合分析医院内外部那些影响人力资源的要素,确认所面临的境况,才能确定人力资源战略的方向。而要确定人力资源战略的方向,首先就要确定人力资源战略目标,随后制订实施计划,最后协调人力资源战略与医院整体战略间的平衡,合理配置医院内的资源,从整体的角度出发,调整人力资源战略使之符合医院整体战略的需要。

2.实施阶段

实施人力资源战略前,需先分解人力资源战略计划,化整为零,各部门明确自身的任务与作用,推动医院进入良性循环,实现医院目标。

3.评估与调整阶段

在人力资源战略计划实施以后,对该战略的有效性进行评估,保证战略计划的正确实施,也及时校验优化战略计划。当发现现行的人力资源战略已不符合医院的内外部环境时,最好的措施就是当机立断找出差距、分析原因并进行整改。

因此,人力资源战略需要不断地进行调整和修改,以随时适应环境,为医院航向掌好舵。

(三)医院人力成本核算与人力资源开发

人力成本包括以下几种。

1.取得成本

取得成本指医院在招募和录取职工的过程中发生的成本。如广告宣传费用、各种安置新职工的行政管理费用;为新职工提供工作所需装备的费用等。

2.开发成本

开发成本指医院为提高职工的技术能力、增加人力资源的价值而发生的费用。如上岗前教育成本、岗位培训成本、脱产培训成本等。

3.使用成本

使用成本指医院在使用职工的过程中而发生的成本。如工资、奖金、津贴、福利等。

4.保险成本

保险成本指按规定缴纳的各类社会保险费用。

5.离职成本

离职成本指由于职工离开组织而产生的成本。如离职补偿成本、离职前低效成本、空职成本等。

人力资源开发就是为了提高员工绩效,对人力资源进行投资,增强员工与工作绩效相关的技能水平。人力资源开发对于员工来说主要有三个方面:一是知识,二是技能,三是能力。

当然,人力资源开发不仅要着眼于员工知识、技能和能力,更要考虑到人岗匹配、知识共享、团结协作等方面。人力资源是所有资源中最本质、最重要、最有价值的资源,科学合理地加以管理开发,势必对医院整体绩效提升与目标实现有着至关重要的作用。

二、招聘与配置

(一)员工招聘

1.招聘的原则及途径

雷蒙德·A·诺伊在《人力资源管理:赢得竞争优势》中指出,招聘包括招募与选拔。招募是为现有的或预期的空缺职位吸引尽可能多的合格应聘者,这是个搜寻人才的过程,为空缺职位找到最优秀的应聘者群体;选拔是不断地减少应聘清单的人数,直到剩下那些最有可能达成期望产出或结果的人。

医院招聘的目的是通过寻找并获得合适的员工,确立医院的竞争优势,完成医院的战略,与此同时帮助员工实现个人价值。招聘是获取人力资源的第一环节,也是人力资源管理中的重要环节。做好招聘需要遵守一些基本的原则。

(1)公平原则:公平是要将医院在招聘时空缺的职位种类、数量和任职要求等信息对外告知,扩大招募人员的范围,并为应聘者提供一个竞争的机会,体现信息公平。

(2)双向原则:即医院根据自身战略发展和现实运作需要自主选择合适的人员,而应聘者也会根据自身的能力和愿望自主地选择岗位。

(3)科学原则:人员招聘不是传统意义上的分配,而是需要对应聘者进行选拔,需要通过一些科学的操作程序、评价标准和测评方法(比如笔试、技能操作考核、小讲课等方式),有效地甄别应聘者的实际水平和具有的发展潜力,从而保证招聘最终效果的实现。

(4)动态原则:无论是医院的发展还是岗位人员的状态都处于不断变化的动态过程中,人力资源在不断的流动中寻求适合自己的位置,医院则在流动中寻找适合自身要求和发展的人才。

(5)经济原则:应重视招聘的效率和效益。招聘成本不仅仅包括招聘时所花费的费用,还包括因招聘不慎而重新招聘所花费的费用,以及人员离职时带给医院的损失。因此,在招聘过程中要注重招聘的经济性,以较低费用获得最合适的人才。

(6)合法原则:招聘必须依据国家的相关政策法规,不违背法律和社会公共利益,坚持公平公正,不搞各类招聘歧视,符合相关法律法规要求医院所承担的责任。

招聘途径可以分为内部和外部两种。内部招聘是指通过内部晋升、岗位轮换、内部竞聘、员工推荐和临时人员转正等方法面向现有员工进行招聘,将合适人选调剂在合适的岗位。外部招聘是根据一定的标准和程序,通过广告招募、校园招募、人才市场招募、专业机构招募、网络招募等途径,从外来应聘者中选拔获取所需人选的方法。

为了确保招聘工作的有效性,在招聘开始之前就要根据需补充人员的业务类型、职位复杂度、招募方法的实用性、招募方法与渠道情况做出正确的策略选择。没有尽善尽美而只有最合适的方法和渠道。

2.招聘工作流程

一般人才招聘工作由人力资源处负责拟定招聘计划并组织实施,人员需求部门参与招聘测评的技术设计和部分实施工作。具体工作流程为:①制订计划和任职条件;②发布招聘信息;③资格审核与考核录用。

3.招聘理念与发展趋势

人员招聘有两个前提和一个必要。一个前提是人力资源规划,医院从人力资源规划中得到人力资源需求预测,决定预计要招聘的部门、职位、数量、类型等,它包括医院的人力资源计划和各部门人员需求的申请;另一个前提是工作描述和工作说明书,它们为录用提供了主要的参考依据,也为招聘执行提供了有关工作的详细信息。

一个必要则是胜任素质模型的构建。胜任素质模型是指驱动员工产生优秀工作绩效的各种个性特征的集合,包括动机、特质、自我概念、态度、价值、技能等要素。它是人力资源的高端管理方式,是人力资源管理的重要延伸方向。胜任素质模型的建立一般采用工作胜任能力评估法,先对既定职位进行全面分析,确定高绩效模范员工的绩效标准,再对高绩效员工进行分析和比较,建立起初步的胜任素质模型并对其进行验证,保证它的有效性。基于胜任素质的招聘能够吸引那些具备了很难或无法通过培训与开发获取的个体特征的招聘者,使甄选过程更加有效,有助于提高组织的绩效水平。

(二)岗位配置

1.岗位设置原则

(1)按需设岗、因事设岗、因岗设人:岗位设置则是根据工作设置的,这就是按需设岗、因事设岗原则。医院内的岗位设置既要着眼于现实,又要着眼于未来发展,按照医院各部门的职责范围来划定岗位,然后根据工作岗位的需要配置相应人员,尽量做到人岗匹配,人尽其才。

(2)合理结构:岗位设置需要动静结合,对基础性的工作岗位宜采用静态分析,对变化较频繁的岗位,宜采用动态分析。

岗位设置的一项基本任务就是保证每个岗位工作量的饱满和有效劳动时间的充分利用。尽可能使工作定额和岗位定量科学合理化。

2.岗位设置流程

任何医院在运行过程中总会出现各种问题,这些问题可能是由于组织结构设计不合理造成的,也可能是由于部门或岗位设置不完善。为了解决运行中的这些问题,管理人员就需要对组织架构、部门岗位及互相关系进行调整或重新设置,首先需要对医院任务进行确定,包括内外环境分析、医院定位分析和任务分析;其次是确定任务部门,分析并改进业务流程,设计组织架构,确定部门工作任务;最后是岗位工作任务的确定阶段,设计部门内的岗位,界定岗位工作。

编制工作说明书是岗位设置的基础,而工作说明书建立在工作分析的基础上。工作说明书包括工作描述和工作规范,工作描述主要涉及工作执行者实际在做什么、如何做及在什么条件下做的,而工作规范说明工作执行人员为了圆满完成工作所必须具备的知识、技术、能力等要求。

工作描述主要包括工作名称、工作身份、工作目的、工作关系、工作职责、工作权限、绩效标准、工作环境等,其中工作职责在工作名称、身份、目的的基础上对职位内容加以细化,是工作描述的主体。

工作规范则是指任职者要胜任该项工作必须具备的资格和条件,它关注的是完成工作任务所需要的人的特质,一般包括身体素质、教育程度、知识、工作技能、心理品质、经历和道德等要求。

明确的工作描述与合理的工作规范所组成的工作说明书才能做好岗位设置。

(三)人才激励政策

1.人才引进的标准和待遇

引进的人才必须满足以下基本条件:①坚持四项基本原则,热爱卫生事业,具有良好的思想品质和职业道德;②掌握国内外本学科的最新发展动态,对学科建设和学术研究有创新性构思;③具有严谨的学术作风和团结协作、敬业奉献精神;④身体健康,具有与岗位需求所对应的学历和职称。

由于各医院所处地域、专业类别、人才需求的不同,很难有统一的人才引进标准。各医院应该根据自身的实际情况、业务特点,制订符合自身发展需求的人才引进要求和待遇标准,并为引进人才做好服务和管理工作。

2.引进人才的管理及追踪考核评估

(1)人才引进工作由人力资源处牵头,相关职能管理部门参加。定期分析医院各科梯队建设情况,制订人才引进规划,加强横向联系,拓宽引进高级卫生人才的渠道。

(2)对引进人才制订跟踪、评估体系,由人力资源处等职能管理部门分头负责考核。具体职责分工如下。①科研、教学管理部门:侧重考核引进人才的科研教育能力,包括其课题、论文的数量、质量、级别,外语水平,学术地位等。重点考核其基础知识广度、专业知识深度、知识更新程度及信息掌握能力。②医疗、护理部门:侧重考核引进人才的临床业务能力,包括其解决疑难杂症能力、较复杂的手术技能,重点考核其在本专业领域中专业技术的竞争力、影响力、创造力,能否站在该学科发展的前沿。③党办、监察审计等部门:侧重考核引进人才的医德医风,精神文明,包括其事业心、团队精神、廉洁行医、服务意识。④人力资源处:侧重对引进人才考核的综合归纳分析,具体组织引进人才考核工作,包括计划、督办、总结等。

(3)引进人员入院工作满半年后,由人力资源处会同相关部门对其个人条件及入院后工作表现和业绩进行审核;并将审核情况报党政联席会议,由会议讨论决定是否发放引进费用及具体发放额度。

(4)由院领导和引进人才谈话,告知党政联席会议讨论结果。医院与引进的人才签订引进人才聘用合同补充协议书,约定一定年限的服务期。

(5)原则上医院每年召开一次学术委员会专题会议,对引进的人才进行追踪考评。考评主要侧重综合素质、团队协作、学术水平等方面,评估结果报党政联席会议审核。如达不到岗位职责要求或是有违纪违规行为,医院有权解除聘用合同,并按协议约定要求本人退赔相关费用。

3.PI 管理

为加快推进医学科研国际化的步伐,可以根据医院学科专业建设与师资队伍发展规划,依托院内特色学科,有计划、有重点地引进与聘请海外高水平、有较大影响力的学科带头人,实施海外特聘人才系列项目,以提高医院学科建设水平和人才培养质量。

"海外特聘人才系列"项目需坚持公开、公正、公平、择优录用的原则和坚持扶特、扶需、扶强,重点支持优先发展的原则。

根据入选标准和工作要求的不同,可分为特聘教授、顾问教授、兼聘 PI 等类别。原则上医院全部专业学科均可申请本项目的资助,但医院依托并鼓励重中之重学科、重点学科、新兴学科、交叉学科等领域积极申报。申报学科应满足以下条件。

(1)应掌握相关学科或专业领域的世界发展状况和趋势。

(2)应与拟聘请的专家或学者已有一定的合作关系或交流基础。

(3)应对拟聘请的专家或学者来华工作有明确的学术目标,并有详细的科研工作安排。

(4)学科、专业本身应具有较强的软、硬件优势,能够获取相关的配套经费支持。

三、培训与规划

(一)员工培训

为了鼓励员工保持或提高当前或未来的工作绩效,对与之相关的员工的知识、技能、行为、态度做出系统性的计划活动,称之为员工培训开发。

1999年底世界银行《21世纪中国教育战略目标》归纳了21世纪的基本特征——科技的迅速变化、经济开放与竞争及以知识为基础的产业发展。在这样的时代背景下,人员培训开发在组织发展中无疑越来越有举足轻重的作用。

培训和开发虽然经常作为一个概念使用,但二者依然有着一些区别。培训更侧重于教授员工为了完成当前的工作而需要的知识技能,而开发着眼于更长远的目标,希望员工将来能胜任工作或能长期保持合格绩效。

1.培训计划的制订

培训工作的起点是培训需求分析,培训需求分析就是员工培训开发的主体部门,在组织内部各方配合的情况下,确定目标绩效与现有绩效水平之间的差距,收集和分析与之相关的信息,寻找产生这些差距的原因,从源头中找到那些能够通过培训开发解决的员工问题,为进一步开展培训活动提供依据。

在完成了所有需要的培训需求分析后,就能够制订培训计划了,而培训计划制订的第一步就是确定培训目标,培训目标是确定培训内容和评估培训效果的依据。培训计划是针对培训目标,对培训过程中所涉及的时间、地点、培训者、受培训者、培训内容、培训方式等进行预先的设想并按照一定的顺序排列后的设计方案。

2.培训指导与实施

在培训计划的制订与实施过程中,培训的深度与广度都是受到培训预算的约束的,在确定培训预算时,要考虑培训的实际需求和经费支持的可能性。

在大多数情况下,培训经费的使用都不采取绝对平均的分配方式,依据员工任务、工作的重要度与紧急度,或是员工自身质素等考量因素,组织一般将70%左右的培训经费用于30%的员工身上,更有甚者会将80%左右的培训经费用于20%的员工身上。事实上,很多组织的培训预算费用是偏向组织的高层和骨干的,因为这些核心人才更能影响组织的未来发展。为了保证培训效果,培训场所的选择需要满足一些基本的物质条件,首先是排除干扰,使受训者能集中精力完成培训;其次是场地设备的有效功能需要确保。

3.培训质量与效果评估

培训效果评估是培训工作的重要环节,对于培训项目的发起者、组织者、培训者、受训者都有实践意义,因此培训效果评估环节不该被忽略。

(二)职业生涯开发

1.职称晋升与聘任

职业生涯是个人生命周期中的与职业或工作有关的经历,是个体生命质量和价值的重要体现。医院应该根据国家人力资源和社会保障部及各省市相关文件精神,结合医院实际情况,制订职称聘任实施方案,帮助员工规划其职业生涯。

(1)总则:医院对卫生专业技术人员实行专业技术职称聘任制。根据《事业单位岗位设置管理实施办法》的要求,确立高、中、初级专业技术职务的岗位和结构比例,明确不同的岗位责任、权限、任职条件和任职期限。

聘任原则：①以人员编制、岗位职数为依据；②与日常表现及考核结果相结合，坚持标准，择优聘任，宁缺毋滥；③注重医、教、研综合能力和学历结构合理；④逐级聘任。

(2)组织机构及职责：①医院成立考核聘任领导小组，由医院党政领导组成，主要职责为审定岗位设置、聘任工作实施办法及考核聘任情况；②考核聘任工作主要由院、科两级考核小组组成，高级专业技术岗位的聘任由院级考核小组负责；中级职称及以下人员由科室组织考核。护理中级职称及以下人员由护理部组织考核。

院级考核小组由医院党政领导、学术委员会委员、相关职能处室负责人组成，主要职责为：①负责全院高级岗位的考核评议；②审议各级人员岗位考核评分标准；③审议中级及以下人员的考核结果；④受理岗位考核聘任中出现的意见、争议等问题。

科级考核小组由各科室行政正、副主任、支部书记、分工会主席组成，可以有护士长及科室职工代表参加，主要职责为：①负责所在科室中级及以下人员的岗位考核评议工作；②将考核结果及拟聘任情况报院级考核小组审定。

(3)受聘人员的基本条件：①遵守医院规章制度；②具有良好的医德医风和行为规范；③具有履行岗位职责的业务技术水平和解决实际问题的能力；④受聘担任卫生专业技术职务，应具有相应的卫生专业技术职务任职资格。

(4)聘任的形式：分为新聘、续聘、高职低聘、低职高聘(内聘)、特聘等。①新聘：取得相应的任职资格而未经聘任者。②续聘：原已聘任在相应任职资格的岗位，经考核合格，继续聘任在该岗位者。③高职低聘：因科室岗位编制数所限而低聘的；经考核不能胜任原岗位职责而低聘的；因违反医院规章制度给医院造成一定损失而低聘的。④低职高聘(内聘)：仅限在医疗一线岗位工作的卫生系列专业技术职称聘任中实施，必须是医疗、教学、科研及学科建设发展急需补充的专业技术人员。⑤特聘：因科室岗位编制数所限，但聘任考核为优秀者，由院部予以特聘。

(5)聘任程序。①信息公布：医院公布各部门的岗位、职数、岗位职责、聘任条件、聘任年限。②个人申报：应聘者根据自身的条件、任职资格，提出岗位申请，并填写岗位申请表，提供相关申报材料。③考核评议：职能处室汇总日常考核材料，由院、科级考核小组参照《岗位考核评分标准》，对被考核者的医、教、研、精神文明进行考核并综合评出 A、B、C、D 4 个档次，按科室派出同级人员名次顺序及是否聘任意见。④考核结果审议：院级考核小组负责审议各级人员考核结果，由考核聘任领导小组集体讨论确定拟聘人员。⑤聘前公示：对拟聘人员在院内进行聘前公示 7 d。⑥签订岗位聘用合同书：由人力资源处统一与拟聘人员签订正式岗位聘用合同书。

(6)聘任管理。①聘任权限：正高级职称由院长聘任；副高级职称由院长与科行政主任共同聘任；中级职称及以下人员由科行政主任聘任；聘任后名单汇总人力资源处备案；院长对上述聘任有行政否决权。②聘任考核：聘任考核分为日常考核、年度考核和任期考核。年度考核为每年一次，任期考核一般为两年一次；考核结果分为优秀、合格、基本合格、不合格四个等次，考核结果记入专业技术人员考绩档案，作为晋升、续聘、低聘、解聘的重要依据；日常考核分为医疗质量、科研教育、医德医风、精神文明等，由所在科、部门和相关职能处室负责。③聘后待遇：受聘人员按所聘任职务，享受相应待遇；受聘人员"高职低聘"后，其岗位工资按实际聘任的岗位重新核定；因岗位职数所限而低聘的人员(据法定退休年龄不足 2 年)，考核合格，原执行的工资标准不变；内聘人员待遇根据医院相关文件规定执行。

2.内部聘任

为加强医院人才队伍建设,充分调动专业技术人员的积极性和创造性,对于一些在医疗、教学、科研及学科建设发展急需补充的专业技术人员,由于年限等原因没有达到一定职称的聘任标准,但是确有真才实学、业绩突出,医院应该创造条件帮助他们提前聘任到相应的岗位,鼓励他们为医院发展作贡献。

(1)聘任标准:各医院可根据本院人才队伍实际情况和特点自行制订内部聘任标准,其中医教研工作业绩标准一般应该高于常规的聘任标准。

(2)申报及聘任程序:①个人申请:对照申报条件,填写个人报名表。②科室考核推荐:科室根据申报者工作实绩,提出考核推荐意见。③相关职能部门审核申报者资质、条件。④院学术委员会评议:申报者进行述职,院学术委员会成员以无记名投票方式表决。出席成员应不低于院学术委员会成员总数的 2/3,申报者获得实际到会人数 2/3 赞成票者为评议通过。⑤聘前公示:对拟聘人员名单在院内公示 5 个工作日。⑥医院发文正式聘任。

(3)聘期及待遇:聘期原则上一个聘期两年。内聘人员在聘期内,可对外使用内聘职称从事医疗、教学、科研及学科建设工作,同时应自觉履行岗位职责,接受岗位考核。聘期内按照内聘职称兑现工资,并可正常申报高一级职称。

3.聘后考核及分流

为了激励专业技术人员不断学习、提高业务能力,医院可以定期开展聘后考核工作,做到优胜劣汰,避免一聘定终身的现象。考核可以设定临床、科研、教学等多维度指标,根据最后考评分数确定 A、B、C、D 4 档。前 3 档人员可以在原岗位继续聘任,D 档人员可能难以胜任目前的岗位要求,根据其实际情况给予低聘或分流安置。

分流可以在医院内部科室间安排,也可以在集团医院之间流动。分流的目的不是弃之不顾,而是希望他客观看待自身能力,帮助他找到合适的岗位,做到人岗匹配。

(三)各类人才培养项目申报

为了加快人才培养,从国家到各省市及相关行政部门,都设立了多样的人才培养项目。人才培养项目获得的数量和等级体现了医院的综合竞争力。

除了国家、省市级项目,医院还可为业绩突出的工作人员设置"特殊贡献特殊津贴"项目,依据"多劳多得、优劳优得"的原则,评选指标包括医、教、研、社会影响等各方面,一年评选一次。由人力资源处会同医务、教学、科研等部门共同打分,结果提交学术委员会审议决定。

(四)干部管理

1.中层干部届满考核与换届工作方案

(1)指导思想:根据《党政领导干部选拔任用工作条例》等相关文件精神为依据,围绕医院转型发展、和谐发展的目标,深化干部人事制度改革,按照公开、公平、公正、择优和任人唯贤、德才兼备、群众公认、注重实绩的原则,通过民主测评、民主推荐、个人自荐、竞争上岗、组织考察和公示任命有机结合的程序,建立有效的干部管理、监督、竞聘、激励和保障机制,努力建设一支团结进取、求真务实、开拓创新、勤政廉洁的中层干部队伍,为医院建设和发展提供坚强的组织保证。

(2)基本原则:①坚持党管干部原则和民主集中制原则。认真贯彻干部队伍德才兼备的标准,严格执行《党政领导干部选拔任用工作条例》,增加工作的透明度,做到公开、公正、公平,把政治坚定、实绩突出、群众公认的干部选拔到中层干部队伍中来。②坚持中层干部全面换届与岗位交流相结合的原则。注重干部轮岗交流工作,尤其在职能部门之间进行适当轮岗交流,逐步形成干部多岗位锻炼的管理机制。③换届工作与业绩考核相结合的原则。在换届中,要注重干部的工作业绩。对工作实绩突出,群众满意度高的干部作为提拔、任用的重要依据;对工作实绩不突出、群众评价不高者,不仅不能提拔任用,且应进行诫勉谈话,查找问题,限期整改;经核实确实存在问题的,经院党政联席会研究确认,根据实际情况降职使用或免除现任职务;在考核换届过程中发现有违法违纪问题的,交由纪检监察部门查处。

(3)有关规定:①换届涉及的中层干部是医院各职能部门、临床医技部门正副职干部。医院各党支部书记、工会和共青团等部门的负责人任期届满后,按照各自的章程进行换届选举,不列入考核竞聘范围。②在同一岗位任满2届的职能部门中层干部可考虑轮岗交流。③中层干部每届任期为2~3年。④换届调整范围内的中层干部进行统一述职考核,述职考核成绩为优秀或称职的,且本人符合继续任职条件并有继续任现职意愿的,予以续聘;述职考核为基本称职或不称职者,将通过公开选拔产生新的继任者;机构或干部职数有调整的岗位均采用公开选拔,竞聘上岗方式产生。⑤在讨论干部任免、调动或在考察干部工作中涉及本人及其亲属的,本人必须回避。

(4)职位和职数:坚持科学合理、精简高效的原则,严格控制机构和职数。①根据形势发展要求和医院实际,医院内设临床医技科室、职能部门、教研室、党支部、工青妇群团组织五类机构;②结合各部门工作职责、科室规模等因素,科学、合理设置职能部门、临床医技科室干部职数。

(5)干部选拔条件。

基本条件:①具有履行职责所应具备的政策和理论水平,认真贯彻执行党的路线、方针,在政治上、思想上、行动上与党中央保持一致;②坚持和维护党的民主集中制,有民主作风和全局观念,服从医院党政统一领导,善于集中正确意见,善于团结同志;③坚持解放思想、实事求是、开拓创新,认真调查研究,讲实话、办实事、求实效;④有事业心和责任感,具有胜任岗位工作的组织管理能力、文化水平和专业知识,有较强的沟通和协调能力;⑤清正廉洁、遵纪守法、作风正派,自觉接受群众的批评和监督;⑥身体健康,精力充沛。临床专业人员从事行政管理工作,必须保证80%以上的工作时间从事管理工作。

资格要求:①新提拔的职能部门中层干部应具有一定学历(学位)要求、职称要求和年龄要求;②临床医技科室中层干部应具有本科及以上学历、相应职称。新提拔的临床医技科室中层干部原则上应具有更高的学历(学位)要求、职称要求,二级以上医院正职原则上应具有正高级职称;③职能部门正职干部应具有副职岗位工作经历,副职干部应具有一定的工作经历;④岗位需要,且工作业绩特别突出者,可根据实际情况,酌情放宽有关资质要求;⑤年龄要求能任满一届(2年)。

(6)工作程序和步骤:成立中层干部届满考核与换届工作领导小组及工作小组,负责制订实施方案并组织实施。通过公告栏、院周会等途径公布工作启动的通知,并就此次调整的工作程序和时间节点进行说明。

届满考核和换届工作共分两个阶段进行。第一阶段是述职考核阶段;第二阶段是选拔竞聘阶段。

(7)工作要求:①中层干部届满考核与换届工作是一件重要而严肃的工作,各部门要树立大局意识和全局观念,严格遵守组织纪律,严禁违规用人,确保换届工作风清气正。②中层干部换届调整工作,必须在核定的中层干部职数内进行。对无人报名或虽有人报名但无合适人选的岗位,可根据工作需要进行统筹调配,无合适人选的岗位可暂时空缺。③凡在外出差、学习或因其他原因不在院内的人员,由其所在科室负责将换届工作的精神及时传达到本人。④在竞聘工作进行期间,所有干部必须坚守岗位、履行职责。竞聘上岗的新任干部和交流(或离任)的干部,应在聘任文件发布后一周内完成交接工作。⑤按照上级规定,重要部门的中层干部离岗实行经济审计,由监察审计部门根据有关规定负责组织实施。⑥医院实行中层干部任期目标管理。受聘的中层干部须在任职决定宣布后的一个月内,提出新的任期目标。医院将编制并签署中层干部任期目标责任书和廉政责任书,并接受公开监督。

2.医院中层干部年度绩效考核

为进一步加强干部队伍建设,激发中层干部的积极性、主动性和创造性,提高执行力,提升医院管理水平,对中层干部实行年度绩效考核

四、劳动关系管理

(一)医院用工中可能涉及的相关法律规定及操作规范

1.双方协商一致解除合同

《劳动合同法》第三十六条规定,用人单位与劳动者协商一致,可以解除劳动合同。如果甲乙双方不愿意继续保持劳动关系,共同提出解除劳动关系,或一方不愿意保持这种关系,另一方同意,双方协商一致,则可以解除劳动关系。

2.员工单方面解除劳动合同

《劳动合同法》第三十七条规定,劳动者提前三十天以书面形式通知用人单位,可以解除劳动合同。劳动者在试用期内提前三天通知用人单位,可以解除劳动合同。

《劳动合同法》第三十八条规定,用人单位有下列情形之一的,劳动者可以解除劳动合同:①未按照劳动合同约定提供劳动保护或者劳动条件的;②未及时足额支付劳动报酬的;③未依法为劳动者缴纳社会保险费的;④用人单位的规章制度违反法律、法规的规定,损害劳动者权益的;⑤因本法第二十六条第一款规定的情形致使劳动合同无效的;⑥法律、行政法规规定劳动者可以解除劳动合同的其他情形。用人单位以暴力、威胁或者非法限制人身自由的手段强迫劳动者劳动的,或者用人单位违章指挥、强令冒险作业危及劳动者人身安全的,劳动者可以立即解除劳动合同,不需事先告知用人单位。

3.用人单位单方面解除合同

《劳动合同法》第三十九条规定,劳动者有下列情形之一的,用人单位可以解除劳动合同:①在试用期间被证明不符合录用条件的;②严重违反用人单位的规章制度的;③严重失职,营私舞弊,给用人单位造成重大损害的;④劳动者同时与其他用人单位建立劳动关系,对完成本单位的工作任务造成严重影响,或者经用人单位提出,拒不改正的;⑤因本法第二十六条第一款第一项规定的情形致使劳动合同无效的;⑥被依法追究刑事责任的。

《劳动合同法》第四十条规定,有下列情形之一的,用人单位提前三十天以书面形式通知劳动者本人或者额外支付劳动者一个月工资后,可以解除劳动合同:①劳动者患病或者非因工负伤,在规定的医疗期满后不能从事原工作,也不能从事由用人单位另行安排的工作的;②劳动者不能胜任工作,经过培训或者调整工作岗位,仍不能胜任工作的;③劳动合同订立时所依据的客观情况发生重大变化,致使劳动合同无法履行,经用人单位与劳动者协商,未能就变更劳动合同内容达成协议的。

《劳动合同法》第四十六条规定,有下列情形之一的,用人单位应当向劳动者支付经济补偿:

①劳动者依照本法第三十八条规定解除劳动合同的;②用人单位依照本法第三十六条规定向劳动者提出解除劳动合同并与劳动者协商一致解除劳动合同的;③用人单位依照本法第四十条规定解除劳动合同的;④用人单位依照本法第四十一条第一款规定解除劳动合同的;⑤除用人单位维持或者提高劳动合同约定条件续订劳动合同,劳动者不同意续订的情形外,依照本法第四十四条第一项规定终止固定期限劳动合同的;⑥依照本法第四十四条第四项、第五项规定终止劳动合同的;⑦法律、行政法规规定的其他情形。《劳动合同法》第四十七条规定:经济补偿根据劳动者在本单位工作的年限,按每满一年支付一个月工资的标准向劳动者支付。六个月以上不满一年的,按一年计算;不满六个月的,向劳动者支付半个月工资的经济补偿。劳动者月工资高于用人单位所在直辖市、设区的市级人民政府公布的本地区上年度职工月平均工资三倍的,向其支付经济补偿的标准按职工月平均工资三倍的数额支付,向其支付经济补偿的年限最高不超过十二年。本条所称月工资是指劳动者在劳动合同解除或者终止前十二个月的平均工资。

4.用人单位不得解除合同的情形

《劳动合同法》第四十二条规定,劳动者有下列情形之一的,用人单位不得依照本法第四十条、第四十一条的规定解除劳动合同:①从事接触职业病危害作业的劳动者未进行离岗前职业健康检查,或者疑似职业病患者在诊断或者医学观察期间的;②在本单位患职业病或者因工负伤并被确认丧失或者部分丧失劳动能力的;③患病或者非因工负伤,在规定的医疗期内的;④女职工在孕期、产期、哺乳期的;⑤在本单位连续工作满十五年,且距法定退休年龄不足五年的;⑥法律、行政法规规定的其他情形。

5.劳动合同的终止

劳动合同终止是指劳动合同期限届满或双方当事人主体资格消失,合同规定的权利义务即行消灭的制度。《劳动合同法》第四十四条规定,有下列情形之一的,劳动合同终止:①劳动合同期满的;②劳动者开始依法享受基本养老保险待遇的;③劳动者死亡,或者被人民法院宣告死亡或者宣告失踪的;④用人单位被依法宣告破产的;⑤用人单位被吊销营业执照、责令关闭、撤销或者用人单位决定提前解散的;⑥法律、行政法规规定的其他情形。

(二)各类人员的劳动关系处理

1.在编人员

聘用人员和医院签订事业单位聘用合同,由医院直接管理,属于事业编制人员。

2.非在编人员

聘用人员和人才派遣公司签订劳动合同,由派遣公司和医院共同管理。事业单位人员适用《事业单位人事管理条例》,如果该条例未涉及的,则适用《劳动合同法》或其他相关法律。

(三)员工奖惩

奖励和惩罚是员工纪律管理不可缺少的方法。奖励属于积极性的激励诱因,是对员工某项工作成果的肯定,旨在利用员工的荣誉感发挥其负责尽职的潜能;惩罚则是消极的诱因,是利用人的畏惧感促使其不敢实施违规行为。充分调动管理者和广大员工的工作积极性是现代组织管理的一项重要任务。激励是持续激发动机的心理过程,是推动人持续努力朝着一定方向和水平从事某种活动的过程。激励的水平越高,管理对象完成目标的努力程度就越高。依据坎贝尔和邓内特的观点,将激励理论划分为两大类:内容型激励理论和过程型激励理论。

内容型激励理论包括马斯洛的需要层次理论,即人有五种不同层次的基本需要——生理需要、安全需要、社交需要、尊重需要和自我实现需要;麦克利兰的成就需要理论——人在生理需要得到满足后只有三种需要：权力需要、归属需要、成就需要；赫茨伯格的双因素理论——工作中存在两种因素，保健因素和激励因素，保健因素对人没有激励作用，但是能够维持员工积极性，当保健因素得不到满足时，员工感到不满意，保健因素得到满足时，员工没有不满意，当激励因素没有保证时，员工不会感到满意，而当激励因素被满足时，就会使员工感到满意并受到激励。

过程型激励理论中则有弗隆的期望理论，激励力量＝效价×期望值，其中激励力量是指调动个体积极性的强度，效价指所要达到的目标对于满足个人需要来说具有的价值和重要性，而期望是指主观上对于努力能够使任务完成的可能性的预期，二者任何一项接近于零时，激励力量都会急剧下降；亚当斯的公平理论则是"个人对自身报酬的感觉/个人对自身投入的感觉＝个人对他人报酬的感觉/个人对他人投入的感觉"，使我们看到了公平与报酬之间的独特性与复杂性。医院每年可进行优秀员工、优秀党员、优秀带教老师、优秀科研工作者等多项先进评选，以表彰先进、激励更广大职工共同努力，为医院发展作贡献。

在激励的同时，医院也应该有严格的规章制度约束员工，对于不合格的人员及时清退，比如，连续两次执业资格考试不合格人员，医院有权解除合同，以此保障员工队伍的质量。

（刘春红）

第三节　医院人力资源的分级、分类管理

随着社会的进步和科学技术的不断发展，人们对卫生服务方面的需求也在逐步提高，医院的医疗活动与医院管理的内容和范围也日益丰富和拓展，对医院人员发展与管理提出更高的要求。

一、医院人力资源的构成类别及等级

（一）医院人力资源岗位类别

《中共中央国务院关于进一步加强人才工作的决定》和《国务院办公厅转发人事部关于在事业单位试行人员聘用制度意见的通知》要求，在事业单位推行聘用制度和岗位管理制度。试行事业单位岗位设置管理制度，是推进事业单位分类改革的需要，是深化事业单位人事制度改革的需要，也是改革事业单位工作人员收入分配制度的紧迫要求，对于事业单位转换用人机制，实现由身份管理向岗位管理的转变，调动事业单位各类人员的积极性、创造性，促进社会公益事业的发展，具有十分重要的意义。

卫生事业单位岗位分为管理岗位、专业技术岗位、工勤技能岗位三种类别。三种类别的岗位结构比例，根据其社会功能、职责任务、工作需要和人员结构特点等因素综合确定。专业技术岗位为主体岗位，主体岗位之外的其他两类岗位，应保持相对合理的结构比例。具体结构比例为：管理岗位占单位岗位总量的10%左右；专业技术岗位一般不低于单位岗位总量的80%；工勤技能岗位一般不超过单位岗位总量的10%。医院人力资源构成相应分为三类：管理人员、专业技术人员、工勤人员。

1.管理人员

管理岗位指担负领导职责或管理任务的工作岗位。管理岗位的设置要适应医院管理体制、运行机制、增强单位运转效能、提高工作效率、提升管理水平的需要。

管理人员指担负领导职务或主要从事管理工作的人员,包括医院党政领导班子成员和职能部门、处室工作人员。党群管理包括党委办公室、总支、支部、工会、共青团、妇女工作、宣传、统战、纪检、监察等部门专职工作人员。行政管理包括院长办公室、人力资源处(科)、医务处(科)、护理部、科教处(科)、门诊办公室、规划财务处(科)、信息统计、安全保卫、总务后勤、医学工程等方面的管理人员。

2.专业技术人员

专业技术岗位指从事专业技术工作,具有相应专业技术水平和能力要求的工作岗位。专业技术岗位的设置要符合专业技术工作的规律和特点,适应发展社会公益事业与提高专业水平的需要。医院专业技术岗位按工作性质和岗位数量分为卫生专业技术岗位和辅助系列(其他)专业技术岗位。

(1)卫生专业技术岗位:卫生专业技术人员是医院的主体,是实现医院功能、完成医疗任务的基本力量。根据专业性质,卫生专业技术人员分为医、护、药、技四类。医,是指依法取得执业医师资格或者执业助理医师资格,经注册在医院执业的各级医师,包括临床科室和其他相关科室有执业资格的医师;护,是指经执业注册取得护士执业证书,依法从事护理活动的各级护理人员。药,是指医院的药剂人员,包括各级中药、西药师。技,包括临床检验、理疗、影像、营养、病理等科室以技能操作为主的卫生技术人员。

(2)辅助系列(其他)专业技术人员:辅助系列(其他)专业技术人员是指医院内以从事其他非卫生专业技术工作的工程技术、医疗器械修配、科研、教学、财会统计、审计、图书及档案等工作的专业技术人员。

3.工勤技能人员

工勤技能岗位指承担技能操作和维护、后勤保障、服务等职责的工作岗位。工勤技能岗位的设置要适应提高操作维护技能,提升服务水平的要求,满足单位业务工作的实际需要。

按照事业单位改革方向,后勤服务等工作应逐步实现社会化,已经实现社会化服务的一般性劳务工作,不再设置相应的工勤岗位。

(二)医院人力资源岗位等级设置

根据岗位性质、职责任务和履职条件,对医院管理岗位、专业技术岗位、工勤技能岗位分别划分通用的岗位等级。管理岗位分为10个等级,即一至十级职员岗位。专业技术岗位分为13个等级,包括高级岗位、中级岗位和初级岗位。高级岗位分7个等级,即一至七级;中级岗位分3个等级,即八至十级;初级岗位分3个等级,即十一至十三级。工勤技能岗位包括技术工岗位和普通工岗位,其中技术工岗位分为5个等级,即一至五级。普通工岗位不分等级。另外,根据医院实际需要,按照规定的程序和管理权限可以确定特设岗位的等级。

1.管理人员

卫生事业单位管理岗位名称使用干部人事管理部门聘用(聘任、任命)的职务名称。管理岗位的最高等级和结构比例根据事业单位的规格、规模、人员编制和隶属关系,按照干部人事管理有关规定和权限确定。管理岗位实行职员制,分为10个等级。省以下卫生事业单位管理岗位分为8个等级,按现有厅级正职、厅级副职、处级正职、处级副职、科级正职、科级副职、科员、办事员依次分别对应管理岗位三至十级职员岗位。不同职级的职员根据不同工作年限获得相应的职务等级工资。

2.专业技术人员

专业技术岗位的最高等级和结构比例按照事业单位的功能、规格、隶属关系和专业技术水平等因素,根据现行专业技术职务管理有关规定和行业岗位结构比例指导标准确定。专业技术岗位分为 13 个等级。其中高级岗位分为一至七级。正高级专业技术岗位包括一至四级,副高级岗位包括五至七级;中级岗位八至十级;初级岗位十一至十三级,十三级是员级岗位。卫生专业技术岗位设置数量一般不低于专业技术岗位设置总量的 80%。

(1)卫生专业技术人员:①正高级卫生专业技术岗位名称为特级主任医(药、护、技)师岗位、一级主任医(药、护、技)师岗位、二级主任医(药、护、技)师岗位、三级主任医(药、护、技)师岗位,分别对应一至四级专业技术岗位。②副高级卫生专业技术岗位名称为一级副主任医(药、护、技)师岗位、二级副主任医(药、护、技)师岗位、三级副主任医(药、护、技)师岗位,分别对应五至七级专业技术岗位。③中级卫生专业技术岗位名称为一级主治(主管)医(药、护、技)师岗位、二级主治(主管)医(药、护、技)师岗位、三级主治(主管)医(药、护、技)师岗位,分别对应八至十级专业技术岗位。④初级卫生专业技术岗位名称为一级医(药、护、技)师岗位、二级医(药、护、技)师岗位和医(药、护、技)士岗位,分别对应十一至十三级专业技术岗位。

(2)辅助系列专业技术人员:辅助系列专业技术岗位名称已在印发的事业单位岗位设置结构比例行业指导标准中明确的,按照相应规定确定;没有明确的,岗位名称参照卫生系列岗位名称格式确定。

3.工勤技能人员

工勤技能岗位的最高等级和结构比例按照岗位等级规范、技能水平和工作需要确定。工勤技能岗位包括技术工岗位和普通工岗位,其中技术工岗位分为 5 个等级,即一至五级,依次分别对应高级技师、技师、高级工、中级工、初级工。普通工岗位不分等级。

二、专业技术人员管理

医院专业技术人员包括卫生专业技术人员和其他专业技术人员。医院的人员构成中,卫生专业技术人员包括医、药、护、技四类,是完成医疗、预防、保健任务的主要力量,占医院人员的 80% 以上,这支队伍建设的好坏直接关系医院医疗服务质量、核心竞争力形成及医院发展的成败。医院管理者应结合医院实际情况,加强医院卫生专业技术人员的管理,提高队伍的整体素质和竞争力。

(一)医院专业技术人员任职条件

医院专业技术岗位的基本任职条件按照现行专业技术职务评聘有关规定执行。其中高、中、初各级内部不同等级岗位的条件,由单位主管部门和事业单位按照有关规定和本行业、本单位岗位需要、职责任务和任职条件等因素综合确定。实行职业资格准入控制的专业技术岗位,还应包括准入控制的要求。

1.政治条件

热爱祖国,拥护中国共产党的领导和社会主义制度,遵守宪法和法律,贯彻执行党的路线、方针、政策和卫生工作方针,恪守职业道德,认真履行岗位职责,积极承担并完成本职工作任务,全心全意为人民服务,为社会主义卫生事业作出积极贡献。

2.卫生专业技术人员业务条件

(1)医(药、护、技)士。①具备规定学历、资历,中专毕业见习一年期满;②了解本专业基础理论和基本知识,具有一定的基本技能;③在上级卫生技术人员指导下,能胜任本专业一般技术工作;④经考核,能完成本职工作任务并通过全国中初级卫生专业技术资格考试。

(2)医(药、护、技)师。①具备规定学历和任职年限:中专毕业,从事医(药、护、技)士工作5年以上,经考核能胜任医(药、护、技)师职务;大学专科毕业,见习一年期满后,从事专业技术工作2年以上;大学本科毕业,见习一年期满;研究生班结业或取得硕士学位者。②熟悉本专业基础理论和基本知识,具有一定的基本技能。③能独立处理本专业常见病或有关的专业技术问题。④借助工具书,能阅读一种外文或医古文的专业书刊。⑤经考核能胜任医(药、护、技)师职务并通过全国中初级卫生专业技术资格考试。

(3)主治(管)医(药、护、技)师。①具备规定学历和任职年限:取得相应专业中专学历,受聘担任医(药、护、技)师职务满7年;取得相应专业大专学历,从事医(药、护、技)师工作满6年;取得相应专业本科学历,从事医(药、护、技)师工作满4年;取得相应专业硕士学位,从事医(药、护、技)师工作满2年;取得相应专业博士学位。②具有本专业基础理论和较系统的专业知识,熟悉国内本专业先进技术并能在实际工作中应用。③具有较丰富的临床和技术工作经验,以熟练地掌握本专业技术操作,处理较复杂的专业技术问题,能对下级卫生技术人员进行业务指导。④在临床或技术工作中取得较好成绩,从事医(药、护、技)师工作以来,发表具有一定水平的科学论文或经验总结等。⑤能比较顺利地阅读一种外文或医古文的专业书刊,经考试合格。⑥通过全国中初级卫生专业技术资格考试。

(4)副主任医(药、护、技)师。①具备规定学历和任职年限:具有大学本科以上(含大学本科)学历,从事主治(主管)医(药、护、技)师工作5年以上;取得博士学位,从事主治(主管)医(药、护、技)师工作2年以上。②具有本专业较系统的基础理论和专业知识,熟悉本专业国内外现状和发展趋势,能吸取最新科研成就并应用于实际工作。③工作成绩突出,具有较丰富的临床或技术工作经验,能解决本专业复杂疑难问题,从事主治(管)医(药、护、技)师工作以来,在省级以上刊物上发表过有较高水平的科学论文或经验总结等。④具有指导和组织本专业技术工作和科学研究的能力,并作出重要成绩。⑤能指导中级卫生技术人员的工作和学习。⑥能顺利地阅读一种外文或医古文专业书刊,经考试合格。

(5)主任医(药、护、技)师。①具备规定学历和任职年限:具有大学本科以上(含大学本科)学历,从事副主任医(药、护、技)师工作5年以上。②精通本专业基础理论和专业知识,掌握本专业国内外发展趋势,能根据国家需要和专业发展确定本专业工作和科学研究方向。③工作成绩突出,具有丰富的临床或技术工作经验,能解决复杂疑难的重大技术问题,从事副主任医(药、护、技)师工作以来,出版过医学专著,或在省级以上刊物上发表过有较高水平的论文或经验总结等。④为本专业的学术、技术带头人,能指导和组织本专业的全面业务技术工作。⑤具有培养专门人才的能力,在指导中级技术人员工作中作出突出成绩。⑥经考核,能熟练地阅读一种外文或医古文的专业书刊。

对虽不具备规定学历和任职年限,但确有真才实学,业务水平高、工作能力强、成绩突出、贡献卓著的卫生技术人员,可破格推荐晋升或聘任相应的卫生技术职务。

主任医(药、护、技)师中专业技术一级岗位是国家专设的特级岗位,其人员的确定按国家有关规定执行,任职应具有下列条件之一:①中国科学院院士、中国工程院院士;②在自然科学、工程技术、社会科学领域作出系统的、创造性的成就和重大贡献的专家、学者;③其他为国家作出重大贡献、享有盛誉、业内公认的一流人才。

主任医(药、护、技)师中专业技术二级岗位是省重点设置的专任岗位,不实行兼职。其任职应具有下列条件之一:①入选国家"百千万人才工程"国家级人选、享受国务院政府特殊津贴人员、国家和省有突出贡献的中青年专家;②省内自然科学、工程技术、社会科学等领域或行业的学术技术领军人物;③省级以上重点学科、研究室、实验室的学术技术带头人;④其他为全省经济和社会发展作出重大贡献、省内同行业公认的高层次专业技术人才。

3.辅助系列(其他)专业技术人员业务条件

辅助系列专业技术人员业务任职条件按照相应行业指导标准中规定确定,参见国家相应专业技术人员任职条件。

(二)医院卫生技术人员职务评聘管理

加强卫生专业技术职务评聘工作是卫生事业单位人事制度改革顺利实施的重要保障,是调整优化卫生专业技术人才结构的重要措施。

1.专业技术职务评聘分开制度

为进一步推进职称制度改革,加大卫生专业人才资源开发力度、努力营造鼓励优秀人才脱颖而出的良好氛围,建立健全竞争激励的用人机制。按照"个人申请、社会评价、单位使用、政府指导"的职称改革方向,在卫生行业实行专业技术资格评定(考试)与专业技术职务聘任分开的制度。卫生事业单位专业技术职务实行"评聘分开"是指专业技术职务任职资格的评定与专业技术职务聘任相分离,专业技术人员工资福利待遇按聘任的岗位(职位)确定。实行按岗聘任,在什么岗位便享受相应的待遇。

实行评聘分开制度后,专业技术人员可根据相应专业技术资格的条件,经过一定的程序、途径向相应评价、考试机构申报专业技术资格;单位根据专业技术职务岗位的需要,自主聘任具备相应资格的专业技术人员担任专业技术职务。专业技术人员获得的专业技术资格不与工资待遇挂钩,但可作为竞聘专业技术职务的依据之一;专业技术人员聘任专业技术职务后,可享受相应的工资待遇。

2.专业技术职务资格的获得

专业技术人员可通过以下途径获得专业技术资格。

(1)初定:未开展专业技术资格考试的系列,符合国家有关文件规定、并具有国家教育部门承认的正规全日制院校毕业学历且见习期满的人员,经所在单位考核合格后,初定相应级别的专业技术资格。

(2)评审:未开展专业技术资格考试的系列,符合国家及省有关文件规定条件的人员,经相应级别的专业技术资格评审委员会评审,获得相应级别的专业技术资格,并领取专业技术资格证书。

(3)考试:符合国家专业技术资格考试或卫生执业资格考试报考条件,参加考试并取得合格证书,获得相应级别的专业技术资格。

2000年人事部、卫生部联合下发了《关于加强卫生专业技术职务评聘工作的通知》,逐步推行卫生专业技术资格考试制度,卫生系列医、药、护、技各专业的初、中级专业技术资格逐步实行以考代评和与执业准入制度并轨的考试制度。高级专业技术资格采取考试和评审结合的办法取得。

2001年,人事部、卫生部印发了《临床医学专业技术资格考试暂行规定》《预防医学、全科医学、药学、护理、其他卫生技术等专业技术资格考试暂行规定》及《临床医学、预防医学、全科医学、药学、护理、其他卫生技术等专业技术资格考试实施办法》等文件,建立了初、中级卫生专业技术资格考试制度,初、中级卫生专业技术资格实行以考代评,通过参加全国统一考试取得。全国卫生专业技术资格考试于2001年正式实施,考试实行"五统一":全国统一组织、统一考试时间、统一考试大纲、统一考试命题、统一合格标准。考试科目分基础知识、相关专业知识、专业知识、专业实践能力4个科目进行。考试合格者颁发人事部和卫生部用印的卫生专业技术资格证书。

3.专业技术职务聘任

医院实行评聘分开应在科学、合理的岗位设置,制定专业技术职务岗位说明书、专业技术人员聘后管理及考核细则,建立专业技术职务聘任委员会的基础上进行。专业技术职务聘任委员会负责单位的专业技术职务聘任工作。

医院应在政府卫生、人事部门规定的专业技术职务岗位限额内,按照德才兼备、公平竞争的原则进行专业技术职务聘任工作,单位与受聘人员要签订聘任合同。对聘任上岗的专业技术人员,要按照岗位职责和合同规定的内容,定期进行考核。考核结果应及时归入专业技术人员档案,作为专业技术人员续聘专业技术职务的重要依据。

当前,卫生技术人员按技术职务可分为:高级技术职务,包括主任医(药、护、技)师、副主任医(药、护、技)师;中级技术职务,包括主治(管)医(药、护、技)师;初级技术职务,包括医(药、护、技)师、医(药、护、技)士。

(1)初级技术职务。①医师(士):临床医学专业初级资格的考试按照《中华人民共和国执业医师法》的有关规定执行。参加国家医师资格考试,取得执业助理医师资格,可聘任医士职务;取得执业医师资格,可聘任医师职务。②护师(士):2010年5月10日,卫生部、人力资源社会保障部联合出台《护士执业资格考试办法》,规定"具有护理、助产专业中专和大专学历的人员,参加护士执业资格考试并成绩合格,可取得护理初级(士)专业技术资格证书;护理初级(师)专业技术资格按照有关规定通过参加全国卫生专业技术资格考试取得。具有护理、助产专业本科以上学历的人员,参加护士执业资格考试并成绩合格,可以取得护理初级(士)专业技术资格证书;在达到《卫生技术人员职务试行条例》规定的护师专业技术职务任职资格年限后,可直接聘任护师专业技术职务"。③药师(士)、技师(士):根据《预防医学、全科医学、药学、护理、其他卫生技术等专业技术资格考试暂行规定》要求,参加药学、技术专业初级技术资格考试的人员,应具备下列基本条件:①遵守中华人民共和国的宪法和法律;②具备良好的医德医风和敬业精神;③必须具备相应专业中专以上学历。

取得初级资格,符合下列条件之一的可聘任为药、技师职务,不符合只可聘任药、技士职务:①中专学历,担任药、技士职务满5年;②取得大专学历,从事本专业工作满3年;③取得本科学历,从事本专业工作满1年。

(2)中级技术职务:根据《临床医学专业技术资格考试暂行规定》和《预防医学、全科医学、药学、护理、其他卫生技术等专业技术资格考试暂行规定》要求,取得中级资格,并符合有关规定,可聘任主治医师,主管药、护、技师职务。

参加临床医学专业中级资格考试的人员,应具备下列基本条件:①遵守中华人民共和国的宪法和法律;②具备良好的医德医风和敬业精神;③遵守《中华人民共和国执业医师法》,并取得执业医师资格(只针对医师);④已实施住院医师规范化培训的医疗机构的医师须取得该培训合格证书(只针对医师)。

除具备上述四项规定条件外,还必须具备下列条件之一:①取得相应专业中专学历,受聘担任医(药、护、技)师职务满7年;②取得相应专业大专学历,从事医(药、护、技)师工作满6年;③取得相应专业本科学历,从事医(药、护、技)师工作满4年;④取得相应专业硕士学位,从事医(药、护、技)师工作满2年;⑤取得相应专业博士学位。

(3)高级技术职务:高级资格的取得实行考评结合的方式,具体办法由各省(市)卫生、人事部门制定。申报高级资格学历和资历基本要求如下。

副主任医(药、护、技)师:①具有相应专业大学专科学历,取得中级资格后,从事本专业工作满7年;②具有相应专业大学本科学历,取得中级资格后,从事本专业工作满5年;③具有相应专业硕士学位,认定中级资格后,从事本专业工作满4年;④具有相应专业博士学位,认定中级资格后,从事本专业工作满2年。

主任医(药、护、技)师:具有相应专业大学本科及以上学历或学士及以上学位,取得副主任医(药、护、技)师资格后,从事本专业工作满5年。

符合下列条件之一的,在申报高级专业技术资格时可不受从事本专业工作年限的限制:①获国家自然科学奖、国家技术发明奖、国家科技进步奖的主要完成人;②获省部级科技进步二等奖及以上奖项的主要完成人。

(三)医护专业技术人员执业注册管理

1998年6月26日,第九届全国人大常委会第三次会议通过了《中华人民共和国执业医师法》(以下简称《执业医师法》)。2008年1月23日,国务院第517号令颁布了《护士条例》。《执业医师法》《护士条例》对医师、护士的执业注册、权利义务、医疗卫生机构的职责及相关法律责任等内容给予了明确规定。

1.医师执业管理

自1999年5月1日《执业医师法》正式施行以来,医师必须依法取得执业医师资格或者执业助理医师资格经执业注册,才可以在医疗、预防、保健机构中按照注册的执业地点、执业类别、执业范围执业,从事相应的医疗、预防、保健业务。

(1)医师资格的取得:国家实行医师资格考试制度。医师资格考试制度是评价申请医师资格者是否具备执业所必备的专业知识与技能的一种考试制度,分为执业医师资格考试和执业助理医师资格考试,每年举行一次,考试的内容和方法由卫生部医师资格考试委员会制定,国家统一命题。医师资格考试由省级人民政府卫生行政部门组织实施,考试类别分为临床、中医(包括中医、民族医、中西医结合)、口腔、公共卫生四类。考试方式分为实践技能考试和医学综合笔试。医师资格考试成绩合格,取得执业医师资格或执业助理医师资格。

(2)医师执业注册:国家实行医师执业注册制度。医师经注册后,可以在医疗、预防、保健机构中按照注册的执业地点、执业类别、执业范围,从事相应的医疗、预防、保健业务。未经医师注册取得执业证书,不得从事医师执业活动。《执业医师法》和《医师执业注册暂行办法》对医师执业注册的条件、程序、注销与变更等均作出了明确规定。

全国医师执业注册监督管理工作由卫生部负责,县级以上地方人民政府卫生行政部门是医师执业注册的主管部门,负责本行政区域内的医师执业注册监督管理工作。取得执业医师资格或者执业助理医师资格是申请医师执业注册的首要和最基本的条件。

《执业医师法》还规定:执业助理医师应当在执业医师的指导下,在医疗、预防、保健机构中按照其执业类别执业;在乡、民族乡、镇的医疗、预防、保健机构中工作的执业助理医师,可以根据医疗诊治的情况和需要,独立从事一般的执业活动。

(3)医师定期考核:《医师定期考核管理办法》和《关于建立医务人员医德考评制度的指导意见(试行)》要求对依法取得医师资格,经注册在医疗、预防、保健机构中执业的医师进行2年为一周期的考核,考核合格方可继续执业。

2.护士执业管理

护士执业,应当经执业注册取得护士执业证书。护士经执业注册取得《护士执业证书》后,方可按照注册的执业地点从事护理工作。

(1)护士执业资格考试:护士必须通过"护士执业资格考试"才可以进行护士执业注册。2010年5月卫生部、人力资源社会保障部联合下发了《护士执业资格考试办法》,护士执业资格考试实行国家统一考试制度。统一考试大纲,统一命题,统一合格标准。护士执业资格考试原则上每年举行一次,包括专业实务和实践能力两个科目。一次考试通过两个科目为考试成绩合格。为加强对考生实践能力的考核,原则上采用"人机对话"考试方式进行。

(2)护士执业注册:申请护士执业注册,应当具备下列条件:①具有完全民事行为能力;②在中等职业学校、高等学校完成国务院教育主管部门和国务院卫生主管部门规定的普通全日制3年以上的护理、助产专业课程学习,包括在教学、综合医院完成8个月以上护理临床实习,并取得相应学历证书;③通过国务院卫生主管部门组织的护士执业资格考试;④符合国务院卫生主管部门规定的健康标准,具体要求为:无精神病史,无色盲、色弱、双耳听力障碍,无影响履行护理职责的疾病、残疾或者功能障碍。

护士执业注册有效期为5年。护士执业注册有效期届满需要继续执业的,应当在有效期届满前30 d,向原注册部门申请延续注册。

(四)医师和护士的权利与义务

1.医师的权利与义务

《执业医师法》对执业医师在医疗过程中的权利、义务及执业规则作出了明确规定,是医师从事医疗活动的基本行为规范。

(1)医师的权利:医师在执业活动中享有下列权利。①在注册的执业范围内,进行医学诊查、疾病调查、医学处置、出具相应的医学证明文件,选择合理的医疗、预防、保健方案。这是医师为履行其职责而必须具备的基本权利。医师有权根据自己的诊断,针对不同的疾病、患者采取不同的治疗方案,任何个人和组织都不得干涉或非法剥夺其权利。同时,我们也必须明确,不具备医师资格或超出其注册范围的不得享有此项权利,虽取得医师资格,但未被核准注册的也不得享有此项权利。②按照国务院卫生行政部门规定的标准,获得与本人执业活动相当的医疗设备基本条件。这是医师从事其执业活动的基础和必备条件。③从事医学研究、学术交流,参加专业学术团体,即医师有科学研究权。医师在完成规定的任务的前提下,有权进行科学研究、技术开发、技术咨询等创造性劳动;有权将工作中的成功经验,或其研究成果等,撰写成学术论文,著书立说;有权参加有关的学术交流活动,以及参加依法成立的学术团体并在其中兼任工作;有权在学术研究中发表自己的学术观点,开展学术争鸣。④参加专业培训,接受继续医学教育。医师有权参加进修和接受其他多种形式的培训,有关部门应当采取多种形式,开辟各种渠道,保证医师进修培训权的行使。同时,医师培训权的行使,应在完成本职工作前提下,有组织有计划地进行,不得影响正常的工作。⑤在执业活动中,人格尊严、人身安全不受侵犯。医师在执业活动中,如遇有侮辱、诽谤、威胁、殴打或以其他方式侵犯其人身自由、干扰正常工作、生活的行为,有权要求依照《治安管理处罚法》等规定进行处罚。⑥获取工资报酬和津贴,享受国家规定的福利待遇。医师有权要求其工作单位及主管部门根据法律或合同的规定,按时、足额地支付工资报酬;有权享受国家规定的福利待遇,如医疗、住房、退休等各方面的待遇和优惠及带薪休假。⑦对所在机构的医疗、预防、保健工作和卫生行政部门的工作提出意见和建议,依法参与所在机构的民主管理。医师对其工作单位有批评和建议权;有权通过职工代表大会、工会等组织形式及其他适当方式,参与民主管理。

(2)医师的义务:根据《执业医师法》第22条的规定,医师在执业活动中应当履行下列义务。①遵守法律、法规,遵守技术操作规范。②树立敬业精神,遵守职业道德,履行医师职责,尽职尽责为患者服务。③关心、爱护、尊重患者,保护患者的隐私。④努力钻研业务,更新知识,提高专业技术水平。⑤宣传卫生保健知识,对患者进行健康教育。

2.护士的权利和义务

(1)护士的权利:根据《护士条例》的规定,护士享有以下权利。①护士执业,有按照国家规定获取工资报酬、享受福利待遇、参加社会保险的权利。任何单位或个人不得克扣护士工资,降低或取消护士福利等待遇。②护士执业,有获得与其所从事的护理工作相适应的卫生防护、医疗保健服务的权利。从事直接接触有毒有害物质、有感染传染病危险工作的护士,有依照有关法律、行政法规的规定接受职业健康监护的权利;患职业病的,有依照有关法律、行政法规的规定获得赔偿的权利。③护士有按照国家有关规定获得与本人业务能力和学术水平相应的专业技术职务、职称的权利;有参加专业培训、从事学术研究和交流、参加行业协会和专业学术团体的权利。④护士有获得疾病诊疗、护理相关信息的权利和其他与履行护理职责相关的权利,可以对医疗卫生机构和卫生主管部门的工作提出意见和建议。

(2)护士的义务:根据《护士条例》的规定,护士应履行以下义务。①护士执业,应当遵守法律、法规、规章和诊疗技术规范的规定。②护士在执业活动中,发现患者病情危急,应当立即通知医师;在紧急情况下为抢救垂危患者生命,应当先行实施必要的紧急救护。护士发现医嘱违反法律、法规、规章或者诊疗技术规范规定的,应当及时向开具医嘱的医师提出;必要时,应当向该医师所在科室的负责人或者医疗卫生机构负责医疗服务管理的人员报告。③护士应当尊重、关心、爱护患者,保护患者的隐私。④护士有义务参与公共卫生和疾病预防控制工作。发生自然灾害、公共卫生事件等严重威胁公众生命健康的突发事件,护士应当服从县级以上人民政府卫生主管部门或者所在医疗卫生机构的安排,参加医疗救护。

(五)其他专业技术人员管理

1.医院其他专业技术人员现状

随着社会的进步和科学技术的不断发展,医院的功能在不断地扩展,医院内其他技术人员在医院中所起到的保障性和创造性的地位日益重要。医院内其他专业技术人员的门类较多,各医院的配备也有较大差异,其重要性往往与他们的岗位特点又密切相关。近年来,医院其他专业技术人员数量呈现递增趋势,每年平均以4.7%的速度递增。至2008年,全国医院共有其他技术人员14.5万人,约占医院人员数的3.9%。相对于医师、护士等卫生专业技术人员,其他技术人员在医院内所占的比例相对较少,但在医院总体工作中却占有不容忽视的位置和作用。

2.其他专业技术人员

(1)工程技术人员:医学工程技术人员在医院中的主要任务包括对医院设施、建筑、装备等进行规划、选择、维护、管理等工作,以保证医院各种现代化装备与设施的正常运行。

随着现代医学与工程技术的相互结合、相互渗透,大量高新科技已在许多医用电子仪器设备上得以广泛应用,诊疗过程对医疗设备的依赖使医疗设备正成为疾病诊疗的重要因素,甚至是必要条件,同时先进的医疗设备也已成为医院现代化的重要标志之一。医院的医学工程技术人员已不再是传统意义上的设备维修者,而是成为诊疗过程的保障者,医学工程技术人员在诊疗过程中的作用日益重要。这就要求医院医学工程技术人员一方面要掌握医疗设备的性能和使用,另一方面还要掌握一定的医学知识,这样才能积极配合医师的诊疗,进一步提高医疗水平。所以,医学工程技术人员不仅要具有扎实的工程知识和技术,还要了解医疗设备的新进展及与医学诊疗方法的关系。因此配备一支精干、基础知识扎实、技术全面的医学工程技术队伍,对于医疗设备的维护和保障对于医院的运转和医疗水平的提高至关重要。

(2)信息技术人员:目前,我国医院信息化建设已经经历 20 年的历程,医院信息化已成为医疗活动必不可少的支撑和手段。信息管理系统涉及医院的"患者出入转管理""收费管理""电子病例管理""电子处方"等数十个业务管理系统,很难想象,没有计算机和网络,医院的门诊和住院业务该如何处理。信息技术人员对于医院信息化起着关键作用,但相对于医师、护士,其还是一支新兴的队伍,如何去选拔、配备,技术水平要求如何等一系列问题仍需医院去面对。因此,医院管理者应关注这支队伍,完善相应标准和管理办法,建设一支满足医院信息化需求的信息技术队伍。

(3)医院财务人员:随着改革的深入,尤其是医药卫生体制改革的逐步实施,医院经济运行环境发生着巨大变化。医院财务人员作为医院管理队伍的重要组成部分,除承担日常财务管理工作之外,还承担着为医院的经济决策提供科学、可行的参考意见的职责,这不仅关系到医院财务的正常运转,更关系到医院的生存和可持续发展。而传统的财务人员已难以满足当前医院发展的需要。2009 年 4 月出台的《中共中央、国务院关于深化医药卫生体制改革的意见》(以下简称医改意见),对于建立规范的公立医院运行机制方面明确提出:"进一步完善财务、会计管理制度,严格预算管理,加强财务监管和运行监督。"在医院管理人员职业化发展的背景下,总会计师岗位的设立变得更加紧迫与现实:①由总会计师主抓医院的财务管理,可发挥专才管理的优势,强化医院财务管理工作,完善医院财务监督机制,提高财务人员的整体素质;②建立总会计师制度可进一步健全和完善医院内部管理控制制度,也便于统一协调与财务管理相关的多部门的工作,提高管理效率,明确管理责任;③总会计师的加入有利于优化医院领导班子的素质结构,使医院经营管理决策更加科学合理;④设置总会计师制度是医院职业化管理的要求,也是医院由"专家管理"向"管理专家"过渡的有效途径。

(4)医院图书、档案管理人员:图书、档案管理各自独立而关系又十分密切,均是对医学情报信息进行搜集、加工、整理、存储、检索、提供利用的过程。在这个过程中,它们所采取的方法和手段有不少比较相似:档案信息资源加工、输入输出的过程就是将档案转化为一次、二次、三次文献,满足读者阅读需要的过程,这与图书馆的文献信息资源的收集、整理和提供过程大同小异。在现代化科学管理方面,如电子计算机、现代化通信技术、文献缩微技术、光学技术、数字化技术及防灾系统等的应用,医学图书馆实现网络化,医学文献信息资源共建共享,医学档案馆也在向这方面努力。

医院图书馆属专业图书馆,它是医院文献信息交流的中心,是为医疗、科研、教学和管理等各项工作收集、储存、提供知识信息的学术性机构。它的服务对象是医院的医、教、研人员。其藏书及文献资料均以医学专业为主,兼顾相关学科、前沿学科及综合学科。医院图书馆在推动医学科学发展和医院现代化建设中起重要作用。在"信息"爆炸的当今社会,要对浩如烟海的医学文献进行有效的开发、交流和利用,特别需要一支业务水平高、思想素质好的图书馆现代化专业队伍。

21世纪是信息和网络科技时代,医院管理信息化、规范化已成为医院发展的必然趋势。随着医院管理向科学化、现代化和标准化发展,档案工作已成为医院管理的重要组成部分。在科技进步日新月异、知识创新空前加快的时代,对档案人员的综合素质提出了越来越高的要求,造就一支具有坚定理想信念、掌握现代科技知识和专业技能、胜任本职工作、富有创新能力的档案干部队伍,已经成为医院管理工作的当务之急。

在信息时代,医院档案管理机构的社会角色将发生重大改变,其功能将由传统的以档案实体管理为中心转变为以档案信息管理为中心,借助互联网实现档案信息资源共享。因此,档案人员不仅要有较强的档案管理业务知识,同时,在未来的一段时期,正确地运用和管理电子文件、电子归档系统的开发和应用、网上发布档案资料信息,为社会提供方便快捷的档案信息服务,将成为档案人员的主要学习内容。

随着医疗卫生体制和社会医疗保险制度改革的不断深入,对医院档案管理工作提出了新的要求。医院档案管理工作如何去适应新的挑战和机遇,更好地服务于医疗、教学、科研等工作,是新时期面对的新任务、新课题。

三、医院管理人员管理

(一)医院管理人员概述

医院管理人员从事着医院的党政、人事、财务等管理工作,在整个医院的运转中发挥着举足轻重的作用。我国现有23.4万名医院管理人员,占医院人员数的6.3%。但人员结构方面中存在着"五多五少"特征,即低层次学历的多,高层次学历的少;医学专业的多,管理专业的少;愿意从事医疗工作的多,愿意从事管理工作的少;领导层兼职的多,专职的少;靠经验管理的多,靠科学管理的少。医院管理人员的现状已经成为制约我国医院发展的瓶颈之一。

医院管理人员按照医院的管理层级分类,医院管理人员可分为三个层次:第一层次为决策层,主要指由医院行政和医院党委组成的医院领导班子;第二层次为管理层,主要指医院办公室、党委办公室、人力资源部、医务部、科教部、规划财务部、护理部、门诊部、总务部、党支部、工会、团委等中层管理部门人员;第三层次为操作层,主要指医院各业务科室的科主任、护士长、党支部、工会分会、团支部等组织。

(二)任职条件

医院管理人员应遵守宪法和法律,具有良好的品行、岗位所需的专业能力或技能条件,适应岗位要求的身体条件。管理岗位一般应具有中专以上文化程度,其中六级以上管理岗位一般应具有大学专科以上文化程度,四级以上管理岗位一般应具有大学本科以上文化程度。各等级岗位还应具备以下基本任职条件:①三级、五级管理岗位,须分别在四级、六级管理岗位上工作2年以上;②四级、六级管理岗位,须分别在五级、七级管理岗位上工作3年以上;③七级、八级管理岗位,须分别在八级、九级管理岗位上工作3年以上。

(三)管理人员职能

医院领导层是医院管理的核心,是医院的决策者、行动的指挥者、行为结果的责任者。中层职能部门是决策层与执行层的传动结合部、是决策层与主要业务子系统信息集散、整合的枢纽,是领导层的参谋和助手,是领导联系基层群众的纽带,各职能部门负责人和其下属的管理人员既为领导当好参谋,执行管理决策,承担从事具体的管理任务,又为业务部门和员工提供具体的服务。

医院领导者根据国家卫生工作方针、卫生事业发展规划和国家有关政策承担领导职责。同时通过授权与分权,组织中层职能部门负责人和一般管理人员参与,履行以下职能。

1.规划与计划

规划和计划是管理过程的初始环节,是引导机构发展战略思考的结果,是对发展前景的科学预测与设计。领导者通过规划确定机构的发展目标及实现目标的途径和方法,并围绕发展目标全面运筹所在卫生机构的人、财、物、信息等资源。

2.组织与授权

组织职能包含对有形要素和无形要素的组织。其中有形要素包括建立相适宜的内设机构及其职责、任务,选拔适宜的人员担任相应的职务并授予相应的职权;确定业务技术工作的架构;配置仪器、设备、设施;建立各项规章与工作制度等。无形要素包括明确的工作职责划分和合理的分权与授权;建立追求共同目标、理想的内部关系;建立相互间的默契配合,思想与意志的沟通渠道及协调一致的、有效运行的发展机制。无形要素是机构生存和发展的灵魂所在。

3.决策与指挥

领导者必须对机构发展的目标、策略和对重大事件的处理作出决定,对如何行动提出主张,指导具体计划的实施,调动各内设机构的力量,为实现规划目标而共同努力。指挥的重点是实现对人员和公共关系的最佳整合,使机构达到高效有序运行,在提供良好卫生服务的同时,做到服务与发展互相促进,实现机构的持续发展。

4.统筹与协调

统筹与协调包括内部协调和外部协调两个方面,内部协调是指机构的各内设部门、人员和任务在不同管理层次、不同管理环节上的协同和配合,以实现计划目标和确保各项服务活动的良性运转。在部门协调中,强调团结合作、各尽其职、顾全大局的原则;在进行人员活动协调时,强调服从大局、公平公正、人尽其才的原则;在任务协调时,讲求分清主次、突出重点、统筹兼顾的原则。外部协调系指对机构外在环境的协调,包括对上级、相关部门和单位的沟通联络,争取对本机构发展的支持与合作,求得本机构良好的发展环境。外部协调的原则是抓住机遇、积极主动、求同存异、利益共享。

5.控制与激励

主要是指对机构计划执行情况的检查、评估与调整的过程。控制是管理者主动进行的、目的明确并与绩效考量密切相关的一种重要的管理行为。内容包括标准的制订、执行情况的监督评价、计划的调整等。

(四)医院管理人员的职业化发展

随着市场经济的发展和医药卫生体制改革的不断深化及经济全球化和我国"入世"后面临的新形势,科学化管理显得越来越重要。医院在日趋激烈的竞争中能否求得生存,其关键在于是否拥有一批职业化的具备现代管理素质的领导者。2009年3月17日《中共中央、国务院关于卫生改革与发展的决定》中明确提出:"规范医院管理者的任职条件,逐步形成一支职业化、专业化的医疗机构管理队伍"。专业管理人才将逐渐走向医院的管理岗位,医疗机构管理者职业化将成为必然。

1.转变观念、提高认识,加快医院职业化管理队伍建设

对医院职业化管理队伍的培养是当务之急,因此,首先应得到各级卫生行政主管部门的高度重视,要在政策上予以扶持,在舆论上广泛宣传。要将之提高到战略的高度,特别需要与政府人事部门共同设计和贯彻,将选拔医院管理干部的标准提高到管理专家的标准上来,这是加快医院管理队伍职业化进程的前提。

2.完善制度,规范医院管理人员的管理

(1)建立管理岗位职员制度,在待遇方面作相应的提高,达到稳定医院管理队伍,提高医院管理者素质的目的。在申报和晋升过程中充分考虑已在岗的管理工作者在医院管理上已作出的成绩和达到的水平。同时将管理意识渗透到医院管理者和业务员工的思想中,鼓励有识之士和有志青年加入管理队伍中来。为加快管理队伍职业化的进程营造良好的环境。

(2)探索适应现代医院要求的职业管理者选聘制度。综合运用资格认证、资产所有者推荐、董事会聘用、民主选举和公开招聘等方式、方法来选择经营者。引入竞争机制,实行优胜劣汰。医院要根据管理职能合理进行岗位设置,实行聘任制,改革目前管理人员由上级行政机关和主管部门任命委派的选任方式,建立公平、公开、公正的竞争机制,打破行政职务、专业技术职务的终身制;对一般管理人员实行职员制,制定职务条例,规范职员的聘用和管理。

(3)建立完善医院管理岗位任职条件,按岗位任职条件选聘管理岗位人员。采取一系列的措施,选拔优秀的卫生管理专业毕业生充实管理干部队伍,也可以从临床医学专业人员中选拔政治素质好,办事公正,组织管理能力强的干部队伍,强化培训,提高自身素质,增强管理能力,促进优秀管理人才的形成。医院管理层人员的聘任,应严格按照有关法律、法规和章程的规定进行,管理岗位应设立严格的准入标准:一方面对于在岗人员,必须要求其参加管理培训,经考核合格获得任职资格后才能继续上岗;另一方面对于新招聘的管理人员,应以受过管理专业学历教育的人员为主,逐步改善管理队伍的专业结构,推进职业化医院管理队伍的建设。

(4)建立职员岗位工资等级制度。通过调整工资福利制度,允许和鼓励管理作为生产要素参与收益分配,提倡管理创新,鼓励卓有成效的管理人才。构建有效的激励机制,主要包括:建立与技术职称相对应的医院管理职称系列,细化管理人员职称晋升标准;实现多种形式的分配制度,如借鉴国际通行做法,实行医院管理者年薪制、绩效激励;确认管理者相应的学术和社会地位,满足管理者对荣誉感、成就感的精神需求。

(5)建立管理岗位职员考核制度。完善公正的考核机制,对管理人员的考核评价将对决策者起到直接导向的作用,公正科学的考核机制是筛选、调控机制的基础,科学的评价标准是既要看有无让群众满意的政绩,又要看是否干实事,还要看是否廉洁。对管理人才重要的是看主流、看潜力、看本质和发展,客观的评价方法 是着力改进业绩考核方法,即健全定期考核制度,建立考核指标体系,坚持定性和定量相结合,推行三维式立体型考核办法。

(6)建立科学的评价体系。医院传统的绩效考核方式是从德、能、勤、绩四个角度出发来对管理人员进行评估,与对专业技术人员的考核相类似,这种考核方式存在一定的缺陷。管理人员的考核应当注重其管理能力而不是专业技术能力,对管理人员"重临床、轻管理"的错误行为要加以引导,使医院管理人员能够从医院的根本利益出发来做好管理工作。医院管理人员职业化的评估考核标准体系构架应遵循求是、务实、简便、易行的原则;以职业管理、规划培训、报酬分配提供依据为目的;采用制订计划、选择专家、实施方案、分析结果、考评结论、建立档案的流程方法,实施对医院管理人员职业道德考评、业绩评估和分级、分等、分类职业能力考核等。在考核中要保

证考核主体的多元化、规范科学的考核程序、改进考核方法、制定科学的考核指标体系和评价标准,力求全面准确全方位地考核干部。

3.加强培训,规范上岗

凡是从事医院管理工作的人员,必须具有卫生专业管理学历或经过系统的医院管理专业培训,掌握医院管理的知识和技能,达到管理人员职业化的需求。否则,不能从事管理工作。根据卫生部文件要求,逐步建立医疗卫生机构管理人员持证上岗制度。卫生管理岗位培训证书应当作为医疗卫生机构管理人员竞聘上岗的重要依据。规范医院管理者的任职条件,逐步形成一支职业化、专业化的医疗机构管理队伍。

四、工勤技能人员管理

(一)医院工勤技能人员概述

在医院所有组成人员中,医护人员是直接与患者接触的第一线医疗和医技人员,他们直接负责患者的诊断、治疗和康复的所有医疗过程,医护人员的直接服务对象是患者。工勤人员通过非医疗的方法为医疗一线人员和患者提供服务,如餐饮、电梯、通信、搬运、供暖、供水、供电、安全保卫、维修、保洁、建筑等。目前,我国医院有 35 万名工勤技能人员,占医院人员总数的 9.4%。医院管理者在提高医护人员技术水平的同时,还应重视医院工勤技能人员的业务素质和思想素质的提高,注重对这支队伍的管理与建设。

(二)任职条件

(1)一级、二级工勤技能岗位,须在本工种下一级岗位工作满 5 年,并分别通过高级技师、技师技术等级考评。

(2)三级、四级工勤技能岗位,须在本工种下一级岗位工作满 5 年,并分别通过高级工、中级工技术等级考核。

(3)五级工勤技能岗位,须相应技术岗位职业技术院校毕业,见习、试用期满,并通过初级工技术等级考核。

卫生事业单位主管部门和医院要在各类各级岗位基本条件的基础上,根据国家和省有关规定,结合实际,研究制定相应各个岗位的具体条件要求。

(三)工勤技能人员的发展

1.医院后勤工作社会化外包

在医院的改革与发展中,医院后勤保障系统成为影响医院快速发展的重要因素之一。卫生主管部门也将后勤保障系统的社会化改革作为医院改革的重要任务之一。

医院人力资源的主体是临床第一线的医、教、护、技术人员,除此之外,其他人员工作性质是辅助和服务性的。实施后勤社会化外包可以有效实现后勤人员独立经济核算,使后勤人员在市场机制作用下充分发挥自己工作的积极性和创造性,提高劳动生产率。通过全方位后勤服务社会化,可以使医院管理者摆脱"大而全、小而全"的后勤工作日常烦琐杂乱的事务性干扰,潜心研究医疗质量的管理,集中精力于医教研等核心业务工作,不断提升医疗技术水平和医疗服务质量。医院后勤社会化改革必须遵循市场经济规律,对医院后勤管理模式、运行成本进行经济学的测算分析,科学评估,通过推行医院后勤社会化服务改革,减轻医院自身压力,节约医院有限资源,提高医院综合运营效益。

现代医院的发展,由传统的生物医学模式转为生理一心理一社会医学模式。医院后勤服务也从重点开展物质服务,走向以医院医疗服务活动需求为目标,创造方便、及时、优质、高效的以人为本的全方位服务。从一般简单的劳动服务,发展到复杂的技术性服务等。这就使医院后勤服务逐渐从"自身型"发展到"社会型",实行后勤服务社会化已成为当今国内外医院的共同选择。医院实行后勤服务社会化工作已取得明显实效,后勤工作也逐渐由单纯行政管理型向经营管理型转变。

2.医院技能人员的规范化管理

随着社会的进步和医疗卫生事业的发展,患者对医疗服务的要求越来越高,除传统的医师、护士等卫生专业技术人员之外,在医院中从事健康服务工作的人员也逐渐增多,如护理员(工)、药剂员(工)、检验员等,已成为医院人力资源的重要组成部分。这些人员的素质和服务技能的高低直接影响着医院的医疗服务质量。以护理员为例,良好的言行、优质的服务,将会增强患者对医院的信任度,提高医院的社会效益;良好的服务可以降低医院的陪住率,促进患者的康复。专业的护理员可以协助护士工作,把护士从烦琐的生活护理中解脱出来,更多地做好技术服务,同时也为患者和家属提供了便利,解决了后顾之忧。他们已经成为医院不可缺少的特殊群体。

为加强卫生行业工人技术资格管理,1996年卫生部、劳动部联合颁发了《中华人民共和国工人技术等级标准-卫生行业》,制订了14个工种工人技术等级标准,具体包括病案员、医院收费员、卫生检验员、西药药剂员、消毒员、防疫员、护理员、妇幼保健员、配膳员、医用气体工、口腔修复工、医院污水处理工、医学实验动物饲养工。

2009年12月卫生部等六个部委联合发布的《关于加强卫生人才队伍建设的意见》中明确提出:"对卫生行业工勤技能岗位的人员,实行职业资格证书制度,加快卫生行业技能人才培养"。鉴于其工作的重要性和对医院发展的影响,医院管理者应加强管理,采用科学的手段评价、培训医院技术工人,实现队伍的标准化、规范化发展。

(李玉宝)

第四节　医院人力资源战略管理

一、医院人力资源战略管理的基本概念

(一)医院人力资源战略管理的内涵

医院人力资源管理战略或人力资源战略,就是指为了实现医院的经济发展、经营目标,人力资源管理者从医院的全局上、整体上和组织长远的、根本的利益出发,通过周密的科学论证,在员工管理、人员选拔任用和调整、绩效考核、工资福利、员工的培训与发展诸多方面所设计的具有方向性的、指导性的、可操作的实施人力资源管理与开发的谋划、方针、原则、行动计划与策略。

从以上人力资源管理战略的定义不难看出,人力资源管理战略应具备以下5个特征。

1.全局性

全局性是所有战略的最基本的特征,否则就不能称为战略。人力资源管理战略的全局性包括两层意思:一是把全体员工当作一个整体而制定出的战略,属于人力资源的总体战略。二是作为组织总体战略的一个方面,必须要与组织的总体战略建立起有机的联系。也就是说,人力资源

管理战略虽然研究的是人员筹划方面的问题,但却不能不顾及其他与之相关联的方方面面。因此,必须以开阔的视野、系统的方法制订出与组织总体战略、与其他各个方面相协调的战略,这就是所谓的全局性特征。

2.长远性

长远性是从实现战略目标所需要的时间这一维度来考虑的。人力资源管理战略目标的实现,继而带动并达成组织总体战略目标的实现,绝非一朝一夕之功。必须经过一个长期的实施、调整、补充、完善才能逐步完成,因此作为组织人力资源管理战略不应只是权宜之计,而应具有长远性的特征。

3.阶段性

一般说来,战略都是分阶段的,或者说战略在实施过程中是分步骤进行的。所谓分步骤,就是把战略所要达到的最终目标按时间的先后进行分解,形成几个阶梯,通常称为战略步骤。人力资源管理战略也同样遵循这一普遍规律。任何一个人在组织中的"运行轨迹"正常情况下,也要分几个步骤:招聘-录用-培训-上岗-晋升……-退休,这只是一个简单的个人的例子,如果涉及全体人员的"运行",不会是直线前进式地进行了,而是明显的呈现出阶段性。

4.稳定性

人力资源管理战略和其他战略一样,要求具有稳定性,不能朝令夕改。这就要求医院在制订战略时,要深入细致地进行调查研究,客观地估量在今后发展过程中可能出现的利弊得失,做出科学地预测,使人力资源管理战略建立在既超前又稳妥可靠的基础上。

5.变通性

稳定性并不排斥变通。由于医院所处的外部环境的变化,尤其是医院所处的条件变化具有某种程度的不可预知性,要求在制订人力资源管理战略时,要综合考虑各方面的因素,充分估量可能发生的各种变化,并针对这些可能的变化因素,做出相应的预期对策和应急措施,使人力资源管理战略在总体上具有稳定性,在某些方面、某些时点上又能具备灵活应变的特点,以适应变化多端的外部客观环境,为医院发展的总体战略提供一个良好的人力资源管理战略依据。

(二)医院人力资源管理战略的层次

1.在组织层次上

(1)医院最高战略决策层:要使人力资源管理主管作为最高管理层的一员发挥其作用。战略决策层的活动包括:①制定医院战略领导者和高级管理者接班人规划,以发现、培养、造就新一代管理人才;②制定人力资源管理规划,为预测今后一定时期的人才数量、变量、类型、素质和人力资源组织供需情况并做出正确的人力资源战略决策奠定基础;③加强业绩管理,确定最适合本单位并能取得最佳效果的人员考评体系和业绩评价体系及其有效的考核机制,为建立和实施完善的激励体系、激励机制和报酬系统提供真实的依据;④优化激励管理,确定未来时段内最有效的激励体系、激励机制,优选出与实现单位长期目标相关联的激励种类、方式、方法等;⑤制定、实行人才开发战略,把员工的培训与开发作为战略性投资,制定培育未来员工的总体发展战略与计划等。

(2)医院职能管理层:重点是根据最高层的战略决策完善人力资源管理方针、方法、体系,制定人力资源管理规划或计划,并把人力资源管理计划细化为具体实施系统(如设计招聘选拔程序、奖励方案等)。

(3)医院实务运作层:重点是把人力资源管理的各种政策、计划、制度、规章等具体实施、落实。

2.人力资源的结构层次

主要体现出人力资源管理与开发的层次。

(1)根据资源层次,分别制定战略,包括:①人力资源管理战略——具体内容。②人才资源管理战略——重点内容。在此问题上,要注意纠止一种"泛化"战略的误区,即把本属于具体操作的活动也随意放大为战略问题。③智力资源管理战略——主要是智力资源开发问题。

(2)按照类型层次,分别制定战略,包括:①关于20%的人才的管理战略;②关于60%的基本员工的管理战略;③关于20%的低价值员工的管理战略。

(三)人力资源战略与医院发展战略的关系

医院发展战略包括战略形成和战略执行两个过程,如果将人力资源管理局限在战略执行这一阶段,那么,战略规划往往不可能得到成功执行。唯有将人力资源战略贯穿于战略的整个过程,即动态地、多方面地、持续地参与战略的形成与执行和评价、控制过程,才能获得医院发展战略与人力资源战略的双赢。

1.参与战略的形成过程

人力资源对于战略管理过程的影响应通过两个方面来实现,一是对战略选择的限制,二是迫使高层管理者在战略形成过程中考虑这样一个问题:即医院应当怎样以及以何种代价去获取或者开发成功地实现某种战略所必需的人力资源。比如,通过对医院内部和外部的优势、劣势、机会、威胁的分析(SWOT分析,分析的过程也就是一个对比他人找出自身不足的学习过程)来考虑与人有关的经营问题,如现有人员的优势和劣势、潜在的劳动力短缺、竞争对手的工资率、政府法律和规章等。

2.参与战略的执行过程

通过工作分析与工作设计、招募与甄选、培训与开发、绩效管理、薪资结构、资金与福利等各个方面,人力资源战略以各种实践活动参与战略执行的整个过程。如果没有人力资源战略的支撑,医院整体战略的执行是不可能实现的。

(四)医院人力资源战略管理的内容

1.医院人力资源战略的总体框架

(1)目标类战略:以未来几年的人力资源供需预测为基础,含医院未来3~10年需要的和可以提供的人力资源数量、质量、结构等。

(2)制度类战略:以医院总体发展战略为指导而制定的一系列人力资源管理制度,含人才招聘、培养、人才利用、人才激励等整套人才管理制度。

(3)过程类战略:按照人力资源管理过程所设计的一系列战略,如人力资源的引进入、调配、流动机制等方面的战略。其中,重要的战略有招聘战略、选拔战略、任用战略、培训战略、薪酬战略、绩效评估战略、留才战略等。过程类战略是建立人才管理基本体系与机制的主导思想,而其流动机制则是在人才社会化、全球化的环境下,以人才的知识资本、核心能力的流动意识为基础,形成的人才自主决定主动离开医院和选择、进入新医院的行为机制。

(4)开发类战略:以视员工是医院的最重要的战略资源为基本思想,应用各种先进的科学技术手段、方法,最大限度地开发员工的潜力,以实行医院最佳绩效目标。

2.医院人力资源管理战略的组成内容

人力资源战略是否具有竞争力将决定医院整体发展战略是否具备竞争力,也决定了医院的成功与否。一个成功的具备竞争力医院人力资源战略应有以下5个方面内容。

(1)以人为本及人力资本的核心理念:人力资源战略管理理念视人力为资源,认为人力资源是一切资源中最宝贵的资源。医院鼓励员工不断提高自身能力以增强医院的核心竞争力,并且必须重视人本身,把人力提升到了资本的高度,加大人力资源培训投入,最大限度地开发利用医院员工的潜能,并不断实现增值,提升医院的核心竞争力。同时,人力作为资本要素参与医院价值体系的分配。

(2)以变应变的人力资源战略规划:人力资源战略管理规划一方面把传统意义上聚焦于人员供给和需求的人力资源规划融入其中,同时更加强调人力资源规划和医院的发展战略相一致。在对医院当前所面临的政策、医疗市场以及内外环境理性分析的基础上,明确医院人力资源管理所面临的挑战以及现有人力资源管理体系的不足,清晰地勾勒出未来人力资源愿景目标以及与医院未来发展相匹配的人力资源管理机制,从增加医院与个人双重危机意识、提升员工素质层次、增强员工责任感上入手,在人力资源管理上应对变化及时调整战略,在人才招募、员工及核心人力资源培训、薪酬制度上都要及时做好规划,引入竞争机制、激励机制,使得才为我用、才尽其用,并形成良性的人员流动机制。并制定出能把目标转化为行动的可行措施以及对措施执行情况的评价和监控体系,从而形成一个完整的人力资源战略系统。

(3)四大核心职能——打造战略所需的人力资源队伍:人力资源战略管理核心职能包括人力资源配置、人力资源开发、人力资源评价和人力资源激励4个方面职能,从而构建科学有效的"招人、育人、用人和留人"人力资源管理机制。①人力资源配置的核心任务就是要基于医院的战略目标来配置所需的人力资源,引进满足战略目标要求的人力资源,对现有人员进行职位调整和职位优化,建立有效的人员流动机制,通过人力资源配置实现人力资源的合理流动。②人力资源开发与培训的核心任务是对医院现有人力资源进行系统的开发和培养,从素质和质量上保证满足医院战略的需要。根据医院战略需要组织相应的培训,并通过制定员工职业发展规划来保证员工和医院保持同步成长。③人力资源绩效评价的核心任务是对医院员工的素质能力和绩效表现进行客观的评价,一方面保证医院的战略目标与员工个人绩效得到有效结合,另一方面为医院对员工激励和发展提供可靠的决策依据。④人力资源激励的核心任务是依据医院战略需要和员工的绩效表现对员工进行激励,通过制定科学的薪酬福利和长期激励措施来激发员工充分发挥潜能,在为医院创造价值的基础上实现自己的价值。

(4)4个基本要素:①人力资源队伍,人力资源战略管理要明确界定人力资源部门的职责和职权,对人力资源技术人员的能力和素质有着严格的要求,从各个方面保证人力资源队伍能成为构建人力资源战略管理的人力基础。②合理的组织环境,要求从医院战略出发,设计出一套适合医院战略目标需要的科学合理的组织结构,并细化每个职位的设置,并根据医院外部环境进行优化。③人力资源岗位管理,人力资源岗位管理内容包括组织系统的岗位分析以明确每个岗位的工作职责、工作职权、工作条件和任职资格;根据医院服务和职位特征设定相应的定员标准;组织系统的岗位评价,作为制定薪酬和绩效评估的重要依据。④人力资源基础建设,通过建立人力资源管理信息系统高效地为各项人力资源管理活动提供客观的信息,开展日常的事务性工作保证人力资源管理体系的有效运行。

(5)具有医院特色的文化战略:医院文化是一个医院核心价值观的体现,通过员工的具体行为表现出来。文化的整合功能、传递功能、凝聚功能在医院管理中发挥着不可替代的巨大作用。医院的价值观不仅反映医院的经营哲学,也反映其倡导并得到全体员工认同的价值取向。医院文化其中深层次的内涵却要以一系列的制度规范为载体,通过员工的行为表现出来。员工正是人力资源经营和开发的对象,因此医院文化的建设也应是人力资源战略的考虑范畴。医院人力资源战略应根据医院发展阶段的不同特点,着眼于建立具有本医院特色的医院文化,通过文化促进组织的五项修炼,使医院成为一个善于学习的组织,形成并保持独有的竞争力。

(五)医院人力资源战略的价值

1.有利于创建医院的品牌

学科建设是医院人才队伍建设的龙头,而人才建设又是学科建设的基石。对于医院而言,学科即是品牌,也是医院核心竞争力的核心,当学科一旦成为名牌时,就能产生巨大的扩散效应,从而创造巨大的效益。学科的建设取决于人才的培养,通过树立"吸引、留下、发展"的积极人才观念,用战略的眼光来加强人力资源管理,更早、尽快、更多地建立医院的品牌。

2.能够积极应对人才流动

人力资源战略管理能够通过建立合理的人才梯队、富有激励的薪酬设计和个性化的培训规划,为学科带头人提供良好的发展平台,用事业、感情、待遇、服务留下更多的高层次人才,以减少人才的流失,减缓对医院人才需求的冲击。

3.更好地调动人的主观能动性

良好的人力资源战略管理可以根据员工的不同需求、不同的岗位进行能力开发,制订不同的绩效考核办法,建立合理的薪酬结构来正确引导员工主动接受培训,提高自身业务素质,增强适应工作的能力,更好地挖掘人的潜能,真正做到人尽其才,才尽其用。

4.加快培养医院的核心竞争力

医院的核心竞争力其实质就是特色专科或重点学科建设,通过硬件投入、加强合作、技术引进来加快医院品牌科室的建立,这都离不开人这第一要素。人力资源战略管理能够形成合理的人才梯队,建立有效的激励机制,培养医院的核心竞争力,把医院之间的竞争带入良性轨道,是医院管理者对人力资源运用和管理的重要手段。

二、如何制定与实施医院人力资源战略管理

医院人力资源战略管理的制定与实施,就是采用一定的手段和方法,确定并实现医院由人力资源开发、培训和使用 3 个方面内容构成的中长期总体目标。在实际发展过程中,人力资源的开发、培训和使用战略的实施并不截然分开,而是有机地结合在一起。

(一)制定人力资源战略管理的指导思想和基本方法

在制定人力资源战略管理的指导思想上,应遵循"科学、可行、配套"的方针。

1.科学

(1)战略的基本内容要有科学性,符合人力资源开发、管理的客观规律和时代的特点,并积极借鉴,采用现代组织人力资源管理研究的新成果。

(2)方法要有科学性,要有一个比较完备的程序,如对相关因素进行调查分析,选择科学适用的考核评价方法等。

2.可行

坚持从实际出发,从医院的需要与可能出发,具有可行性。

（1）人力资源战略管理的制定，要以全面分析本医院人力资源占有及其素质、结构、作用发挥状况为依据，针对所存在的主要问题与薄弱环节，确定符合自身发展需要的人力资源战略管理目标。

（2）所制订的战略目标与实施方案，要切实可行，具备实施的内外条件与实际可能。

3.配套

即对战略所设计到的各个实施过程医院都要有所考虑和安排，否则人力资源的开发、培训和使用难以统一于人力资源战略管理规划目标。配套的另一个重要方面，就是要把人力资源战略管理与深化医院内部制度的改革结合起来考虑，对原有制度中与发展需要不相适应的方面进行改革。此外，还要适时落实医院领导、资金等方面的保证条件。

（二）人力资源战略管理制定的流程

人力资源战略管理制定的流程见图 4-1。

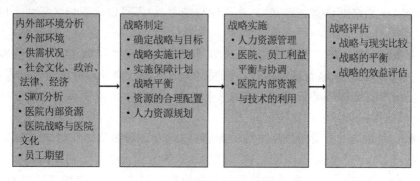

图 4-1　人力资源战略管理的制定流程

1.内外环境分析

（1）外部环境分析：①医院所处地域的经济、政治形势及发展趋势；②所在地域的医院现状及发展趋势等；③医院在医疗市场中所处的地位；④竞争对手医院的现状及增长趋势，竞争对手医院的人力资源状况的水平；⑤预计可能出现的新竞争对手的人力资源状况的水平。

（2）内部环境分析：主要包括医院内部的资源、医院总体发展战略、医院文化，以及员工的现状和他们对医院的期望。

（3）人力资源分析：①就业及失业情况；②经济发展速度与人力资源供需间的关系；③人力资源的整体健康素质状况；④国家和地区对人力资源素质提高的投入；⑤人力资源的发展趋势。

（4）社会文化与法律分析：主要内容是文化习俗、卫生政策与法律、法规等。

（5）SWOT 分析：这是目前战略管理中广泛使用的分析工具。该分析乃是通过了解自己医院的优势（strength）与弱点（weakness），掌握外部机会（opportunity），规避威胁（threat），从而制定良好的战略。SWOT 分析的信息通过有关的发掘和搜寻技术获得，并按照一定技术对其进行整合及区分出优先顺序。

（6）医院内部资源分析：①人力资源分析，搞清医院内部人力资源的供需现状与趋势；②医院可利用的其他资源，如资本资源、技术资源和信息资源，特别是可用于人力资源管理的资源。

（7）医院战略与医院文化：医院战略是医院为自己确定的长远目标与任务，以及为实现目标而选择的行动路线与方针政策。人力资源战略管理派生并从属于医院的总体战略，医院战略的实施也离不开人力资源战略管理的配合。医院文化决定了医院的价值、观念和行为规范，任何人力资源战略管理及人事政策都必须与医院文化相一致。

(8)员工期望:员工期望与人力资源战略管理的实施密不可分。这容易被忽视。由于人力资源战略管理的长远性,战略的实施必须依靠一支稳定的队伍。而医院中任何一个员工都有自己的期望和理想,当此期望得到基本满足,理想基本实现时,他才愿意留在医院中继续发展,医院的员工队伍才可能稳定发展。因此,医院的人力资源战略管理不能不考虑员工的期望。

2.战略制定

(1)确定人力资源管理的基本战略和目标:人力资源管理的战略与目标是根据医院的发展战略目标、人力资源现状和趋势、员工的期望综合确定的。人力资源战略管理目标是对未来医院内人力资源所要达到的数量与结构、素质与能力、劳动生产率与绩效、员工士气与劳动态度、医院文化与价值观、人力资源政策、开发与管理成本、方法水平的具体要求。

人力资源战略管理总体目标确定后需要层层分解到各个科室和个人。分解总体目标并确定子目标时要注意,一要根据科室、员工的自身条件与能力,切不可定出不切实际的子目标;二是分解后的目标应为具体的任务,具有可操作件、可监控性。

(2)人力资源战略管理的实施计划:这是人力资源战略实现的保障。它主要回答如何完成、何时完成这两个人力资源战略管理的问题。即要将人力资源战略管理分解为行动计划与实施步骤,前者主要提出人力资源战略目标实现的方法和程序,而后者是从时间上对每个阶段医院、部门与个人应完成的目标或任务作出规定。

(3)实施保障计划是人力资源战略实施的保障:它对人力资源战略管理的实施从政策、资源(包括人、财、物、信息)、管理模式、医院发展、时间、技术等方面提供必要的保障。

(4)战略平衡:它是指人力资源战略管理与其他战略如财务战略、市场营销战略等之间的综合平衡。由于各战略一般均来自不同的部门、不同的制定者,因此它们往往带有一定的部门和个人倾向性,有时会过分强调各自的重要性,以争取医院优惠与更多的资源。因此,医院必须对各项战略进行综合平衡。

(5)资源的合理配置:经过各战略的综合平衡,需将医院内的资源进行合理配置。如果说,实施保障计划是需求的话,那么资源配置过程则是供给。这个过程是根据战略目标、实施计划与实施保障计划提供战略所必需的一切资源。

(6)人力资源规划:它是人力资源战略管理实施计划的具体体现。人力资源规划是一种可直接操作的计划。

3.战略实施

人力资源战略管理实施过程中,最重要的工作是日常的人力资源管理工作。它将人力资源战略管理与人力资源规划落到实处,并检查战略与规划实施情况,对管理方法提出改进方案,提高员工满意度,改善工作绩效。

人力资源战略管理实施过程中另一重要的工作是协调好医院与个人间的利益关系。如果这个问题处理得不好,则会给人力资源战略管理的实施带来困难。过分强调医院利益而忽视个人利益,则员工必然会产生不满;过分强调个人利益而忽视医院利益,则会给医院带来成本损失。

人力资源战略管理实施过程中有许多资源是可直接利用的,这无疑可帮助人力资源战略管理的实现。如信息处理的工具与方法,员工潜能的发挥,医院文化与价值体系的应用等,都是可利用的资源。

4.战略评估

人力资源战略管理评估是在战略实施过程中寻找战略与现实的差异,发现战略的不足之处,及时调整战略,使之更符合医院战略和实际的过程。同时,战略评估还是对人力资源战略管理的经济效益进行评估的过程。人力资源战略管理经济效益评估主要是进行投入与产出(或节约的成本)比的分析。

(三)人力资源战略管理制定的方法

1.目标分解法

目标分解法是根据医院发展战略对人力资源管理的要求,提出人力资源战略管理的总目标,然后将此目标层层分解到部门与个人,形成各部门与个人的目标与任务。事实上,人力资源战略管理的制定流程用的就是该法。其优点是战略的系统性强,对重大事件与目标把握较为准确、全面,对未来的预测性较好,但缺点是战略易与实际相脱离,易忽视员工的期望,且过程非常烦琐,不易被一般管理人员所掌握。

2.目标汇总法

目标汇总法是目标分解法的逆向过程。首先由部门领导与每个员工讨论、制定个人工作目标,在目标制定时充分考虑员工的期望与医院对员工的素质、技能、绩效要求,提出工作改进方案与方法,规定目标实施的方案与步骤,然后医院再由此形成部门的目标,由部门目标形成医院的人力资源战略目标。部门与个人目标的确定往往采用经验估计、趋势估计的方法。显然,这样的估计带有较多的主观臆断,缺少对未来的准确预测,但是这样的估计却非常简单,因而在现实中经常被使用。该法的优点是目标与行动方案非常具体,可操作性强,并充分考虑员工的个人期望,但这种方法全局性较差,对重大事件与目标、对未来预见能力较弱。

(四)实施医院人力资源战略管理的忠告

1.制订本单位的人力资源规划,使之与单位战略目标保持一致

医院可根据自己的医院定位、发展目标和现有的人力资源现状来确定未来的人力资源规划,规划的制订一定要符合医院实际,切实可行,可以按照不同的发展阶段有步骤、有层次地制订。制订规划可以自上而下、也可以自下而上,它包括人员的配置、如何获取高层次人才、员工培训、能力开发与评价、工作绩效考核、薪酬设计及人力资源职能部门管理等。

2.让员工的期望与战略保持一致

不同的员工有着不同的期望,有着不同的需求,只有让员工的期望与战略保持一致时,才能够形成合力,使战略得以顺利实施。医院管理者首先要塑造员工的期望,让医院员工自主地形成变革的渴望,让员工知道为什么要改变、计划是什么、它对员工会产生什么影响、要求员工做什么、战略改变将如何进行等,在指明战略方向的同时将方向转变为具体的目标。医院还是员工都必须向传统挑战,用战略的眼光来制订战略,来塑造员工的期望,并保持与战略一致。

3.确定人员配置需求,通过建立良好的医院管理结构来应对无法避免的人才流动

一支高素质的专业技术队伍是医院持续发展的根本,合理的人才梯队是医院创建品牌的保证。医院的人力资源管理要对一些重点科室适当倾斜,保持良好的人才结构。岗位设置要坚持按需设岗、精简高效的原则,充分考虑社会需求、单位发展、人才结构和人才培养等多种因素,根据学科发展和社会对卫生服务的需求来确定一部分关键岗位。

4.加强员工的能力开发,针对不同岗位的员工提供个性化培训

医院管理者要开发不同员工的能力,实施个性化的培训,以满足不同层次的需求。医院管理

者要特别注重对极少数业务骨干的培训,给他们的成长创造条件,同时在人员配置中又要考虑后备人才培养计划,积极营造竞争的氛围。加强管理人员的能力培训与教育,同时还要做好医院的其他基础培训,如住院医师技术规范化培训、全科医师岗位培训、继续教育等。在员工能力开发的同时要做好对各种培训效果的评价和考核。

5.加强员工的绩效管理,使每一名员工能够创造高绩效

员工的绩效管理包括 3 个方面,即工作设计、有效评价和薪酬管理。医院在对员工的绩效管理中既要考虑岗位设计对完成者来说具有一定的挑战性,同时又要考虑这些目标通过努力是可以实现的。医院薪酬管理既要考虑外部竞争性和内部公平性,又要兼顾一些特殊群体的薪酬,对重要岗位,比如医院院长、临床大科室主任可以实行年薪制,设立团队奖金、长期奖励。只有建立灵活、公平、富有激励的薪酬管理体系,才能从根本上调动医院员工的积极性,以保证医院的长期可持续性发展。

6.加强人力资源职能部门管理,提高部门管理能力和水平

医院人事管理部门,其传统的管理职责多局限于工资调整、员工培训、年度考核、职称晋升及其他日常事务性工作,这与当前瞬息万变的医疗市场对人力资源管理的要求相比差距较大,作为一名医院管理者,一定要用战略的眼光来认识人力资源管理,首先要加强人事管理部门力量,确保足够人员,有计划参加培训,通过提高职能部门管理者的自身素质来提高整个医院人力资源管理水平;其次,要加强对部门的考核,尤其是检查人力资源战略制定和计划实施,使得管理者较好地胜任新环境的要求。

(刘春红)

第五章

人事档案管理

第一节　人事档案的信息化管理

一、人事档案信息化管理的含义与内容

人事档案信息化是在组织人事部门的统一规划和组织下,在人事档案管理活动中应用现代信息技术,对人事档案信息资源进行组织、管理和提供利用,做好人才信息基础保障工作,是运用现代信息技术管理人事档案的过程。

(一)人事档案信息化管理的含义

人事档案信息化管理是信息化的产物,它随着信息化的发展而产生。1963年,日本学者Tadao Umesao在题为《论信息产业》中提出:"信息化是指通信现代化、计算机化和行为合理化的总称。"其中,通信现代化是指社会活动中的信息交流基于现代通信技术基础上进行的过程;计算机化是指社会组织和组织间信息的产生、存储、处理(或控制)、传递等广泛采用先进计算机技术和设备管理的过程;行为合理化是指人类按公认的合理准则与规范进行。这一界定,不仅带来了"信息化"这一全新的术语,而且为全球创造了个高频使用的词汇。从20世纪70年代后期开始,西方国家开始普遍使用"信息化"一词,并对其内涵进行探索,涌现了许多定义。及至1997年召开的首届全国信息化工作会议,我国关于信息化的定义也是大相径庭:"信息化就是计算机、通信和网络技术的现代化。""信息化就是从物质生产占主导地位的社会向信息产业占主导地位社会转变的发展过程。""信息化就是从工业社会向信息社会演进的过程。""信息化是以信息技术广泛应用为指导,信息资源为核心,信息网络为基础,信息产业为支撑,信息人才为依托,法规、政策、标准为保障的综合体系。"

理解信息化的内涵,首先需要理解"信息化"一词中的"化"字。"信息化"表现为一个过程。首届全国信息化工作会议上,"信息化"就被认为是一个"历史过程""是指培育、发展以智能化工具为代表的新的生产力并使之造福于社会的历史过程"。不仅如此,"信息化"还表现为一个动态发展的过程,正经历从低级到高级、从简单到复杂的发展。总体看来,信息化是在经济、科技和社会各个领域里广泛应用现代信息技术,科学规划和建设信息基础设施,有效地管理信息资源和提供信息服务,通过技术、管理和服务不断提高综合实力和竞争力的过程。

信息化这个动态的发展过程势必影响人们对其内涵的认识。经过国内外学者不断探讨,尽管界定"信息化"的方法有多种,但无论如何界定,信息化的基本内涵主要体现在如下方面:①信息网络体系包括信息资源,各种信息系统,公用通信网络平台等。②信息产业基础包括信息科学技术研究与开发,信息装备制造,信息咨询服务等。③社会运行环境包括现代工农业、管理体制、政策法律、规章制度、文化教育、道德观念等生产关系与上层建筑。④效用积累过程包括劳动者素质,国家现代化水平,人民生活质量不断提高,精神文明和物质文明建设不断进步等。

信息化也影响到了国家的发展战略。1996 年,国务院信息化工作领导小组成立,负责全国信息化工作的议事协调,大大推进了国民经济和社会信息化建设的进程。《中共中央关于制订国民经济和社会发展第十个五年计划的建议》中提出:"大力推进国民经济和社会信息化,是覆盖现代化建设全局的战略举措。"2000 年,党的十五届五中全会提出"以信息化带动工业化"的战略方针。中共中央办公厅、国务院办公厅 2006 年 5 月印发了《2006－2020 年国家信息化发展战略》。党的十六大报告提出:"信息化是我国加快实现工业化和现代化的必然选择。"党的十七大报告进一步提出:"全面认识工业化、信息化、城镇化、市场化、国际化深入发展的新形势新任务,深刻把握我国发展面临的新课题新矛盾,更加自觉地走科学发展道路。"信息化在我国的发展,不仅充分地表明了信息化是一个动态的发展过程,而且从决策层面上看,党和国家越来越认识到加强信息化建设的重要性。

党和国家对于信息化的重视推动了各行各业的信息化,各行各业在信息化过程中尝到了信息化带来的甜头。如企业信息化不仅提供了提高销售、降低成本、提升客服水平,而且有助于提高基于数据的企业决策能力和战略决策准确性,降低决策中的不确定性和风险,促进企业组织结构优化,提高企业整体管理水平。再如政务信息化,就是运用信息技术实现政府机关内部事务处理、业务管理职能实施和公众服务提供三大工作内容的自动化,在传统的公文、档案、信息、督查、应急处理这些政府内部事务自动化处理基础上,又增加了管理职能实施和公众服务提供两大内容,从而促进政府职能的转变,有利于节约行政成本、提高行政效率,增加政府管理服务的公平、公正及透明度,提高反腐倡廉的能力。

信息化潮流也影响到了档案部门。毛福民曾提出:"信息技术及信息产业的高速发展,给档案工作带来了挑战和压力,同时也为管理者带来新的机遇。只要管理者抓住这一机遇,努力学习和运用当代先进的科学知识与科技手段,加快档案工作融入信息社会的步伐,就能够推动档案信息化建设,就可以使档案事业和整个中国特色社会主义事业一起实现跨越式发展。"档案信息化起始于 20 世纪 70 年代末,从 80 年代早中期的计算机档案管理系统到 2000 年开始启动的数字档案馆,再到各种档案管理系统的建设,我国档案信息化建设取得的成绩喜人。尤其是 20 世纪末开始,国家档案局高度重视档案信息化,通过科技立项、研讨会等多种形式加强档案信息化建设的研究工作,大大推动了档案信息化建设的步伐,实际工作部门开始开发和应用档案信息管理系统,取得了较好的效益。

在档案信息化发展过程中,人事档案管理也开始了信息化的进程。在我国,到了 20 世纪 80 年代,随着计算机技术不断发展及其应用,人事档案的信息化管理提到了议事日程。此后至今,人事档案信息计算机管理的发展进程,大体经历了如下 3 个阶段。

第一阶段是单机检索。20 世纪 80 年代初到 90 年代,一些企事业单位开始利用计算机管理本部门的职工信息,建立了一个个以单机为主要处理工具的人事档案信息检索系统,并取得了初步的管理成效和管理经验。在应用系统的开发中,大多采用 dBASE、BASIC、C、FOXPRO 等语言作为编程工具,由 DOS 操作系统支持。这一时期的应用特点:人事档案信息录入数据简单,没有统一的标准格式;检索内容单一,数据处理能力有限。另外,由于各单位和部门所采用的开发软、硬件环境不尽相同,因此,应用软件的通用性不够广泛。尽管如此,单机管理系统开掘了我国人事档案信息计算机管理的先河,为全面推进入事档案信息管理软件的普及应用积累了许多宝贵经验。

第二阶段是 20 世纪末期,形成了单机与局域网相结合的管理系统。此间,人事档案信息管理系统作为企事业单位的计算机管理系统的一部分推出,并得到广泛的利用。系统开发主要有可视化开发工具 VisulFoxpro、PowerBuilder 和大型数据库管理系统 Oracle、Sybase、DB2、Informix 等,系统平台为 Windows、Unix、Linux,并建立了统一的数据格式标准和其他技术标准,使人事档案信息数据交换和管理软件共享成为现实。由于网络技术的推广,局域网技术开始应用于人事档案管理,推动了人事档案信息管理系统服务范围和服务水平的提高。此外,人事档案多媒体信息管理系统也得到了开发,丰富了人事档案管理的内容。

第三阶段是 20 世纪末至今。这一阶段,由于档案信息化的推动,人事档案管理信息化得到了进一步重视,各个机构和单位开始开发和应用人事档案信息管理系统管理人事档案,人事档案信息化走上了普及之路。从目前人事档案开发系统的应用来看,人事档案信息管理系统从单机版到网络版,从 B/S 模式到 C/S 或者 B/S、C/S 模式相结合的混合模式,从目录数据库建设到全文数据库建设,在人事档案管理信息系统的开放性、扩展性、集成性、人性化等方面取得了成功。但在人事档案信息服务的功能方面,尤其是如何利用 Internet 技术进行 CA 认证并提供远程化服务,仍需要做进一步的改进,在人事档案信息管理系统的共享方面仍然存在大量的工作。

从上述我国人事档案信息化的进程不难看到,人事档案信息化管理是随着国家信息化的发展而发展,它同样表现为一个动态的发展过程。30 年来人事档案信息化实践表明,在不同时期,人们对于人事档案信息化具有不同的期待和目标,开发人事档案信息管理系统的结构和功能也不尽相同,这充分表明,人事档案信息化管理是一个从低级到高级的不断深化的发展过程。这个过程的出现,不仅与国家信息网络、信息技术应用水平、信息化人才、信息化政策有关,而且与人事档案管理部门的信息化意识、档案行业内计算机应用水平也有着直接的关联。考察近年来在国内应用得较为普及的人事档案信息管理系统不难发现,各种人事档案信息管理系统越来越符合当代人事档案信息化管理的需求,其功能也在实践过程中得到了完善,这不仅推动了现代企事业单位的人事工作进程,完善了人事管理制度,提高了管理效率,而且为科学配置人力资源发挥着巨大的作用。

总体看来,人事档案信息化是信息化的必然产物,它是根据人事档案管理的需求,在组织人事部门的统一规划和组织下,按照档案信息化的基本要求,在人事档案管理活动中全面应用现代信息技术,对人事档案信息资源进行科学管理和提供服务的过程。

(二)人事档案信息化管理的内容

从人事档案信息化的过程来看,现代人事档案信息化管理的内容并不是一成不变的。随着时代的发展,社会信息化的推进,尤其是人事档案信息化管理意识的提升和信息技术的不断提高,现代人事档案信息化管理的内容在不断丰富。

人事档案信息化可以比喻为一个交通运输系统。在这个系统中,"车"即计算机的硬件与软件,包括硬件、操作系统与应用系统,后者主要指人事档案管理系统软件;"路"指基础设施,即网络,是我国目前形成的三网(广域网、专网、局域网)相对独立的运作模式;"货物"是人事档案信息资源,包括各种数据库资源;"交通规则"是档案信息化建设的标准与规范;"警察"和"司机"是指档案管理部门和档案专业技术人员,即人才队伍建设。从这个角度看,人事档案信息化不仅涉及档案这个行业,而且与全社会尤其是当代信息技术的发展有着密切的关联。

当前,人事档案信息化的内容可以从微观和宏观两个层面进行考察。

微观层面是针对各个人事档案管理机构而言的。从这个层面考察,人事档案信息化侧重于采用信息化技术对于人事档案进行科学管理,主要包括以下内容。

1.人事档案信息的收集

当事人及其代理机构所产生的各种信息,不论是电子化信息还是纸质文件记录的信息,都是收集的对象。在人事档案信息收集过程中,尤其是需要注意收集个人在社会活动中产生的、没有上交代理机构的档案信息,如评奖、创造与发明专利等。

在信息化过程中,既需要注意收集办公信息化过程形成的人事档案电子公文,也需要对于已有的人事档案进行数字化处理后形成的档案信息。

2.人事档案信息的整理

人事档案信息整理因为人事档案系统的设置不同而有所差异。一般地,以人立卷过程中,需要有序化整理各种各样的人事档案信息,如个人履历材料、自传材料、鉴定材料、考察和考核材料、入团入党材料、奖惩材料、任免材料、晋升材料及离退休材料等。其中,有些信息是固定不变的,有些信息则是变化的,如考评、奖惩等材料,往往随着时间的推移而逐渐丰富。

人事档案信息整理的主体呈现出多元发展的趋势。目前,我国既可以是组织人事机构,也可以由人事档案代理单位或者人才中心完成。

人事档案信息整理的客体是"人",需要一人一档,以"类"或者"件"为单位进行整理。从档案信息的来源上看,它主要来自两个方面:现成的人事档案电子文件和通过纸质人事档案数字化形成的电子档案。

人事档案信息整理的时间既可以在档案形成后实时整理,也可以定期进行整理。在有些人事档案信息系统里,包括人事档案信息的整理可以通过网络实时收集和整理。

人事档案信息整理过程需要进行著录。著录应参照《档案著录规则》(DA/T 18-1999)进行著录,同时按照保证其真实性、完整性和有效性的要求补充电子文件特有的著录项目和其他标识。

3.人事档案数据库建设

人事档案数据库建设包括人事档案目录数据库、全文数据库和特色数据库的建设。当前,各个人事档案管理机构已经意识到了人事档案目录数据库建设的重要性,建成了比较完善的人事档案目录数据库,然而,不少单位在领导干部数据库、职工数据库及特色数据库的建设尚有待加强。事实上,各种数据库的建设,不仅可以支持人事管理部门的管理,如计划、招聘、培训、考核等,而且有利于挑选人才,为管理决策提供科学的依据。

4.人事档案信息的存储

人事档案信息整理后,需要定期或不定期地进行存储,以保证信息存取的便利。

按照《电子文件归档与管理规范》(GB/T 18894-2002)的规定,人事档案信息存储的载体也可以"按优先顺序依次为只读光盘、一次写光盘、磁带、可擦写光盘、硬磁盘等。不允许用软磁盘作为归档电子文件长期保存的载体"。尽管如此,当存储信息容量较大时,有些单位也采取硬磁盘、数据磁带等载体进行存储。

不论采取何种载体存储，人事档案信息需要采取备份制度进行存储，且尽量采取两种不同质地的载体进行存储。

5.人事档案信息服务

通过网络发布人事档案信息，从而为当事人服务。从服务地点看，人事档案信息服务包括本地窗口服务和外地传递服务。从服务对象看，包括为本人服务和为大众服务。

现阶段，人事档案信息服务以本地窗口服务、为本人服务为主导。对于人才中心而言，随着人才流动的需要，异地服务已经成为一项很重要的任务提到了议事日程。因此，如何利用现代化的网络技术，在严格执行人事档案保密制度的前提下，提供人事档案信息网上查询服务是人才中心管理人事档案信息需要考虑的。

6.人事档案信息的共享

通过基本数据库的共享，为不同部门提供基本信息的共享，是人事档案信息化建设过程中需要关注的问题。如高校毕业生将人事档案放到某人才交流中心，该人才交流中心往往需要重新录入该毕业生的基本信息，不仅费时，而且容易产生差错。如果该毕业生所属高校的基本数据库能够实现共享，则人才交流中心即可直接采用这些数据库，不仅减轻了人才交流中心的工作压力，也会大大降低数据处理过程中的差错。当前，相关机构通过前置服务器，实现基本数据库共享，既可以保持数据的一致性、准确性、完整性和时效性，也可以提高工作效率，这不失为一种很好的共享方法。

7.人事档案信息安全的保障

人事档案信息安全不仅涉及人事档案信息网络的硬件、软件及其系统中的人事档案信息受到偶然的或者恶意的原因而遭到破坏、更改、泄露，系统连续可靠正常地运行，信息服务不中断，而且还指人事档案信息的泄密与丢失。鉴于人事档案保密性的特点，需要采取各种措施保障人事档案信息的安全。

保障人事档案信息的安全，不仅需要强调人事档案信息的安全性，树立安全意识，而且需要通过系统设计确保这种安全性，做到该公开的人事档案信息就公开，该保密的就必须保密，采取技术保障体系、制度保障体系、管理保障体系以保证人事档案信息的安全。

从宏观上看，人事档案管理部门还需要结合档案的特点，以档案行业的标准规范为指导，建立人事档案信息化管理的相关标准。人事档案信息化标准规范来源于如下3个层面：第一，国家信息化标准规范；第二，行业即档案信息化标准规范；第三，人事档案信息化标准规范。这3个层面也是相互联系的，国家信息化标准为行业和人事档案信息化提供了基础和保障，行业信息化标准规范提供了依据，人事档案信息化标准规范则具有专指性、针对性。与此同时，从人事档案信息的标示、描述、存储、交换、管理和查找等各个方面，也需要建立一个从国家标准到行业标准的标准体系，从而有利于规范人事档案信息化建设，有利于人事档案信息的开发与利用。

除了标准之外，通用的人事档案信息管理软件的开发和服务平台的建设也需要在一定范围内展开，以利于该行业、部门内部人事档案信息化管理工作，包括数据的共享、传递，以及局域网内信息的利用等。这也是需要从宏观上需要考虑的事情。从这个方面讲，人事档案信息化管理离不开组织人事部门的统一规划和组织。

当然，关于人事档案信息化建设的内容并不是一蹴而就的，需要今后相当长一段时间内加以完成。现阶段，鉴于我国人事档案信息系统开发缺乏规划性、计划性的事实，有关行业或部门主要领导机构需要加强对于软件开发的管理，尽量开发该行业或部门通用的网络版人事档案管理软件,减少或杜绝重复开发现象,尤其是低水平重复开发现象,从而节约成本,提高共享程度。

通过人事档案信息化建设,从收集到整理和服务,其根本目的在于利用现代化手段,提高认识档案管理效率和人事档案利用效率。尤其是通过实时服务,可以为领导和相关部门提供全方位的人员信息,为综合研究分析本单位人员信息、开展高层次的档案信息服务和人才选拔工作提供帮助。

二、人事档案信息化管理的原则与任务

人事档案信息化为人事档案管理提供了新的途径和方法,有助于提高人事档案管理的效率。然而,信息化过程对人事档案管理也存在着潜在的风险。如何利用现代化的信息技术,扬长避短,这是人事档案管理过程中需要注意的问题。

(一)人事档案信息化管理的原则

"原则"是"观察问题、处理问题的准绳"。人事档案信息化管理原则是指人事档案信息化管理中必须遵守的标准和基本准则,是从人事档案信息化管理实践中提炼出来的。归纳起来,这些原则主要包括如下方面。

1.实用性原则

实用性是指该人事档案信息化是为了解决实际问题,能够在实践中运用并且能够产生积极效果。具体说来,人事档案信息化的实用性既表现在个人方面,也表现在人事档案管理机构方面。个人方面,考虑到人事档案的安全性,哪些档案资料需要上网,何时上网,如何控制服务平台的信息安全,都必须考虑到;考虑到人事档案的隐私权,在人事档案信息化过程中,对于该保密的档案必须保密,尊重和保障人事当事人的隐私权;考虑到人事档案的重要性,对于每个人的信息必须做到准确无误;考虑到人事档案的知情权,信息化的人事档案需要向当事人开放。

机构方面,考虑到人事档案信息化尤其是系统设计的难度,人事档案信息系统设计过程既要利用 IT 行业的人才和技术,也要本行业的积极参与;考虑到本单位的财力与技术基础,人事档案信息化需要量力而行,分步骤实施,将人事档案信息化建设看作是一个长期的过程,逐步建设,持续发展;考虑到人事档案建设的相似性,人事档案管理信息化过程中可以采取合作开发或引进方式,避免走弯路和重复建设。

当然,人事档案信息化必须在实用性的原则上,以科学性为本,结合先进性、前瞻性,不仅将信息化看成是一项长期而艰巨的任务,而且需要实施可持续发展的政策,将人事档案信息化建设成为一项重要的人才信息管理平台。

2.规范性原则

规范性是指人事档案信息化建设所确立的行为标准,以规范当代人事档案信息化行为,指导当代人事档案信息化实践。

以《全国组织干部人事管理信息系统》《信息结构体系》为例,它是为实现干部信息的规范化及全国范围内的信息共享,按照人员管理及机构管理中科学的信息流程制订的,不仅具有较高的标准化、规范化程度,而且具有总揽全局的权威性。因此,各省开发的系统必须建立在该系统要求的《信息结构体系》基础上,否则会造成数据结构混乱,使上下级数据无法沟通与共享。不仅是信息结构体系,系统所涉及的其他应用项目也应当建立在相关的标准之上。

信息化过程中,必然涉及文本、图片等电子文件的格式问题。以文本格式为例,有.txt、.doc、.rtf、.pdf、.html、.xml 等多种,按照有关规范,存档的文本格式为.xml、.rtf、.txt 3 种形式,为

此,其他格式的文本格式需要进行转化。事实上,文本文件、图像文件、扫描文件、声音文件等的采集与管理都应该遵循《电子文件归档与管理规范》(GB/T 18894-2002)所规定的格式,以减少转换与重新制作的难度,这也是人事档案信息化规范性的必然要求。

3.安全性原则

人事档案安全性是为了防止将人事档案信息泄露给无关用户,给用户信息造成不良影响从而采取的安全措施。

人事档案信息的安全性首先指人事档案信息的安全性。人事档案中有些隐私,在信息化过程中需要按照档案公开中公民隐私权保护的相关规定。以公证档案为例,1988年司法部、国家档案局发布的《公证档案管理办法》(〔88〕司发公字第062号)第十七条规定:"凡涉及国家机密和个人隐私的公证密卷档案,以及当事人要求保密的公证档案,一般不得借调和查阅。特殊情况必须查阅的,须经当事人同意后,由公证处报同级司法行政机关批准。"为了保证人事档案的安全性起见,一方面人事档案管理部门需要认真鉴定、审核隐私方面记录的范围,对于那些需要保密的档案进行严格限制。

为了保证人事档案信息的安全性,在人事档案信息化过程中,需要加强对人事档案方面的电子文件的管理,并通过技术手段(如每个人的档案设置一个适度长度的个人密码),以达到保密的目的。

为了保证人事档案信息的安全性,还必须确保网络的安全性。提倡人事档案的开放性并不意味着完全的、无条件地开放人事档案信息,相反,开放是有条件的、有步骤的,这是保证网络化环境人事档案安全性的必然选择。为此,一旦条件成熟,能够建立人事档案专网则是保证人事档案安全的最好选择。在当前条件不允许建立专网的情况下,必须做到人事档案信息管理系统与互联网等公共信息网实行物理隔离的措施,涉密档案信息不得存储在与公共信息网相连的信息设备上,更不能存储在公共信息网的网络存储器上。

4.开放性原则

开放是人事档案信息化管理必须遵守的一条重要原则。建立人事档案信息管理系统,在很大程度上是为了科学管理和优质服务,这决定了人事档案信息开放的必然性。

长期以来,由于传统的人事档案管理的惯性,人们习惯性地认为人事档案属于保密的内容,除了负责收集和保管人事档案的管理者能接触到人事档案外,个人不可能知道自己的档案里有什么样的材料。显然,在当代条件下,人事劳动关系日益从行政隶属关系转变为平等的契约关系,人事档案的保管权、评价权、处置权也逐渐从完全交给用人单位到用人单位与个人共同管理的局面。这种情况下,人事档案的神秘面纱逐渐揭开。人事档案作为当事人个人经历和德、能、勤、绩的客观记录,也逐渐变得公开、透明,信息开放已经成为时代的必然趋势。

需要看到,人事档案开放性也是尊重当事人知情权的必然,既包括能直接识别本人的个人信息资料,如肖像、姓名、身份证等,又包括与其他资料相结合才能识别本人的间接信息资料,如职业、收入、学历、奖惩等。有时候,人事档案管理中知情权与管理的要求存在着冲突,这要求档案管理单位与个人能够正确地处理。对于档案管理单位而言,不能过分强调保密,需要树立人事档案开放意识,只有在一定范围内开放档案,满足公民知情权的需要,才能促进档案的完整、真实和透明。对个人而言,知情也是有限的,不可能享有无限的知情权,这是维护组织机构的利益,只有保障和其他有关人员权益,才能保障人事工作的正常开展。

需要注意的是,人事档案的开放并不意味着人事档案信息对所有人开放。人事档案信息开放是有程度和范围限制的。现阶段,人事档案管理部门适当地向当事人开放一些个人信息还是有必要的。

通过人事档案管理信息服务平台实现人事档案远程化查找和利用,既保证当事人对档案的知情权,也便于当事人利用档案,是人事档案开放的必然趋势。

5.双轨制原则

人事档案信息化过程中,由于电子文件的法律地位和证据作用还没有被普遍地认定,因此,具有重要保存价值的人事档案电子文件(尤其是办公自动化过程中的人事档案方面的、具有永久保存价值的电子文件)必须转化成纸质文件进行归档,以保证其法律地位。这一做法符合《电子文件归档与管理规范》(GB/T 18894-2002)的基本规定:"具有永久保存价值的文本或图形形式的电子文件,如没有纸质等拷贝件,必须制成纸质文件或缩微品等。归档时,应同时保存文件的电子版本、纸质版本或缩微品。"

对于重要的人事档案电子公文,鉴于当代电子信息载体的不稳定性,同一内容的人事档案电子公文往往需要采取两种不同质地存储介质进行存储,且采取异地保存的方法,这是保证人事档案文件长期存取的重要方法。

(二)人事档案信息化管理的任务

结合当前我国人事档案信息化管理的现状,人事档案信息化管理的任务主要包括如下方面。

1.人事档案管理信息系统的建立和完善

有些机构和单位采用独立的人事档案管理信息系统,有些单位采取综合性的管理信息系统,如人力资源管理信息系统,或者将党政干部管理、职工管理、财产管理等结合为一体,形成了不同的人事档案管理信息系统建设风格。采取独立的或者综合性的管理信息系统,应视各个单位的情况而定,关键在于设计该系统或者该部分功能时需要考虑到人事档案管理信息化建设的基本原则,并且在软件或系统设计过程中体现出这些基本原则。

针对目前人事档案系统开发缺乏统一协调的局面,某类人事档案管理部门,或者若干人事档案管理部门联合起来,与IT行业合作,集中开发一套人事档案管理软件,并不断优化和推广,这不仅能够降低重复开发的费用,而且有利于行业标准的执行,有利于数据的交换,减少今后数据异构带来的管理问题,对于推动人事档案管理信息化能起到积极的作用。

2.人事档案管理信息系统数据的录入与管理

根据人事档案管理的有关规定和《电子文件归档与管理规范》(GB/T 18894-2002)的基本规定,对于人事档案基本信息进行系统录入,对于人事档案文件进行系统管理,尤其是归档的电子化的人事档案进行系统整理,这是人事档案管理的基础工作。

人事档案信息系统的管理内容很多。现阶段,尤其是抓紧电子文件的收集和数字化的人事档案的系统整理,加强人事档案资源建设,建立领导干部数据库、职工数据库和特色数据库,全面建设全文数据库与目录数据库,为人事档案管理和利用提供基础。

还应该看到,人事档案信息系统作为证明个人身份与经历的权威的信息数据库,需要与市场经济条件下的个人信用体系联系起来。进入公共信用体系的档案,应以凭证部分和职业生涯、职业能力和信用记录为主要内容。从这个角度看,人事档案管理信息系统的任务之一,是和社会广泛范围内管理信息系统进行有效的衔接,从而为和谐社会的建设和发展服务。

3.人事档案管理信息系统的维护

人事档案信息系统建设过程中,从设计、管理到维护的各个阶段都需要注意到人事档案信息安全,将人事档案信息安全保障体系作为人事档案信息化贯彻始终的关键环节,加强维护人事档案信息安全,尤其是网络信息安全。

（任海宁）

第二节 人事档案的规范化管理

人事档案规范化管理是实现人事档案标准化的前提和基础,也是提高人事档案管理效益的有效途径。

长期以来,我国人事档案在管理思想、管理办法、管理手段和条件等方面存在着许多无序现象,尤其是当今人事档案管理信息系统的无序开发和低端应用,制约着我国人事档案工作的发展。因此,在新的历史条件下,加强人事档案的规范化管理,对于历史地、全面地了解干部、实行党管干部,更好地开展组织人事工作,开发人事档案信息资源为社会主义现代化建设服务,具有十分重要的意义。

一、人事档案规范化管理的含义与特征

人事档案规范化管理是指根据组织、人事、劳动等部门的现实要求,科学地、系统地、动态地管理人事档案,使人事档案发挥效能,更好地为社会主义现代化建设服务。

科学地管理人事档案,就是按照人事档案形成的客观规律,在档案学理论和组织人事理论的指导下,通过建立人事档案管理的法规体系,对人事档案进行科学的组织和加工,保证人事档案的真实、完整、安全和实用,做到收集完整、鉴定准确、整理有序、保管安全、利用方便。

系统地管理人事档案,就是按照人事档案的类别、形式、性质和特点进行分类和整合,保持人事档案内容和形式之间的内在联系,做到层次分明,项目清楚,结构合理,体系完整。

动态地管理人事档案,就是采用电子计算机等高新技术和手段,形成人事档案的网络体系,积极开发人事档案信息资源,实现人事档案信息资源的共享。

由此可见,科学性、系统性、动态性是人事档案规范化管理的显著特征。

二、人事档案规范化管理的目标

人事档案规范化管理是一项理论性和实践性都很强的活动,内容很丰富,任务很繁重,就其整体而言,其总的目标主要有以下五项。

(一)收集完整

人事档案材料的来源具有多维性、广泛性和分散性的特点,只有完整、全面地收集人事档案材料,才能使人事档案浓缩为一个人的全貌,做到"档即其人",才能为各级组织、人事、劳动等部门了解人、选拔人和使用人提供重要依据。因此,完整地收集人事档案材料,必须做到:明确收集归档的范围;制定收集工作制度;采用先进科学的收集方法,如整理前收集和整理后收集、内部收集和外部收集、纵向和横向收集、经常和突击收集等。

(二)鉴别准确

鉴别是保证人事档案真实、完整、精练、实用四者有机统一的重要手段,只有内容真实、准确

和完整的人事档案,才能正确反映人员的经历和德才表现,才能为组织人事劳动等部门提供正确可靠的依据,保证党的组织人事路线方针政策的贯彻执行。为此,鉴别工作必须始终坚持去伪存真、取之有据、舍之有理,具体问题具体分析的原则,采用"看"(归档材料是否准确)、"辨"(辨别材料是否真实)、"查"(材料是否完整)、"筛"(保持材料精练)、"审"(手续是否完备)等方法,使归档的材料能客观、准确地反映人员的情况。

(三)整理有序

整理是对收集并经过鉴别的人事档案材料以个人为单位加工成卷的过程。其目的是使人事档案材料系统化、条理化、规范化。其总要求是分类准确,编排(归档)有序,目录清楚,装订整齐。重点是分类和编排(归类),它是人事档案整理工作的关键。分类和编排(归类)必须坚持性质判断、内容判断和同一标准判断的原则。

(四)保管安全

人事档案的保管工作,就是根据党和国家有关档案工作、保密工作的法规和制度,按照人事档案管理和利用的要求,对人事档案所实施的安全、保密、保护和科学存放的活动。安全、保密、有效保护是人事档案保管工作的核心和宗旨。因此,人事档案的保管工作必须做到:①坚持集中统一、分级管理的原则;②实行科学保管、确保工作质量;③坚持"六防""十不准",加强安全保密工作;④改善保管条件,做好基础工作。在信息化条件下,不仅要注重人事档案实体安全,还要注意保障人事档案信息内容的安全。

(五)利用方便

开发人事档案信息资源并有效提供利用,是人事档案管理活动的根本目的。只有提供利用,为组织、人事、劳动等部门服务,才能发挥人事档案的作用,产生社会效益和经济效益。同时,也可使人事档案工作质量得到检验和提高。人事档案提供利用是一项政策性、业务性很强的工作,必须坚持保密原则、需要原则、有效原则和客观原则。因此,除了提供人事档案原件外,还需要利用人事档案管理系统建立个人档案信息,编制专题信息资源,开展多种形式的主动服务、联机检索、信息推送服务等。

三、人事档案规范化管理的途径

这里主要是从宏观的角度而言。

(一)加强人事档案法规体系和制度建设

人事档案的法规体系是指与之相关的法律、行政法规、行政规章及规范性文件等的总称。目前,我国已初步建立了一套人事档案管理的法规体系,如《中华人民共和国档案法》《中华人民共和国保密法》《中华人民共和国刑法》中都涉及人事档案的一些条款。《中华人民共和国档案法实施办法》(1990年)、《干部档案工作条例》(1991年)、《企业职工档案管理工作规定》(1992年)、《干部档案管理工作细则》(1991年)、《关于干部档案材料收集、归档的暂行规定》《关于加强流动人员人事档案管理工作的通知》及《补充通知》(1988—1989年)、《干部人事档案工作目标管理暂行办法》(1996年)、《干部人事档案工作目标管理考核标准》《关于进一步开展干部人事档案审核工作的通知》(2006年)、关于印发《干部人事档案材料收集归档规定》的通知(2009年)等,这些档案法规对我国人事档案的规范化管理工作起到了巨大的推动和促进作用。但是,现实工作中有法不依、执法不严的情况还时有发生,同时,由于人事档案材料的广泛性和分散性,许多类型的人事档案还处于无法可依的状况。另外,我国普遍存在重干部档案轻工人、学生、军人档案的现象,这些都需要加强人事档案法规体系的建设,加大人事档案管理的执法力度,依法治档,这是做好人事档案规范化管理工作的重要保证。除了法律、法规外,制度建设也是人事档案规范化管理的重要内容。建立健全规章制度是实现人事档案科学管理和规范化管理的重要举措,也是人事档案工作开展好坏的一个重要标志。为此必须建立以下人事档案工作的制度,即管理人员工作制度、档案编排存放制度、材料收集归档制度、查借阅制度、档案整理制度、档案转递制度、档案统计制度、安全保密制度、工作联系制度、死亡报告制度、档案销毁制度、检查核对制度、资料积累及工作移交制度等。各级组织人事劳动部门应结合本单位管档实际,对各项制度进行修改、补充和完善,使各项制度更加具有实用性和操作性。

(二)积极开展人事档案工作目标管理活动

人事档案工作目标管理是指根据党的组织路线、人事劳动工作政策和国家档案工作的方针、政策、法规及规定的要求,以及人事档案事业发展现状和近期发展规划,设计人事档案工作的基本内容和等级标准,按照规定的办法和程序进行考评,认定等级。它是人事档案实行规范化、科学化、现代化管理的有效措施。目前,我国文书档案、城建档案、机关档案等管理部门已经开展了目标管理工作,并取得了成功。实践证明,它对加强档案的规范化管理,提高服务质量,发挥档案的作用意义重大。因此,人事档案管理应借鉴其经验,积极开展目标管理活动,使我国人事档案管理尽快走上规范化、科学化、现代化的发展轨道人事档案工作目标管理应在其他部门档案目标管理基础上突出自身的特点,做到有针对性和可操作性。中组部1996年已制定了《干部人事档案工作目标管理暂行办法》《考评标准》及《检查验收细则》,全国部分省市也已着手进行干部人事档案的目标管理工作,这是我国干部人事档案向规范化、科学化、现代化管理方向迈出的一大步。

人事档案目标管理的主要内容有:①组织领导;②管理体制范围;③队伍建设;④档案收集与鉴别;⑤档案归档与整理;⑥保管与保护;⑦利用和传递;⑧制度建设和业务指导等。每一项内容细分为各个条款,每个条款都有明确具体的目标要求和量化指标,通过目标要求和量化指标对照检查人事档案部门的具体工作,然后给予准确的评分,根据总的评分认定其等级。开展人事档案目标管理活动,可以指导、监督、促进和规范人事档案部门的各项工作,极大地调动人事档案部门的工作积极性。提高人事档案部门的工作质量,使其更好地为组织人事劳动部门提供决策和依据,更好地为社会主义现代化建设服务。

(三)促进人事档案部门的干部队伍建设

人事档案要实现规范化管理的目标,需要建立一支政治素质高、业务能力强、知识面宽、德才兼备的干部队伍。加强人事档案的干部队伍建设,是人事档案规范化管理在新的历史条件下的客观要求和重要保证。为此,必须做到:①加强对人事档案工作人员的培训和继续教育,包括政治强化和业务学习,努力提高其政治和业务水平;②积极充实人事档案干部队伍,争取把一些政治素质好、有档案专业知识和组织人事工作经验的同志充实到人事档案工作岗位上,也可从高校档案专业、综合性档案馆等招录一些高素质的人员从事人事档案工作;③要保持人事档案干部队伍的连续性和稳定性。现在许多人事档案部门的工作人员多为兼职,有的地方频繁换人,有的地方人员走了没有及时补充,这样既不利于保密,也不利于人事档案工作的管理和干部队伍建设,更不利于人事档案事业的发展。因此,人事档案干部队伍应保持连续性和相对稳定性,做到"先配后调",重在培养和建设,这是做好人事档案工作和进行规范化管理的关键和长远大计。

另外,人事档案管理规范化管理还可以从微观方面去考察,尤其是从本单位管理人事档案的实际出发,结合相关人事档案管理方面的要求,从具体的档案管理工作环节上进行规范化管理。

(任海宁)

第三节 人事档案工作的管理体制与模式

一、人事档案工作管理体制

从广义上说,人事档案工作的管理体制是指党和国家管理人事档案工作的组织体系与制度。主要包括:其一,人事档案管理的领导体制。这是增强人事档案工作发展宏观调控能力和对人事档案管理导向作用的保障。根据我国国情和人事档案的特殊性,对这种专门档案的管理,应由中央组织部、人事部和国家档案局联合组成领导机构。具体讲应是建立以组织部门为主导、人事部门为主体,档案部门为指导的领导体制,共同商定我国人事档案管理工作方针政策等重大事宜,对我国人事档案管理工作从宏观上予以指导。其二,人事档案管理的专门机构。主要是为了确保相对集中统一地管理人事档案。《干部档案工作条例》明确要求干部档案管理实行集中统一和分级负责的管理体制。干部档案按照干部管理权限由组织、人事部门管理。企业职工档案根据《企业职工档案管理工作规定》的精神,由劳动主管部门领导与指导,实行分级管理。学生档案由学生工作部门管理。军队系统的档案由军队政治部干部部门管理。

从狭义上说,人事档案管理工作的管理体制是指各单位人事档案管理工作的组织体系与制度,主要分为集中型和分散型两种。本节主要从狭义的角度来阐述。

(一)集中型人事档案管理体制

集中型人事档案管理体制是指各单位人事档案集中由本单位组织、人事部门管理。

中央、省级各机关,都应有专门的组织、人事档案部门,实行相对集中管理本单位人事档案。对于高校和大型企业来说,无论其职位高低,无论从事何种工作,其所有在职员工的人事档案应由该机构人事档案机构或综合性档案机构统一集中管理,而不应分散在各科室部门,离退休人员档案应由该机构档案馆统一管理,因为人事档案的归宿与其他档案一样,其最后的归宿完全可以进入永久性保管档案的机构,只是在利用范围、时间、内容等方面比其他档案要求更严、保密程度高一些。

县及县级以下机构的人事档案应按行政区域集中统一管理,凡该行政区域内工作的任何人员、无论职位、年龄、专业、工作单位等情况有什么不同,但其人事档案均由一个档案机构管理,如一个县所有单位的人事档案完全可以由这个县人事局或县档案馆统一管理,不必分散在县直各机关保管。这样既可节省人力、物力,提高人员素质,防止部门单位之间互相推诿扯皮,而且可以方便利用者利用档案,提高利用效率,也有利于实现人事档案标准化、现代化管理。对于县级以下基层单位的人事档案,更不必由各单位自行管理。如区级机关的所有人事档案,应由区档案馆或人事局统一管理。因为区级机关及基层单位人员住地集中、数量不多,各单位自行管理浪费人财物,管理条件得不到保障。加之,随着机构精简人员变动频繁,更不宜每个单位自行管理。人事档案过去分两块组织部管领导干部,人事局管一般干部,现在人事档案统一归于组织部合署办公的人事局管理,已经取得了一定成效,代表着人事档案管理的方向。有条件的县(市)可以建立干部人事档案管理中心,有利于配足干部人事档案管理人员,有利于加强对干部人事档案的管理和对干部人事档案工作的研究,有利于根据不同行业、不同地域、不同职级固定干部人事档案管理人员,实行专人统一管理,有利于提高干部人事档案管理质量和使用效率,更好地为党的干部人事工作和人事决策工作服务,为经济建设服务。

对于中小型企业的人事档案,更应该实行集中统一管理。这里是指应集中在该行政区域人事档案管理中心或该企业所属管理部门,而不是中小型企业机构单独集中管理。因为在"抓大放小"搞活大型国有企业的过程中,必然有许多中小企业被收购、兼并,即使能够独立存在,也普遍存在缺乏专用档案装具、库房和人员的问题。实行较大范围的集中,可以减轻中小企业负担,使企业人事档案得到科学化和现代化管理,避免或减少因中小企业条件不具备致使人事档案损毁或者丢失等事件发生。

(二)分散型人事档案管理体制

分散型人事档案管理体制是指各单位人事档案分别由组织、人事、行政、劳动、学生工作处、科研处等机构管理。

目前,我国人事档案实行分散型管理体制主要有3种情况:一是县级以下机构的人事档案归多头管理,隶属混乱,参加主管人事档案的部门有组织、人事、劳动、民政等,兼管人事档案的部门有教育、医疗卫生甚至每一个部门。二是有些高校人事档案实行分散管理,分别存放于组织、人事、劳资、办公室、科研处、教务处等部门。三是人事档案管理与档案业务指导机构关系疏远,处于分离状态,各级档案机构对其他专门档案具有业务指导作用,而对人事档案管理缺乏业务指导,管理人事档案的人员很少甚至根本不参与档案部门的业务活动

上述3种情况与社会主义市场经济体制条件下人事政策、人事制度改革要求是不相适应的。第一,为适应以公平竞争为主要特征的社会主义市场经济体制发展的需要,国家正在精简机构,实行干部分流,不可能也不必要将人事档案分散各部门,由很多人来从事这项工作,而是需要相对集中,选派少而精的人员管理。而人事档案分散于各个部门,每个部门都需要人从事人事档案管理工作,这样看起来数量较大,而真正精通档案业务,专门从事人事档案管理的人很少,致使人员素质低下,管理水平落后,造成人力物力浪费。第二,每一个部门都管人事档案,很难保证必要的库房设施和保护条件,大多存放于普通办公用房,致使不少人事档案丢失,霉烂,更难对其实行标准化、现代化管理。第三,人事档案属多头管理,易造成职责不清,互相推诿扯皮现象发生。第四,不便于查找利用,因为分散多头的管理体制人为地破坏了人事档案及相关内容的有机联系,致使人事档案孤立分散和不完整,很难及时全面地为人才市场和人事部门提供人事档案信息,甚至造成人才选拔的失误。

二、人事档案管理模式

在计划经济体制下,我国人事档案工作只有封闭式这一种管理模式。随着社会主义市场经济体制的建立与发展,国家人事制度的改革,国家公务员制度的推行,流动人员的大量产生,使得开放式这种新管理模式应运而生。所以,现在我国人事档案管理中主要有机构内部封闭式和社会化开放式两种管理模式。

(一)封闭式人事档案管理模式

封闭式人事档案管理模式是指人事档案由单位内部设置的人事档案室(处、科)按照干部管

理权限集中统一管理。主要是领导或组织上使用,一般不对外使用。目前,我国党、政、军机关,企事业单位在岗和离退休的国家干部、教师、科研人员等人事档案大多实行这种管理模式。这种模式具有一定的特点与长处。其特点长处主要表现在以下几个方面。

1.有利于本单位人事档案的收集和管理

本单位内部人事机构对本机构人员、工作内容非常熟悉与了解,人事档案来源单一,仅限于本机构人员,因此在收集工作中可以较全面系统地收集。又由于本单位工作内容大体相同,因此,对其人事档案的分类、排列、鉴定可采用比较一致的标准,便于管理。

2.便于本单位领导及时使用其人事档案

由于本单位保管档案,领导需要了解人员经历、成果等状况时,很快就能从人事档案机构查阅到,不必跑路,也不费时费力。

3.有利于人事档案的保密

因为人事档案材料是组织上在考察了解和使用人的过程中产生、形成的,它记载着有关知情人为组织提供的情况,这些材料上记载的内容,由组织上统一掌握和使用,对人事档案的保密具有较大作用。

封闭式人事档案管理模式也有一定缺点:利用服务面较小,档案信息资源开发与发挥作用受到一定的局限,比较封闭和内向。

(二)开放式人事档案管理模式

现代市场经济社会越来越成为一个开放的世界。1999年5月17日,中国政府上网工程主网站正式开通,许多省级、县级地方政府也都相继上网,这不仅有利于降低办公费用,提高政府的工作效率和透明度,减少腐败,而且公民能公开查阅行政机关的有关电子文件,也能积极参与决策。在欧洲、美洲等一些国家,近年来颁布的一系列法令也是朝这个方向努力的,透明化与公民参与决策之间存在着密切关系。只有透明化,只有得到充分信息,才可能真正参与决策。世纪风迎面而来,人事档案管理正以一种更积极、更开放的姿态去面对,人事档案开放式管理模式正是在这种环境下建立与发展起来的。

1.开放式人事档案管理模式的概念及其含义

开放式人事档案管理模式是指人事档案不是由本机构管理,而是由人才交流中心和社会上的有关机构管理。其含义有以下4点。

(1)人事档案管理机构、管理与服务对象的社会性。市场经济的建立,产生了许多经济组织形式,这对人才的吸纳、流动与旧的人事制度发生了巨大的碰撞,新型的人事管理制度如人事代理制度应运而生,使人事管理变成了一种社会化的活动,因此,作为人事管理重要组成部分的人事档案工作,也必然具有这种社会化的性质。从管理机构来说,不像计划经济时代仅有各单位内部人事档案管理机构,只收集管理本单位人事档案,市场经济条件下已建立具有较强社会性的人事档案管理机构,如各省市人才市场建立的人事档案管理机构,这种机构不是管理本单位人事档案的机构,而是面向社会,其管理对象包括该社区范围内所有流动人员人事档案,其服务对象更具有社会性,可以为整个社会提供人事档案服务。

(2)人事档案来源的广泛性和内容的复杂性。人事档案管理机构、管理对象和服务对象的社会性,决定了人事档案来源的广泛性和内容结构的复杂性。在传统的人事档案管理中,人事档案的收集、处理和提供利用往往由各单位内部人事机构行使,该机构人事档案来源单一,仅限于本机构人员,内容也较简单;而社会化的人事档案管理机构,其来源要广泛得多,可以来自该社区范围内各类人员,由于每类人员身份不同,集中起来显得人员复杂,其档案内容也是丰富多样。

　　(3)利用者对人事档案需求的多样性。市场经济的发展离不开人才,无论是外资、合资、国有企业招聘新的管理人才、技术人才、选拔合格或优秀人才,还是考核、任免、招聘国家公务员及大中专毕业生社会就业,都不会忽略人事档案的利用。利用者类型、利用者用途的多样性,导致对人事档案内容、载体、传递方式等方面的多样性,也使得人事档案不可能局限于单位组织部门使用的狭窄范围,不仅组织上需要,许多个人也需要,那些与个人生活和切身利益密切相关的人事档案,经常会被组织和个人查阅利用,但人们的要求不完全一样,呈现出多种多样的需求。

　　(4)人事档案管理与服务方式的开放性。市场经济的建立减弱了人事档案政治化、神秘化的程度;与此同时,信息技术和因特网的飞速发展,改变了人事档案管理和服务方式,可以采用现代化管理手段与方式管理人事档案,还可以将不属于个人隐私内容的人事档案上网,采用网络化管理和服务的方式,使人事档案管理部门与外界的人才信息交流,由单一的途径变为开放式的交流模式。

　　2.开放式人事档案管理模式的意义

　　在中国,人事档案与户籍对人才的流动具有极大的制约作用。如果某人想调到更适合发挥自己专长特点的地方和单位工作,原单位领导不同意调走,其人事档案和户口就不能转走,那么,即便是这个人调走了,但在工作、家庭、婚姻、住房等方面都会遇到很多麻烦。如果建立人事档案社会化开放式管理模式,个人是社会人而不只是单位人,个人的人事档案由社会化的人才机构集中统一管理,与户籍制度、人事代理制度协调运行,那么许多问题都会迎刃而解。可见,社会主义市场经济条件下,建立一种社会化和开放式人事档案管理模式是非常必要的。

(任海宁)

第四节　人事档案管理对人力资源开发的作用

一、人力资源开发的必要性

　　人力资源是无形资源和有形资源的结合。人力资源的开发是把人的智慧、知识、经验、技能、创造性作为资源加以发掘、培养、发展和利用的一系列活动,主要包括人才的发现、人才的培养、人才的使用、人才的调剂。为什么一些在战争中实物资本遭到巨大破坏的国家如德国、日本,战后能从废墟中奇迹般地迅速恢复和发展起来?为什么一些资源条件很差的国家如新加坡、瑞士同样在经济发展方面取得很大成功?这是由于他们都非常重视人力资源的开发。人力资源开发对现代社会发展起着非常重要的作用:其一,人力资源是创造社会财富的第一位的资源。其二,人力资源的开发对经济增长有重大促进作用,能促进劳动生产率的提高,能够促进科学技术水平的提高,为经济的持续发展创造有利的环境。其三,竞争的优势归根结底取决于人力资源的优势。

二、人事档案管理对人力资源开发的作用

　　人事档案是进行人力资源管理的重要依据及手段。合理、高效的人事档案管理能极大地促

进人力资源开发。

(一)有利于制订科学、规范、合理的人力资源开发方案

组织内部进行人力资源开发,首先必须制订一个科学、合理的方案。有效的人事档案管理能帮助人力资源管理部门分析组织内部的人力资源状况是否适应组织变革与发展的要求,从而制订出科学、合理的人力资源开发方案,脱离人事档案而制订的人力资源开发方案,很难保证其科学性、规范性及全面性。

(二)有助于对人力资源进行日常管理

对人力资源进行日常管理是进行人力资源开发的一项很重要的基础性工作,要做到人尽其才,使每个人在各自岗位上发挥最大作用,就必须做到知人善任,对其进行日常管理。不仅要看其现实表现,而且要看他的全部历史及工作情况,这就需要通过查阅、分析其人事档案,对其经历、品德、学识、专长等一贯表现和优缺点进行立体考察。

(三)有助于及时发掘引进人才

及时发掘人才是单位、社会不断取得进步的前提。利用人事档案有助于动态分析员工的人生轨迹,从记载中发现其闪光点,从而预测其发展潜力,以及时发现新人,避免压制人才,埋没人才。而在引进人才时,也要利用人事档案,分析组织内部的人才结构,合理引进所需人才。

(四)有助于合理培养人才

合理培养人才是单位、社会不断发展的重要条件。每个单位都要不断培养所需人才,以保证其人力资源在能力结构、年龄结构等方面的平衡。充分利用人事档案,全面把握每个人的素质,并对其做出准确评价,以确定重点培养对象,有利于人才的合理培养。

(五)有助于合理配置人力资源

人力资源的合理配置是单位、社会不断发展的重要保证,只有合理配置人才,使其整体效果达到最优,才能充分发挥人力资源的效力。通过查阅人事档案,可进一步了解每个人的社会关系、岗位经历、专业特长、健康状况等基本信息,根据不同人才的能力和各类人才的不同特点,在单位内部进行合理配置,把人才配置到能充分展现其才华的岗位上,从而最大限度地发挥组织内人力资源的效力。

三、完善人事档案管理工作,发挥其对人力资源开发的作用

在新形势下,人事档案管理工作应不断发展、创新,以充分发挥对人力资源管理和开发的作用。应从以下方面发展、完善人事档案管理工作。

(一)切实加强人事档案的业务管理工作

这是一项基础性工作,只有做好这项工作,将每个人在各个时期各个单位形成的有关经历和德、才、能的材料集中起来形成整体信息,人事档案信息资源才能得到充分开发利用。

1.要按职能特点做好收集工作

在职能部门确定专人制订相应措施,以及时将人事变动、晋级、奖惩、任免、教育培训、职称评定、工资等材料,按其形成规律做好收集工作。收集时要力求材料齐全完整。

2.要认真、仔细地做好鉴定工作

对收来的人事材料要进行认真鉴定,剔除无用材料。由于鉴定工作关系到人事档案材料的生死存亡,鉴定时一定要细致,销毁时一定要谨慎。

3.规范地进行归档整理

首先要对人事档案进行明确的分类,然后要对这些材料限期整理、及时归档。

(二)提高人事档案管理的现代化水平

随着现代信息技术、计算机技术、网络技术的发展,传统的人事档案管理逐渐暴露出弊端。建立现代化、高效率的人事档案管理系统已成为非常现实的要求。在做好人事档案管理的基本业务工作基础上,还必须建立人事档案管理系统,进行动态管理,实现个人基本信息的微机检索和联网查询,扩大人事档案信息的内涵。充分利用现代手段,通过人事档案信息资源开发,将人事档案从实体管理向信息化管理转移。

(三)在做好日常传统的利用工作的基础上,不断创新利用服务方式

人事档案工作的根本目的是提供利用,服务质量的高低,是检验和衡量人事档案工作好坏的基本尺度,要真正把提供优质服务看成是人事档案工作的"生命线"。人事档案利用工作量很大,也十分繁杂,每天都有查阅利用者,所以档案工作人员要在提高服务水平上下功夫,经常进行研讨学习,不断提高自身业务素质,树立服务意识。同时要不断创新利用服务方式,"创新是一个民族进步的灵魂,是一个国家兴旺发达的不竭动力"。由于人事档案具有保密性,所以多年来它的利用一直限定在较小的范围内。在新形势下,人事档案利用服务工作既要严格遵守档案工作的政策法规,又要更新服务观念,变革并积极探索新的服务方式,拓宽服务范围,勇于创新,以适应时代发展的需求。传统人事档案管理强调人事档案的保密性,追溯其历史渊源,有其深刻的社会背景。在越来越强调诚信的现代法制社会里,为适应人才工作的开放性,应当揭去人事档案的神秘面纱,除了牵涉到国家和社会公共利益的少数人的人事档案,大部分人的人事档案应在一定条件下适度开放。在严格规范人事档案管理机构职能和服务行为的前提下,将人事档案使用权限有条件地开放,适当允许有使用权限的用人单位和个人通过网络查询人事档案,充分提高人事档案的利用效益。

(四)健全和完善人事档案制度

制度是做好工作的前提和保证。制度不全,有章不循会造成工作混乱,这点在人事档案工作中尤为重要。人事档案工作是一项头绪多、琐碎繁杂的工作,如果没有一定的制度来制约,就会无章可循,无所适从。应结合人事档案管理工作的实际和社会现实需要,进一步完善各项档案管理制度,并在抓落实上下功夫。对档案材料收集归档和转进转出档案的管理制度要进一步严格要求,严格阻止虚假材料进档。要不断完善人事档案整理工作细则,使档案更加科学、全面、完整,为干部考察任用提供真实、准确、实用的个人信息。要规范人事档案利用制度,使其更好地为人力资源管理服务。

人事档案管理工作大有可为,努力将它做好,一定能为组织内部人力资源管理做出巨大贡献。

（任海宁）

第六章

医院财务预算管理

第一节　医院全面预算管理体系

一、概述

(一)医院全面预算管理的概念

医院全面预算管理是指医院对所有经济活动实行全面管理,全部纳入预算管理范围。全面预算包含两方面内容:一是业务主管部门对医院预算和财务实行全面管理,医院作为预算单位,所有收支全部纳入预算范围;二是医院内部建立健全全面预算管理制度,以医院战略发展规划和年度计划目标为依据,充分运用预算手段开展医院内部各类经济资源的分配、使用、控制和考核等各项管理活动。具体包括收入、支出、成本费用、筹资投资、业务等预算。

(二)医院建立健全全面预算管理制度的基本原则

1.战略性原则

坚持以战略发展规划为导向,确定年度计划目标并合理配置资源,实现可持续健康发展。

2.全面性原则

实行全口径、全过程、全员性、全方位预算管理,覆盖人、财、物全部资源,贯穿预算编制、审批、执行、监控、调整、决算、分析和考核等各个环节。

3.约束性原则

强化预算硬约束,原则上预算一经批复不得随意调整。要明确预算执行管理责任,严格执行已经批复的预算,增强预算统筹能力。

4.绩效性原则

建立"预算编制有目标、预算执行有监控、预算完成有评价、评价结果有反馈、反馈结果有应用"的全过程预算绩效管理机制,推进预算效益效果提升。

5.适应性原则

符合国家有关规定和医院实际,依据外部政策环境和医院经济活动变化,及时调整完善预算管理制度、机制、流程、办法和标准。

二、医院全面预决算的内容

医院全面预决算包括两部分内容：一是按照部门预决算管理规定统一编制的部门预算和部门决算；二是按照《医院财务制度》《关于医院执行政府会计制度——行政事业单位会计科目和报表的补充规定》（简称《补充规定》）编制的财务预决算，综合反映医院收入费用、资产负债、筹资投资、现金流量等全面财务信息。

(一)财务预算

财务预算包括业务预算、收入费用预算、筹资和投资预算，以及年度预算报告等。

1.业务预算

主要反映医院开展日常运营活动的预算，包括医疗业务工作量预算、财政专项预算、科研教学项目预算等，是收入费用预算、筹资投资预算编制的主要基础和依据。

2.收入费用预算

主要反映预算期内与医院业务活动直接相关的预算，包括收入费用总预算、医疗收入和医疗费用预算(包括管理费用预算)、财政补助收入费用预算、科教项目收入费用预算和其他收入费用预算。

人员经费和三公经费预算编制应当严格执行国家有关财务规章制度规定的开支范围和开支标准。

3.筹资和投资预算

筹资和投资预算主要反映预算期内医院进行投资活动和筹资活动的预算。

(1)筹资预算主要指借款预算、融资租赁预算和引入第三方合作预算。医院借款、融资租赁和第三方合作必须符合国家有关政策规定。

(2)投资预算主要包括设备、车辆和无形资产购置预算、基本建设和大型修缮预算、对外投资预算等。医院对外投资主要包括认购国债、全资或与第三方合作举办独立法人的非营利性医疗卫生机构等。医院对外投资的资产来源和投资范围必须符合国家有关政策规定。

4.年度预算报告

年度预算报告包括全部预算报表及预算编制说明。预算编制说明应当包括编制预算采用的会计政策以及与预算有关的重要事项。主要包括医院基本情况、业务前提条件或基础、收支测算原则与比率、重要费用支出项目说明、大额固定资产购置说明、基本建设和大型修缮项目说明、固定资产折旧政策、对外投资和第三方合作项目说明、长期负债情况说明等。对外投资和第三方合作项目应当详细说明合作方、合作模式、资金筹集、使用和分配、主要业务、是否按照规定进行审批等情况。长期负债应当详细说明筹资对象、期限、筹资用途、筹资规模、利率、是否按照规定进行审批、政府是否负有担保责任等情况。

(二)财务决算

财务决算包括收入费用决算、筹资和投资决算、财务运行决算及年度决算报告等。

1.收入费用决算

收入费用决算包括收入费用总决算、医疗收入和医疗费用决算、财政补助收入费用决算、科教项目收入费用决算和其他收入费用决算。

2.筹资和投资决算

筹资和投资决算包括设备、车辆和无形资产购置决算、基本建设和大型修缮决算、对外投资决算、借款决算、融资租赁决算和第三方合作决算。

3.财务运行决算

财务运行决算包括资产负债决算、现金流量决算、净资产变动决算等综合性报表，综合反映收入费用决算和筹资投资决算的结果。

4.年度决算报告

年度决算报告包括决算报表、编制说明和财务分析报告。决算编制说明应当包括编制决算采用的会计政策以及与决算有关的重要事项，以便于理解各决算报表，应当至少包括预算编制说明涵盖的事项。编制决算采用的会计政策原则上应当与预算编制保持一致，确有必要调整的应当详细说明。

三、医院全面预算的作用

编制医院全面预算是规划和控制医院未来运营活动的手段之一，是强化医院运营管理的重要环节，其作用主要有以下几个方面。

(一)目标具体，责任明确

要实现对医院经济活动的有效控制，不仅需要制定医院发展总目标，而且需要将运营总目标按医院内部各职能部门的职责分工层层分解，使医院的运营总目标成为各职能部门工作的具体目标，以便能够控制医院内部各部门、各科室的业务活动，并使医院全体员工都知道自己在预算期内的具体任务及其与医院运营目标之间的关系，从而明确自己所承担的责任。

医院在持续运营的过程中，通过编制全面预算，可以把医院的收入、支出、收支结余、项目支出等方面的目标要求，同有关部门、科室、班组的具体工作任务有机地结合起来，使每位员工的工作在预算指导和控制下有计划、有步骤地进行。由于全面预算全面、具体，因此可时时掌握执行过程中的偏差信息，采取有效措施，保证医院在预算期内整个运营活动不偏离运营目标。

(二)可协调医院各部门的运营活动

医院为实现决策层所提出的既定目标，必须使医院内部各部门、各科室、各班组之间紧密联系，有机配合，避免医院运营过程相互脱节。通过编制全面预算，可以把各部门、各科室、班组、个人和每一环节的目标有机地结合起来，明确各自的经济责任和相互关系，有助于医院各层次、各个部门、科室、班组和个人通过正式渠道加强内部沟通。同时，有助于发现医院未来时期运营活动的薄弱环节，从而为加强薄弱环节的管理和控制，克服消极因素的影响，更好地协调医院内部各项运营活动，最终实现医院社会效益、经济效益和技术效益最大化创造良好条件。

(三)有利于日常经济活动标准的控制

医院在日常运营活动中，各项经济活动的进展如何，是否符合预算进程，能否实现决策目标，都需要根据一定的标准进行分析和判断，以便及时采取措施。预算使各个部门的管理人员、医技科室的专业人员和全体员工明确知道运营期间部门、个人都应该做什么和怎样做，并以预算为依据，通过计量、对比，及时提供实际执行结果及与预算标准之间的差异，然后采用有关的分析方法，找出原因，采取有效措施，保证预算目标顺利实现。

(四)为经营控制提供可靠依据

全面预算一经制定，就必须付诸实施，在预算执行过程中，各部门、各临床医技科室应以全面预算为依据，通过计量、对比，及时提供实际偏离预算的差异数额并分析其原因，以便采取有效措施，挖掘潜力，巩固成绩，纠正缺点，保证预定目标的完成。从这个意义上说，全面预算为经营控制提供了可靠依据。

(五)为评价、考核工作绩效提供客观标准

预算一旦经过全院各部门充分酝酿、讨论、起草、修改,就确立为医院内部各部门、科室、员工行动的目标和可考核的经济责任。医院可以通过对其实际完成数与预算数的比较分析,检查其完成预算目标的程度,考核评价各部门、员工的工作业绩。同时,根据预算与实际的偏差,检查预算的编制质量,以便提高预算编制水平。此外,编制全面预算,还有利于找到降低成本、提高效益的措施和途径,有利于调动全院职工为实现医院的总体目标而不懈工作。

四、医院全面预算的编制原则与依据

(一)医院全面预算的编制原则

1.坚持以收定支、收支平衡的原则

医院在编制预算时,必须将一切财务收支全部列入预算,包括计划部门根据项目功能、规模核定安排的基本建设计划,以及医院自筹用于发展建设和对外投资的资本支出等。医院预算要做到收支平衡,根据预算收入安排相应支出,保证国家下达的卫生事业计划能够顺利完成。

2.坚持量入为出、统筹兼顾的原则

要按照上年度的执行情况,考虑预算年度的可变因素,将收入打足,在安排支出预算时,应分清轻重缓急,将有限的资金安排到最需要的地方。要对各类资金统筹调度,合理安排。人员支出是保证医院正常运转的基本支出,必须优先安排。然后,再视财力可能,本着先急后缓、先重后轻的原则,妥善安排其他支出项目,做到既要保证重点,又要兼顾一般。基本原则是效率优先,兼顾公平。

3.坚持积极稳妥、依法理财的原则

编制预算要坚持以收定支、量入为出、收支平衡、略有结余或要有结余的原则,不能赤字预算。收入预算既要实事求是,又要留有余地;支出预算要打紧,坚持勤俭办院的方针。要把效益放在突出位置,一切收支数字要科学、严密、准确、真实。预算是医院财务工作的重要基础,预算的编制过程也是贯彻国家有关方针、政策、法规、制度及规范财务管理的过程。因此,医院在编制预算的过程中,必须认真贯彻和准确体现国家有关财经和医疗卫生方面的政策、法规、制度。

(二)医院全面预算的编制依据

为了保证医院全面预算切实可行,在编制预算时,要有充分的依据,主要包括:①国家卫生行政管理部门下达的卫生事业发展计划;②以往年度的预算执行情况;③本单位的业务规划及工作目标。

五、医院全面预算的编制与实施程序

(一)编制预算的准备工作

编制预算是医院预算管理的基础环节。为保障预算编制的科学、合理,应做好以下准备工作。

1.对上年预算执行情况进行全面分析研究

通过分析研究,掌握财务收支和业务规律及有关资料的变化情况,预测预算年度的收支增减趋势,为编制新年度预算打下基础。主要的分析包括分析上年计划和任务完成情况,预算执行情况,找出规律;分析各项资金来源及其变化情况;分析收支标准及定员、定编、定额的变化情况;分

析资金使用中存在的问题及改进措施;分析有关政策对预算收支的影响程度。

2.核定基本数字

基本数字是反映医院规模、工作量多少、人员配置等情况的基础统计数据,是编制预算最基础的依据。核定基本数字包括以下4项。

(1)定员:职工人数包括人员编制、在职职工实有人数、离退休职工实有数等。

(2)定额:如预测门急诊人次、出院人次、手术例数等指标,根据门诊诊室数量、不同学科日均门诊人次、次均门诊费用规划门诊收入;通过病房使用率、平均住院天数、次均住院费用规划住院收入。支出定额中的人员经费等。

(3)开支标准:计划年度各项费用的开支范围、额度、标准等,如差旅费、会议费等。

(4)基本数字是卫生机构事业发展规模和业务量的依据,如各种服务量。

3.正确测算各种因素对单位收支的影响

(1)分析测算计划年度内国家有关政策对单位收支的影响,如监督和防疫分离政策、收费标准变动对收入的影响,职工医疗保险制度改革对收入的影响等。

(2)分析事业发展计划对单位收支的要求,如新建病区,新进大型检测设备等对资金的需求和对收入的影响等。

4.准确掌握各种预算知识

准确掌握财政部门和主管部门有关编制收支预算的要求,熟悉新的预算科目及其内涵,熟悉预算表格的内在联系,熟悉预算科目,包括收入预算科目和支出预算科目,熟悉各种预算表格包括基本数字表、大型购置预算明细表、预算单位收支预算表等,理解其内在含义和联系,以保证预算编制的统一性和规范性。只有充分做好上述各项准备工作,才能将预算编制做得符合实际,更具有操作性。

(二)医院全面预算的编制程序

医院预算的编制是非常复杂的,涉及行政、后勤、医疗、医技等各个部门,只有全员参与预算的编制,才能使预算成为各部门、科室、全体员工自愿努力完成的目标。医院全面预算的编制程序如下。

(1)医院最高管理层根据医院长期发展战略规划、运营目标、运营方针,提出医院在预算期(财年)的预算总目标和具体目标。

(2)各业务部门对于分配的预算指标进行反复研究,编制本部门预算,报送医院预算管理部门。

(3)医院预算管理部门根据行业发展规划,对医院预算的合法性、真实性、完整性进行审核汇总并综合平衡,汇总出医院的全面预算,提交医院院长办公会。

(4)经医院院长办公会批准,审议机构(全面预算管理委员会或职工代表大会)审议通过或驳回修改预算。

(5)医院决策机构通过后的预算,按要求报同级业务主管部门。

(6)批准后的医院预算,下达各部门、科室并执行。

(三)医院全面预算的实施程序

1.首先要对医院的外部环境和内部环境进行调查摸底

在市场经济条件下,医院的经济目标要服从于市场经济的客观规律,所以在预算管理中要准确把握国家宏观经济政策取向,卫生改革的总体方向,周边医疗市场资源配置状况,地区居民收入发展趋势,居民医疗消费需求发展情况及同行业相关信息。对医院内部要充分把握工作思路、目标、各项事业发展计划和实施计划,全面了解单位人员编制、财产分布及使用情况,了解科室、部门的人员、设备、技术力量、盈利能力、工作量情况,并对历年数据进行加工、分析,以便做好经费的预算和项目论证工作。

2.确立医院收支目标

医院的收入主要包括业务收入、财政拨款收入和投资收入三大部分。确立医院收入目标时应以医院业务收入为重点。通常根据医院总体发展规划和目标确定总收入;根据医保定点人员的扩大、绩效激励政策的改变等因素来确定医院的增收额;根据卫生及物价等政策的改变、周边卫生资源配置变化、医保政策的变化等因素确立医院的总的减收额;根据医院总的工作量指标(如门、急诊人次,出院人数),确立医院业务收入结构。医院的支出应遵循"一要吃饭,二要建设,三要有所积累"的原则量入为出,量力而行,并与医院成本核算相结合。

3.对医院收支目标进行合理分解,并层层落实到科室、部门

(1)业务收入部门:根据业务科室的历年经营状况及技术水平,结合科室的人员结构,设备投入情况,医院对科室的扶持政策,科室所承担的职能来分解落实收入目标;根据收入来配比药品、器械、材料消耗支出;根据历年情况核定其他公用经费支出。

(2)行政后勤部门:主要根据所承担的职能、任务,强调费用的合理开支,减少浪费,通过定额、定项管理的办法来核定费用支出。当然这些收支指标的分解、落实并非一劳永逸,而是按"自上而下,自下而上,上下结合,多次平衡"的方式进行,从而缩小预算与实际的偏差,使目标更具合理性和可操作性。

4.全面预算的评价与激励

医院全面预算管理是一项全员参与、全面覆盖、全程跟踪的系统工程,要使其有效实施,必须充分调动管理者和全院职工的积极性,使执行情况与医院管理者、职工的经济利益挂钩,并做到奖罚分明、到位。要奖罚必须定期对科室的实绩与预算的差异进行分析、评估,考评中要求明确责任,区分执行中的可控及不可控因素,对于那些由责任部门创造的预算绩效,按增加收入、节约支出金额的一定比例确定奖励额度;对由于主观过失所造成的损失,按收入减少、费用超支额度酌情确定责罚额度。

医院全面预算管理是单位和医院行之有效的财务管理手段与技术。积极推进医院全面预算管理将从根本上推动医院建设和高质量发展。

六、医院全面预算的编制方法

预算编制是基础,预算执行、预算审批、决算和绩效评价都是以预算编制为基础而进行的,在编制全面预算时,医院应当根据预算内容设置预算项目,并针对不同预算项目的特点,合理选择固定预算、弹性预算、增量预算、零基预算、定期预算、滚动预算等预算编制方法。编制方法应当相对固定,预算期内的编制方法变动应当经全面预算管理委员会审批。

(一)固定预算

1.固定预算的概念

固定预算又称为静态预算,是指以预算期内正常的、可实现的某一业务量水平作为唯一基础,不考虑预算期内业务活动可能发生的变动而编制预算的方法。不考虑不同条件下的不同业务量,也不考虑外部环境和内部环境的变化对业务量影响的预算编制方法。如人员经费、社保费

用等参照上年执行数额编制下年预算数。适用于固定费用或者数额比较稳定均衡的项目预算。

固定预算一般用于固定费用或数额比较稳定的预算项目。固定预算是一种最基本的、较为传统的预算编制方法。

2.固定预算的特点

随着业务量的变动重新编制固定预算的做法,虽然便于比较考核,但是由于业务量变动比较频繁,所以工作量往往很大。因此,固定预算方法的优点是编制过程简单、易理解、易掌握、省时省力。它的缺点主要有以下几个方面。

(1)过于呆板僵硬:因为编制预算的业务量基础是事先假设的某个业务量,所以在此方法下,不论预算期内业务量水平是否可能发生变化,都只按事先确定的某一个业务量水平作为编制预算的基础,因而不能实时反映市场状况变化对预算执行的影响。当实际业务量偏离预算编制所依据的业务量时,预算便失去了其作为控制和评价标准的意义,尤其是成本项目预算涉及的项目较多,各成本费用项目对于业务量的变动又有不同的反映,按固定预算方法编制预算,会使预算变得呆板僵硬,不能适应医院管理的需求。

(2)可比性差:当实际业务水平与预算业务水平相差较大时,有关预算指标的实际数与预算数就会因业务量不同而失去可比性,难以发挥预算应有的作用,难以进行控制、考核和评价等。因此,按照固定预算方法编制的预算不利于正确地控制、考核和评价医院全面预算的执行情况。

(3)容易导致预算执行中的突击行为:即在临近预算期末时,会将尚未消化的预算额度,无论需要与否,尽可能地耗尽,以防下一年度预算数额被缩减,同时也为下一年度预算留有余地。其结果可能是造成资源的无谓浪费。

3.固定预算的适用范围

固定预算适用于预算期内业务量比较恒定的项目,或者预算项目与业务量关系不大的预算项目,或者业务量比较稳定,或者专业技术能力较弱的公立医院,或者属于次要的预算项目。

(二)弹性预算

1.弹性预算的概念

弹性预算也称为变动预算,是基于弹性的业务量编制预算,具体分析各种情况下的业务量和预算项目之间关系,考虑了不同条件下的不同业务量,不同业务量是考虑了内部环境和外部环境的变化,而且分析了不同业务量对预算项目产生影响的预算编制方法。例如,基本目标预算、期望目标预算、挑战目标预算。弹性预算的优越之处是预算不再只适应一个业务量水平,而是能够随业务量水平的变动作机动调整的一组预算。依据成本性态的不同,可将一切成本分为固定成本和变动成本,在一定范围内,固定费用保持不变,变动费用则随业务的增减变动而发生相应的变化。因此,在编制弹性预算时,只需将变动费用部分按业务量的变动加以调整即可。假设工作量增长10%,人员经费、资产折旧费等固定费用不会发生变化,但药品、卫生耗料等变动费用会同比例增加。弹性预算适用于变动成本费用的预算编制。

2.弹性预算的特点

与固定预算相比,弹性预算具有两个显著的特点。

(1)按照弹性预算方法编制的预算能够反映与预算期中某一相关范围内的可预见的多种业务量水平相对应的不同预算数额,从而扩大了预算的适用范围,便于预算指标的调整,更贴近医院运营管理的实际情况。

(2)在预算期实际业务量与计划业务量不一致的情况下,将实际指标与实际业务量相应的预算数额进行比较,使预算执行情况的评价与考核建立在更加客观和可比的基础上,便于更好地发挥预算的控制作用。

3.弹性预算的适用范围

由于未来业务量的变动会影响到成本、费用和利润各方面的变动,因此从理论上来说,弹性预算适用于编制全面预算中所有与业务量有关的各种预算。

4.弹性预算的编制方法

弹性预算的编制,可以采用公式法,也可以采用列表法。

(1)公式法:公式法假设成本与业务量之间存在线性关系。成本总额、固定成本总额、业务量和单位变动成本之间的变动关系可以表示为:

$$y = a + bx$$

式中,y是成本总额,a表示不随业务量变动而变动的那部分固定成本,b是单位变动成本,x是业务量,某项目成本总额y是该项目固定成本总额和变动成本总额之和。这种方法要求按上述成本与业务量之间的线性关系,将企业各项目成本总额分解为变动成本和固定成本两部分。

公式法的优点是在一定范围内预算可以随医院业务量变动而变动,可比性和适应性强,编制预算的工作量相对较小。公式法的缺点是按公式进行成本分解比较麻烦,对每个费用子项目甚至细目逐一进行成本分解,工作量很大;且并非所有的成本都能使用"$y = a + bx$"公式来分解表示,如阶梯成本和曲线成本只能用数学方法进行修正,因此会有一定误差。

(2)列表法:又称多水平法,是指通过列表的方式,在确定的业务量范围内,划分出若干个不同水平,计算相关数值预算,来编制弹性预算的方法。此法在一定程度上能够弥补公式法无法直接计算不同业务量下总成本预算数据的弱点。

列表法的主要优点是可以直接从表中查得各种业务量下的成本费用预算,不用再另行计算,因此直接、简便;缺点是编制工作量较大,而且由于预算表不能随业务量变动而任意变动,弹性仍然不足。

与固定预算相比,弹性预算运用范围更广泛,使预算与实际具有可比性,使预算控制和差异分析更具有意义和说服力。一经编制,只要各项消耗标准和价格等依据不变,就可连续使用,从而大大减少了工作量。当然,运用弹性预算而不运用固定预算的最主要原因在于运用弹性预算能够在控制了数量变化后,更好地对某个职能部门或管理人员的经营业绩进行评价。

(三)增量预算

1.增量预算的概念

增量预算是指以基期成本费用为基础,结合预算期业务量水平及有关降低成本的措施,以基期预算项目实际发生数为基础增加或减少一个幅度来编制预算期各个预算项目的预算数。通过调整有关费用项目而编制预算的方法。如预算期门诊工作量增幅15%,则预算期门诊收入＝上年门诊收入×(1＋15%),增量预算是以过去的费用发生水平为基础,主张不需在预算内容上做较大的调整,它的编制遵循3个假定:①医院现有业务活动是合理的,不需要进行调整;②医院现有各项业务的开支水平是合理的,在预算期予以保持;③以现有业务活动和各项活动的开支水平,确定预算期各项活动的预算数。

2.增量预算的特点

(1)预算被分配给部门或组织的单位,然后这些单位的管理者再将预算进行分配。

(2)增量预算是从前期的预算中推演出来的,每一个预算期间开始时,都采用上一期的预算作为参考点,只有对那些要求增加预算的申请才会进行审查。

(3)增量预算编制方法的缺陷可能导致不合理的费用开支项目无法得到有效控制,因为不加分析地保留或接受原有的成本费用项目,可能使原来不合理的费用继续开支而得不到控制,造成预算上的浪费,不利于医院未来的发展。

(四)零基预算

1.零基预算的概念

零基预算的全称是"以零为基础的编制计划和预算的方法",是指在编制成本费用预算时,不考虑以往会计期间所发生的费用项目或费用数额,以所有的预算支出均为零为出发点,一切从实际需要与可能出发,进而规划预算期内的各项费用的内容及开支标准的一种方法。

2.零基预算的优缺点

(1)零基预算的优点表现在:①可以促使医院合理有序地进行资源分配,不仅可以压缩经费开支,而且能切实做到把有限的经费用在关键之处。②可以调动各部门、各单位和人员降低费用的积极性。零基预算能够充分发挥各级管理人员的积极性、主动性和创造性,不受过去框架的制约,促进各预算部门精打细算,量力而行,合理使用资金,提高资金的利用效率。③有利于把医院的长远目标和当前目标以及实现的效益三者有机结合起来。由于这种方法以零点出发,对一切费用一视同仁,有利于医院面向未来考虑预算问题。

(2)零基预算的缺点表现在:①零基预算需要大量的人力、时间和物力。由于一切支出均以零为起点进行分析、研究,所以编制预算的工作量较大,所花费的时间和代价远远超过一般的预算,所以有时会得不偿失。②零基预算在安排项目的先后顺序上难免存在一定程度的主观性。③零基预算也是目前大家倡导的一种方法。零基预算采用的是上下结合式预算编制程序,从而提高卫生资源的使用效率。零基预算适用于以前存在不合理、潜力巨大的或者是新增的项目,适用于业务活动和预算项目之间关系变化较大的情况,它的特点是从零开始,重新确定业务活动和预算项目之间的关系,进而采用新的预算方法。

3.零基预算的编制程序

零基预算的编制程序如下所述。

(1)医院根据市场需求,并结合自身的业务经营能力,提出经营管理的总体目标。

(2)根据医院的总体目标,动员各部门在充分考虑的基础上提出本部门在预算期内需要发生的费用项目,并确定数额。

(3)将全部费用划分为不可避免费用项目和可避免费用项目。对前者必领保证资金的供应;对后者需要进行成本—效益分析,按各项目开支必要性的大小确定各项费用预算的优先顺序。

(4)将预算期可动用的资金在各费用项目之间进行分配。对于不可避免费用项目优先分配资金,对可延缓成本则根据可动用资金情况,按照轻重缓急以及资金需要量的多少,逐项分配资金,落实预算。

(五)定期预算

1.定期预算的概念

定期预算是指在编制预算时,以整个预算期的预算一次性编制完成,预算期不再分为若干个滚动的预算周期编制,以不变的会计期间(如日历年度)作为预算期的一种编制预算的方法。

2.定期预算的优点

(1)能够使预算期间与会计期间相对应。

(2)便于将实际数与预算数进行对比。

(3)有利于对预算的执行情况进行分析和评价。

3.定期预算的缺点

(1)盲目性:由于定期预算往往是在年初甚至提前2～3个月编制的,对于整个预算年度的医院经营活动很难做出准确的预算,尤其是对预算后期的预算只能进行大概估算,数据笼统含糊,缺乏远期指导性,给预算的执行带来很多困难,不利于医院经营活动的考核与评价。

(2)滞后性:由于定期预算不能随情况的变化及时调整,当预算中所规划的各种经营活动在预算期内发生重大变化时(如预算期内转让资产),就会造成预算滞后过时,使之成为虚假预算。

(3)间断性:由于受预算期间的限制,经营管理者的决策视野局限于本规划的经营活动,通常不考虑下期以及以后年度。例如,一些医院提前完成本期预算后,以为可以不考虑下期,形成人为的预算间断。因此,按定期预算的方法编制的预算不能适应连续不断的经营过程,从而不利于医院的长远发展。

(六)滚动预算

1.滚动预算的概念

滚动预算又称连续预算或永续预算,是指在编制预算时,将预算期与会计年度脱离,随着预算的执行不断连续补充预算,逐期向后滚动,使预算期始终保持为固定长度(12个月)的一种预算方法。

2.滚动预算的优缺点

滚动预算的优点如下所述。

(1)能保持预算的连续性和完整性,可以从动态预算中把握医院的未来,了解医院的总体规划和近期目标。

(2)根据前期预算的执行结果,不断地调整和修订预算,从而使预算更适合企业的实际情况,有利于充分发挥预算的指导和控制作用。

(3)滚动预算始终保持12个月,有助于各级管理人员对未来的医院经营活动做周密的考虑和全局的规划,保证医院的各项工作有条不紊地进行。

但是,滚动预算也有不足之处,如滚动预算需要经常、持续地进行,编制工作比较繁重。

3.滚动预算的编制方法

滚动预算的编制方法是使预算期始终保持为12个月,每过1个月或1个季度,立即在期末增列1个月或1个季度的预算,逐期往后滚动,因而任何一个时期都使预算保持为12个月的时间长度。这种预算编制方法使医院各级管理人员对未来始终保持整整12个月时间的考虑和规划,从而保证医院的经营管理工作能够稳定而有序地进行。

滚动预算的编制还可以采用长期计划、短期安排的方法进行,就是在基期预算编制时,先按照年度分季,并将其中第1季度按月划分,建立各月的明细预算数字,以便监督预算的执行情况;至于其他3个季度的预算可以略粗一些,只列各季总数。到第1个季度结束后,再将第2季度的预算按月细分,对于第3、4季度以及增列的下一个年度的第1季度的预算值,可以列出各季度的总数,以此类推。采用这种方法编制的预算有利于管理人员对预算资料做经常性的分析研究,并根据当时预算的执行情况及时加以调整。

预算编制的方法多种多样,各种预算编制方法都有其适用范围和适应条件,不存在最优的预算编制方法,适用的才是最好的。公立医院只有根据自身经济运行实际情况和具体的业务活动、预算管理人才队伍、文化环境、预算项目的特点,合理选择不同的、适用于自身的预算编制方法。不可脱离自身经济运行实际情况和具体的业务活动,全部业务使用一种预算编制方法,或者片面追求最优预算编制方法。只有根据具体情况,灵活运用各种预算编制方法,注意多种方法的结合应用,才可以有效提高预算编制的效率和效果,才可以提高预算的准确性和合理性。

(连承进)

第二节 医院财务预测与财务计划

一、医院财务预测

医院财务预测是医院管理人员以对未来经济状况和经济行为的假设为基础,对医院预期的经营成果、财务状况和现金流量所作的预测。财务预测的成果是预测性的财务报告,其表现形式可以是整套的财务报告预测,也可以是财务报告一部分或多部分的预测。

从财务管理的整个过程来看,财务预测在财务计划、财务决策和财务控制之前,是财务管理的首要环节。通过财务预测可为进行财务计划、做出财务决策和实施财务控制提供依据,也是提高医院经济效益的手段。

(一)财务预测的目的

财务预测是融资计划的前提。医院要为患者提供医疗服务,必须要有一定的资产。医疗服务增加时,医院必然要相应增加医药用品等流动资产,甚至还需要增加医疗设备等固定资产。为取得改善医疗服务所需增加的各项资产,医院要筹措资金。这些资金,一部分来自保留盈余,另一部分通过外部融资取得。因此医院需要预先知道自己的财务需求,提前安排融资计划,否则就可能发生资金周转问题,影响医疗服务质量。财务预测的真正目的是应变。财务预测与其他预测一样都不可能很准确。从表面看,不准确的预测只能导致不准确的计划,从而使预测和计划失去意义,其实并非如此。预测可以提高医院对不确定事件的反应能力,从而减少不利事件出现带来的损失,增加利用有利机会带来的收益。

(二)我国财务预测的特点

(1)财务预测体系不健全、法规不完善。现阶段的法律、法规未对医院财务预测的程序、方法、具体要求等提供相应的规定或指南。

(2)财务预测内容不完整、行为不规范。预测的范围主要是盈利预测,而不是医院全面的财务预测,盈利预测的审计主要是对预测的基本假设及所选用的会计政策、预测编制的基础和计算方法进行审核,对预测的准确性不承担审计责任。

(三)财务预测的种类

(1)按预测对象分类,可分为筹资预测、投资预测、成本预测、收入预测和利润预测。

(2)按预测性质分类,可分为定性预测和定量预测。

(3)按预测跨度时间分类,可分为长期预测、中期预测和短期预测。

(4)按预测项目多寡分类,可分为单项预测和多项预测。

(5)按预测态势分类,可分为静态预测和动态预测。

（四）财务预测的基本程序

首先，明确预测对象和要求，即确立财务预测的目标，使预测工作有目的地进行。其次，收集和分析财务预测的资料，并加以分类和整理，使之满足预测的需要。再次，选择合适的预测方法，有效地进行预测工作，以取得初步的预测结果。最后，检查和修正预测的结果，分析误差及其产生原因，以保证目标的完成。

（五）财务预测的主要方法

1.定性预测法

定性预测法也称专家预测法，是通过判断事物所具有的各种因素、属性进行预测的方法，它是建立在经验判断、逻辑思维和逻辑推理基础之上的，主要特点是利用直观的材料，依靠专家个人的经验和直觉进行综合分析，主观地对事物未来状况进行预测定性。经常采用的定性预测方法有专家会议法、德尔菲调查、访问、现场观察、座谈等。定性预测法的优点是在资料不足的情况下可以加快预测速度，但科学依据不足，可靠性较差。

2.定量预测法

定量预测法主要是根据变量之间的数量关系建立数学模型，通过分析事物各项因素、属性的数量关系来进行预测的方法。它的主要特点是根据历史数据找出其内在规律，运用连贯性原则和类推性原则，通过数学运算对事物未来状况进行数量预测。有时间序列预测法和因果预测法两种。

（1）时间序列预测法也称趋势预测法，是分析按时间顺序排列的历史资料，根据事物发展趋势进行预测的一种方法。这种方法可以分为算术平均法、加权平均法、移动平均法、指数平滑法、最小二乘法、回归趋势法等。

（2）因果预测法是根据历史资料找出要预测的因素与其他因素之间的因果关系，并建立数字模型进行预测的方法。有一元回归法、多元回归法和投入产出法等。

定量预测法和定性预测法并不是相互孤立的，在进行财务预测时，经常要综合运用。进行财务预测所取得的资料要真实、及时，采用的方法要科学、合理，预测结果要正确、可靠。

二、医院财务计划

财务计划是在一定时期内以货币形式综合反映医院资金运动和财务成果的形成和分配的计划。它是组织和指导医院财务活动及进行财务管理的重要依据，既可以使各项经营目标具体化、系统化，协调各项计划指标，综合平衡各项医院运营计划，也可以为检查、考核和分析医院运营过程与结果提供依据。

（一）财务计划的作用

财务计划是以货币形式表示的财务方面的经营计划，是规定计划期医院经营中资金来源和运用、资金消耗和收入分配的计划。正确编制财务计划，对有效地组织财务活动，控制货币收支，努力达到预定的财务目标具有重要的意义。具体来说，财务计划有以下两个方面的作用。

1.有助于明确目标

财务计划是具体化的财务目标。编制财务计划有助于医院内部各个科室、部门的主管和员工了解本科室、部门、本人在医院财务目标中的地位、作用和责任，有助于医院财务人员为保证医院运营目标的实现，经济合理地使用资金和筹措资金。财务计划围绕医院的财务目标，把医院运营过程中各个环节的工作紧密组织起来，有利于消除部门之间的隔阂和本位主义，使医院内部各方面力量相互协调,资金运用保持平衡,减少和消除可能出现的各种矛盾冲突,从而使医院成为一个为完成其运营目标、财务目标而顺利运转的有机整体。

2.有助于控制资金

财务计划的控制作用主要表现在 3 个方面:事前控制、事中控制和事后控制。计划的事前控制,主要是控制计划单位业务范围和规模,以及可用资金限额。由于医院计划总是有一定限度的,因此各科室、部门不能随心所欲,应分清轻重缓急,在资金允许的情况下,合理安排。科学合理的计划能激发各科室、部门和医院员工的工作积极性,主动献计献策,提出降低医疗服务费用,增加医疗收入的措施,以确保计划目标的完成。计划的事中控制主要是按计划确定的目标,对计划收入进行督促,争取实现预期收益和货币资金的流入;对计划的各项耗费和货币资金流出进行审核,防止超支,保证计划的执行。计划的事后控制主要是进行计划和实际执行结果的比较,分析差异产生的原因,进行业绩评价,并为下一期的计划编制工作提供依据。

(二)财务计划的内容

财务计划就是以现金收支预算为核心,编制现金收支预算表、预计收入费用表和预计资产负债表。

现金收支预算由现金收入、现金支出、现金多余或不足、资金的筹集和运用 4 个部分组成,其目的在于协调医院现金收支的平衡,提供现金收支的控制依据。预计收入费用表是在财政拨款收入、医疗收入、其他收入、业务活动费用、单位管理费用、其他费用收支预算基础上编制的,其格式基本上与会计报表相同,其目的是可以掌握本期盈余。预计资产负债表是利用期初资产负债表相关数字,体现医院资产信息的价值报表,其内容包括了医院总资产、总负债以及净资产的数据,其目的是为了预见计划期的财务状况,更好地体现资产、负债及净资产各项目变动程度分析以及资产负债水平对比分析,体现医院的长期偿债能力和长足发展能力。

(三)编制财务计划的程序

首先,收集和整理资料,并根据上期指标预计执行情况和财务决策,结合市场形势,全面提出财务计划指标;其次,紧密结合医院各项计划,对各项指标进行协调,实现计划的综合平衡;再次,在先进、合理的技术经济定额的基础上,调整各项指标,提出计划表格;最后,组织讨论,提出措施,发动职工,贯彻计划的执行。

(四)确定财务计划的方法

计划的编制是个信息的转换过程,将初始信息转化成关于医院未来发展目标、资金筹措、运用和考核效果的财务计划指标,必须借助于一定的数量分析和推断的方法。财务计划的编制方法一般有以下几种。

1.平衡法

平衡法即利用有关指标客观存在的内在平衡关系计算确定计划指标的方法。

2.因素法

因素法即根据影响各项指标的各种因素来推算计划指标的方法。

3.比例法

比例法即根据医院历史上已经形成的各种指标之间的比例关系来计算计划指标的方法。

4.定率法

定率法即根据有关规定的固定比率来确定计划指标的方法。如税金、利息、折旧等都可以按照固定比率计算确定有关计划指标。

5.定额法

定额法即以医院规定的定额作为计划指标的一种方法。

6.趋势计算法

趋势计算法即根据历年指标的发展趋势确定计划指标。

(连承进)

第三节　责任中心与其绩效考核

一、责任中心概述

(一)责任中心的概念

责任中心是医院实行责任会计制度的基础,是指医院内部按照责权统一的原则划分的、相对独立的、根据其管理权限承担一定经济责任并能反映其经济责任履行情况的核算单位。

医院在进行医疗服务的过程中,为了有效地进行内部经济管理和控制,在统一领导、分级管理的原则下,根据医院的具体情况,将整个医院的经济管理逐级划分为若干个责任领域或范围,即责任中心。让其主管负责人员在其职责范围以内,尽其职,负其责,努力工作,并定期就其经济责任进行绩效考核,实行奖惩,将权、责、利有机地结合起来,围绕各责任中心的经营活动实行自我控制。实行责任中心制,可以真实反映医院各部门、各科室自身经济责任的完成情况,进一步规范科室成本计算办法,加强成本控制,有利于激励各部门、科室和全体人员的工作热情,有利于医院总体经济管理目标的实现,从而推动医院逐步形成集约化的经营管理模式。其目的是加强医院内部管理,保证社会效益和经济效益的不断提高。

(二)医院责任中心的划分

医院划分责任中心前,必须明确每个责任单位的权责范围,做到权小责小,权大责大,权责紧密结合。医院责任中心的划分原则如下。

(1)医院在运营过程中,各部门、科室、班组应具有相对独立的地位,能独立承担一定的经济责任。

(2)作为责任中心的部门、科室、班组应有一定的管理权、控制权和责任范围。

(3)作为责任中心的部门、科室、班组均能制定明确的控制目标,并具有实现控制目标的能力。

(4)在医院运营活动过程中,各责任中心都必须能独立地执行和完成目标规定的任务。

责任中心无论其级次与大小,凡在经济管理上的责任可以辨认者,都可以作为单独的考核单位。从门诊部、药械科、制剂室、药房,到临床科室、医技科室、洗衣室、技工室、锅炉房、电工班组,甚至医院或某科室的某项设备,都可以划分为责任中心。医院内部的责任层次一般分为院、科两级,以一个科室为一个责任中心为宜。后勤保障部门少数科室所属的室(组),其责任范围易于区分并能够独立核算的,也可划分为责任中心。

二、责任中心的分类

责任中心按其责任范围所控制的区域大小,一般分为医疗成本中心、收益中心和投资中心三类。

（一）医疗成本中心

1.医疗成本中心的范围

医疗成本中心又称医疗费用中心，是指医院在运营过程中医疗成本发生的区域。医疗成本中心在一般情况下，只能控制医疗成本。即医疗成本中心的主管负责人，对责任范围内发生的医疗成本应负责任，并能对其中的若干个医疗成本项目加以控制，但无法控制医疗收入和盈亏。

医疗成本中心在医院各种形式的责任中心中应用范围较广，凡在医院内部对成本负有责任的部门、科室、班组都可视为医疗成本中心。例如，医院的挂号室、普通制剂室、无菌制剂室、药品室、输血室、输氧室等都是医疗成本中心。有条件的或分工较细的科室，也可以将若干班组、员工个人或某一项设备，如CT机、B超机、动态心电图机划为医疗成本中心，在一个医院内部，只要有需要和可能，各级组织都可成为成本中心。

2.责任成本

责任成本是指医院将成本支出按部门、科室、班组等责任者进行归类，并由责任者负责和进行核算的可控成本。计算责任成本，要求把能够分清责任的成本数据，分解到医院各部门、科室、班组或个人，做到干什么、管什么，干与管一致，干的要对一定的成本负责，经济责任清楚。责任成本是考核各成本中心工作业绩的依据，但应和奖惩制度挂钩。

责任成本有可控成本和不可控成本两类。可控成本是指可由医院一个部门、科室、班组或个人对其发生额加影响并控制的成本。不可控成本是指不能由医院某一个部门、科室、班组或个人施加影响并控制的成本。可控成本与不可控成本的划分标准如下。

（1）成本中心在运行过程中，是否有办法知道将要发生什么性质的耗费。

（2）成本中心是否有办法计量此种耗费。

（3）成本中心在运行过程中，当耗费发生偏差时，是否有能力控制并调节此种耗费。

责任成本的可控与不可控是相对的，一项成本对某责任中心来说是可控的，而对另一责任中心来说则可能是不可控的；对上级责任中心是可控的，而对下级责任中心则可能是不可控的。如医院总收入的成本，对药品责任中心来说是不可控成本，药品责任中心对其不可控成本也就不能负责。

如果成本中心对于某项成本，能够按以上3个要求进行管理，那么这项成本便称作该成本中心的可控成本；否则，就是不可控成本。成本中心的各项可控成本之和，即构成该成本中心的责任成本。如各医技科室，作为成本中心来说，对人工、水、电、医用材料、设备维修、折旧的提取，都有一定的方法计量，在实际工作中既有办法知道其耗费中活劳动消耗与物化劳动消耗各占的比重，又有能力控制、调节其耗费量，但对间接费用则不能控制和调节。

由于成本中心只对其可控成本负责，因此，每个成本中心在月、季、年计划开始以前，应根据上级下达的工作任务先编制责任预算，平时应根据本中心的可控成本，对责任成本的实际发生数进行记录，定期编制该成本中心的责任成本实绩报告，其工作实绩也以它的可控成本作为效绩评估和考核的依据；对不可控成本，由于成本中心无能为力，在定期的实绩报告中不予反映，最多只能作为补充资料上报，供上级参考。

成本中心的负责人，只能对其可以直接影响和控制的责任成本负责，对其不能影响和控制的不可控成本就不能负责。可见，只有可控成本才能构成该成本中心的责任成本。通过经济责任制的实施，医院根据需要和可能可以将本院所属各部门、科室、班组或个人都划分为成本中心，分别编制责任预算，记录、分析和考核各成本中心的责任成本，并据其绩效实行奖惩，促进各成本中心积极努力抓成本管理,这是医院控制成本、增加效益的必要途径。

在实际工作中,一个医疗成本中心的不可控成本,往往是另一个医疗成本中心的可控成本。如医院实行医疗项目成本核算后,各医疗项目成本的间接费用和行政管理费,对辅助科室和行政部门来说是可控成本,而对各医疗项目的成本中心则是不可控成本;又如直接用于制剂室生产的原材料、燃料、动力、人工工资等,对于制剂室成本中心是可控成本,而制剂室应摊的医院行政管理费等间接费用则是不可控成本。

在通常情况下,小规模的部门、班组、某项设备的成本中心,与较大规模的科室成本中心相比,其所计算的成本指标范围不尽相同。前者涉及的成本项目较少,后者可能要涉及全部成本项目,但都是责任成本。

(二)收益中心

1.医院收益中心概述

收益中心是指既对医疗成本负责,又对医疗收入和盈亏负责的医院内部单位。该单位既要控制成本的发生,又要对应取得的收入和收益进行控制,即它能通过对运营决策的调整来对该单位的盈亏产生影响,为医院增加经济效益。

2.医院收益中心分类

医院的收益中心可以是自然形成的,也可以是人为划分的。自然的收益中心一般是指医院内部的独立单位,如所属分院、门诊部(所)、独立的药品零售店、服务中心等,这些单位一般可以直接与外部市场发生业务上的联系,提供劳务或销售最终产品,既有收入,又有成本,可以计算盈亏,并且直接以完成的财务成果与其责任预算对比,即可评价和考核其工作业绩。人为划分的收益中心,一般不与外部市场发生业务上的联系,它适用于医院内部具有独立收入来源的药房、医技科室、在加工材料等部门。采用收益中心的管理办法,可以充分调动这些部门的积极性,达到节约挖潜、增加收入、提高经济效益的目的。

3.医院收益中心的管理

医院在实行收益中心管理时,既可以对其进行完整的、独立的全部成本核算,也可以采取不分摊不可控成本,如间接费用和管理费用的办法,只计算收益中心的毛收益,让收益中心由净收益中心变为毛收益中心。

4.医院收益中心应实行等价交换

应当指出的是,医院的收益有自然形成的,也有人为的。如供给患者的医疗实现的收益是自然形成的。人为的收益是指在医院内部各责任中心之间,采用"内部货币"的结算办法,按照"内部转移价格"或称"内部费用转移"的办法,实行等价交换所实现的收益。如汽车班按照内定价格收取使用车辆的费用;维修班、洗衣房、供应室、药库等按照内定价格向有关科室收取的费用。由于将成本中心作为收益中心来运营管理,能够加强工作人员的责任心,做到人人既关心成本,又关心收益,因此,人为的收益中心随着市场经济的发展和医院经济管理的深化,逐渐被一些医院采用。

(三)投资中心

投资中心是指既对成本、收入、利润负责,又对投入的资金的使用效果负责的医院所属内部单位。投资中心不但能控制成本、收入与收益,同时也能控制所占用的全部资金,包括流动资产和固定资产。投资中心一般适用于运营规模和经营管理权限较大的内部单位。如医院后勤体制改革后,服务公司对某医院的后勤部门——洗衣、食堂、运输、维修、小卖部等实行统一管理,由于在保证优质服务的前提下要对投资的经济效益负责,所以,服务公司有充分的运营决策权和投资决策权。各投资中心共同使用的资产必须划分清楚,共同发生的成本应按适当标准进行分摊,这样才能比较准确地算出各投资中心的经济效益。投资中心比医院其他责任中心的权力更大、责任更重。医院的投资中心是在医院规模不断扩大、市场竞争加剧以后医院获得较大运营投资权的产物。

三、责任中心的绩效考核

绩效考核是指以责任报告为依据,分析、评价各责任中心责任预算的实际执行情况,找出差距,查明原因,借以考核各责任中心工作成果,实施奖罚,促使各责任中心积极纠正行为偏差,完成责任预算的过程。

从考核的指标口径看,绩效考核包括狭义和广义两种。前者仅考核责任中心的价值指标(如成本、收入、盈余及资产占用额等责任指标)的完成情况;后者则还包括非价值责任指标的完成情况。

(一)成本中心的绩效考核

由于医疗成本中心没有收入,只对医疗成本负责,因而对医疗成本中心的绩效考核应以责任成本为重点,即以其责任报告为依据,来衡量责任成本发生的实际数与预算数的差异,并分析研究其产生的原因。

医疗成本中心编制的责任报告,也称作实绩报告,通常只需按该中心可控成本的各明细项目列示其预算数、实际数和差异数三栏。实绩报告中的"成本差异"是评价和考核医疗成本中心工作实绩好坏的重要指标。

(二)收益中心的绩效考核

对医院收益中心的绩效考核,应以工作量和盈余为重点,也就是应以责任报告为依据,来衡量其实际收入与成本是否达到目标收入和成本水平。

医院收益中心编制的责任报告,又称为成果报告。在这报告中需分别列出总收入、变动成本、工作量和盈余等指标的预算数、实际数和差异数。

(三)投资中心的绩效评估

投资中心实质上也是利润中心,对投资中心的效绩评估,不但要计算收益,而且要考虑投资,除考核成本、收入、利润等指标外,要重点考核"投资报酬回收率",又称投资的"获利能力",它是全面反映投资中心运营管理活动的综合质量指标,可以综合考核投资中心的运营成果。投资报酬回收率的计算公式为:

$$投资报酬回收率=投资中心收益额÷投资中心平均占有资产额×100\%$$

上述公式中的"收益",是指减去成本后的收益;"资产额"是指运营业务所用的全部资产的平均占用额。计算时应以期初和期末的平均占用额为准。根据以上公式,提高投资报酬回收率的主要途径如下。

1.增加服务收入

(1)设法使服务收入增长的比例高于服务成本增长的比例。

(2)设法在服务用资产额相对稳定的情况下,增加服务收入。

(3)设法使收益增加的幅度高于服务用资产额增加的幅度。

2.降低成本数额

设法在服务收入稳定的情况下,逐步降低服务成本。

3.减少服务用资产额

(1)压缩库存,减少外欠,减少资金占用,加速资金周转。

(2)设法在收益不变或增加的情况下,减少服务用资产额。

(3)设法使服务用资产额减少的幅度,大于收益减少的幅度。

(4)提高设备完好率和使用率,出售或调出多余的固定资产。

综上所述,在实际工作中采用什么模式,建立何种责任会计制度,如何划分责任中心的层次和如何将医院的全面预算从最高层逐级向下分解,形成责任预算,都要同医院的具体情况,如组织结构等相适应。将各责任单位对应的责、权、利紧密结合,使相关制度同时兼顾国家、集体和个人三方面的需要。同时应注意促使各个责任单位为了医院总体目标的实现而协调工作,使各个责任单位的目标和利益同企业的总体目标和利益保持一致。

(连承进)

第七章

医院财务成本核算

第一节 科室成本核算

一、科室成本核算的含义

科室成本核算是指将医院业务活动中所发生的各种耗费以科室为核算对象进行归集和分配,计算出科室成本的过程。建立成本责任中心,核算科室成本,将成本形成过程的控制落实到具体科室和个人,节省医院开支,减少卫生资源浪费。科室成本核算有利于改善医院运营管理,加强医院对科室医疗投入、产出的管理。

二、科室成本核算的作用

(1)实行科室成本核算,有利于医院各层次的成本核算。成本核算分为总成本核算、科室成本核算、医疗服务项目成本核算、病种成本核算、床日和诊次成本五个层次,科室是医院组织架构中最基本明晰的责任单元,科室成本是对医院总成本的细分,科室成本核算既是医院总成本核算的延伸,又是项目成本核算和病种成本核算的基础。

(2)实行科室成本核算,有利于增强职工的成本效益责任意识。随着我国医疗卫生改革的不断发展和深入,医院面临着前所未有的压力。医院要发展就必须强化内部管理,完善内部机制,明确经济责任。将科室作为成本责任中心,进行科室成本核算,不仅能培养职工成本效益责任意识,促使科室人员自觉加强管理,节约开支,减少浪费,而且有利于降低医院的运行成本,提高医疗管理水平。

(3)实行科室成本核算,有利于医疗资源合理配置。医院在重大项目的立项选择和决策上,充分依靠成本核算数据,进行事前的成本分析及成本预测,最大可能地减少投资风险,避免盲目决策,使医院的发展规划决策更具科学性,对科室的业务发展、人力的配备、床位的设置更加合理化,医疗卫生资源配置更加高效。

(4)实行科室成本核算,有利于控制医院的整体成本。进行科室成本核算,有利于更好地执行医院的支出标准和消耗定额制度。通过实行定额制度和部门预算管理,能有效地控制卫生材料和业务费用的增长。

(5)实行科室成本核算,有利于正确处理经济效益和社会效益的关系。医院实行成本核算能够调动职工工作的积极性、主动性,为医院开源节流、增收节支,有利于持续改进、提高医疗质量和医院声誉,不断加强和提高医院管理水平,在获得较好的经济效益的同时,也获得较好的社会效益,保证医院持续、稳定、健康地发展。

三、科室分类

根据《医院财务制度》的规定,科室成本核算的科室区分为以下类别:临床服务类、医疗技术类、医疗辅助类和行政后勤类等。

(一)临床服务类

临床服务类指直接为患者提供医疗服务,并能体现最终医疗结果、完整反映医疗成本的科室,包括门诊和病房。

(二)医疗技术类

医疗技术类指为临床服务类科室及患者提供医疗技术服务的科室。该类科室作为一个医疗检查、治疗项目的执行科室,只是提供医疗服务过程中的中间服务,并不体现医疗服务的最终产品,如检验科、心功能科等。

(三)医疗辅助类

医疗辅助类科室是服务于临床服务类和医疗技术类科室,为其提供动力、生产、加工等辅助服务的科室,如门诊病案室、咨询导诊室等。

(四)行政后勤类

行政后勤类指除临床服务、医疗技术和医疗辅助科室之外的从事院内外行政后勤业务工作的科室,如医务处、财务处、行保处等。

四、科室成本的归集

医院应通过健全的组织机构,按照规范的统计要求及报送程序,将支出直接或分配归属到耗用科室,形成各类科室的成本,包括直接成本和间接成本。

直接成本的归集分两种情况:一种情况是为开展医疗服务活动而发生的能够直接计入或采用一定方法计算后直接计入该科室的各种支出,即直接成本,比如人员支出、直接耗材、药品成本等,按照实际耗用情况,计入相关科室成本。对于科室有用水、用电记录的,水费、电费也直接计入相关科室成本。另一种情况为开展医疗服务活动而发生的不能直接计入、需要按照一定原则和标准分配计入该科室的各项支出,即科室的间接成本,即公摊成本。公摊成本需按一定的分摊标准在医院所有科室进行分摊。公摊成本包括煤、水、电、取暖费,房屋修缮费等。分摊标准可以采用人员比例、房屋面积或仪器设备占用等。如取暖费、房屋维修费按房屋面积比例进行分摊,科室无用水、用电记录时,水费按科室人员比例分摊,电费按房屋面积或按仪器设备占用比例进行分摊。

以水费为例,计算公式如下:

$$某科室分摊的水费 = \frac{该科室的人员数}{无用水记录的科室人员数之和} \times 水费$$

医院根据成本核算的要求设置成本核算科室,在各级科室下还需要设定核算单元,它是成本核算的最小单位。核算单元与成本责任中心既有区别又是相互关联的。成本责任中心是按照成本管理目标,将医院运营的整体目标分解为不同层次的子目标,落实到有关单位完成而形成的内部责任单位。核算单元是成本责任中心的分支单位,核算单元的成本核算是责任中心的成本核算的延伸和细化,每个责任中心的成本等于其各个核算单元的成本之和。如神经内科是成本责任中心,但它的核算单元有神经内科一病区、神经内科二病区和神经内科门诊。核算单元的确定要科学合理,如果核算单元过多,就会增加核算难度和成本,如果核算单元过少,也无法精细化进行成本核算。所以,确定核算单元既要遵循成本效益原则,又要满足成本核算的要求。

经过归集,可以编制科室直接成本表,如表 7-1 所示:

表 7-1 医院各科室直接成本表

成本医 01 表

编制单位 _____年_____月 单位:元

成本项目 科室名称	人员经费 (1)	卫生材料费(2)	药品费 (3)	固定资产折旧(4)	无形资产摊销 (5)	提取医疗风险基金 (6)	其他费用 (7)	合计(8)=(1)+(2)+(3)+(4)+(5)+(6)+(7)
临床服务类科室 1								
临床服务类科室 2								
......								
小计								
医疗技术类科室 1								
医疗技术类科室 2								
......								
小计								
医疗辅助类科室 1								
医疗辅助类科室 2								
......								
小计								
医疗业务成本合计								
管理费用								
本月总计								

说明:①本表反映管理费用和医疗技术、辅助类科室成本分摊至临床服务类科室成本前各科室直接成本情况;②医疗业务成本合计=临床服务类科室成本小计+医疗技术类科室成本小计+医疗辅助类科室成本小计;③本月总计=医疗业务成本合计+管理费用。

四、科室成本的分摊

医院全成本核算过程对各级各类科室成本都要核算和反映,但医技科室、医辅科室和行政后勤科室并不是医院成本核算的终点,临床科室才是终点,其他科室的成本要归集分配到临床各相关科室。

根据《医院财务制度》规定,各类科室成本应本着相关性、成本效益关系及重要性等原则,按照分项逐级分步结转的方法进行分摊,最终将所有成本转移到临床服务类科室。

科室成本的分摊通常按照受益原则进行,即"谁受益、谁分摊"。分摊流程可以用图 7-1 来表示。

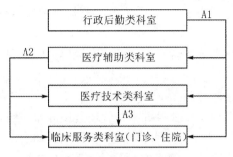

图 7-1 科室成本分摊流程图

(一)管理费用的分摊

在将公摊成本进行分配后,将行政后勤类科室的管理费用向临床服务类、医疗技术类、医疗辅助类科室分摊,如图 7-1 中 A1 所示。分摊参数可采用人员比例、内部服务量、工作量等。

分摊标准以人员比例为例:

$$某科室分摊到的管理费用=\frac{该科室人员数}{临床、医技、医辅类科室人员总数}×管理费用$$

在管理费用的分摊中,可以根据科室服务对象的性质采用不同的人员系数,如医务处主要为医疗人员提供管理服务,所以人员系数采用科室医师、医技人员总数分摊,护理部主要为护理人员提供管理服务,人员系数采用科室护理人员总数分摊。

(二)医疗辅助成本分摊

管理费用分配后,再将医疗辅助类科室成本向临床服务类和医疗技术类科室分摊,分摊参数可采用人员比例、内部服务量、工作量等,如图 7-1 中 A2 所示。

如消毒供应室成本按该科室向临床科室、医疗技术科室提供的消毒服务量比例分摊,挂号室成本按该科室向临床科室提供的挂号工作量比例分摊。以分摊消毒供应室为例:

$$某科室分摊的消毒供应室成本=\frac{消毒供应室向该科室提供的消毒服务量}{消毒供应室全部服务量}×消毒供应室总成本$$

这里所分摊的消毒科总成本含消毒科直接成本(包括直计成本与分配的公摊成本),以及行政后勤科室分摊到消毒科的成本。

在医疗辅助成本的分摊中,如果医疗辅助科室按其为其他科室提供的服务指定内部价格,并按内部价格归集科室成本时,由于该科室的成本已经计入各被分摊科室中,因此其成本不能直接再分摊,应将已计入科室成本的部分先剔除,差额部分再按服务量进行分摊。

如供应室的成本,在核算时已按消毒费内部价格将一部分成本直接计入到了各科室中。

供应室未分摊成本=供应室总成本-已计入科室的消毒费之和

$$某科室所分摊到的供应室的成本=供应室未分摊成本×\frac{供应室向该科室提供的服务量}{供应室全部服务量}$$

需要注意的是,医院内部价格应定期检查,发现实际成本与内部价格差异较大时应重新核定,以尽可能减少未分摊成本。

(三)医技科室成本分摊

最后将医疗技术类科室成本向临床服务类科室分摊,分摊参数可采用工作量、业务收入、收

入、占用资产、面积等,分摊后形成门诊、住院临床类科室的成本。以手术麻醉室成本分摊为例:

$$某科室所分摊到手术麻醉室的成本 = \frac{手术麻醉室提供给该科室的工作量}{手术麻醉室提供给所有科室的工作量} \times 手术麻醉室总成本$$

这里所分摊的手术麻醉室总成本含手术麻醉室直接成本已经分摊到的行政后勤科室成本和医疗辅助科室成本。

科室全成本核算公式:

某临床科室全成本=直计成本+公摊成本+管理费用分摊+医辅成本分摊+医技成本分摊

经上述分摊后,可以编制医院临床服务类科室全成本表,如表7-2所示。

表 7-2　医院临床服务类科室全成本表

成本医02表

编制单位　　　　　　　　　　_____年_____月　　　　　　　　　　单位:元

成本项目／科室名称	人员经费(1)			卫生材料费(2)			药品费(3)			固定资产折旧(4)			无形资产摊销(5)			提取医疗风险基金(6)			其他费用(7)			合计(8)=(1)+(2)+(3)+(4)+(5)+(6)+(7)
	直接成本	间接成本	全合计	直接成本	间接成本	全合计	直接成本	间接成本	全合计	直接成本	间接成本	全合计	直接成本	间接成本	全合计	直接成本	间接成本	全合计	直接成本	间接成本	全合计	全合计
临床服务类科室(1)																						
临床服务类科室(2)																						
……																						
科室全成本合计																						

说明:①本表反映医院根据《医院财务制度》规定的原则和程序,将管理费用、医疗辅助类科室直接成本、医疗技术类科室直接成本逐步分摊转移到临床服务类科室后,各临床服务类科室的全成本情况。即:临床服务类科室全成本包括科室直接成本和分摊转移的间接成本。②表中的"直接成本"反映间接成本分摊前各临床服务类科室发生的直接成本金额。③表中的"间接成本"反映将管理费用、医疗辅助类科室直接成本、医疗技术类科室直接成本按规定的原则和程序分摊转移至各临床服务类科室的间接成本金额。

(连承进)

第二节　项目成本核算

一、医院项目成本核算介绍

医院服务项目成本核算是以各科室开展的医疗服务项目为对象,归集和分配各项支出,计算出各项目单位成本的过程。核算办法是将临床服务类、医疗技术类和医疗辅助类科室的医疗成本向其提供的医疗服务项目进行归集和分摊,分摊参数可采用各项目收入比、工作量等。

医疗服务项目成本核算就是对围绕某一服务项目所发生的一切成本进行审核、记录、汇集和分配,并计算实际成本的过程。

医疗服务项目成本核算是以临床服务科室及医疗技术科室二次分摊后的科室成本为基础,以各科室开展的医疗服务项目为对象,归集和分配各项支出,计算出各科室所开展医疗服务项目单位成本的过程。

通过项目成本核算,可以明晰成本与价格关系,有利于政府部门准确制定医疗服务项目的价格,对医院发生的各种费用进行合理补偿;有利于对不同部门或不同医院的同一医疗服务项目进行成本差异分析,找出运营管理的差距及存在的问题,指导医院优化资源配置;项目成本的核算也是病种成本核算的基础。

二、项目直接成本的归集

即收集可直接归集到各医疗服务项目的费用,如人员经费、卫生材料费等。

三、项目其他成本的分摊

即将项目开展科室的医疗成本按照一定方法分摊至服务项目。以二次分摊后的临床服务类、医疗技术类科室成本为基础,向所有医疗服务项目分摊。

一般来说,成本分摊系数包括收入分配系数、工作量分配系数和操作时间分配系数。因为项目成本核算的对象是医疗服务项目,其目的是为政府部门制定医疗服务价格提供依据,因此参与项目成本核算的成本范围不包括单独收费材料和药品的成本。

(一)收入分配系数

收入分配系数是指某服务项目年医疗收入占该项目所在科室总医疗收入的百分比。计算公式如下:

$$某服务项目成本 = \frac{该服务项目医疗收入}{该科室总医疗收入} \times (该科室二次分摊后成本 - 该科室所有医疗服务项目直接成本 - 单独收费的药品及材料成本)$$

(二)工作量分配系数

工作量分配系数是指某服务项目工作量占该项目所在成本科室总工作量的百分比。计算公式如下:

$$某服务项目成本 = \frac{该服务项目工作量}{该科室总工作量} \times (该科室二次分摊后成本 - 该科室所有医疗服务项目直接成本 - 单独收费的药品及材料成本)$$

(三)操作时间分配系数

操作时间分配系数是指某项目的操作时间占该项目所在成本科室总操作时间的百分比。计算公式如下:

$$某服务项目成本 = \frac{该项目操作时间}{该科室总操作时间} \times (该科室二次分摊后成本 - 该科室所有医疗服务项目直接成本 - 单独收费的药品及材料成本)$$

四、项目成本的汇总

由于项目成本核算的工作量较大,通常以年为单位进行核算,将项目消耗的人员经费、卫生材料费、低值易耗品、专用设备折旧等直接成本,加上项目开展科室的成本分摊额,即可得到该服务项目的年总成本,再根据该项目年工作量可得到单位成本。

$$项目的单位成本 = \frac{该服务项目年总成本}{该服务项目年工作量}$$

五、作业成本法

为了准确核算项目成本,要以作业成本法为指导。作业成本法(简称 ABC 法)作为一种先进的成本管理方法,可以提高医院的运营业绩和决策水平,促进医院的内涵建设,增强医院的生命力和竞争力。作业成本法是一种通过对所有作业活动进行动态追踪反映,计量作业和成本对象的成本,评价作业业绩和资源利用情况的成本计算和管理方法。与各种传统的成本计算方法相比,作业成本法把医疗服务提供过程看作是由一系列作业组成的动态过程,在资源和医疗服务项目之间引入"作业"。以作业为中心,根据作业对资源耗费的情况将资源成本分配到作业中,然后根据医疗服务项目所耗用的作业量,最终将成本分配医疗服务项目,即对价值的研究着眼于"资源→作业→项目"的过程,而不是传统的"资源→项目"的过程。作业成本法的计算原理如图 7-2 所示。

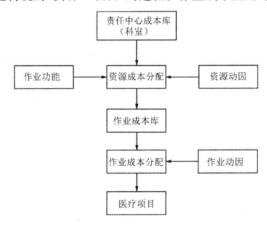

图 7-2 作业成本法计算原理

根据作业消耗资源、服务项目消耗作业的指导思想,先将消耗的资源分配到作业,再将作业成本归集到服务项目,医院的医疗服务活动过程可被分为若干作业,这些作业分别以各自不同的方式耗费资源为患者提供服务,所以需要根据医院行业特点和实际情况,把资源费用分配到直接成本中心,最后分配到各项作业中。而医疗服务项目是由一系列的作业构成的,这样就可以通过归集作业成本来核算医疗服务项目成本。

资源是指在一定期间内为提供服务而发生的各类成本,是作业进行中被耗费的人力、物力、财力等经济要素,这些资源消耗用货币形式来表现就是作业成本。从成本计算的角度看,作业是基于一定目的,以人为主体,消耗一定资源的特定范围内的活动。从管理角度讲,医疗服务提供过程中的各个工序或环节,如诊疗、手术(消毒、探查)、护理等行为都可以视为作业。可以根据人员类型、工作流程、日常工作范围及工作内容划分科室作业。

在医院的运营活动中,会有多个作业消耗同一经济资源的情况,这就需要寻找一个标准,来将这一资源合理地分配到有关的作业中去,这一标准就是资源动因。资源动因是指作业消耗资源的原因或方式,反映了作业对资源的消耗状况,是对一项作业所消耗资源数量的计量。资源动因可以根据作业人数、作业工时、材料消耗比例、设备原值、房屋占用面积等进行设置。在医院里资源动因即指各医疗或医技的科室成本向作业分配的依据。

作业动因是引起作业发生的因素，是指各项作业被最终服务消耗的原因和方式，是对一项作业产出的定量计算，是成本对象对作业需求的频度与强度，反映了每项作业利用率的产出计量标准，反映了成本对象对作业消耗的逻辑关系，是将成本库中汇集的各种成本分配到医疗服务中去的标准，也是沟通资源耗费和最终服务的中介。作业动因可以根据医疗项目执行人员类型、作业时长、工作量、工时、项目消耗材料比例、项目耗用设备额定功率等进行设置。在医院里作业动因即指各项作业成本向医疗项目分配的依据。作业成本法的计算方法如图 7-3 所示。

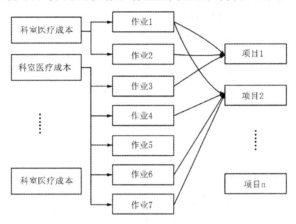

图 7-3　作业成本法计算方法

（连承进）

第三节　成本分析与控制

开展医院成本核算是成本管理最重要的一个环节，根据成本核算的结果进行分析，从而发现问题，采取相应措施，对不合理成本进行有效控制，从而达到成本管理的目的。因此，成本分析和控制是成本管理的重要环节。

一、医院成本分析

医院成本分析指医院应根据成本核算结果，对照目标成本或标准成本，采取趋势分析、结构分析、量本利分析等方法，及时分析实际成本变动情况及原因，把握成本变动规律，提高成本效率。

（一）趋势分析

趋势分析法主要是通过对比两期或连续数期的成本数据，确定其增减变动的方向、数额或幅度，以掌握有关成本数据的变动趋势或发现异常的变动。典型的趋势分析是将本期成本数据与上期成本数据进行比较，更为复杂的趋势分析则涉及多个期间的比较。

在具体运用趋势分析法时，一般有两种分析的方式，绝对数趋势分析和相对数趋势分析。绝对数趋势分析是通过编制连续数期的报表，并将有关数字并行排列，比较相同指标的金额或数据变动幅度,以此来说明其发展变化。相对数趋势分析是根据会计报表中许多重要的财务指标,如成本收益率指标等。可采用环比动态比率、定期动态比率等方法。

以某三级甲等医院2008-2011年卫生材料费为例,如图7-4所示,该医院的卫生材料费呈逐年上升趋势,经分析主要是,由于工作量增加,手术量增长,导致弹簧圈、支架等材料的使用大幅增加,使得卫生材料费增幅较大。结合医院具体情况发现,卫生材料费的增长幅度远高于成本平均增长幅度,需要医院对卫生材料费加强关注。

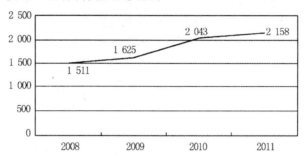

图7-4 2008-2011年卫生材料费趋势分析图(千万元)

(二)结构分析

结构分析是指对成本中各组成部分及其对比关系变动规律的分析。它通常采用计算成本中各组成部分占总成本比率的方法,用以分析医院成本的内部结构特征和合理性。

结构分析可以分析整个医院,以及各个科室的人力成本、材料成本、药品成本、折旧成本、离退休人员成本等成本元素的构成,为成本控制及管理提供依据。如分析某科室全成本的构成情况,根据人力成本、材料成本、药品成本、固定资产折旧等在该科室总成本中的比重,据此分析该科室的各类成本构成是否合理。

通过成本结构分析产生的成本结构分析报表主要有成本构成总表、直接医疗成本构成表、医疗技术类科室成本构成表、医疗辅助类科室成本构成表、管理科室成本构成表等。

如通过对科室成本的核算,可以编制《医院临床服务类科室全成本构成分析表》(表7-3),便于分析和监测科室成本结构,对重点成本项目进行管控。

表7-3 医院临床服务类科室全成本构成分析表

成本医03表

编制单位 _____年_____月_____日				单位:元	
科室名称	内科		……	各临床服务类科室合计	
	金额	%		金额	%
人员经费					
卫生材料费					
药品费					
固定资产折旧					
无形资产摊销					
提收医疗风险基金					
其他费用					
科室全成本合计					
科室收入					

续表

科室名称	内科		......	各临床服务类科室合计	
	金额	%		金额	%
收入－成本					
床日成本					
诊次成本					

(三)量本利分析

量本利分析又称盈亏平衡分析,是"服务量、成本、结余"分析简称,即指成本、业务量、结余三者之间的依存关系,又称 CVP 分析、保本分析、盈亏临界点分析。量本利分析所考虑的主要相关因素有固定成本、变动成本、保本点、边际贡献等。

医院应结合医疗服务特点和成本性态,合理分析成本变动与业务量之间的依存关系,科学划分固定成本和变动成本,并根据实际情况及时调整。

保本点是指达到保本状态时的业务量的总称。即在该业务量水平下,收入正好等于全部成本;超过这个业务量水平,就有盈利;低于这个业务量水平,就会发生亏损。量本利分析主要研究如何确定保本点和有关因素变动对保本点的影响。

边际贡献是指销售业务收入减去变动成本后的余额。

变动成本率也称为补偿率,是变动成本在收入中所占的比率。

$$门诊结余＝门诊医疗收入－门诊变动成本－门诊固定成本$$
$$住院结余＝住院医疗收入－住院变动成本－住院固定成本$$

当结余等于零时,此时的业务量即为保本点的业务量。

$$保本点业务量＝\frac{固定成本}{单位收费水平－单位变动成本}$$

$$保本收入＝\frac{固定成本}{1－变动成本率}$$

医院通过对保本点的计算,反映出业务量、成本间的互动关系,用以确定保证医院正常有序发展所达到的保本点业务量和保本收入总额,进一步确定所必需的目标业务量和目标收入总额,同时,固定成本和变动成本的改变也会影响医院的运营发展。

量本利分析所建立和使用的数学模型和有关图形,是建立在一定假设基础上的。因此,进行量本利分析时一定要注意以下几个假定条件。

1.成本性态分析的假定

量本利分析必须以完成成本性态分析为前提,即医院的全部成本都必须被划分为固定成本和变动成本两部分,并且建立了成本性态模型。

2.相关范围及一元性假定

假定医院在一定时期和一定服务量范围内,成本水平保持不变,即在相关范围内,固定成本总额和单位变动成本保持不变。成本和业务收入在相关范围内均表现为直线关系。

3.医院服务项目构成保持不变的假定

假定医院在多种医疗服务项目的情况下,其总的服务量发生变化时,各个服务项目的收入额在全部医疗服务项目总收入额中所占比重不会发生变化,即医疗服务项目的种类及其收入额的构成一般保持不变。

4.变动成本法的假定

假定医院的各医疗服务项目的成本,是按变动成本法计算的本量利分析。

以某三甲医院为例(表7-4),根据盈亏平衡分析的基本公式,收集所需基础数据,分析诊次和床日盈亏平衡情况。

表7-4　某三甲医院 2011 年相关财务指标

指标名称	金额
每门急诊人次平均收费水平(元)	450.25
每床日平均收费水平(元)	1 877.15
每门急诊人次变动费用(元)	323.10
每床日变动费用(元)	1 521.43
固定费用(万元)	14 070.31
其中:门急诊固定费用	5 628.12
住院固定费用	8 442.19
年实际开放床日(床日)	201 780
年门急诊人次数(人次)	805 100
年实际占用床日(床日)	196 208

门诊结余＝门诊医疗收入－门诊变动成本－门诊固定成本

住院结余＝住院医疗收入－住院变动成本－住院固定成本

分析如下。

(1)诊次盈亏平衡分析。

每门诊人次收费水平×盈亏点门诊量＝每门诊人次变动费用×盈亏点门诊量＋门诊固定费用。

根据基础数据计算得出:

每门诊量贡献毛益＝450.25－323.10＝127.15(元)

盈亏点门诊量＝56 281 200÷127.15＝442 637(人次)

盈亏点门诊收入＝450.25×442 637＝19 929.73(万元)

(2)床日盈亏平衡分析。

每住院床日收费水平×盈亏点住院床日＝每住院床日变动费用×盈亏点住院床日＋住院固定费用。

根据基础数据计算得出:

每床日贡献毛益＝355.72(元)

盈亏点住院床日＝84 421 900÷355.72＝237 327(床日)

盈亏点住院收入＝1 877.15×237 327＝44 549.84(万元)

(3)根据以上计算结果,可得出以下结论:目前,该公立医院是门诊已达到有盈余的水平,但住院处于亏损状态,实际开放床日数处于低水平。该医院应当扩大住院规模,积极收治患者,以求获得较高合理收益。

二、成本控制

医院应在保证医疗服务质量的前提下,利用各种管理方法和措施,按照预定的成本定额、成本计划和成本费用开支标准,对成本形成过程中的耗费进行控制。

(一)成本控制的原则

1.经济性原则

经济性原则指成本控制的代价不应超过成本控制取得的收益,否则成本控制就是不经济的,难以持续。要选择重要领域的关键环节实施成本控制措施,并且措施要具有实用性和灵活性。对正常成本费用开支按规定的成本费用开支标准从简控制,对于例外情况则要重点关注。

2.因地制宜原则

因地制宜原则指医院成本控制系统的设计要考虑医院、科室和成本项目的特定情况,针对医院的组织结构、管理模式、发展阶段,以及科室、岗位、职务的特点设计对应措施。

3.全员参与原则

全员参与原则指成本控制观念要得到医院全体员工的认可,并且使每位领导和员工负有成本控制的责任。成本控制是全体员工的共同任务,只有通过医院全体员工的一致努力才能完成。

(二)成本控制的方法

1.标准成本法

比较标准成本与实际成本差异并分析原因,从而采取成本控制措施。这种方法是将成本计划、控制、核算和分析集合在一起进行成本管理。

2.定额成本法

将实际费用划分为定额成本和定额差异,分析差异产生的原因并予以纠正。这种方法在发生费用时,及时揭示实际成本与定额成本的差异,将事后控制发展为事中控制。

(三)成本控制的具体措施

《医院财务制度》规定,医院应建立健全成本定额管理制度、费用审核制度等,采取有效措施纠正、限制不必要的成本费用支出差异,控制成本费用支出。

成本控制的具体措施包括:①建立成本支出预算管理制度;②开展医院全成本核算,提高成本管理的效能;③合理控制人力成本,实现减员增效;④建立健全招标采购制度,实现质优价廉的物资供应;⑤加强资金的筹集、投放与使用管理,保证资源利用最大化;⑥医院开展技术改造,革新项目或内容,提高劳动效率,减少运行成本;⑦其他成本控制措施。

（连承进）

第八章

医疗保障制度体系

第一节　基本医疗保险

一、城镇职工基本医疗保险

(一)什么是城镇职工基本医疗保险

城镇职工基本医疗保险是国家为补偿劳动者因疾病风险造成的经济损失而建立的一项保障职工基本医疗的社会保险制度。通过用人单位和个人缴费,建立医疗保险基金,参保人员患病就诊产生医疗费用后,由医疗保险经办机构给予一定的经济补偿,以避免或减轻劳动者因患病、治疗等带来的经济风险。

(二)为什么要建立城镇职工基本医疗保险制度

城镇职工基本医疗保险制度是社会保障体系的重要组成部分。社会保障体系是社会主义市场经济的重要支柱。但在市场经济条件下,其弊端日益突出,主要有如下表现。

(1)国家和企业包揽过多,缺乏合理的医疗费用筹措机制。

(2)医患双方缺乏制约机制,医疗费用增长过快,浪费严重。

(3)覆盖面比较窄,难以保障社会劳动者的基本医疗,不利于劳动力的合理流动。因此,为建立和完善社会保障体系,创造公平竞争的社会环境,促进劳动力的合理流动,保障职工基本医疗,维护职工权益,必须建立城镇职工基本医疗保险制度。

(三)城镇职工基本医疗保险制度原则

1998 年年底,国务院颁布的《关于建立城镇职工基本医疗保险制度的决定》提出,医疗保险制度改革的目标是适应社会主义市场经济体制,根据财政、企业和个人的承受能力,建立保障职工基本医疗需求的社会医疗保险制度。同时提出了建立城镇职工基本医疗保险制度的原则。

(1)基本医疗的水平要与社会主义初级阶段的生产力发展水平相适应。

(2)城镇所有用人单位及其职工都要参加基本医疗保险,实行属地化管理。

(3)基本医疗保险费用由用人单位和职工双方共同负担。

(4)基本医疗保险基金实行社会统筹和个人账户相结合。

这些目标和原则的提出,既反映了新时期社会主义市场经济对新型医疗保险制度的要求,将医疗保障从非社会化、非公平化和非效率化,转向社会化、公平化和效率化,同时也反映出 20 世纪 80～90 年代全国医疗保险改革试点,尤其是 1994 年"两江"试点以来的经验。

(四)城镇职工基本医疗保险制度现状

1.城镇职工基本医疗保险制度建立前

在 1999 年城镇职工基本医疗保险制度建立之前,国家实行公费医疗和劳保医疗,经过不断改革与适应经济发展,逐渐被城镇职工基本医疗保险制度取代。

公费医疗和劳保医疗的建立和发展,对于保障职工的身体健康、促进经济发展和维持社会的安定起到了重要作用。这是与当时计划经济的体制相适应的。但是自从 20 世纪改革开放开始,随着我国社会主义市场经济的不断发展,改革开放的不断深入及经济体制的变化,公费、劳保医疗制度越来越不适合我国的基本国情,其弊端也逐步显露出来,一是供需双方缺乏有效的制约机制,浪费严重,二是缺乏合理的筹资机制和稳定的经费来源,三是覆盖面窄,社会化程度不高。

针对公费劳保医疗制度存在的问题,我国从 20 世纪 80 年代起,开始了城镇医疗保障制度改革的探索。从改革的历程来看,在建立城镇职工基本医疗保险制度之前,我国的城镇职工的医疗保障制度改革经历了以下 3 个阶段。

(1)1988－1993 年。1988 年,医改研讨小组起草了《职工医疗保险制度改革设想(草案)》,提出我国职工医改的方向,逐步建立起适合我国国情,费用由国家、单位和个人合理负担,形成广覆盖、多形式、多层次的职工医疗保险制度。据此,医改研讨小组提出了改革试点方案。1993 年 11 月,党的十四届三中全会明确提出"城镇职工养老和医疗保险金由单位和个人共同负担,实行社会统筹和个人账户相结合"的要求。在这一阶段,许多地方也因地制宜地对公费和劳保医疗制度进行了多种形式的改革探索,并取得了一定的成效。

(2)1994－1995 年。这一阶段主要是"两江"试点,"两江"试点的重点是实现机制转换,建立社会统筹和个人账户相结合的新的职工医疗保险制度。试点工作取得了较好的发展成效,体现在:医疗保险覆盖面扩大,社会共济能力明显提高;到位资金基本上能够满足职工基本医疗的需要;职工的基本医疗保障水平有所提高;促进了医疗机构的配套改革;医疗费用过快增长的势头初步得到了控制。

(3)1996－1998 年。在总结"两江"试点经验的基础上,我国的医改进入扩大试点阶段。1996 年 5 月,国务院办公厅转发了《关于职工医疗保障制度改革扩大试点意见》(国办发[1996]16 号),全国的试点城市扩大到了 40 个。这一阶段从我国的国情出发,确定基本医疗保障水平,探索建立多层次的医疗保障方式,采取多种形式实行"统账结合",医疗机构通过改革和管理,建立新的运行机制。

2.城镇职工基本医疗保险制度建立

1998 年底,国务院召开全国城镇职工基本医疗保险制度改革的工作会议,决定从 1999 年起,在全国建立起城镇职工基本医疗保险制度,取代公费医疗与劳保医疗,使之与社会主义市场经济相适应。城镇职工基本医疗保险制度是我国依法建立并强制推行的社会保险制度之一,它与养老保险、失业保险、工伤保险和生育保险共同构成我国社会保障体制中的社会保险制度。1999 年,国务院及其各部门先后又颁布了各配套的行政法规、部门规章和政策,如《社会保险费征缴暂行条例》《社会保险费申报缴纳管理暂行办法》等。自此,建立起城镇基本医疗保险制度框架并在全国推行。2003 年年底其覆盖人数达 1.09 亿,全国 98% 的地区都启动了城镇职工基本医疗保险制度。其标志:"基本医疗保险的政策体系已基本形成,统一的医疗保障管理系统基本建立,医疗保险制度运行基本平稳,医疗保险的保障机制基本得到发挥"。

3.城镇职工基本医疗保险制度建立后

医疗保障制度改革是一个复杂的系统工程,它离不开与之紧密相连的医药卫生体制改革的配合。从2000年起,国务院开始推进与城镇职工基本医疗保险制度改革相配套的医疗卫生体制和药品生产流通体制的改革。2000年2月21日,国务院办公厅转发了《关于城镇医药卫生体制改革的指导意见》,对医疗机构分类管理、药品集中招标采购和扭转以药补医等问题提出了建设性意见。同年7月25日,国务院在上海召开了全国城镇职工基本医疗保险制度改革和医药卫生体制改革工作会议,首次提出同步推进城镇职工基本医疗保险制度、医疗卫生体制和药品生产流通体制"三项改革"并举的思路,要求用比较低廉的费用提供比较优质的医疗服务,努力满足广大人民群众的基本医疗服务需求。

在城镇职工基本医疗保险制度的推行过程中,面对不断出现的新问题,政府相关各部门相互协调、配合,及时下达一系列指导性文件,弥补制度中可能存在的疏漏,使其朝着规范、健康的方向发展。2017—2021年,我国城镇职工基本医疗保险参保人数见图8-1。

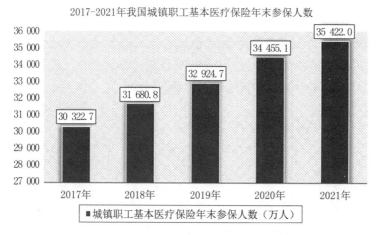

图8-1　2017—2021年我国城镇职工基本医疗保险参保人数(万人)

(五)城镇职工基本医疗保险对象

根据《关于建立城镇职工基本医疗保险制度的决定》,城镇职工基本医疗保险制度应该覆盖城镇所有用人单位,包括企业(国有企业、集体企业、外商投资企业、私营企业等)、机关、事业单位、社会团体、民办非企业单位及其职工,即所有的正规就业人群都要参加基本医疗保险,从而达到"广覆盖"。

随着我国经济体制改革的进一步深化和产业结构的调整,以非全日制、临时性和弹性工作等灵活形式就业的人员逐渐增多。2003年,为解决灵活就业人员的医疗保障问题,原劳动和社会保障部发布了《关于建立城镇灵活就业人员参加基本医疗保险的指导意见》,鼓励灵活就业人员自愿参加职工医保。《中华人民共和国社会保险法》规定,无雇工的个体工商户、未在用人单位参加职工基本医疗保险的非全日制从业人员以及其他灵活就业人员可以参加职工基本医疗保险,由个人按照国家规定缴纳基本医疗保险费。具体而言,劳动年龄内的下列人员可以按灵活就业人员身份参加职工医疗保险:①城镇个体经济组织业主及其从业人员、城镇自由职业人员等;②已参保的单位职工因解聘、辞职的人员;③企业改制(含未参保的已关停、破产的企业)有偿解除劳动合同的人员;④进入就业服务中心的人员和人才交流中心的人事代理人员;⑤建立城镇户籍关系的居民以及长期在城镇就业的农民工等。

农村劳动力向城市转移加速,民工潮进一步扩大,这部分人虽然在城市工作和生活,但是不能享受到所在城镇的保障和福利。为做好农民工医疗保障工作,原劳动保障部在 2006 年开展农民工参加医疗保险专项行动。至此,所有的城镇劳动力都被职工医保制度覆盖。

(六)城镇职工基本医疗保险筹集水平与管理

我国城镇职工基本医疗保险的筹资水平是一个系统化的概念,因为职工基本医疗保险的缴费额是由缴费比例乘以缴费基数得出的,而职工基本医疗保险的缴费又是具有年限限定的,所以职工基本医疗保险的筹资水平包括缴费比例、缴费基数和缴费年限 3 部分。

城镇职工基本医疗保险缴费比例是指用人单位和职工个人的基本医疗保险缴费额占职工个人缴费基数的比例。《中华人民共和国社会保险法》明确规定,中华人民共和国境内的用人单位和个人依法缴纳社会保险费。因此,参加社会保险是用人单位和个人的义务,缴纳社会保险费是用人单位和职工个人的责任。《中华人民共和国社会保险法》关于基本医疗保险的章节中提到,职工应当参加职工基本医疗保险,由用人单位和职工按照国家规定共同缴纳基本医疗保险费。无雇工的个体工商户、未在用人单位参加职工基本医疗保险的非全日制从业人员以及其他灵活就业人员可以参加职工基本医疗保险,由个人按照国家规定缴纳基本医疗保险费。由此可知,有用人单位的职工参加城镇职工基本医疗保险,其缴费主体是用人单位和个人。无用人单位的灵活就业人员等也可以参加职工基本医疗保险,缴费完全由个人承担,其中个人要承担用人单位缴纳的费用。这里所说的城镇职工基本医疗保险相关内容以有用人单位的城镇职工为对象。根据国家法律规定的缴费主体,我国城镇职工基本医疗保险缴费比例分为用人单位缴费比例和个人缴费比例。用人单位和职工个人每月具体的缴费金额由缴费比例乘以缴费基数来确定。

城镇职工基本医疗保险缴费基数是计算用人单位和职工个人应当缴纳的医疗保险缴费金额的重要依据。一般来讲,缴费基数是指职工个人上一年度全部工资性收入总额的月平均数。由于不同行业不同单位的工资性收入存在差异,因此,政府规定城镇职工基本医疗保险缴费基数的上限和下限。当职工个人的月平均工资高于当地政府规定的缴费基数上限时,则按照缴费基数上限作为职工个人的缴费基数;当职工个人的月平均工资低于当地政府规定的缴费基数下时,则按照缴费基数下限作为职工个人的缴费基数。

城镇职工基本医疗保险缴费年限是指职工参加城镇职工基本医疗保险过程中按时足额缴费的累计时间。《中华人民共和国社会保险法》第二十七条规定,参加职工基本医疗保险的个人,达到法定退休年龄时累计缴费达到国家规定年限的,退休后不再缴纳基本医疗保险费,按照国家规定享受基本医疗保险待遇;未达到国家规定年限的,可以缴费至国家规定年限。由此可知,我国城镇职工基本医疗保险并非终身缴费制,有缴费年限的规定。只要职工退休时达到了国家规定的缴费年限,无须缴费就可享受基本医疗保险待遇。在城镇职工基本医疗保险缴费年限分析中,因为制度改制、人口流动等原因,缴费年限分为视同缴费年限、累计缴费年限、最低缴费年限、实际缴费年限等。

1.我国城镇职工基本医疗保险缴费比例设定

目前,我国城镇职工基本医疗保险的筹资水平主要依据是国家《关于建立城镇职工基本医疗保险制度的决定》(国发 1998 年 44 号文件),该文件规定了我国职工医疗保险中单位和个人的原则性缴费比例。该比例的确定主要是结合我国的国情,综合考虑经济状况、地方财政、企业和职工的经济和心理承受能力,从筹资的可行性和可能性出发,一方面保证该费率对于绝大多数单位来说能够交得起,另一方面该筹资水平能够满足医疗保险基金支出的需要,保证收支平衡。

城镇职工基本医疗保险的单位缴费是指各统筹地区的政府机关、事业单位、企业、社会团体等单位为所有职工按照规定的比例缴纳基本医疗保险的费用,该费用存入社会统筹账户和个人账户。个人缴费是指各统筹地区城镇职工基本医疗保险参保人按照规定的缴费比例缴纳基本医疗保险费用,该费用存入医疗保险个人账户。有雇工的个体工商户和灵活就业人员也可以参加城镇职工基本医疗保险,缴费比例为单位和个人缴费比例之和。我国城镇职工基本医疗保险的单位缴费和个人缴费比例不同,各地根据国家规定制定了不同的缴费比例。

2.我国城镇职工基本医疗保险缴费基数设定

我国城镇职工基本医疗保险的单位和个人缴费比例都是以缴费工资为基数,即职工医疗保险单位和个人的缴费金额为缴费比例乘以缴费基数的结果。职工医疗保险的缴费基数和社会保险缴费基数相同,对于职工个人而言,缴费基数是职工上年度月平均工资,单位缴费的缴费基数是所有职工的上年度月平均工资之和。另外,由于职工工资存在一定的差异,为了避免社会保险缴费的差异,平衡企业和职工个人的缴费负担,各统筹地区都根据地区的平均工资规定了职工基本医疗保险缴费基数的上限和下限,上限一般为统筹地区职工平均工资的300%,下限一般为统筹地区职工平均工资的60%。当职工个人上年度月平均工资也即缴费工资基数超过缴费基数上限时,则按照缴费基数上限作为其社会保险缴费基数;当职工个人上年度月平均工资低于缴费基数下限时,按照缴费基数下限作为其社会保险缴费基数。

由于各地经济发展水平和职工工资收入水平不同,因此,我国各地区职工基本医疗保险的缴费基数有所不同,而且各地缴费基数都会根据职工平均工资的变化进行调整和变动,以适应经济社会的发展。

3.城镇职工基本医疗保险缴费年限设定

我国在 1998 年颁布《关于建立城镇职工医疗保险制度的决定》(国发〔1998〕44 号文件)的时候,当时并未对城镇职工的缴费年限问题做出明确规定,但在实行过程中,多数地区都采取了参考养老保险缴费年限的方法,制定了本地区实行的城镇职工缴费年限办法。2011 年 7 月 1 日,《中华人民共和国社会保险法》的实施,弥补了我国社会保障领域的空白,并且明确规定了城镇职工基本医疗保险的缴费年限的实施办法,即参保职工要达到国家政策规定的最低缴费年限,之后才能在退休后不再缴纳医疗保险费并且可以继续享受基本医疗保险的待遇;没有达到规定年限的参保职工,可以继续缴费到国家规定年限。然而社会保险法并没有针对城镇职工最低缴费年限这一问题做出明确的规定。对目前的城镇职工基本医疗保险缴费年限做一个梳理,大概可以分以下三种情况:最低缴费年限,视同缴费年限和实际缴费年限。

(1)最低缴费年限:最低缴费年限指的是参保职工在退休后,可以按照国家规定享受退休人员相应的医保待遇,如果没有达到最低缴费年限,应该由单位和个人按照相应的规定补足。目前,全国各地实施的最低缴费年限相差很大,并没有一个统一的最低缴费年限,分布在 10~35 年。另外,针对男女不同性别,许多地区做了差异性的规定。需要注意的是,最低缴费年限包括实际缴费年限和视作缴费年限。

(2)视同缴费年限:这是为了解决医疗保险制度建立前的历史遗留问题,因为医疗保险制度起步较晚,国家不应该把制度缺失的责任转嫁给单位和个人,所以规定,在基本医疗保险制度建立之前职工的连续工龄可以视同为缴费年限。

（3）实际缴费年限：职工参加基本医疗保险并且实际缴费的时间。这个制度是在基本医疗保险逐步建立起来逐步推广的，一般大多数地区实际缴费年限规定在 5 年或 10 年以上。

我国城镇职工基本医疗保险缴费年限在国家层面没有统一的规定，都是各地根据各地实际情况而定的。在职工基本医疗保险制度实施过程中，缴费年限也有所调整。

（七）城镇职工基本医疗保险服务与管理

1.定点医疗机构管理

医疗保险机构进行医疗服务管理的目的是为了控制医疗费用、保证医疗服务的质量。医疗服务管理的内容包括定点医疗、药品目录、诊疗项目目录和医疗服务设施目录。定点医疗是指医疗保险机构与医疗机构签订定点医疗的合同，医疗机构接受医疗保险机构的考核与监督，参保人员只有在定点医疗机构就医才能获得医疗保险的报销。定点医疗机构包括辖区内的综合性医院、专科医院、社区卫生服务机构和药店。随着医疗保险覆盖人群的扩大，定点医疗机构的数量也大大增加，一般辖区内公立医疗机构和具有一定规模的私立医疗机构都纳入了定点医疗机构的范围。

药品目录、诊疗项目目录和医疗服务设施目录这 3 个目录都是按照临床必需、安全有效、价格适宜的原则制订。其中，药品目录由人力资源和社会保障部制订，采用准入法；诊疗项目目录和医疗设施目录由各省人力资源和社会保障部门制订，一般采用排除法。

药品目录分为甲类和乙类，甲类目录由国家统一制定，各地不得调整。乙类目录由国家制定，各省可以根据当地实际情况，进行适当的调整，增加和减少的品种都不得超过国家乙类目录的 15%。各地级和县级统筹地区的人力资源和社会保障部门无权调整药品目录，但是可以适当调整报销比例。一般乙类药品要扣除 20% 左右的自付，才能进行报销。

2.医疗机构费用支付

目前，医疗保险机构对医疗机构的费用支付，主要采取按服务项目支付的方式。在此基础上，引入了总额控制、次均住院费用控制、按病种支付、按人头支付等预付方式。2011 年以来，我国医药卫生体制改革中，把付费方式改革作为一项重要的任务。越来越多的地区从原来的按服务项目付费为主向混合型付费转变。

（1）总额控制：规定医疗机构业务收入的增长速度不能超过双方议定的数值。

（2）次均住院费用控制：规定医疗机构次均住院费用不能超过议定的数额。

（3）按病种支付：对若干个病种采用定额支付。

（4）按人头支付：主要在门诊慢性病管理中实行，如精神病。患者签约一家定点医疗机构，承诺 1 年内都在这家医疗机构首诊，医保机构按人头给定点医疗机构支付 1 年的慢性病患者的门诊费用。但患者就医时还需要支付一定的自付费用。

在我国的实践中，预付制与风险共担机制相结合，即如果医疗机构的实际费用超过了预先确定的费用，医保机构将分担一定的超支费用，具体的分担方式由医保和医疗机构双方协商，并在定点协议中体现。

3.医疗服务监管

医疗服务监管主要包括定点准入、实时监控、年度考核、奖惩机制等几个方面。

（1）定点准入：医疗机构只有接受医保机构的质量监控和支付标准，并与医保机构签订医保定点服务的合同后，医保机构才会对医疗机构进行支付。

（2）实时监控：目前，相当一部分地区的医保机构已经建立了比较完善的信息系统，可以对定点医疗机构实行实时监控。

(3)年度考核:医保机构对医疗机构实行年度考核,具体指标包括是否存在重复就诊或重复住院、目录外费用占比是否过高、总费用水平及合理性、参保人满意度等。

二、城乡居民基本医疗保险

(一)城镇居民基本医疗保险

1.什么是城镇居民基本医疗保险

城镇居民基本医疗保险(简称居民医保),是社会医疗保险的组成部分(中央确定基本原则和主要政策,地方制订具体办法,对参保人实行属地管理;坚持统筹协调,做好各类医疗保障制度之间基本政策、标准和管理措施等的衔接)。它是以政府为主导,坚持自愿原则,充分尊重群众意愿,采取居民个人(家庭)缴费为主、政府适度补助为辅的筹资方式,按照缴费标准和待遇水平相一致的原则,减缓城镇居民看病就医负担的基本医疗保险制度。

2.为什么要建立城镇居民基本医疗保险

2006年年底,全国城镇职工基本医疗保险参保人数近1.57亿,而全部城镇人口为5.77亿,其扩面和提高覆盖率的进度较为缓慢。2006年随着新农合的推进,参保人数占全国总县(市、区)数的50.7%;参合农民已达4.1亿人,占全国农业人口的47.2%;参合率为79.06%,补偿农民4.7亿人次,累计补偿243.9亿元。可见,当时在基本医疗保障的覆盖率上,农村已超越城镇。其主要原因是只为正式从业人员提供基本医疗保障,忽视了大量城镇非从业人员或者非正式从业人员的保障。城镇非从业人员和无从业人员包括职工老年遗属、高龄无保障老人、婴幼儿、中小学生、大学生、城镇重残人员及低保人员等。而且,在城乡人口流动的前提下,还应包括未从业的进城务工人员家属。这部分人没有自主收入或者是收入不稳定,本身处于弱势地位,健康风险较高,一旦发生较大疾病,将会给其家庭带来沉重的经济负担。为实现基本建立覆盖城乡全体居民的医疗保障体系的目标,2007年,国务院决定开展城镇居民基本医疗保险试点,在这些弱势人群中逐步建立起居民医保制度。这一举措是贯彻十七大精神、落实科学发展观的具体体现,是构建社会主义和谐社会的内在要求,是完善社会保障体系的迫切需要,将有助于逐步缓解"看病难、看病贵",为最终实现基本医疗保险的城乡一体化铺路。

3.城镇居民基本医疗保险制度的原则

(1)试点工作原则:坚持低水平起步,根据经济发展水平和各方面承受能力,合理确定筹资水平和保障标准,重点保障城镇非从业居民的大病医疗需求,逐步提高保障水平;坚持自愿原则,充分尊重群众意愿;明确中央和地方政府的责任,中央确定基本原则和主要政策,地方制订具体办法,对参保居民实行属地管理;坚持统筹协调,做好各类医疗保障制度之间基本政策、标准和管理措施等的衔接。

(2)城镇居民基本医疗保险改革原则:各市(区、县)(以下简称"统筹地区")居民医保近年来沿着"统一设计、制度融合、分档选择、保障待遇、注重公平"的总体思路,把握以下基本原则进行试点改革和制度创新:①广覆盖、保基本、多层次、可持续;②统筹城乡、平稳过渡、稳步推进;③创新机制、依托基层、保障重点;④整合资源、提高效率、方便群众;⑤以收定支、收支平衡、略有结余。

改革的主要任务:一是在全面推开居民医保制度的基础上,巩固和扩大覆盖面,提高参保率;二是各统筹地区要适应就业形式多样化和人员流动加剧、城镇化速度加快的形势,对自愿选择参加居民医保的灵活就业人员和农民工,不得因户籍等原因设置参保障碍;三是确定简捷规范的工作程序,做好异地医疗保险关系的转移接续,做好医疗保险不同险种之间的转移接续,以及探索缴费年限与待遇水平相挂钩的管理办法。

4.城镇居民基本医疗保险覆盖范围

根据《国务院关于开展城镇居民基本医疗保险试点的指导意见》,城镇居民医保制度的覆盖范围包括"不属于城镇职工基本医疗保险制度覆盖范围的中小学阶段的学生(包括职业高中、中专、技校学生)、少年儿童和其他非就业城镇居民"。2010年,国家提出将在校大学生全部纳入城镇居民医疗保险。居民医保和覆盖全体就业人口的职工医保一起,为全体城镇居民提供了无缝覆盖。

5.城镇居民基本医疗保险制度发展

(1)试点发起和配套措施出台:在2007年政府工作报告精神的指导下,按照符合条件,地方自愿、平稳起步的原则,每个省确定2~3个共79个城市为2007年城镇居民基本医疗保险试点城市。2007年7月10日成立了国务院城镇居民基本医疗保险部际联席会议,并在7月23日的第一次部际联席会议上出台了《关于开展城镇居民基本医疗保险试点的指导意见》(以下简称《指导意见》)。根据《指导意见》,城镇居民基本医疗保险的保障对象包括不属于城镇职工基本医疗保险制度覆盖范围的中小学阶段的学生(包括职业高中、中专、技校学生)、少年儿童和其他非从业城镇居民。坚持自愿参加的原则,以家庭缴费为主,政府给予适当补助,其基金重点用于参保居民的住院和门诊大病医疗支出,有条件的地区可以逐步试行门诊医疗费用统筹。《指导意见》要求充分考虑地方差异性,发挥地方主动性,根据当地的经济发展水平及成年人和未成年人等不同人群的基本医疗消费需求,并考虑当地居民家庭和财政的负担能力,坚持低水平起步,合理确定筹资水平和保障标准。

为配合《指导意见》,人力资源和社会保障部、发展和改革委员会、财政部等部门或单独或联合发文,明确城镇居民医保实施的具体政策:2007年9月4日的《关于城镇居民基本医疗保险经办管理服务工作的意见》,2007年9月10日的《关于下发城镇居民基本医疗保险基金报表和统计临时报表的通知》,2007年9月27日的《关于城镇居民基本医疗保险儿童用药有关问题的通知》等。各试点城市均出台了城镇居民基本医疗保险实施办法,按照《指导意见》的要求,城镇居民基本医疗保险将在2008年扩大试点,争取2009年城市达到80%以上,2010年在全国全面推开。

(2)扩大试点和政策完善阶段:经国务院同意,全国选定229个城市和地区列入2008年城镇居民基本医疗保险扩大试点范围。各个试点城市按照《指导意见》的精神,结合本地实际,深入调研,反复论证,周密测算,严格按照低水平起步原则制定好试点实施方案和各项配套政策。这一阶段政策亮点是《国务院办公厅关于将大学生纳入城镇居民基本医疗保险试点范围的指导意见》将享受低费用的公费医疗的大学生纳入城镇居民医保。

(3)全面覆盖阶段:城镇居民医保从2009年开始在所有城市实施。这一阶段,人力资源和社会保障部推行在地级以上城市全面推开城镇居民基本医疗保险制度,目标是到2011年城镇居民医疗保险基本实现由地市级统筹。

2010年,国务院决定,把城镇居民医保和新农合政府补助标准都提高到每人每年120元。政府对城镇居民医保的补助水平与新农合拉平。这样,新农合和城镇居民医保筹资100~150元的全国平均水平,将会提高到150~200元,而多出来的50元重点用于医疗门诊统筹报销。

目前,城镇居民基本医疗保险基本实现了城镇人口的全覆盖,筹资水平稳步提高,保障能力逐步增强,医保待遇水平逐步提高,参保人员切实得到实惠,并且规范了医疗服务行为。可以说,在一定程度上控制了医疗费用的增长,使得医保管理能力进一步提高,医疗保障服务更为快捷、方便、高效,有效缓解了城镇非就业居民就医难、看病贵的问题。据《中国医疗保障统计年鉴2021》数据显示,截止到2020年,全国城镇居民基本医疗保险参保人数到101 676万人,其中,困难人群9 549.4万人,各项人数都相比于2017年有了大幅增加。

6.城镇居民基本医疗保险资金筹集

居民医保的筹资主要来源于财政补助和个人缴费2个方面。在2007年的试点启动时期,政府按照每年不低于40元的标准给予补助。在此基础上,对属于低保对象或重度残疾的学生和儿童参保所需的家庭缴费部分,政府原则上每年再按照不低于人均10元的标准进行补助;对其他低保对象、丧失劳动能力的重度残疾人、低收入家庭60周岁以上的老年人等困难居民参保所需家庭缴费的部分,政府每年再按照不低于60元的标准给予补助,其中,中央财政对中、西部地区按人均30元的标准给予补助。财政补助经费纳入了各级政府的财政预算。

随着2009年4月《中共中央、国务院关于深化医药卫生体制改革的意见》的发布,各级政府对居民医保制度的支持逐步加强,财政对居民医保的补助标准也逐年提高,从2009年每年人均80元的补助水平,提高到2012年的每人每年240元,极大地提高了居民医保的保障水平。2012年3月,国务院发布《"十二五"期间深化医药卫生体制改革规划暨实施方案》,更是提出计划在"十二五"末期,将城镇居民医保的政府补贴标准提高到每人每年360元以上,并相应地提高个人缴费水平,进一步探索建立与经济发展水平相适应的筹资机制。

目前,对于个人缴费,全国并没有实施统一的标准,由各地根据当地的经济发展水平及不同人群的基本医疗消费需求,并考虑当地居民家庭和财政的负担能力,自行确定。

7.城镇居民基本医疗保险保障范围与待遇给付

我国居民医保基金由社会统筹,不设个人账户,基金重点用于参保居民的住院和门诊大病的医疗支出。在2007年启动试点之时,居民医保仅保住院和门诊大病,普通门诊不予报销。2009年,人力资源和社会保障部发布《关于城镇居民基本医疗保险和门诊统筹的指导意见》,要求各地在门诊大病的基础上,逐步把普通门诊纳入统筹报销。

居民医保的住院和门诊大病执行与职工医保相同的报销目录,但目前参保者享受的保障待遇普遍低于职工医保。2011年,中央要求居民医保政策范围内统筹的基金最高支付限额应达到当地居民人均可支配收入的70%左右。但各地具体的居民医保的起付线、支付比例和封顶线由地方决定。根据2012年国务院发布的《"十二五"期间深化医药卫生体制改革规划暨实施方案》,在"十二五"期间,居民医保的政策范围内住院费用支付比例将达到75%以上。我国部分地区已经探索开展了居民医保普通门诊统筹,即把参保人员的门诊费用也纳入统筹基金的报销范围,有效地解决了城镇居民普通门诊医疗费用负担。普通门诊统筹一般要求参保人在基层医疗机构就医,封顶线一般仅为数百元。在探索门诊统筹的过程中,一些城市注重受益面与保障水平的有机结合,做到实行首诊制与参保人员的选择权的有机结合,依托坚实的信息平台支撑社区医疗保险管理服务,较好地发挥了门诊统筹在保基本、强基层和建机制中的独特作用。

8.城镇居民基本医疗保险与城镇职工基本医疗保险的联系和区别

(1)城镇居民基本医疗保险与城镇职工基本医疗保险的联系:根据居民医保和职工医保的政策要求,学生、儿童均应参加居民医保;城镇非从业人员就业后应参加职工医保,如果失业,再回到居民医保。值得注意的是,居民医保要求终身缴费,职工医保则规定退休人员不缴费而可以享受医保待遇。为了防止参保人员在退休前突击参加职工医保,各地都规定了职工医保的缴费年限,职工医保的缴费年数反映了参保人的权益。

职工医保的参保人因失业退出职工医保,加入到居民医保时,医保经办机构保留参保人员的缴费年数,当其再次回到职工医保的时候,就可以累积缴费年数。部分地区为了激励参加居民医保的灵活就业人员参加职工医保,出台了居民医保与职工医保缴费年数折算的政策。

(2)城镇居民基本医疗保险与城镇职工基本医疗保险的区别:居民医保和职工医保共同为全体城镇人口提供基本医疗保障覆盖。尽管两者都面向城镇地区的居民,且都由社保经办机构统一管理,使用相同的管理政策,但它们仍然是两种不同的保险形式,两者的主要差别体现在以下几个方面。①覆盖范围:职工医保主要覆盖的是与单位建立了劳动关系的城镇职工;而居民医保是国家针对的学生(包括职业高中、中专、技校学生)、少年儿童和其他非从业城镇居民而建立的基本医疗保险。②缴费基数:职工医保的缴费基数是由职工本人的工资,按月扣缴;居民医保则是根据当地的主管部门按当地经济水平确定的基数定额缴纳,1 年缴 1 次。两者在缴费基数上相差很大。③资金来源:职工医保由职工所在的单位和个人共同缴纳医保费用,单位缴大部分,个人缴小部分;而居民医保参保费用则主要由个人缴纳,政府给予适当补助。④保障范围:两者在保障范围上差别较大。职工医保每年返回所缴保险费用的 30% 左右到个人账户作为门诊费用,由职工个人自行支配,住院则按照医保医疗范围报销费用;而居民医保多则报销住院或门诊大病医药费的 50%~70%,普通门诊不予报销或仅少量报销。⑤保险时效:职工医保为按月缴纳,缴够年份后可不再缴纳,之后可以一直享受医保待遇,包括门诊和住院;居民医保的缴费只管当年,缴 1 年享受 1 年,不缴费不享受。⑥参保强制性:职工医保具有较强的强制性,原则上要求所有与单位建立了劳动关系的城镇职工都要参加;而居民医保实行的是"自愿参保、财政引导"的原则,由居民自愿选择参保。

(二)新型农村合作医疗

1.什么是新型农村合作医疗制度

新型农村合作医疗(以下简称"新农合")制度是指由政府组织、引导、支持,农民自愿参加,个人、集体和政府多方筹资,以大病统筹为主的农民医疗互助共济制度。新农合制度是国家为从根本上解决我国改革开放以来,多数农民的完全自费医疗问题而建立的一项基本医疗保障制度。

2.为什么要建立新型农村合作医疗制度

(1)财政投入逐年减少,个人医疗负担加重。对卫生领域的资源投入中,政府投入减少,个人现金支出增加,在医疗卫生服务领域,个人现金负担越来越重。

(2)卫生服务需求被压制,卫生服务可及性下降。财政投资不足,农民经济负担过重,农民没有任何医疗保健制度,自费医疗高度 90% 以上,农民医疗需求难以释放,农民的收入难以抵抗大病的损失,疾病经济负担成为农村致贫的一个主要因素。

3.新型农村合作医疗制度目标和基本原则

根据《关于建立新型农村合作医疗制度的意见》,2003 年,新农合在全国各地陆续开始试点。新农合不同于以往的任何一项医疗保障制度,具有明显的中国特色。新农合的目标在于建立一种适合于广大农民卫生服务需求的基本医疗保障制度,解决农民因病致贫、因病返贫的现象,缓解农民就医时的疾病经济负担,提高卫生服务利用率,促进农村卫生服务体系的建设,提高人民健康水平。

新农合采取了不同于以往合作医疗、符合中国农村发展和农民特性的独特原则。

(1)以家庭为单位自愿参加的原则:新农合最大的制度特点就是坚持"农民自愿参加"的基本原则。新农合作为一种大病医疗保障制度,属于社会医疗保障的范畴,从理论上来讲,社会保障具有"强制性"原则。但是,重新启动的合作医疗并没有采取强制原则,而是采取了农民以家庭为单位自愿参加的做法,体现了农民互助共济的合作意识,也表现了政府对农民意愿的尊重。它的目的就在于让农民自己认可这项利民的制度,自愿参加,因势利导,最终覆盖全体农民。

(2)以政府财政筹资为主的原则:以往的合作医疗基金主要是以农民个人或者集体经济为筹资主体。实践证明,筹资金额少,抗风险能力差,制度不具有可持续性,新农合从建立之初,就明确了"以政府财政筹资为主"的原则,明确规定中央和地方财政对参合农民给予一定的补助,体现了国家对农村的支持和对农民的关爱。2003年启动之初,新农合人均筹资30元,其中,中央政府和地方政府各自按照人均10元补助新农合基金,农民个人自付10元,政府财政承担起新农合制度筹资主体的责任。

(3)大病为主,兼顾门诊的原则:借鉴以往合作医疗发展的特点,新农合以住院费用补助为主,兼顾门诊费用的补偿,重点减轻农民因患大病造成的经济负担,缓解农民因病致贫、因病返贫的现象。

(4)以县级单位为统筹层次的原则:以往合作医疗以乡镇为单位进行统筹,管理能力弱、抗风险能力差。因此,新农合以县为单位统筹和组织实施,增强了抗风险能力和监管力度。

(5)卫生系统经办,各部门协调配合的原则:新农合由区县政府负责统一协调和领导,成立由财政、卫生、民政等相关部门组成的新农合管理委员会,明确监督管理机构和经办机构的职责和任务。民政部门负责贫困人口的参保问题,同步推进农村医疗救助制度,改善贫困人群的基本医疗卫生问题。财政部负责新农合基金的使用和管理,人民代表大会、中国人民政治协商会议等相关部门作为监督管理机构。同时赋予农民知情权和监管权,从而提高了制度的公开、公平和公正。

4.新型农村合作医疗制度发展

新农合2003年起开始试点,根据试点政策选择的变化,可以将新农合制度的试点分为以下三个阶段。

(1)试点发起和配套政策出台。这一阶段从2003年1月起,到2005年,以国务院第102次常务委员会上"关于建立新型农村合作医疗制度"讲话的发表为止。第一阶段的试点工作进行过程中,2004年未扩大试点面。2004年10月全国新农合会议后,2005年按照每一个市(地)有一个试点县(市)的原则扩大了试点面。经过两年的试点运转,截至2005年6月底,全国已有641个县(市、区)开展了新农合试点,占全国县(市、区)总数的21.7%,达到每个地(市)至少一个试点县(市),覆盖2.25亿农民,有1.63亿农民参加了合作医疗,参合率为72.6%。全国新农合受到农民欢迎,其管理和运行机制开始形成。

(2)试点提速与政策的完善。这段时期以2005年8月10日温家宝总理在国务院第102次常务委员会上"关于建立新型农村合作医疗制度"的讲话发表为标志,2005年9月13日全国新农合第二次工作会议为起始时间。随着试点的提速和制度建设的不断探索和完善,截至2006年年底,全国开展新农合试点的县(市、区)达到1 451个,占全国总县(市、区)数50.7%。几年来,各级财政累计投入资金215亿元,2007年中央财政将安排补助资金101亿元。新农合运行机制和制度框架已基本形成。

(3)全面推进与规范化建设。2007年1月22日召开全国新农合第三次工作会议,这是新农合从试点到全面推进的一次关键性会议。会议总结了4年来合作医疗制度建设的经验,要求从2007年开始,全面推进新农合,并确保2007年覆盖全国80%以上县(市、区)、2008年基本上覆盖全国县市区。

这一阶段新农合的完善将围绕如下5个方面进行:①探索建立稳定的筹资机制,继续探索建立形式多样、简便易行的农民个人筹资方式,进一步规范完善财政补助资金的拨付机制,积极探索稳定可靠、合理增长的筹资机制。②形成科学规范的统筹补偿方案,提高基金使用率,逐步扩大受益面,提高受益水平。③加强医疗服务和医药费用的监管,让农民得到适宜、价廉、质优的医疗服务。④加强基金运行管理形成有效的监管机制,提高工作效率和质量;加强经办能力建设,不断提高管理水平和效率。⑤整合资源,协同推进,要整合医疗救助等相关制度和政策,充分利用农村现有的各种资源和社会资源,协同推进新农合发展。

2008年新农合实现了在全国农村的全覆盖。卫生行政部门在广覆盖的基础上要进一步提高保障水平,提高住院补偿的最高支付限额,扩大门诊统筹实施范围,也包括全面推进提高大病医疗保障试点工作。

5.新型农村合作医疗覆盖范围

自2003年新农合试点启动以来,各省(区、市)在认真总结试点经验的基础上,加大了工作力度,并不断完善相关政策,并且新农合的试点工作还在继续扩大。2008年在全国基本推行;到2010年,已经实现新型农村合作医疗制度基本覆盖农村居民的目标。

6.新型农村合作医疗资金筹集

新农合基金主要来源于个人缴费、集体扶持和政府资助这3方面。2003年新农合制度建立之初,是按照中央财政给中西部地区除市区以外的参合农民每人每年补助10元、地方财政补助10元、农民个人缴纳10元,共计30元的标准执行的;东部地区地方各级财政补助20元。在新农合筹资的实际操作中,中央财政给予中西部各地区的财政补助额度基本相同,各地区人均筹资水平的不同主要是因为各级地方财政实力具有差异性。

新农合遵循农民自愿参加原则,农民在选择时,首先考虑参保所带来的经济效益会使自己的经济负担加重还是减轻。农民年人均纯收入作为衡量农民收入水平的经济指标,个人缴费占年人均纯收入的比重也直接决定着农民的承载能力。

新农合个人缴费、集体扶持和政府资助相结合的筹资机制中,个人缴费是基础,集体经济扶持是条件,政府资助是引导多渠道筹资的前提。

7.新型农村合作医疗基金运行与管理

新农合基金是由农民自愿缴纳、集体扶持、政府资助的民办公助社会性基金,要按照以收定支、收支平衡和公平、公正、公开的原则进行管理,必须专款专用,专户储存,不得挤占和挪用。

新农合基金由农村合作医疗管理委员会及其经办机构进行管理。农村合作医疗经办机构应在管理委员会认定的国有商业银行设立农村合作医疗基金专用账户,确保基金的安全和完整,并建立健全农村合作医疗基金管理的规章制度,按照规定合理筹集、及时审核支付农村合作医疗基金。

新农合基金中农民个人缴费及乡村集体经济组织的扶持基金,原则上按年由农村合作医疗经办机构在乡镇设立的派出机构(人员)或委托有关机构收费,存入农村合作医疗基金专用账户;地方财政支持资金,由地方各级财政部门根据参加新农合的实际人数,划拨到农村合作医疗基金专用账户；中央财政补助中西部地区新农合的专项基金，由财政部根据各地区参加新农合的实际人数和资金到位等情况核定，向各省级财政划拨。

农村合作医疗经办机构要定期向农村合作医疗管理委员会汇报农村合作医疗基金的收支、使用情况；要采用张榜公布等措施，定期向社会公布农村合作医疗基金的具体收支、使用情况，保证参与合作医疗的农民的参与、知情和监督的权利。县级人民政府可根据本地的实际，成立由相关部门和参加合作医疗的农民代表共同组成的农村合作医疗监督委员会，定期检查、监督农村合作医疗基金使用和管理情况。农村合作医疗管理委员会要定期向监督委员会和同级人民代表大会汇报工作，主动接受监督。审计部门要定期对农村合作医疗基金收支和管理情况进行审计。

8.新型农村合作医疗保障范围与待遇给付

新农合的基金主要补助参加新农合农民的大额医疗费用或住院医疗费用。有条件的地方，可实行大额医疗费用补助与小额医疗费用补助相结合的办法，既提高了抗风险能力，又兼顾农民的利益。

各省、自治区、直辖市要制订农村合作医疗报销基本药物目录。各县（市）要根据筹资总额，结合当地实际，科学、合理地确定农村合作医疗的支付范围、支付标准和额度，确定常规性体检的具体检查项目和方式，防止农村合作医疗基金的超支或者过多结余。

农民在县（市）、乡（镇）、村定点医疗机构就诊，可先由定点医疗机构初审并垫付规定费用，然后定点医疗机构定期到县（市）或者乡（镇）新农合经办机构报销。新农合经办机构应及时审核支付定点医疗机构的垫付资金，保证定点医疗机构的正常运转。农民经批准到县（市）级以上医疗机构就医，可先自行垫付有关费用，再由本县（市）新农合经办机构按相关的规定及时审核报销。

新农合补偿方式的设计需要先行基线调查，在此基础上设计补偿方案；方案由各县新农合管理委员会审议决定，市级、省级备案、批准。新农合的补偿采取起付线、封顶线和共付比相结合的补偿方式；各级政府配套建立医疗救助制度，资助贫困农民参加并享受合作医疗。民政救助的参加，一方面帮助贫困人口参合，同时在其患病就医后给予二次的经费补助，促进贫困人口公平地参与合作医疗并从中受益。新农合的补偿范围，除了疾病，为促进住院分娩，新农合将住院分娩纳入财政补偿范围，对于1年内未获得补偿的参合农民的健康体检给予一定的经费支持。同时为了方便参合农民及时获得补偿，减轻其费用支付的压力和报销的负担，各地参合农民就医费用的结算是由县内定点医疗机构直接减免发展到全省范围内的直接减免方式，甚至通过信息网络的建立，形成跨省的直接结算。

三、城镇居民基本医疗保险与新型农村合作医疗的整合

随着我国社会基本医疗保险改革的不断推进，我国已经建成以城镇职工基本医疗保险、城镇居民基本医疗保险和新型农村合作医疗为主体的覆盖全体国民的基本医疗保障体系。这标志着我国已初步实现基本医保的制度全覆盖，并逐步在向全民医保的目标迈进。然而由于体系多元分割、制度碎片化、户籍限制等问题的存在，现有的制度虽已基本实现了全面覆盖，但距离全民医保目标还有很大差距。

十八大报告中明确提出，要"整合城乡居民基本养老保险和基本医疗保险制度"，并在2013年11月通过的《十八届三中全会关于全面深化改革若干重大问题的决定》中进一步指出整合城乡居民基本医疗保险制度，这更加说明了整合三大社会医疗保险制度是民意所向，大势所

趋,也是社会公平的内在要求和提高效率的迫切需要,更是实现真正意义上全民医保覆盖的必由之路。

(一)整合城乡居民基本医疗保险制度的必要性

整合城镇居民基本医疗保险(以下简称城镇居民医保)和新型农村合作医疗(以下简称新农合)两项制度,建立统一的城乡居民基本医疗保险(以下简称城乡居民医保)制度,是推进医药卫生体制改革、实现城乡居民公平享有基本医疗保险权益、促进社会公平正义、增进人民福祉的重大举措,对促进城乡经济社会协调发展、全面建成小康社会具有重要意义。

1.体现社会公平正义的需要

居民医保和新农合都是改革开放以来,为了化解体制转轨和结构调整过程中突出的经济和社会矛盾,所建立的适应社会主义市场经济体制要求的、符合社会主义初级阶段基本国情的社会医疗保障制度。尽管这两种基本医疗保险在制度设计和具体操作上有很多相似点,甚至是相同点,但事实上农民实际享受到的保障水平和待遇,与城镇居民相比存在着相当的差距,这就涉及社会公平、正义问题。社会保障的宗旨和原则就是要尽可能实现社会的公平、正义,进而起到社会的安全网和稳定器的作用。只有实现这 2 种基本医疗保险制度的整合,赋予农民平等的医疗保障权益,才能更好地体现社会的公平正义。

2.避免交叉浪费的需要

由于我国存在地区人口构成不同、城市化进程加快、户籍制度改革及经济发展水平差异较大等情况,新农合和城镇居民基本医疗保险在实际运行中出现了覆盖人群交叉或空缺等问题。划分两种基本医疗保险制度的依据是户籍,随着城镇化和农业现代化进程的加快,再加上这两种基本医疗保险制度分别属于不同主管部门,其机构分别单列、制度分别单设、运作分别单管等,造成了 2 套机构、2 班人马、2 套设施、2 套信息系统等。这一方面造成了行政成本的浪费;另一方面,又不可避免地出现了其覆盖人群交叉的问题,特别是在进城务工的农民工、就读于城镇的农村学生及其被征地的农民等特殊群体身上体现得尤为突出,这造成了他们的重复参保及其相应的重复报销现象,从而导致了财政的双重补贴,这不仅提升了管理成本、降低了效率,更突出的是造成了交叉浪费,这是必须认真面对和解决的问题。只有实现这两种基本医疗保险制度的整合,统筹管理农民和城镇居民的医疗保障问题,才能避免交叉浪费现象,进一步降低行政成本、提高管理效率。

3.增强抗风险能力的需要

城乡分治的这两种基本医疗保险制度,现在的统筹层次较低,基本上是以县(市)统筹为主,况且城乡经济社会发展差异较大及与之相应的筹资补偿和监督管理也有较大不同,这种状况阻碍着统筹层次的进一步提升。随着人口老龄化的加剧,我国现有老龄人口已超过 1.6 亿,且每年以近 800 万的速度增加。有关专家预测,到 2050 年,我国老龄人口将达到总人口的 1/3。随着城镇化和农业现代化的推进,大量农村青壮年劳动力进城务工,致使农村老龄化更进一步加剧,再加上不断增加的留守妇女和儿童,这就相对增大了农民的健康风险系数,出现高风险者之间的互济现象,难以实现基本医疗保险的互济功能,再加上医疗保险运行的大数法则难以在县(市)的现实人口结构上有效发挥作用,难以用尽可能多的筹集资金用于那些需要住院治疗的人,也难以保证医疗保险基金的安全。只有实现这两种基本医疗保险制度的整合,统筹管理农民和城镇居民的医疗保障问题,才能增强抗风险能力,进而实现可持续发展。

4.体现以人为本的需要

伴随着农业现代化和城镇化的推进,频现到城市或发达地区工作、就业的人口流动大军。据第六次人口普查数据,居住地与户口登记地所在的乡镇街道不一致,且离开户口登记地半年以上的人口,同 2000 年人口普查相比增加了 11 700 万人,增长 81.03%。随之而来的就是异地就医和异地报销的问题,一方面,看病要回老家报销;另一方面,手续也相当烦琐。这种城乡分治的医疗保险制度,给这些流动人口带来很大的不便。尽管 2 种基本医疗保险的覆盖人群存在交集,但同时也存在空集,在一些特殊群体特别是一些社会的弱势群体中尤为突出,他们中的相当一部分人并没有被这两种基本医疗保险制度覆盖,出现了空集。这都不符合以人为本的要求。只有实现这两种基本医疗保险制度的整合,统筹管理农民和城镇居民的医疗保障问题,才能真正体现以人为本的要求。

(二)整合城乡居民基本医疗保险制度的可行性

1.两种医疗保险具有相似之处

新农合与城镇居民医保之间存在诸多相似之处,基于多种形式的整合模式,全国各统筹地区对三大社会医疗保险制度的整合进行多种方式的实践和探索。

不论区域限制,新农合和城镇居民医保所覆盖的人群均为非正规就业人员,具有流动性较大的特点,如外来务工人员或自由职业者。且相对于三大医疗保险制度的城镇职工医疗保险来说,新农合和城镇居民医保的覆盖人群缴费能力相对较弱。由于服务对象差别相对较小,两种制度在融合的过程中改动也就较少,融合后预期能很快适应医疗保险制度。新农合与城镇居民医保都是通过国家补贴、个人(家庭)筹资的方式,不设个人账户,需要终身缴费的筹资机制。

2.两者的整合具有政策和法律依据

早在 2007 年,国务院颁布的《关于开展城镇居民基本医疗保险试点的指导意见》就指出:"鼓励有条件的地区结合城镇职工基本医疗保险和新型农村合作医疗管理的实际,进一步整合基本医疗保障管理资源。"2012 年的《国务院关于印发"十二五"期间深化医药卫生体制改革规划暨实施方案的通知》则进一步指出:"加快建立统筹城乡的基本医保管理体制,探索整合职工医保、城镇居民医保和新农合制度管理职能和经办资源。"这就为统筹城乡医保,进而实现两者的整合提供了政策和法律依据。

(三)整合城乡居民基本医疗保险制度的基本原则

1.统筹规划、协调发展

要把城乡居民医保制度整合纳入全民医保体系发展和深化医改全局,统筹安排,合理规划,突出医保、医疗、医药三医联动,加强基本医保、大病保险、医疗救助、疾病应急救助、商业健康保险等衔接,强化制度的系统性、整体性、协同性。

2.立足基本、保障公平

要准确定位,科学设计,立足经济社会发展水平、城乡居民负担和基金承受能力,充分考虑并逐步缩小城乡差距、地区差异,保障城乡居民公平享有基本医保待遇,实现城乡居民医保制度可持续发展。

3.因地制宜、有序推进

要结合实际,全面分析研判,周密制订实施方案,加强整合前后的衔接,确保工作顺畅接续、有序过渡,确保群众基本医保待遇不受影响,确保医保基金安全和制度运行平稳。

4.创新机制、提升效能

要坚持管办分开,落实政府责任,完善管理运行机制,深入推进支付方式改革,提升医保资金使用效率和经办管理服务效能。充分发挥市场机制作用,调动社会力量参与基本医保经办服务。

四、整合后城乡居民基本医疗保险的筹资与管理

(一)城乡居民基本医疗保险的筹资政策

2016年1月,国务院在《关于整合城乡居民基本医疗保险制度的意见》中提出,各地要统筹考虑城乡居民医保与大病保险保障需求,按照基金收支平衡的原则,合理确定城乡统一的筹资标准。现有城镇居民医保和新农合个人缴费标准差距较大的地区,可采取差别缴费的办法,利用2~3年时间逐步过渡。上述文件既对各地提出要统一城乡居民医疗保险筹资标准的要求,同时也给予各地一定的自由度,可以通过差别缴费的办法逐步解决原城镇居民和农村居民之间的缴费差异。虽然国家在政策文件中并没有明确说明整合后的城乡居民医疗保险制度由哪个部门进行管理,但大多数省级单位在实施过程中都由人力资源和社会保障部门管理。因此,2017年4月人力资源和社会保障部、财政部联合下发《关于做好2017年城镇居民基本医疗保险(含人力资源社会保障部门管理的城乡居民基本医疗保险)工作的通知》提出要提高筹资标准,增强保障能力。通知中对财政补助和个人缴费分别制定了最低标准。2017年各级财政人均补助标准要在2016年的基础上新增30元,平均每人每年达到450元;2017年城乡居民医保人均个人缴费标准在2016年基础上提高30元,平均每人每年达到180元。同时,要求各地要持续加大整合城乡居民基本医疗保险制度工作推进力度。

2018年3月,国家机构进行调整,成立国家医疗保障局,明确规定所有医疗保险制度划归国家医疗保障局进行管理,因此,城乡居民医疗保险制度的征缴部门为国家医疗保障局。2018年7月,国家医疗保障局、财政部、人力资源社会保障部和国家卫生健康委员会联合下发《关于做好2018年城乡居民基本医疗保险工作的通知》,进一步提出要提高城乡居民医保筹资标准的要求,2018年城乡居民医保财政补助和个人缴费标准同步提高,各级财政人均补助标准在2017年基础上新增40元,达到每人每年不低于490元;2018年城乡居民医保个人缴费标准同步新增40元,达到每人每年220元。

(二)城乡居民基本医疗保险的缴费特点

1.福利性

在城乡居民基本医疗保险的资金来源中,从国家政策规定到各地具体实践中,政府财政补贴都远远高于个人缴费水平,而且个人缴费水平越高,政府补助水平都随之提升,这体现了在城乡居民医疗保险制度中的福利性。政府通过财政补贴实现社会财富的转移支付和再分配,使城乡居民基本医疗保险制度从无到有,从低水平到相对高水平,提升了城乡居民群体的医疗保险待遇水平,更实现了社会福利整体水平的提升。

根据国家文件规定,城乡居民医疗保险要落实对特困人员、低保对象、重度残疾人、建档立卡贫困人口等困难人员的资助参保政策,我国所有省级单位都制定了关于特殊人群的个人缴费免缴政策,全部由财政进行资助。有些省级单位还将低保边缘人群纳入财政资助范围,扩大了资助参保的保障范围。此外,有部分省级单位允许大学生在毕业后有2年的待业期可以参加大学生医疗保险,按照低档次缴费可以享受高档次的待遇,更体现了城乡居民医疗保

险政策的福利性。

2.差异性

在我国31个省、自治区和直辖市中,城乡居民基本医疗保险的筹资水平除了湖北、海南、安徽等11个省级单位按照国家医疗保障局出台文件中医疗保险缴费的最低限确定了缴费标准,其他20个省级单位的城乡居民基本医疗保险缴费标准和筹资水平具有较大的差异性。这一方面与各地经济发展水平和居民的人均可支配收入有关系,也与各地城乡居民医疗保险政策的完善程度有关。

3.多档性

在31个省、自治区和直辖市中,有16个省级单位的城乡居民医疗保险缴费政策设置了多档次缴费标准。大部分地区根据年龄进行分类,分别按照婴幼儿、儿童、学生、大学生、成年、老年人等设置了不同的个人缴费标准和财政补助标准。在具体的分类中,各个省级单位具有较大的不同,如上海市根据年龄进行区分缴费标准,北京市将老年人和学生儿童确定同一个缴费标准,而有些省级单位把大学生单列确定一个缴费标准。除了根据年龄确定多档次的缴费标准以外,天津、重庆、山东、宁夏等省级单位还将成年人的缴费分为2~3个档次,可以由居民进行自由选择,增加了城乡居民医疗保险制度的弹性。

(三)地方城乡居民基本医疗保险筹资

目前,我国有部分省级单位统一了全省的城乡居民基本医疗保险缴费政策,按照同一标准确定筹资水平,也有一些省级单位内不同地市之间城乡居民医疗保险筹资水平存在较大差异。山东省是全国首个城乡居民医保并轨的省份,以山东省为例,2013年1月1日,山东省东营市率先开展新型农村合作医疗制度和城镇居民医疗保险的合并,成为山东省首个在市级层面实现城乡医保一体化的地市。而后,淄博和威海两地相继筹备试点城乡医保并轨,并于2014年1月1日起正式启动统筹全市城乡居民医保工作。在总结东营、淄博、威海3市试点经验的基础上,2013年11月22日,山东省政府常务会决定在全省实施城镇居民基本医疗保险和新型农村合作医疗制度的整合,建立全省统一、城乡一体的居民基本医疗保险制度,并同步开展居民大病保险工作。2013年12月30日,山东省政府出台了《山东省人民政府关于建立居民基本医疗保险制度的意见》;2014年1月,山东省政府办公厅下发《关于印发山东省整合城乡居民基本医疗保险工作实施方案的通知》,并制定明确的时间表。2014年底,山东省17个市全部实现了城乡居民医保整合,并出台城乡居民基本医疗保险实施方案。2015年1月1日起,山东省城乡居民基本医疗保险制度正式实施,山东城乡居民医保正式并轨。

2015年以来,山东省城乡居民基本医疗保险筹资水平和待遇水平不断提升。2018年10月,山东省人力资源和社会保障厅等6部门下发《关于贯彻落实医保发〔2018〕2号文件进一步做好居民医疗保险工作的通知》,提出2019年度人均个人缴费标准不低于220元,财政补助按照最新政策执行。各地市根据国家和山东省的政策文件分别出台了以地市为统筹区域的城乡居民基本医疗保险缴费政策,确定了城乡居民医疗保险的个人缴费标准。总的来看,山东省各地市制定了针对全部居民统一的缴费政策,按照居民年龄分别确定成年居民和未成年居民,制定了不同档次的成年居民缴费标准。

(孟凡雷)

第二节　大病医疗保险

一、什么是大病医疗保险

（一）大病的概念

日常提到的大病，往往指的是疾病的病情严重程度较高，是一种医学概念。大病医疗保险中的"大病"一般是通过它所花费的医疗费用来确定的，是一个经济学的概念，这与我们日常提到的重大疾病不同。大病医疗保险中的"大病"的定义，参照 2012 年我国 6 个行政部门联合下发的《关于开展城乡居民大病保险工作的指导意见》中对"大病"的界定，该文件中对"大病"的确定参考了世界卫生组织对"灾难性医疗支出"的确定，大病被界定为一个家庭强制性医疗支出大于或等于扣除基本生活费（食品支出）后家庭剩余收入的 40%；如果出现家庭灾难性医疗支出，这个家庭就会因病致贫返贫。换算成国内相应统计指标，按 2011 年数据计算，对城镇居民而言，大体相当于城镇居民年人均可支配收入；对农民而言，大体相当于农村居民年人均纯收入的水平。也就是说，当城镇居民、农民当年个人负担医疗费用分别达到当地城镇居民年人均可支配收入、农民年人均纯收入时，就会发生灾难性医疗支出，就可能会导致因病致贫返贫。此时，大病保险制度发挥作用，对城乡居民的高额医疗费用进行合理的报销。此处"大病"是指患者由于所患疾病而花费的医疗费用大于上一年的人均可支配收入，可能会因此而导致其家庭陷入贫困的疾病，主要是通过花费的医疗费用的高低来判定。

（二）大病医疗保险

大病医疗保险是为了减少群众因患重大疾病而需要支出的医疗费用负担过重，导致出现"因病致贫，因病返贫"现象，目的是减轻患者与家庭的经济负担，使贫困人口具有平等的就医机会，为参加基本医疗保险的参保患者提供医疗费用"二次报销"的一种保险制度。根据《关于全面实施城乡居民大病保险的意见》中对城乡居民大病保险的定义可知，大病保险是基本医疗保障制度的拓展和延伸，是对大病患者发生的高额医疗费用给予进一步保障的一项新的制度性安排。

二、为什么要建立大病医疗保险制度

近年来，随着全民医保体系的初步建立，人民群众看病就医有了基本保障，但由于我国的基本医疗保障制度，特别是城镇居民基本医疗保险、新型农村合作医疗的保障水平还比较低，人民群众对大病医疗费用负担重的反映仍较强烈。虽然大部分城乡居民的基本医疗保障需求可以得到基本的满足，但仍有一些城乡居民因患重大疾病给家庭带来了"灾难性支出"，导致了"因病而贫、重病复贫"等现象。基于此，我国非常重视城乡居民大病医疗保险的发展。

三、大病医疗保险制度原则

（一）坚持以人为本、保障大病

建立完善大病保险制度，不断提高大病保障水平和服务可及性，着力维护人民群众健康权益，切实避免人民群众因病致贫、因病返贫。

（二）坚持统筹协调、政策联动

加强基本医保、大病保险、医疗救助、疾病应急救助、商业健康保险和慈善救助等制度的衔接，发挥协同互补作用，输出充沛的保障动能，形成保障合力。

（三）坚持政府主导、专业承办

强化政府在制定政策、组织协调、监督管理等方面职责的同时，采取商业保险机构承办大病保险的方式，发挥市场机制作用和商业保险机构专业优势，提高大病保险运行效率、服务水平和质量。

（四）坚持稳步推进、持续实施

大病保险保障水平要与经济社会发展、医疗消费水平和社会负担能力等相适应。强化社会互助共济，形成政府、个人和保险机构共同分担大病风险的机制。坚持因地制宜、规范运作，实现大病保险稳健运行和可持续发展。

四、大病医疗保险制度现状

2012 年 8 月，国家发展和改革委员会、卫生部、财政部、人力资源和社会保障部、民政部和保险监督管理委员会六个部门联合下发了《关于开展城乡居民大病保险工作的指导意见》(以下简称《指导意见》)，标志着中国城乡居民大病医疗保障从地区局部试点上升为全面试点的新阶段。《指导意见》要求大病保险应该采取"先行试点、逐渐推开"的方法。在六部委指导意见的推动下，各地区纷纷开展大病保险试点。大病保险保障对象为城镇居民医保、新农合的参保人。大病保险的保障范围与城镇居民医保、新农合相衔接。城镇居民医保、新农合应按政策规定提供基本医疗保障。在此基础上，大病保险主要在参保人患大病发生高额医疗费用的情况下，对城镇居民医保、新农合补偿后需个人负担的合规医疗费用给予保障。

在大病医疗保险试点取得经验的基础上，2015 年 7 月，国务院办公厅颁布《关于全面实施城乡居民大病保险的意见》，提出各省级单位要全面开展实施城乡居民大病医疗保险制度，充分发挥大病医疗保险的托底保障作用。截至目前，我国各地基本都实施了城乡居民大病保险制度，为解决城乡居民的疾病负担发挥了重大作用。

2019 年政府工作报告中提出了有关医疗工作的许多建议，尤其提到大病医疗保险的发展，主要有以下几点。第一，提高筹资和保障水平。继续加强城乡居民大病保险制度的保障力度，增加居民医保的人均财政补助 30 元，其中新增加的一半用于大病保险；降低并统一大病医疗保险起付线，报销比例由 50％提高到 60％，从而减轻大病患者、困难群众的医疗负担。第二，提高大病保险报销比例。提高居民基本医保补助标准和大病保险报销比例。加快新药审批改革进程，17 种抗癌药价格大幅下降并且列入国家医保目录。由此可以看出，在新时代解决城乡居民的大病负担仍是人民群众的迫切需求和政府的工作重点。

目前，我国大部分地区的"大病保险"的经办机构是由政府招标，选定承办的商业保险机构来完成的，已实现"一站式"结算。对符合大病报销条件的参保人在住院结算时，可直接刷卡完成所有报销业务，无须另行申报大病保险二次报销。

五、大病医疗保险对象

《国务院办公厅关于全面实施城乡居民大病保险的意见》表明大病保险的保障对象为城乡居民基本医保参保人，保障范围与城乡居民基本医保相衔接。参保人患大病发生高额医疗费用，由大病保险对经城乡居民基本医保按规定支付后个人负担的合规医疗费用给予保障。

大病保险病种有恶性肿瘤、急性心肌梗死、脑卒中后遗症、重大器官移植术或造血干细胞移植术、冠状动脉搭桥术(或称冠状动脉旁路移植术)、终末期肾病(或称慢性肾功能衰竭尿毒症期)、多个肢体缺失、急性或亚急性重症肝炎、良性脑瘤、慢性肝功能衰竭失代偿期、脑炎后遗症或脑膜炎后遗症、深度昏迷、双耳失聪、双目失明、瘫痪、心脏瓣膜手术、严重阿尔茨海默病、严重脑损伤、严重帕金森病、严重Ⅲ度烧伤等。

高额医疗费用,可以个人年度累计负担的合规医疗费用超过当地统计部门公布的上一年度城镇居民、农村居民年人均可支配收入作为主要测算依据。根据城乡居民收入变化情况,建立动态调整机制,研究细化大病的科学界定标准,具体由地方政府根据实际情况确定。合规医疗费用的具体范围由各地结合实际分别确定。

六、大病医疗保险筹资现状与管理

(一)筹资主体

城乡居民大病医疗保险是对患有大病的城乡居民所产生的医疗费用给予报销,主要是从居民医保基金中划出一定比例或者一定数额作为城乡居民大病医疗保险的基金。目前,鼓励政府、社会、集体、个人共担风险,建立多渠道、社会化的大病保障筹资机制。

(二)缴费形式

在我国,大病医疗保险资金来源于基本医保基金结余或者是将下一年大病医疗保险的筹资纳入基本医保的筹资标准。我国城乡居民大病保险目前大部分地区的筹资形式有着自身的特点,在缴费上有一定的选择自由,有不同的等级可供选择,缴费等级高,享受到的保障就高。除此之外,财政给予一定程度的补贴存入统筹账户,最后将基金交由商业保险公司承办大病保险。

大病保险基金是大病保险制度运行的经济基础,缺少必要的大病保险基金,大病保险制度就难以正常运行,居民个人也难以享受到充足的大病保险保障。当前,我国大病保险的资金来源主要是从城乡居民基本医疗保险基金中按照规定的比例或者规定的数额进行划拨而不向居民另行收取。

(三)筹资模式

参照我国基本医保基金现收现付的积累模式,大病保险基金也遵循现收现付的模式。现收现付制以横向平衡为原则,先测算出一段时间内(通常为一年)需要支付的保险费,然后将这笔费用按照一定的提取比例分摊到参加保险的各个单位。该种模式的特点是按照以支定收,每年筹资的医疗保险费用与当年的医疗保险基金支出基本平衡,略有结余;费率调整灵活,方便操作;医疗费用代际转移,体现人与人之间的横向调剂。

(四)财务机制

城乡居民大病医疗保险的财务机制与城乡居民基本医疗保险相同,都是采用社会统筹账户,在统筹区域范围内,参保人实现互助共济。

(五)筹资管理机构

目前,我国城乡居民大病医疗保险的筹资管理机构为国家医疗保障局。国家医疗保障局制定筹资、报销范围、最低补偿比例,以及就医、结算管理等基本政策要求,并通过政府招标选定承办大病保险的商业保险机构。招标主要包括具体补偿比例、盈亏率、配备的承办和管理力量等内容。符合基本准入条件的商业保险机构自愿参加投标,中标后以保险合同形式承办大病保险,承担经营风险,自负盈亏。商业保险机构承办大病保险的保费收入,按现行规定免征营业税。

（六）筹资水平

参加城乡居民基本医疗保险的人员，都在大病医疗保险保障的范围内，大病医疗保险筹资统一从城乡居民基本医疗保险基金中划拨，所以居民不需要再对大病保险费进行缴纳。

七、大病医疗保险经办机构服务与管理

（一）我国城乡居民大病医疗保险的经办机构概述

目前，我国大病医疗保险主要是采用商业保险经办的方式。有关大病保险的筹资、报销比例及就医结算等标准均由地方人力资源和社会保障部等部门制定，并以政府招标的形式选择经办大病保险的商业保险机构。招标主要包括具体补偿比例、盈亏率、配备的承办和管理力量等内容。符合基本准入条件的商业保险机构自愿参加投标，中标后以保险合同形式承办大病保险，担负经营风险，自负盈亏。商业保险机构承办大病保险的保费收入，依照现行规定免征营业税。这实际上是在社会保险中引入竞争机制，对于医保效率和服务质量的提高有着特殊的意义。商业保险公司比政府部门更加关注医疗服务的质量和效率，并且，商业保险公司能够在全国范围内进行统筹核算的业务特点，可以有效提高大病保险的整体水平，提升抵御风险的能力。

（二）商业保险公司经办大病医疗保险的优势

保险公司参与大病医保的运行是利弊共存的。首先，可以提高商业保险机构的保费收入。全国医保基金账户每年都以几百亿元的额度在递增。如果按照一定比例购买商业健康保险，将是一笔可观的收入。其次，可以使保险公司获取潜在的客户资源，推销其他险种。参与大病医疗保险，保险公司可以获取参保居民的各种基本信息，如收入情况、既往病症、就诊情况等，在此基础上推行二次销售商业保险，推动商业健康保险的销售，为保险公司储备大量的客户资源。最后，获取政府层面的支持，树立良好的信用。对参保居民而言，大病医疗保险流程并不复杂，而且它是政府层面出面购买的再保险，同时各地政府与保险公司在后台合力完成大病医疗保险的参保工作。再者，对于保险公司来说，与国家积极合作，还可以在群众心里留下良好的形象，提高社会信用，为商业健康保险的发展做一个良好铺垫。

（三）商业保险公司经办模式比较

国家《实施意见》明确提出，商业保险机构应该遵循"收支平衡，保本微利"的经营原则，对商业保险机构的盈利率进行适当控制。从实践中看，各地都将商业保险机构盈利率控制在5％以内。

（四）大病医疗保险对象申办程序

当事人可以携带其身份证、社保卡、诊断证明等材料到定点医院进行登记、审验；如果审验通过，则相关的医疗费用能依法在医保的覆盖范围内进行报销，定点的医疗机构等能为当事人提供"一站式"的即时结算服务。

八、大病医疗保险和基本医疗保险的关系

根据大病医疗保险的定义可知，大病医疗保险是在基本医疗保险基础上的拓展和延伸，主要是指待遇的延伸，同时大病医疗保险与基本医疗保险有效衔接。

在参保范围方面，大病医疗保险的参保范围和基本医疗保险的参保范围一致。城乡居民大病医疗保险的保障对象为城乡居民基本医疗保险参保人，职工大病医疗保险的参保范围为所有参加职工医疗保险的个人。

在待遇水平方面，大病保险的待遇与基本医疗保险制度衔接。大病医疗保险是在基本医疗

保险报销之后对符合条件的参保人的合规医疗费用进行报销。参保人患大病发生高额医疗费用,由大病医疗保险对经城乡居民基本医保按规定支付后个人负担的合规医疗费用给予保障。

在资金筹集方面,大病医疗保险的筹资往往是和基本医疗保险一起,从基本医疗保险费用中划转城乡居民大病医疗保险的资金直接来源于城乡居民基本医疗保险制度,国家文件规定从城乡居民基本医保基金中划出一定比例或额度作为大病保险资金。城乡居民基本医保基金有结余的地区,利用结余筹集大病保险资金;结余不足或没有结余的地区,在年度筹集的基金中予以安排。城乡居民基本医疗保险资金的划转,无疑对城乡居民基本医疗保险的筹资测算产生一定的影响,在基本医疗保险的筹资水平的测算中,要增加上大病保险费用所需资金。各地在制定城乡居民医疗保险筹资政策时也都同时制定了大病保险的筹资标准,但缴费采用一体化缴费机制,而后从基本医疗保险资金中划转。

(齐岭山)

第三节　长期护理保险

一、什么是长期护理保险

长期护理保险中的"护理"不同于专业的护理,因此有国内学者称之为"照护"或"照顾"。我们习惯说的"长期护理",在概念上,国际上并没有统一起来,世界卫生组织(WHO)定义:"由家庭、朋友或邻居等非正规照料者和卫生、社会服务等专业人员提供照料服务,使生活不能自理者获得最大程度的生理、心理满足,提高生活质量。"

长期护理保险又称为老年护理健康保险或长期看护保险。通用科隆再保险集团对其定义:"当被保险人身体衰弱导致在无人帮助的情况下生活不能自理,甚至不能使用辅助设备时给付保险金的保险形式。"该界定单纯地以护理保险制度的经济保障为出发点,而忽视非常重要的实际护理服务提供。日本对护理保险制度的界定更强调为老年人的护理服务形式,其内容:"针对瘫痪在床、痴呆等高龄者,以全社会相互扶持为目的,提供访问护理、定期入所护理、短期入所护理等服务的保险制度。"

二、为什么要建立长期护理保险制度

一般来说,长期护理保险制度关注的人群是老年人。按照联合国报告,以 65 岁及以上人口占总人口比重来界定人口老龄化的进程,初级人口老龄化社会的标准为 7%;深度人口老龄化社会的标准为 14%,高度人口老龄化社会的标准为 20%。全国老龄工作委员会办公室的统计报告显示,截至 2019 年底,我国 60 岁及以上人口达 2.54 亿,预计到 2053 年,中国老年人口将达到 4.87 亿的峰值,占总人口的 34.9%。

据国家统计局第七次全国人口普查公报显示,全国人口中,60 岁及以上人口为 264 018 766 人,占 18.70%,其中 65 岁及以上人口为 190 635 280 人,占 13.50%。与 2010 年第六次全国人口普查相比,60 岁及以上人口的比重上升 5.44 个百分点,65 岁及以上人口的比重上升 4.63 个百分点。据估计,到"十四五"末期,65 岁以上老年人口将超过 2.1 亿人,占比约 15%,我国将迈入深度老龄化阶段;2035 年之前,我国将进入高度老龄化社会。另外,根据有关预测,随着老龄化程度的加深,失能老年人规模也将快速增加。以日常活动能力受限(ADL)为基础测量的老年人失能率保持在 9.25%～11.15%,失能老年人规模将由 2020 年的 2 485.2 万人增加至 2050 年的 5 472.3 万人,平均每年增加 100 万人。随着老龄化不断加深及老人健康水平下降,失能老人长期护理费用成为我国当前迫切需要解决的问题。国际上较早步入人口老龄化的国家主要采用长期护理保险制度化解老年人长期护理费用的风险。

三、长期护理保险制度的原则

2016 年,人力资源社会保障部办公厅发布《关于开展长期护理保险制度试点的指导意见》指出,探索建立长期护理保险制度应坚持以人为本,着力解决失能人员长期护理保障问题,提高人民群众生活质量和人文关怀水平。坚持基本保障,根据当地经济发展水平和各方面承受能力,合理确定基本保障范围和待遇标准。坚持责任分担,遵循权利义务对等,多渠道筹资,合理划分筹资责任和保障责任。坚持因地制宜,各地根据长期护理保险制度目标任务和基本政策,结合地方实际,制定具体实施办法和政策标准。坚持机制创新,探索可持续发展的体制机制,提升保障绩效,提高管理水平。坚持统筹协调,做好各类社会保障制度的功能衔接,协同推进健康产业和服务体系的发展。

四、长期护理保险制度的现状

长期护理险被业内称为社保"第六险",是在养老、医疗、工伤、失业、生育 5 项社会保险之外新增的一项社会保障险种。2016 年 6 月,人力资源和社会保障部发布《关于开展长期护理保险制度试点的指导意见》(以下简称《指导意见》)并启动试点。《指导意见》发布后,各试点地区长期护理保险制度陆续启动,在 15 个试点城市中,有 8 个覆盖职工医保参保人、5 个覆盖职工与中心城区城乡居民医保参保人、2 个覆盖全体城乡居民,人均筹资在 30～700 元/(人·年)不等。2020 年又新增 14 个试点城市。国家医疗保障局对十三届全国人大五次会议第 2288 号建议的答复显示,目前试点工作进展顺利,取得阶段性成效,切实减轻了失能人员家庭经济和事务负担,促进了养老产业和健康服务业发展,推动了劳动力供给侧改革,社会各方对试点总体评价良好。截至 2022 年 3 月底,长期护理保险制度覆盖 49 个城市、1.45 亿人,累计有 172 万人享受待遇。

根据《中国医疗保障统计年鉴 2021》国家和各长期护理保险制度试点地区医保部门提供的统计数据显示,2017—2020 年试点地区长期护理保险在参保人数、享受待遇人数、基金收入、基金支出方面均有所增加(表 8-1)。

表 8-1　2017—2020 年试点地区长期护理保险情况

年份	长期护理保险			
	参保人数(万人)	享受待遇人数(人)	基金收入(万元)	基金支出(万元)
2017	4 468.7	75 252	310 039.3	57 696.1
2018	7 691.0	276 075	1 704 695.7	827 465.8
2019	9 815.2	747 340	1 768 532.9	1 120 442.1
2020	10 835.3	835 094	1 961 373.2	1 313 767.2

注:长期护理保险参保人数指报告期末参加长期护理保险人员的合计。长期护理保险基金收入指根据国家和各试点地区有关规定,由纳入长期护理保险范围的缴费单位和个人,按规定的缴费基数和缴费比例缴纳的基金,或按规定的缴费额缴纳的基金,以及通过财政补贴、其他方式取得的形成基金来源的款项。长期护理保险基金支出指按照国家和各试点地区规定的开支范围和开支标准从长期护理保险基金中支付给经评估认定符合待遇享受条件的参加长期护理保险的人员的长期护理保险待遇支出,以及其他支出。长期护理保险享受待遇人数指报告期内享受长期护理保险待遇的人数。

五、长期护理保险制度的功能和意义

(一)长期护理保险制度的功能

1.长期护理保险有集中和分散长期护理风险的功能

长期护理保险3个基本要素:一是长期护理风险的存在;二是多数经济单位的结合;三是概率论和大数法则原理的运用。社会长期护理保险本质上是将长期护理保险费集中起来建立长期护理保险基金,用于支付长期护理保险合同规定范围内长期护理服务费用的一种社会保障制度。其宗旨是保障广大劳动者的基本长期护理需求,同时减少不合理的长期护理费用支出,使长期护理保险基金真正用于参保人的长期护理服务,从而达到保护生产力,促进社会经济持续、稳定、高速发展以及维护社会安定的目的。商业长期护理保险是为消费者设计的,对其在发生长期护理时发生的潜在巨额护理费用支出提供保障,其本质也是一种风险共担,只是不具备强制性。

2.长期护理保险具有整合长期护理资源的功能

长期护理保险制度的本质是长期护理资源的整合。长期护理服务供给具有跨部门、跨领域、碎片化的特点,而系统化的长期护理保险制度设计将起到整合长期护理资源的作用。

3.长期护理保险具有提高长期护理组织效率的功能

通过保险公司参与、第三方运作等新型模式的探索,提升长期护理服务的组织和递送效率;通过信息技术、互联网＋等平台支撑,实现服务供给精准化、市场化、规模化,提升服务质量和效率。

(二)长期护理保险制度的意义

长期护理保险一方面可以化解个人和家庭的长期护理风险,满足失能老人的长期护理需求,减轻家庭照护者的负担;另一方面可以提高社会的劳动生产率,促进生产的发展,化解社会风险,促进社会安定、文明与进步。

六、长期护理保险制度的形式

长期护理保险分为职工护理保险和居民护理保险,职工社会医疗保险参保人应同步参加职工护理保险,居民社会医疗保险参保人应同步参加居民护理保险。

七、长期护理保险对象与相关内容

以山东省为例。山东省早在1994年就步入了人口老龄化社会,人口老龄化的水平高于全国平均水平。基于此背景,山东省无论是省级政府还是地方政府都非常重视长期护理保险制度的发展。山东省作为国家试点工作的重点联系省份之一,长期护理保险制度启动时间最早、覆盖范围最广、参保人数最多,逐步形成了长期护理保险的齐鲁样板。山东省是老年人口大省,长期失能人员的基本生活照料和与此密切相关的医疗护理服务需求较大。目前,山东省16市和省直已实现职工长期护理保险全覆盖,部分市正开展居民长期保险试点,参保人数达到3 516.7万人,居全国第一位。

山东省青岛市于2012年在全国首创长期医疗护理保险制度。2016年,青岛市作为山东省长期护理保险制度试点城市之一,率先结合本市实际,制定了《青岛市长期护理保险办法》。山东省作为全国长期护理保险制度试点省份,长期护理保险制度在全省起步早、发展迅速,以山东省为例进行分析具有较高的参照性。

（一）长期护理保险对象

青岛市长期护理保险（以下称护理保险）为因年老、疾病、伤残等导致生活不能自理的重度失能失智人员，提供基本生活照料和与基本生活密切相关的医疗护理等基本照护服务保障或资金保障；为轻中度失能失智人员及高危人群提供功能维护等训练和指导保障，预防和延缓失能失智。

1.申请专护服务

评估等级应为五级，近 12 个月内医疗保险统筹金和护理保险资金支付额超过 5 000 元，且符合以下条件之一。

（1）因病情需长期保留气管套管、胆道等外引流管、造瘘管、深静脉置管等管道（不包括鼻饲管及导尿管）的。

（2）因神经系统疾病或外伤等原因导致昏迷、全身瘫痪、偏瘫、截瘫，双下肢肌力或单侧上下肢肌力均为 0 级的。

（3）其他经社保经办机构认定符合专护条件的。

2.申请院护、家护服务

申请院护、家护服务的，评估等级应为三、四、五级，近 24 个月内医疗保险统筹金和护理保险资金支付额超过 5 000 元或近 12 个月内医疗保险统筹金和护理保险资金支付额超过 3 000 元，且符合以下条件之一。

（1）有以下慢性疾病或情况：脑卒中后遗症（至少一侧下肢肌力为 0～1 级）、帕金森病（重度）、重症类风湿性关节炎晚期（多个关节严重变形）或其他严重慢性骨关节病等影响持物和行走、植物状态、恶病质。

（2）需长期保留胃管、尿管等各种管道。

（3）骨折长期不愈合，合并慢性重病。

（4）各种原因导致长期昏迷、全身瘫痪或截瘫。

（5）其他经社保经办机构认定符合条件的。

3.申请巡护服务

申请巡护服务的，评估等级应为三、四、五级。

4.申请"失智专区"长期照护、日间照护或短期照护

申请长期照护、日间照护或短期照护的，应评估为重度失智。

（二）长期护理保险服务内容、形式与待遇标准

1.长期护理保险服务内容

服务内容主要包括健康管理、慢性病维持性治疗、医疗护理、生活照料、功能维护（康复训练）、安宁疗护、临终关怀、精神慰藉等基本照护服务。

2.长期护理保险服务形式

服务形式包括居家照护、机构照护、日间照护。

3.长期护理保险待遇标准

护理保险待遇设置等待期，执行社会医疗保险等待期有关规定。参保人申请护理保险待遇，须经过长期照护需求等级评估。参保职工发生的符合规定的费用，报销比例为 90%；参保居民发生的符合规定的费用，一档缴费的成年居民、大学生、少年儿童报销比例为 80%，二档缴费的成年居民报销比例为 75%。护理保险服务内容、形式、待遇标准和具体支付范围由市医保部门

会同财政部门,根据运行情况合理确定并适时调整。

八、长期护理保险基本分类

(一)按照保险责任

按照保险责任,长期护理保险可划分为单一责任长期护理保险、寿险保单附加长期护理保险、医疗费用附加长期护理保险等。

1.单一责任长期护理保险

单一责任长期护理保险产品仅提供长期护理保障,也就是说,只有被保险人满足保险合同中规定的护理条件时,保险公司才会给付长期护理保险金。若被保险人在缴纳了多年的保费之后,却在长期护理之前因疾病或意外伤害身故,那么被保险人没有任何身故保障,也无法获得长期护理保险金给付。

2.寿险保单附加长期护理保险

寿险保单附加长期护理保险是指在提供传统寿险保障的同时,增加长期护理保险责任。这类产品弥补了单一责任的长期护理保险的不足。

3.医疗费用附加长期护理保险

医疗费用保险是对被保险人因疾病、意外伤害所产生的治疗费用进行补偿,而长期护理保险是对被保险人因慢性疾病或健康状况恶化所产生的长期护理费用进行补偿。两者都是健康保险,且都涉及费用补偿,因此,可将长期护理保险作为医疗费用保险的延伸。

(二)按投保人

按照投保人不同,长期护理保险可划分为个人长期护理保险和团体长期护理保险。

1.个人长期护理保险

个人长期护理保险是指以个人名义购买的长期护理保险产品。

2.团体长期护理保险

团体长期护理保险可分为雇主型保险计划和非雇主型保险计划两种。雇主型保险计划是指由雇主为雇员以团体形式购买的个人长期护理保险。非雇主型计划是指一些社会团体通过团体的形式为团体中的个人购买长期护理保险,以获得较低的保险费率。

(三)按保额是否变化

按照保额是否变化,长期护理保险可划分为保额固定型长期护理保险和保额递增型长期护理保险。

1.保额固定型长期护理保险

保额固定型长期护理保险是指保险金按保险合同中约定的金额给付,固定不变的保险产品。

2.保额递增型长期护理保险

保额递增型长期护理保险是指随着生活费用指数和护理机构的护理费用指数的变化,逐年增加保险金给付的保险产品。

九、长期护理服务与管理

(一)长期护理服务定点医疗机构

定点护理服务机构是指与医疗保障经办机构签订服务协议,为失能、失智参保人提供医疗护理和生活照料等服务的医疗机构。医疗机构根据功能定位,申请承担失能人员专护、院护、家护、巡护业务,失智人员长期照护、日间照护、短期照护业务。护理院、护理中心可以申请承担专护、院护、家护、巡护、长期照护、日间照护、短期照护业务。一级医院、街道(镇)卫生院、康复医疗中心、社区卫生服务中心(站)、医务室、门诊部、诊所、护理站可以申请承担家护、巡护业务,其中,经行政审批部门备案允许开展养老服务业务的或属养老机构内设医疗机构的,可以申请承担院护、长期照护、日间照护、短期照护业务。实行一体化管理的村卫生室承担巡护业务。

同样以青岛市为例,定点护理服务机构协议管理坚持以下原则:①公平公正,公开透明;②市场竞争,诚实守信;③动态管理,能进能出;④专家评估,择优确定;⑤兼顾公立与民营,鼓励连锁化、集团化发展。

青岛市要求申请承担护理保险业务的医疗机构应具备以下条件:①符合国家、省、市规定的医疗机构基本标准,取得《医疗机构执业许可证》;②具有独立的医疗服务场所,场所使用权或租赁合同剩余有效期限在2年以上(有效期从递交申请材料之日起计算);③医疗机构及其从业人员按规定参加社会保险并缴纳社会保险费;④财务管理制度、药品管理制度规范,药品及医用耗材进销存实现信息化管理。

除符合上述条件外,根据申请业务不同,还应同时具备:①申请承担专护业务的,应设置专护区域。至少配备2名专职执业医师和2名执业护士。其中,副主任医师及以上职称的至少1名。②申请承担院护业务的,应设置院护区域。床位数不少于30张,至少配备1名专职执业医师、1名兼职执业医师、2名执业护士;床位100张以上的,至少配备2名专职执业医师、3名执业护士。经行政审批部门备案允许开展养老服务的医疗机构或属养老机构内设医疗机构,医疗机构执业地址与养老机构的住所应为同一地址,法定代表人应为同一人或为同一投资主体。③申请承担家护业务的,应取得青岛市医疗保险社区定点医疗机构资质3个月以上、门诊统筹签约200人以上。④申请承担长期照护、日间照护、短期照护业务的,应符合承担院护业务申请条件,并设置封闭管理的失智专区。至少配备2名经过失智照护专业培训的医护人员、社工师或高级养老护理员。承担日间照护业务的,根据服务规模设置相应数量的午休床位或躺椅。

青岛市要求定点护理服务机构下设的诊所、卫生所、医务室、护理站、社区小型养老机构、居家社区养老服务站(统称小型照护机构),申请承担护理保险业务,符合以下条件,由所属定点护理服务机构提出申请。小型照护机构承担的护理保险业务应在所属定点护理服务机构承担的护理保险业务范围内。小型照护机构不承担专护、门诊大病、门诊统筹等业务。①取得《医疗机构执业许可证》,或为定点护理服务机构《医疗机构执业许可证》载明的主要执业地址之外的其他执业地址,业务范围包括全科、内科、中医、护理。其中,申请承担院护、长期照护、日间照护、短期照护业务的,应经行政审批部门备案允许开展养老服务。②与定点护理服务机构应为同一法定代表人或同一投资主体。③申请承担院护、家护、巡护业务的,至少配备2名执业护士;承担长期照护、日间照护、短期照护业务的,至少配备2名经过失智照护专业培训的医护人员、社工师或高级养老护理员。④申请承担院护、长期照护、短期照护业务的,床位数不少于10张。

小型照护机构实行区域化管理。市南区、市北区、李沧区为一个区域,崂山区、西海岸新区、城阳区、即墨区、胶州市、平度市、莱西市分别各自为一个区域,定点护理服务机构原则上在本区域内设立小型照护机构。跨区域设立小型照护机构的,应向市医疗保障经办机构提出申请,按照"试点先行、专家评估论证、有序推进"的原则进行。

从事护理保险服务的执业医师年龄应在70岁以下,执业范围应为全科医学、内科、中医、中医全科医学、中西医结合或康复医学专业。从事居家照护的执业护士、养老护理员年龄应在

65 岁以下。

定点护理服务机构及其小型照护机构或同一法定代表人、同一投资主体的定点护理服务机构可纳入连锁化管理,并给予一定政策支持。

承担专护业务的护理院、护理中心,应同时承担院护业务;定点护理服务机构及其小型照护机构或实行一体化管理的村卫生室,应同时承担巡护业务。

(二)长期护理服务对象申请程序

以青岛市为例,参保人申请护理保险待遇,应进行长期照护需求等级评估。其中,完全失能人员按照《青岛市人民政府关于印发青岛市长期护理保险暂行办法的通知》的规定实施评估。失智人员按照《关于将重度失智老人纳入长期护理保险保障范围并实行"失智专区"管理的试点意见》规定实施评估。

1.失能人员申请评估的条件及评估办理流程

因年老、疾病、伤残等原因长期卧床、生活不能自理,已达或预期达 6 个月以上的失能人员,可申请长期照护需求评估。

(1)参保人或家属应携带社保卡、病历资料向自愿选定的定点护理服务机构或其连锁机构提出申请,并填写《青岛市长期照护需求等级评估申请表》。

(2)定点护理服务机构接到申请后,对参保人进行初筛,其中,对无病历资料的,定点护理服务机构应安排医保家庭医师参与初筛并出具《医保家庭医师意见书》。对评分小于或等于 60 分的,在收到申请之日起 3 个工作日内,按规定将评分情况和申请信息通过一体化系统提交给评估机构实施评估。

(3)评估机构按照规定,及时完成评估工作,做出评估结论,并出具《评估结果告知书》。《评估结果告知书》中明确评估等级、有效期及可享受的护理保险服务形式。《评估结果告知书》通过社保一体化系统反馈参保人自愿选定的定点护理服务机构。

(4)定点护理服务机构接到《评估结果告知书》后,应及时打印并交付申请人,由其在评估结果登记簿签字确认。

青岛市内六区失能人员评估工作暂由政府公开招标采购中标的商业保险公司作为第三方评估机构负责实施。青岛市即墨区、胶州市、平度市、莱西市失能人员评估工作,在未确定第三方评估机构前,暂由社保经办机构负责实施。

2.失智人员申请评估的条件及评估办理流程

患阿尔兹海默症、血管性痴呆等疾病导致生活不能自理的重度失智人员,可以申请失智评估。

失智人员评估工作根据《关于将重度失智老人纳入长期护理保险保障范围并实行"失智专区"管理的试点意见》有关规定,由社保经办机构确定的失智诊断评估机构作为青岛市护理保险第三方评估机构负责实施。失智人员应到失智诊断评估机构由社保经办机构备案的临床医学专家评估专家负责诊断评估(未备案人员不得从事护理保险失智评估工作)。

十、长期护理保险制度基金筹集与管理

(一)长期护理保险制度基金筹集

各地长期护理保险制度在资金筹集方面既有共同点又有不同的地方,其共同点为长期护理保险制度资金都一部分来源于基本医疗保险统筹基金的划转。区别之处有三点:一是各地区划

转基本医疗保险统筹基金的比例有所不同；二是关于退休人员缴费的规定不同；三是资金筹集其他来源的规定不同。

以山东省为例，山东省长期护理保险制度的资金来源体现出互助共济、多方负担的原则，长期护理保险制度基金筹集来源包括职工医保统筹基金划转、企业缴费、财政拨款、福彩公益基金和个人缴费。新政策后，增加了对个人缴费金额的比例限定，有利于增强参保人员的责任感。以下内容同样以青岛市为例。

1.职工护理保险资金通过以下 5 个渠道筹集

（1）职工基本医疗保险统筹基金按照 0.5％的比例每月划转。

（2）在职职工本人医疗保险个人账户按照 0.2％的比例每月代扣。

（3）财政补贴，标准为每人每年 30 元。

（4）职工医保历年结余基金划转。

（5）社会捐赠。居民长期护理保险资金，按照居民医保筹资总额的 10％划转。

2.居民长期护理保险资金

居民长期护理保险资金，按照居民医保筹资总额的 10％划转。

（二）长期护理保险制度基金管理

以山东省为例，山东省长期护理保险制度的基金管理采用现收现付制，有利于参保人员之间的互助共济。虽然长期护理保险基金大部分来源于基本医疗保险基金，但都按照做到了及时从职工基本医疗保险基金中划转，对长期护理保险基金进行单独管理、专款专用。单独管理、专款专用能够有效保证长期护理保险基金的安全性。

为了范围长期护理保险基金的透支风险，青岛市长期护理保险制度还通过建立调剂金的方式保证资金安全，在职工长期护理保险制度和居民长期护理保险制度之间按照小于 5％的比例划转调剂金，这既能够保障制度的可持续性，同时也为以后长期护理保险制度的统筹奠定了基础。另外，青岛市还建立了延缓失能失智预防保障金，在长期护理保险基金中按照低于 1％的比例划取，主要用于延缓失能失智的预防，这一政策规定能够从源头上保证基金使用的安全性，通过预防降低失能失智的发病率，进而减少基金的支出。

（齐岭山）

第四节 生 育 保 险

一、什么是生育保险

生育保险是通过国家立法规定，在劳动者因生育子女而导致劳动力暂时中断时，由国家和社会及时给予物质帮助的一项社会保险制度。其宗旨在于通过向生育职工提供生育津贴、医疗服务和产假等方面的待遇，保障她们因生育而暂时中断劳动时的基本经济收入和医疗需求，帮助妇女安全度过生育期，并使婴儿得到必要的照顾和哺育。一些发达国家除了提供上述待遇外，还为孕妇、婴儿提供生活用品等。各国生育保险的项目、条件和标准主要根据本国经济状况而确定。

二、为什么要建立生育保险制度

生育保险是中国在面临人口转变、经济体制转变、社会支持网络变迁的背景下,保障妇女权益和地位、保障和提高人口素质、保障企业公平竞争、体现女性社会地位、减少生育风险的有效制度。生育保险制度的实施,特别是要求生育保险费用实行社会统筹,有利于促进社会公平和男女平等;有利于平衡企业生育费用负担畸轻畸重的矛盾,是为女性就业和竞争上岗提供保障的需要,是维护社会稳定的客观需要,是发展和完善社会保障体系的需要。

生育保险根据它的产生及发展,有4个重大意义:①是对妇女生育价值的认可;②是对女职工产后基本生活的保障;③是提高母婴身体素质的保障;④有助于创造公平竞争的条件。

生育保险是社会化大生产特别是市场经济发展的客观需要,是经济发展和社会进步到一定程度的必然结果,其主要作用如下。

(1)有利于保障女性的基本权益。生育保险不仅使女性安全、健康地度过生育期,也为日后投入正常工作创造了条件。生育保险为她们提供孕期检查、医疗服务、生育津贴和有薪假期,保障了其生育期间的身体健康和基本生活,解除了她们的后顾之忧。

(2)有利于提高人口素质,保证劳动力的再生产。要提高人口素质,首先要保护母亲健康。如果女性职工生育期间的生活得不到相应保障,就会因生活困难而被迫降低必要的保健与营养水准,直接影响到婴儿的生存和健康成长。

(3)有利于国家人口政策的顺利贯彻实施。目前,西方一些发达国家人口出生率很低,许多国家制定了一系列鼓励生育的政策,其中包括生育保险政策。我国实行优生优育的基本国策,更要从国家和民族发展的长远利益来认识和理解生育保险的意义和作用,促进基本国策的贯彻落实。

(4)为企业公平竞争和妇女平等就业创造条件。由于行业特点和社会分工不同,一些企业女性比例较高,另一些企业则比例较低,实行生育保险有利于均衡企业生育费用负担,促进企业公平竞争。同时,也有利于男女平等就业、同工同酬目标的实现,促进社会进步。

三、生育保险制度原则

我国生育保险制度设立的总体指导思想是,坚持从我国国情出发,着眼于依法保护妇女权益,促进妇女积极参与经济建设和社会发展,进一步提高妇女地位。根据总体思想,生育保险的施行要坚持四条基本原则,即生育保险发展目标与国家总体目标的协调统一原则;立足现实面向未来、必要性与可行性的协调统一原则;宏观指导与可操作性的协调统一原则;经济发展水平与待遇保障标准的协调统一原则。在实施生育保险过程中,为了使生育保险能健康、有序地施行,同时还要遵循强制性、社会性、互济性等社会保险的普遍原则。

(一)强制性原则

强制性原则是指生育保险应当由国家法律、法规规定参加生育保险的项目和实施范围,并以国家强制力加以实施。劳动者或用人单位必须依法参加生育保险,依法缴纳生育保险费,并享受相应的保险待遇。

(二)社会性原则

生育保险是社会保险的一个组成部分,其基金来源遵循社会保险的"大数法则",应当集合社会力量,在较大的社会范围内筹集资金。生育保险的待遇标准和水平要与一个国家或地区的经济发展和社会生产力发展水平以及社会各方面的承受能力相适应。

(三)互济性原则

互济性原则是指通过用人单位缴纳的生育保险费建立生育保险基金,实行社会互济,把单个企业的负担转化为均衡的社会负担,为企业平等地参与市场竞争创造条件。通过社会的互济作用,达到维护妇女合法权益,缓解妇女就业困难的目的。

四、生育保险制度现状

中华人民共和国成立以来,生育保险一直是我国社会保险体系中的一个组成部分。1951年颁布的《中华人民共和国劳动保险条例》(1953年修订)第十六条对企业女职工生育待遇作了规定,包括生育或流产的产假、工资、生育医疗费等。1994年颁布的《中华人民共和国劳动法》对女职工的特殊劳动保护和开展生育保险方面作了明确规定。其中第七十条指出:"国家发展社会保险事业,建立社会保险制度,设立社会保险基金,使劳动者在年老、患病、工伤、失业、生育等情况下获得帮助和补偿",其中第七十三条规定:"劳动者在下列情形下,依法享受社会保险待遇:①退休;②患病、负伤;③因工致残或者职业病;④失业;⑤生育。"《中华人民共和国劳动法》对生育保险的上述规定,说明生育保险和养老保险、医疗保险、失业保险、工伤保险一样,是国家发展社会保险事业,建立社会保险制度一个组成部分,从而为在全国范围内开展生育保险制度改革工作,逐步实行生育保险社会统筹提供了法律依据。

为了贯彻实施劳动法,原劳动部在总结各地生育保险改革实践经验的基础上,于1994年12月颁布了《企业职工生育保险试行办法》,对企业职工生育保险的基本原则、实施范围、待遇标准、基金管理、监督机制等作出了明确规定。①生育保险基金社会统筹的目的和对象。《企业职工生育保险试行办法》明确指出生育保险社会统筹的目的是均衡企业间生育保险费用的负担。保障对象为城镇企业及其职工。②生育保险基金缴纳及发放方式:由企业缴纳,职工不缴纳;缴纳比例不得超过工资总额的百分之一;生育津贴直接由社会管理机构发放。③明确生育保险待遇的具体内容。一是具体界定生育的医疗费用,包括生育的检查费、接生费、手术费、住院费和药费。二是明确产假期间的工资待遇,女职工生育按照律、法规的规定享受产假,产假期间的生育津贴按照本企业上年度职工月平均工资计发。三是对生育引起的疾病与其他疾病的报销进行区分。女职工生育出院后,因生育引起疾病的医疗费,由生育保险基金支付;其他疾病的医疗费,按照医疗保险待遇的规定办理。女职工产假期满后,因病需要休息治疗的,按照有关病假待遇和医疗保险待遇规定办理。

1994年《企业职工生育保险试行办法》的实施,标志着我国生育保险由企业负责向社会统筹迈进,在全国层面上有了一部统一的部门规章。此次的生育保险在改革和探索过程中,突显出三大特点:①扩展生育保险覆盖面成为妇女生育权益保障的重要内容;②生育保险与劳动保护交织在一起;③生育保险与计划生育保障紧密联系在一起。

2011年7月施行的《中华人民共和国社会保险法》进一步明确规定:"国家建立基本养老保险、基本医疗保险、工伤保险、失业保险、生育保险等社会保险制度,保障公民在年老、疾病、工伤、失业、生育等情况下依法从国家和社会获得物质帮助的权利。"并在第六章专门规定了生育保险的覆盖范围、筹资和待遇项目。

2019年,为国务院办公厅印发《关于全面推进生育保险和职工基本医疗保险合并实施的意见》,要求有序推进生育保险和职工基本医疗保险合并实施,"保留险种、保障待遇、统一管理、降低成本",强调统一参保登记、统一基金征缴和管理、统一医疗服务管理、统一经办和信息服务,扩大了原有生育保险的覆盖范围,减轻了部分单位承担的生育成本,保障了职工生育期间的相关待遇。

根据《中国医疗保障统计年鉴 2021》数据显示,截止到 2020 年底,全国生育保险参保构成情况,相比于八年前,有了很大改善(表 8-2)。

表 8-2 全国生育保险参保构成情况

单位:万人

年份	年末参保人数	单位类型构成			
		企业人数	事业单位人数	机关人数	其他人数
2012	15 428.7				
2013	16 392.0				
2014	17 038.7				
2015	17 771.0				
2016	18 451.0	17 720.0	2 347.0	936.0	448.0
2017	19 300.2	15 434.4	2 466.2	937.2	462.4
2018	20 434.1	16 404.1	2 549.5	962.8	517.7
2019	21 417.3	17 235.3	2 589.1	1 007.6	585.3
2020	23 567.3	18 392.7	3 061.7	1 210.1	902.8

注:参保人数指报告期末参加生育保险的人数。

五、生育保险制度对象及待遇

(一)生育保险制度对象

生育保险的主体为国家和社会,现代职业女性具有双重职能,既要从事社会生产工作,又要生子女,承担人口再生产责任;她们既是劳动者,又是劳动力的直接再生产者,因此需要国家和社会给予更多的关心。通过实施生育保险制度,为生育的女性提供一定的医疗保健待遇、生育津贴和休息时间,帮助生育女职工较好地恢复劳动能力,并有充足的时间对婴儿进行照顾,也体现了国家、社会和单位对女性生育时期的关爱和帮助。

享受生育保险的对象主要是女职工,因而待遇享受人群相对比较窄。随着社会的进步和经济的发展,有些地区允许在女职工生育后,给予配偶一定假期以照顾妻子,并发给假期工资;还有些地区为男职工的配偶提供经济补助。

生育保险要求享受对象必须是合法婚姻者,即必须符合法定结婚年龄、按婚姻法律规定办理了合法手续,并符合国家计划生育政策等。

(二)生育保险制度待遇

根据《中华人民共和国社会保险法》第五十四条的规定,生育保险待遇包括生育医疗费用和生育津贴两个方面,所需资金从生育保险基金中支付。考虑到公共卫生服务已包含了部分孕产妇检查项目,所以按照国家规定由公共卫生服务项目或者基本医疗保险基金等支付的生育医疗费用,生育保险基金不再支付。

1.生育医疗费用

根据《中华人民共和国社会保险法》第五十五条的规定,生育医疗费用包括下列各项:①生育的医疗费用;②计划生育的医疗费用;③法律、法规规定的其他项目费用。其中,生育的医疗费用指女职工在孕产期内因怀孕、分娩发生的医疗费用,包括诊治妊娠合并症、并发症的医疗费用;计划生育的医疗费用指职工放置或者取出宫内节育器、施行输卵管或者输精管结扎及复通手术、实施人工流产术或者引产术等发生的医疗费用。

生育保险基金支付生育医疗费用通常需要具备两个条件。一是职工所在用人单位已经依法为其缴纳生育保险费。因用人单位未依法为职工缴纳生育保险费,造成职工不能享受生育医疗待遇的,由用人单位按照法定的项目和标准支付其生育医疗费用。二是参加生育保险的人员在协议医疗服务机构发生的生育医疗费用,符合生育保险药品目录、诊疗项目及医疗服务设施标准的,由生育保险基金支付,即个人不需要支付费用;对于急诊、抢救的职工,可在非协议医疗服务机构就医。依照《中华人民共和国社会保险法》第五十四条的规定,职工所在用人单位已经为其缴纳生育保险费的,职工本人及其未就业配偶都可以按照国家规定享受生育医疗费用待遇。

2.生育津贴

生育津贴是职工按照国家规定享受产假或者计划生育手术休假期间获得的工资性补偿。按照《中华人民共和国社会保险法》第五十六条的规定,生育津贴标准"按照职工所在用人单位上年度职工月平均工资计发"。按照国家规定享受生育津贴的情形包括:①女职工生育享受产假;②享受计划生育手术休假;③法律、法规规定的其他情形。

生育津贴支付期限按照2012年4月公布施行的《女职工劳动保护特别规定》中关于产假的规定执行,女职工生育享受98 d产假;难产的,增加产假15 d;生育多胞胎的,每多生育1个婴儿,增加产假15 d。女职工怀孕未满4个月流产的,享受15 d产假;怀孕满4个月流产的,享受42 d产假。

根据2012年4月公布施行的《女职工劳动保护特别规定》第八条规定,女职工产假期间的生育津贴,对已经参加生育保险的,按照用人单位上年度职工月平均工资的标准由生育保险基金支付;对未参加生育保险的,按照女职工产假前工资的标准由用人单位支付。女职工生育或者流产的医疗费用,按照生育保险规定的项目和标准,对已经参加生育保险的,由生育保险基金支付;对未参加生育保险的,由用人单位支付。

六、生育保险缴纳

根据《企业职工生育保险试行办法》,生育保险按属地原则组织。生育保险费用实行社会统筹。生育保险根据"以支定收,收支基本平衡"的原则筹集资金,由企业按照其工资总额的一定比例向社会保险经办机构缴纳生育保险费,建立生育保险基金。生育保险费的提取比例由当地人民政府根据计划内生育人数和生育津贴、生育医疗费等项费用确定,并可根据费用支出情况适时调整,但最高不得超过工资总额的百分之一。企业缴纳的生育保险费作为期间费用处理,列入企业管理费用。职工个人不缴纳生育保险费。女职工生育按照法律、法规的规定享受产假。产假期间的生育津贴按照本企业上年度职工月平均工资计发,由生育保险基金支付。女职工生育的检查费、接生费、手术费、住院费和药费由生育保险基金支付。超出规定的医疗服务费和药费(含自费药品和营养药品的药费)由职工个人负担。女职工生育出院后,因生育引起疾病的医疗费,由生育保险基金支付;其他疾病的医疗费,按照医疗保险待遇的规定办理。

七、生育保险基金筹集与管理

生育保险基金是指依据国家法规政策专门为因生育而暂时离开工作岗位的女职工支付生育期医疗费用和生育津贴而筹集的具有社会性质的基金，是整个社会保险基金中的一个组成部分。我国生育保险基金由用人单位缴纳的生育保险费、生育保险基金的利息收入和依法纳入生育保险基金的其他资金构成；生育保险基金实行地（市）级统筹，逐步实行省级统筹；生育保险基金存入财政专户并实行预算管理，执行国家社会保险基金管理办法。

《中华人民共和国社会保险法》第五十三条规定："职工应当参加生育保险，由用人单位按照国家规定缴纳生育保险费，职工不缴纳生育保险费。"因此，"用人单位单方缴费、职工个人不缴费"是我国目前生育保险基金筹集的一项基本原则；另一项基本原则是"以支定收、收支平衡"，即生育保险基金遵循"以支定收，收支基本平衡"的基本原则筹集和使用。

缴费基数是决定生育保险基金筹集水平的重要因素之一。根据我国目前的法规政策，用人单位按照本单位工资总额的一定比例缴纳生育保险费，职工个人不缴费。这与养老、医疗等其他社会保险项目的规定一致，有利于落实《中华人民共和国社会保险法》第五十九条中关于"社会保险费实行统一征收"的规定。同时，用人单位以单位工资总额作为缴费基数，无论招用男、女职工，都要依法参加生育保险，体现了生育不单是女职工个人的事情，而是一个家庭乃至社会的责任的理念，特别是在女性就业比男性更为困难的背景下，通过建立生育保险制度实现风险共担，有利于均衡用人单位之间的生育成本负担，有利于消除就业性别歧视，保障妇女平等就业的权利。

缴费比例是决定生育保险基金筹集水平的另一个重要因素。1994年12月颁布的《企业职工生育保险试行办法》确定的缴费比例为"最高不得超过工资总额的1%"，在此范围内由当地政府根据本区域计划内生育人数和生育津贴、生育医疗费等项费用的实际情况确定，并可以根据费用的支出情况适时调整。为了降低企业负担，人力资源和社会保障部、财政部于2015年7月联合发出《关于适当降低生育保险费率的通知》，要求生育保险基金合理结存量为相当于6～9个月待遇支付额，生育保险基金累计结余超过9个月的统筹地区，应将生育保险基金费率调整到用人单位职工工资总额的0.5%以内。降低生育保险费率的统筹地区要按程序调整生育保险基金预算，按月进行基金监测。基金累计结余低于3个月支付额度的，要制定预警方案，并向统筹地区政府和省级人力资源社会保障部门、财政部门报告。

八、生育保险与医疗保险的合并

（一）生育保险与医疗保险的区别与联系

作为社会保险的两个重要组成部分，生育保险与医疗保险既有联系又有区别。两者的区别主要包括5个方面。

1.保障对象不同

生育保险的保障对象为育龄的女性劳动者，医疗保险的保障对象为全体参保职工。

2.待遇享受时间不同

生育保险待遇享受时间是女性劳动者处于育龄阶段的时间，也就是说，能否享受生育保险取决于妇女的年龄、结婚时间、生育顺序等；而医疗保险的参保人员是没有年龄限制的，无论其在哪个年龄段生病，都有权享受医疗保险待遇，而且在享受次数上也没有限制，但要受到最高支付限额的限制。

3.保障内容不同

由于生育是人类正常的生理现象,和患病不同,因此两者对保障人群的救济重点不同。生育保险所提供的医疗服务基本上以保健、咨询、检查为主;医疗保险提供的医疗服务主要以诊疗为目的,参保人员通过在定点医院接受必要的检查、药物、理疗和手术等方面的医疗服务,实现治疗疾病、恢复健康的目的。

4.保障对象享受待遇的期限不同

生育保险中各种假期的享受和相关待遇的给付,往往与妇女的生育期密切相关;而医疗保险中的各种待遇对享受者没有时间限制,一般以参保人员病愈为期限。

5.费用筹集办法不同

我国医疗保险实行统筹基金和个人账户相结合的原则,每个参保人员必须缴纳一定比例的保险费;而在我国的生育保险制度中,职工个人不需缴纳生育保险费。生育保险与医疗保险的相似之处在于:两者都是针对暂时丧失劳动能力的职工所提供的保障,同时向参保对象提供必要的医疗服务,如女性劳动者在生育期间(分娩期除外)发生的并发症,其医疗费用应当按照统筹地区城镇职工医疗保险制度的规定,由医疗保险基金支付。

(二)生育保险与医疗保险的合并实施

正是基于两险之间的特殊关系,考虑到两险在医疗服务项目上有共同之处(特别是在医疗待遇支付上有很大共性),在管理服务上基本一致(执行统一的定点医疗机构管理,统一的药品、诊疗项目和服务设施范围),我国部分地区开始探索实行两项险种统一参保登记、统一征缴费用的管理模式,取得了良好效果。

在此基础上,国务院办公厅于2017年2月发出《关于印发〈生育保险和职工基本医疗保险合并实施试点方案〉的通知》,选择河北省邯郸市等12个城市,正式在全国范围内启动两项保险合并实施试点。同时,生育保险具有维护女性平等就业权益和女职工劳动保护的独特功能,与医疗保险相比具有不同的功能和保障政策,作为一项社会保险险种还有保留的必要。这次合并实施试点不是简单地将两项保险在制度层面合并,不涉及生育保险待遇政策的调整,而是在管理运行层面合并实施,遵循保留险种、保障待遇、统一管理、降低成本的总体思路,推进两项保险合并实施,目的在于通过整合两项保险基金及管理资源,强化基金共济能力,提升管理综合效能,降低管理运行成本。因此,《试点方案》明确了"四统一,一不变":一是统一参保登记,二是统一基金征缴和管理,三是统一医疗服务管理,四是统一经办和信息服务;"一不变"是职工生育期间生育保险待遇不变。通过总结试点经验,全国人民代表大会常务委员会于2018年12月通过修改《中华人民共和国社会保险法》的决定,确认生育保险基金与基本医疗保险基金"合并建账及核算""预算合并编制"。2019年在全国正式推行生育保险和职工医疗保险的合并。

1.试点时期

由于生育保险和医疗保险在医疗服务项目、待遇支付形式、参保缴费范围等方面具有较大的共性,加之我国生育保险和职工医疗保险在新时代发展日益成熟,2017年1月19日我国发布《关于生育保险和职工基本医疗保险合并实施试点方案的通知》,选择山东省威海市、重庆市、安徽省合肥市、湖南省岳阳市、云南省昆明市、河南省郑州市、辽宁省沈阳市、河北省邯郸市、江苏省泰州市、山西省晋中市、广东省珠海市、四川省内江市作为试点城市,开展合并生育保险和职工医疗保险的试点。试点城市的生育保险基金并入职工基本医疗保险基金,实施统一征缴的管理机制。在试点期间,生育保险的缴费仍采用以往的缴费办法,即只有用人单位缴费。用人单位缴纳生育保险的比例和其缴纳职工基本医疗保险比例相加,二者之和作为用人单位缴纳职工基本医疗保险的新费率。

生育保险和职工医疗保险的合并不会对生育保险独特功能的发挥造成影响,生育保险仍然保持着维护女性平等就业和保障女职工生育期间权益的作用。职工在生育期间享受生育保险的待遇与合并之前相比并没有改变,因此,两项保险制度的合并实施不涉及生育保险待遇政策的调整。

两项保险制度的合并实施更多的是制度管理机制的完善和管理效能的提升,这也是两项保险制度合并的目的。通过将职工医疗保险和生育保险的基金进行合并管理,可以统一两项保险制度的参保登记,统一两项保险制度的基金征缴和管理,统一生育和疾病治疗的医疗服务管理,统一两项保险制度的经办和信息服务管理系统,能够有效实现两项保险制度管理资源的整合,能够进一步强化基金的互助共济能力,降低两项保险制度的管理运行成本,提高两项保险制度的管理服务效率,最终达到提高参保职工保障待遇的目标。

经过对试点城市运行情况进行总结分析,可知两项保险制度合并实施的效果良好。根据国务院 2018 年 12 月《关于生育保险和职工基本医疗保险合并实施试点工作总结的报告》,可知两项保险制度的实施取得了较好的成绩。一方面,两项保险的合并实施扩大了生育保险覆盖面。两项保险制度合并的试点启动以来,12 个试点城市生育保险的参保人数为 1 510 万人,比试点前生育保险参保人数增加了 12.6%,明显高于同期全国生育保险参保人数的平均增长水平。另一方面,提高了管理服务的效率。两项保险制度的合并统一了生育保险和医疗保险中的医疗服务管理方式,强化了对生育中医疗服务行为监管,减少了生育医疗服务中的道德风险问题的发生。两项保险制度合并统一了两项保险的经办和信息服务,更加方便了参保单位和职工。如山西省晋中市通过统一直接结算生育医疗费用,报销周期最长缩短了 8 个月;四川省内江市实现生育津贴申领"只跑一次",极大方便了参保人。再次,增强了生育保险基金的共济和保障功能。随着我国生育政策的调整,新生人口的增加对生育保险基金产生一定的冲击,我国很多地区的生育保险基金出现超支。在两项保险制度合并实施的试点城市,生育保险基金的运行能力普遍增强。

2.全面实施阶段

在新时代,为了更好保障人民群众的切身利益,更好满足人民群众的需求,生育保险和职工医疗保险的合并势在必行。在总结两项保险合并实施试点成效的基础上,2019 年 3 月 6 日我国发布了《关于全面推进生育保险和职工基本医疗保险合并实施的意见》,标志着我国职工基本医疗保险和生育保险的合并在全国正式推进。实施方案在试点期间"四统一、一不变"的基础上增加了确保制度的可持续,尤其强调各地在两项保险制度合并实施的过程中,要结合各地人口形势变化及早判断人口形势对生育保险基金的影响,进一步增强基金的风险防范意识,进而提高医疗保险制度的保障能力;要根据生育保险待遇支出的需求,建立合理的费率动态调整机制,实现两项保险制度的可持续发展。

生育保险和职工基本医疗保险的合并实施能更好地保障职工权益,能加强基金共济,更好应对长期风险,有利于生育保险稳定可持续发展,是新时代满足人民群众对美好生活向往的重要举措。

(三)生育保险和职工基本医疗保险合并对基本医疗保险筹资的影响

国家出台的实施意见中明确规定,职工基本医疗保险基金严格执行社会保险基金财务制度,不再单列生育保险基金收入,在职工基本医疗保险统筹基金待遇支出中设置生育待遇支出项目。由此可以看出,两项保险制度的合并主要是将生育保险的管理纳入职工医疗保险的管理中,在保持生育保险待遇不变的前提下,将生育保险的资金筹集、管理、支付均纳入了职工医疗保险制度范围内。因此,生育保险和职工医疗保险的合并对医疗保险的筹资带来了一定的影响。

首先,筹资水平需要按照合并后的筹资额度进行计算。两项保险制度合并后,将生育保险的用人单位缴费比例并入职工基本医疗保险的用人单位缴费金额中,基本医疗保险的单位缴费比例需要按照两项保险筹资比例合并之和进行计算。其次,筹资水平综合测算。根据目前的实施方案,生育保险合并到医疗保险制度,在筹资上仅是将原来的筹资汇总,对医疗保险筹资没有较大影响,反而更好地促进了生育保险制度的基金筹集,有利于增加生育保险的参保率和筹资总额。与此同时,随着两项保险合并的深入开展,职工基本医疗保险筹资水平的测算需要将生育保险基金的支出纳入其中综合考虑。

总之,生育保险和职工医疗保险制度的合并实施能够增强基金的互助共济能力,进而提升生育和医疗的保障功能。

(齐岭山)

第五节　商业健康保险

一、什么是商业健康保险

商业健康保险是商业保险中人身保险的一个组成部分,它是指商业保险组织根据医疗保险合同约定,以人的身体为保障对象,向投保人收取保险费,建立保险基金,对于合同约定的补偿赔付范围因其发生所造成的医药费损失承担给付保险金责任的一种合同行为。商业健康保险是相对于社会医疗保险而言的,具有自愿性、营利性和选择性的特征,它是多层次的医疗保障体系的组成部分。

很多国家都把建立全民覆盖的健康医疗保障体系作为整个社会保障体系建设的重要目标。以政府提供的基本健康医疗保险为主体,以保险公司等商业机构和互助组织提供的商业健康医疗保险作为补充,是兼顾公平与效率原则下社会健康医疗保障体系得以建立并不断完善的现实选择。

加快发展商业健康保险,有利于与基本医疗保险衔接互补、形成合力,夯实多层次医疗保障体系,满足人民群众多样化的健康保障需求;有利于促进健康服务业发展,增加医疗卫生服务资源供给,推动健全医疗卫生服务体系;有利于处理好政府和市场的关系,提升医疗保障服务效率和质量;有利于创新医疗卫生治理体制,提升医疗卫生治理能力现代化水平;有利于稳增长、促改革、调结构、惠民生。

二、为什么要建立商业健康保险制度

商业健康保险承担着满足人们对不同层次医疗服务的需求,也承担着医疗费用风险分担与控制的作用。

(一)提高保障水平

对于已经受基本医疗保险保障的个人,商业健康保险是其有益补充,可以弥补大病医疗费用的不足,获得住院补贴等。只有将两者有效结合,才能为单位职工和个人建立起全面充分的医疗保险。

(二)扩大医保覆盖范围

可以让商业健康保险来覆盖基本医疗保险尚未覆盖的人群,如城镇职工的直系亲属及经济较发达的农村地区的居民。商业保险公司在自己的经营范围内将不同地区的社会医疗保险基金纳入同一风险池,与属地原则下由地方政府管理的社会医疗保险基金对比存在优势。

(三)提高医保运营效率

商业健康保险也可以在基本医疗保险领域发挥积极作用,政府可以委托商业保险参与对城镇职工、城镇居民,新农合医疗保险基金的管理,从而把更多的精力放在对医疗服务质量的监督和对消费者利益的保护上。

三、商业健康保险类型

商业健康保险模式强调医疗服务是一种商品,由市场提供调节。其理论基础是健康自我责任论。目前,商业保险模式通常作为一种补充保险形式存在于各国医疗保障系统中。

(一)根据作用划分

根据商业健康保险在医疗保障体系中发挥的作用,通常可以分为 4 种类型,即基本型、重复型、费用补充型和项目补充型。

1.基本型商业健康保险

基本型商业健康保险是指商业健康保险模式在医疗保障制度中起重要作用,进一步可以分为基本主导型和基本代替型。主导型主要是指商业健康保险在国家医疗保障体系中起主导作用,如美国劳动者参加的商业健康保险。德国与荷兰的商业健康保险被称为替代型商业健康保险,其特点是社会医疗保险模式是国家医疗保障制度的主体,但一部分人群,主要是富裕阶层人士被排除在社会医疗保险服务对象之外,因而通过参加商业健康保险的方式保障健康。

2.重复型商业健康保险

重复型商业健康保险是指参保人既可以享受国家医疗保险制度提供的服务,也可以接受商业健康保险提供的医疗服务。澳大利亚、英国及南欧等国家和地区的商业保险就属于这种模式。

3.费用补充型商业健康保险

费用补充型商业健康保险是对社会保险制度的一种补充,主要用来保障社会医疗保险制度中个人自费的部分。法国、韩国等国家的商业保险就属于这种类型。

4.项目补充型商业健康保险

项目补充型商业健康保险也称为奢侈型商业健康保险模式,是指商业健康保险制度在国家医疗保障体系中所起的作用较小、仅对一些高端自费医疗进行保障的保险模式。

(二)根据投保人的数量划分

1.个人健康保险

随着医疗需求的提升,基本医疗保险只能满足基本需求,一些投保人可以根据自己的需求以及财务情况,自由地选择个人商业健康保险。

2.团体健康保险

团体商业医疗保险是企业为个人购买的商业保险,尽管个人会负担一部分保险费用,但额度较少,而获得的保障却很全方位。

(三)根据投保时间长短划分

1.短期健康保险

短期商业医疗保险是指保险期间在一年及一年以下且不含有保证续保条款的健康保险。短期健康保险由于保障期限比较短,所以具有花费金额较低的特点。短期商业医疗保险保障期限一般为一年,保障期限短保费支出自然也较少。

2.长期健康保险

长期健康险是指保险期间超过一年或者保险期间虽不超过一年但含有保证重新购买条款的健康保险。长期健康险在投保之后每年续期,按照一定的保费期间来续交保费,保障责任是一直持续的。

(四)根据给付方式划分

1.费用报销型医疗保险(普通医疗保险)

费用报销型医疗保险是以疾病或意外事故产生医疗费用为给付条件,保险公司按事先约定的比例(60%～100%)给付保险金的医疗保险。实报实销是这类保险最显著的特点。最常见的费用报销型医疗保险是住院医疗费用和手术费用报销型保险,此外还有门诊医疗保险和门急诊费用报销保险;在门急诊费用报销方面,市场上主要销售的是附加意外伤害门急诊医疗保险。

2.定额给付型医疗保险

定额给付型医疗保险与实际花费的医疗费用没有必然联系,只与之前在保险公司那里购买的保险额度有关,是一种在保险事故发生时按约定的金额进行给付的医疗保险。

(1)重大疾病保险。它是以特定的重大疾病(如恶性肿瘤、急性心肌梗死、冠状动脉搭桥术等)发生为给付保险金条件的保险。只要被保险人确认患了保险条款中列出的某种疾病,无论是否已经发生治疗费用,也不管发生多少费用,保险公司都须按事先约定的保险额度给予保险金。

(2)收入津贴型医疗保险。它是以因意外伤害或疾病导致收入中断或减少为给付保险金条件的收入保障保险。通常有住院津贴(补贴)型保险、失能收入保障保险。这个保险不参与医疗费报销,只是按照实际住院天数进行补贴,每年最多补贴180 d。至于每天的补贴额度,各家保险公司的产品略有不同,有 20 元/天、50 元/天,也有 100 元/天,由于每日补贴额度不同,各家保费也有很大的差别。

四、商业健康保险制度原则

(一)坚持以人为本,丰富健康保障

把提升人民群众健康素质和保障水平作为发展商业健康保险的根本出发点、落脚点,充分发挥商业健康保险在满足多样化健康保障和服务方面的功能,建设符合国情、结构合理、高效运行的多层次医疗保障体系。

(二)坚持政府引导,发挥市场作用

强化政府的制度建设、政策规划和市场监管等职责,通过财税、产业等政策引导,发挥市场在资源配置中的决定性作用,鼓励商业保险机构不断增加健康保障供给,提高服务质量和效率。

(三)坚持改革创新,突出专业服务

深化商业健康保险体制改革,运用现代科技,创新管理服务,拓宽服务领域,延长服务链条,推进健康保险同医疗服务、健康管理与促进等相关产业融合发展。

五、商业保险制度现状

我国商业保险可追溯到1982年。1982年,中国人民保险公司上海分公司经办了"上海市合作社职工医疗保险",以此为标志,拉开了我国商业健康保险业务经办的序幕。

进入20世纪90年代后,随着人口增长、年龄结构的变化,新的诊断治疗技术的应用和新药、进口药物的采用,医疗费用持续大幅上涨,国家和企业已不堪重负。为了控制医疗费用的不合理增长,减轻国家和企业的负担,我国开始探索并逐步试行新的医疗保障制度,制度变迁为商业健康保险的发展腾出较大的空间,我国商业健康保险的发展也迎来了初步发展阶段。

进入21世纪后,健康保险需求急剧增加,保证续保、非传统门诊医疗保险产品开始出现,有的寿险公司开始推出分红型重大疾病保险,有的寿险公司开始通过银行渠道销售健康保险产品,有的寿险公司还开始与社会医疗保险进行衔接,开展补充医疗保险业务,并开拓农村健康保险市场,这一期间我国健康保险业务得以初步发展。

2002年,九届全国人大常委会第三十次会议通过了关于修改《中华人民共和国保险法》的决定,根据修改后的《中华人民共和国保险法》,从2003年开始,财产保险公司也可以经营短期健康保险,这使得有资格经营健康保险的主体增加到60个以上。大部分财产保险公司逐步涉足销售短期健康保险产品。财产保险公司经营短期健康保险业务,在一定程度上可以不断挖掘健康保险市场的潜力,促进健康保险市场的繁荣,同时也能更好地满足消费者的健康保障需求。

2003年上半年,中国保障监督管理委员会颁布了《人身保险新型产品精算规定》,统一了人身保险新型产品的技术标准。《人身保险新型产品精算规定》规定,"分红保险可以采取终身寿险、两全保险或年金保险的形式。保险公司不得将其他产品形式设计为分红保险"。根据这一规定,分红健康保险必须退出市场,取而代之的是非分红的健康保险。《人身保险新型产品精算规定》的出台和分红健康保险的停售对于进一步建立科学的健康保险核算基础、保护消费者利益、防范和化解健康保险经营风险有着深远的影响,表明了我国保险业对健康保险的监管和经营理念正在不断走向成熟。

2006年8月,中国保障监督管理委员会颁布《健康保险管理办法》,这是健康保险第一部专门化监管规章,该办法统一了财险公司、寿险公司、专业健康保险公司在健康保险业务经营上的监管标准,为多种主体的公平竞争提供制度保障,明确支持保险公司加强与医疗机构深层次合作、管控医疗服务质量、强化健康管理服务等发展方向。

2014年以来,商业健康保险进入快速发展阶段,其中疾病保险已经发展成为主力产品,占据了市场份额的半壁江山,此外医疗保险也快速发展,成为健康保险快速发展中不容忽视的重要部分。

2016年,经中国保障监督管理委员会批准,多款税收优惠健康保险产品陆续面世销售,这是我国首次在健康保险税收优惠政策上的探索成果,开启了我国对保险消费实施税收优惠的新时代。

在政策支持、需求释放、供给拉动、科技赋能等多重利好因素叠加影响下,商业健康保险快速发展,根据《中国医疗保障统计年鉴2021》中2007—2020全国商业健康保险数据显示,在机构

数、保费收入、理赔支出三方面,2020 年均比 2007 年有了大幅增长(表 8-3)。

表 8-3　全国商业健康保险情况

年份	开展保险机构数(个)	保费收入(亿元)	理赔支出(亿元)
2007	62	384	117
2008	81	586	175
2009	89	574	217
2010	93	574	232
2011	96	692	360
2012	106	863	298
2013	115	1 123	411
2014	117	1 587	571
2015	124	2 410	763
2016	136	4 042	1 001
2017	149	4 389	1 295
2018	156	5 448	1 744
2019	157	7 066	2 351
2020	158	8 173	2 921

六、如何选择商业健康保险公司

(一)品牌知名度、公众认可度

品牌知名度、公众认可度高的保险公司管理往往更规范,售后服务和理赔服务会更好一点。此外,身边的人对参保人所要选择的公司是否认可也是一个应该考虑的因素,尤其是接受过理赔的参保人,他们的建议对于了解保险公司的商业信誉具有重要的参考价值。

(二)偿付能力

偿付能力是保险公司兑现客户承诺的重要参考,是保险公司实际资产减去实际负债后的数额。保险公司偿付能力的强弱,代表了一家保险公司财务能力是否雄厚,是影响公司经营的最重要因素。公司具备足够的偿付能力,可以保证发生保险事故时,有足够的资金支付保险金,并保证保险公司的正常经营。保险公司的偿付能力数据,一般可以从各家保险公司的年报中反映出来。

(三)保险保障

保险的最大作用是保障而不是投资,通常保险公司的主流产品是以保障为主的产品。一般来讲保障类的产品是没有分红的,对于保险公司来讲,保障类的产品是一定要兑现的承诺,所以投保人在选择保险公司时,需要了解保险公司产品的特点,及其在同类产品中的竞争优势。以重大疾病保险为例,有的保障期限长,有的保障范围广,有的还将重大疾病分类,第一类出险,被保险人病愈后还可以投保第二类重大疾病。有的具有豁免功能,即被保险人出险后后续的保费将免缴,但被保险人仍可以享有特定的保障权益。因此,在投保前,被保险人需要详细了解保单条款中涉及自身利益的具体内容。

(四)投资实力

保险公司的投资能力强,意味着保费的增值空间大。公司的盈利状况对被保险人的利益是有影响的,只有能取得稳定收益的公司,才能最终保证被保险人的利益。例如,需要考察公司股东背景、公司实力、公司文化,同时还要进一步了解公司治理结构、内部风险控制、信息披露制度,以及注重投资者教育等。同时,也要了解保险公司的投资管理团队,主要了解团队中人员的专业素质、投资实力以及投资业绩。公司过去的高业绩对投保人有很大的吸引力,因为历史业绩在某种程度上体现了保险公司的整体投资实力水平。

(五)服务水平

参保人购买的健康险往往是需要保障多年的险种,这就意味着保险产品与其他商品不同,通常不是一次性消费,而是在人的一生中要连续性长时间地进行消费。因此详细了解保险公司的服务细节,特别是售后服务很重要,此外还要了解保险销售员提供的服务水平和质量。服务质量主要是看保险公司能否及时告知新险种,出险后能否及时合理地赔付,能否真心解决顾客投诉,是否注意与顾客的沟通,是否为被保险人提供诸如定期回访、消费优惠、紧急援助等额外的附加服务。

(六)产品细节

现阶段,一般保险公司提供的险种条款基本没有太大差异,投保人需要详细了解的是条款中涉及自身利益的具体内容,如承保风险种类、保险责任、保险收益、保险期限、赔付方式等。不同的保险公司,同样的保险产品,价格可能不同,同样价格的保险,其保障的范围、保障的时间也会有所不同,因此投保人投保时要看清楚保险保障内容,特别要注意保险除外责任的规定,除外责任是保险公司不承担责任的范围,即除外责任中规定的事项发生,保险公司不负责保险金的给付。因此,应当选择除外责任少的保险公司。

七、商业健康保险与社会医疗保险的区别和联系

(一)商业健康保险与社会医疗保险的区别

1.性质不同

社会医疗保险是国家通过立法强制实施的一种社会保险,其作用是通过法律保障公民在疾病的情况下依法从国家和社会获得物质帮助的权利,它坚持低水平、广覆盖、保基本、可持续的方针,具有强制性、互助共济性和基本保障性的特点。而商业健康保险则完全体现商品等价交换的原则,运用经济补偿手段,为投保人提供与保费规模相适应的医疗待遇,具有自愿性、营利性和选择性的特点。

2.实施方式不同

社会医疗保险主要采取强制方式实施,属于强制保险。凡属于社会医疗保险范围覆盖的保险对象,无论其是否愿意都必须参加,并缴纳保费。当被保险人遇到疾病风险时,政府必须按法定标准给付,这种强制性保证了社会保障的大规模,有效减少逆向选择。而商业健康保险一般采取自愿原则,属于自愿保险,投保人是否投保、投保什么险种、选择什么保险公司,投保多少保费,由投保人自行决定,双方在自愿的基础上签订保险合同,履行各自的义务并享受相应的权利。

3.经办主体和管理特征不同

社会医疗保险的经办主体是政府或政府指定的专门职能部门,它除了管理社会医疗保险基金的筹资与偿付,还要管理与之相关的其他活动,如负责某些服务工作等,由于社会保险的政策

性和"人、财、物"的统一管理,决定了国家财政对其负有最后保证责任。而商业健康保险经营主体是以盈利为目的的商业保险公司,商业保险业务的开展,在法律规定的范围内,可以由保险双方自行订立条款,保险公司自主经营、自负盈亏,国家财政不以任何形式负担其保险金的赔偿与给付。

4.给付标准依据和保障水平不同

社会医疗保险的给付标准主要取决于能提供满足基本医疗需要的保障水平,保障水平一般比较低,过高则会带来政府财政压力和医疗费用的难以遏制。社会医疗保险的低水平、广覆盖、保基本的特点,有利于低收入阶层、不幸者及退休者。商业健康保险给付标准与所缴保费之间密切联系,实行"多买多保、少买少保"的原则,保障水平高低悬殊,低收入、年老、疾患者群往往因"风险选择"被拒之门外,明显有利于高收入阶层。

5.保障对象不同

社会医疗保险的对象是符合《中华人民共和国社会保险法》的劳动者,有的国家甚至扩展到全体公民,社会化程度高。商业健康保险的保险对象灵活,不论是劳动者还是非劳动者,都可以依据个人需要投保。

6.权利与义务关系不同

社会医疗保险是建立在劳动关系基础之上的,只要劳动者履行了法定的社会劳动义务,就获得了享有社会保险待遇的权利。社会医疗保险的权利与义务并不对等,职工缴纳保险费的多少不是取决于将来偿付的多少或疾病危险程度的高低,而是取决于当时的收入水平。商业健康保险的权利义务是基于商业保险合同关系而产生的,公民或法人只要与保险公司自愿订立医疗保险合同,并按合同约定缴纳保费,就可以按照合同约定享受赔偿与给付的权利,获得相应的保障。

7.法律基础不同

社会医疗保险涉及国家各种社会政策、经济政策和劳动政策,它反映国家、企业和劳动者之间的物质利益关系,社会医疗保险法律基础包括《中华人民共和国宪法》《中华人民共和国劳动合同法》和《中华人民共和国社会保险法》等。而在商业健康保险中,保险合同是在平等、自愿、互利、等价的基础上签订的,保险合同的双方当事人享有的权利和义务也在合同中具体约定,以合同为依据。从涉及的法律来看,商业健康保险的法律基础包括《中华人民共和国民法典》和《中华人民共和国保险法》等。

8.资金来源不同

社会医疗保险是由三方筹资,资金来源于政府财政拨款、企业缴纳的保险费、劳动者个人缴纳的保险费3个渠道,资金最后汇总于社会医疗保险经办机构,经办机构的管理费用由国家支付,不从社保基金中提取。商业健康保险的资金全部来源于投保人缴纳的保费,虽然通过对保险基金的运用可以获得一定的融资收益,但保险公司的管理费用却需要投保人承担。

(二)商业健康保险与社会医疗保险的联系

1.实施方式的互补

社会医疗保险强制实施,商业健康保险自愿参加,社会医疗保险和商业健康保险实施方式的互补,既保证满足社会稳定的要求,又充分尊重成员的保险意愿。

2.服务对象的互补

社会医疗保险覆盖面窄,占人口大多数的农民、乡镇企业及其他非国有经济组织的职工基本上被排除在社会医疗保险之外。商业健康保险没有严格的对象限制,以全体社会成员为覆盖对象,是一种自愿选择的商业活动。商业健康保险的经营扩大了保险的覆盖面,社会成员可以通过自由选择商业健康保险来规避自己的疾病风险。

3.资金来源的互补

社会医疗保险基金由国家、企业和个人三方共同负担,但主要来源于国家和企业。商业保险公司是一种自主经营、自负盈亏的经济实体,保险费主要来自投保人自愿缴纳的保费,商业健康保险的筹资方式有效减轻了政府负担,同时还可以为经济建设提供后备资金。

4.医疗保障层次的互补

社会医疗保险通过国民收入再分配为社会成员提供基本的医疗保障,商业健康保险则承担着满足人们对不同层次医疗服务的需求,是社会医疗保险重要补充。

(齐岭山)

第六节　医　疗　救　助

一、什么是医疗救助

医疗救助是政府通过提供财务、政策和技术的支持以及社会通过各种慈善行为,对贫困人口中因病而无经济能力进行治疗的人群,或者因支付数额庞大的医疗费用而陷入困境的人群,实施专项帮助和经济支持,使他们获得必要的卫生服务,以维持其基本生存能力,改善目标人群健康状况的一种医疗保障制度。它既是医疗保障体系中一个重要组成部分,又是社会救助体系中的重要内容,属于针对低收入群体疾病经济风险的专项救助。

医疗救助超出了单纯生活救济的范围,使狭义的救济拓展了概念,使贫困人群不仅得到物质生活方面的救济,而且还得到医疗服务方面的帮助,使社会救济由生活保障向疾病医治方面延伸,解决贫困人群的就医问题。

医疗救助体系既是医疗保障体系的重要组成部分,又是社会救助体系的重要内容。医疗救助与社会救助的其他方面、医疗救助与医疗保险之间都不可相互取代,只有共同发展,才能保障"人人享有基本医疗"卫生服务目标的实现。

二、为什么要建立医疗救助制度

《中华人民共和国宪法》第四十五条规定,"中华人民共和国公民在年老、疾病或者丧失劳动能力的情况下,有从国家和社会获得物质帮助的权利。国家发展为公民享受这些权利所需要的社会保险、社会救济和医疗卫生事业。"因此,获取医疗救助是公民的一项基本权利。

医疗救助的目的是在公平与效率之间寻求均衡,保证医疗服务享有的公平性,缩小不同阶层的社会人群在健康和医疗服务利用方面的不公平和社会差距,使每位社会成员均能享有最基本的医疗保障。

《社会救助暂行办法》第二十七条规定:"国家建立健全医疗救助制度,保障医疗救助对象获得基本医疗卫生服务。"政府是医疗救助的法定主体,政府作为主导力量,承担着医疗救助制度的统筹协调、救助资金的筹集和医疗救助行为的监管等各个方面。同时《社会救助暂行办法》第五十二条也鼓励社会力量通过各种方式参与医疗救助。

医疗救助的作用：①保障困难群体的最低医疗服务需求。医疗救助的最根本目的是扶危济困，对贫困人口中因病而无经济能力进行治疗的人实施专项帮助和支持，使他们尽快恢复健康。②有利于稳定社会秩序。对困难群体实施医疗救助有利于增强社会关系的和谐度，这为社会稳定创造了一定的条件。③有利于熨平经济周期。医疗救助作为社会救助的一个项目通常在财政政策中被当作自动稳定器来使用。当经济过热的时候，贫困人口数量及其贫困程度会相对减少，这使用于医疗救助的支出会自动地减少，从而抑制经济过热的程度。当经济不景气的时候，贫困人口数量及其贫困程度会相对增加，用于医疗救助的支出会自动地增加，从而抑制经济衰退的程度。可见，医疗救助具有一定的自动熨平经济周期的作用。

三、医疗救助制度的原则

我国医疗救助的总体原则是坚持从我国经济和社会发展实际出发，保障困难群众基本医疗需求；坚持统筹协调，搞好医疗救助政策与相关社会保障政策的衔接，探索建立城乡一体化的医疗救助政策；坚持突出重点，分类施救，公开便捷，发挥医疗救助的救急救难作用；坚持政府主导，社会参与，大力发展医疗慈善事业。

四、医疗救助制度现状

我国农村实施医疗救助开始于 2003 年，城市医疗救助试点工作开始于 2005 年。当时由于制度刚刚建立，存在着诸多问题。后续经过国家对医疗救助进行了规范和管理，出台了一系列措施，救助对象范围不断扩大，从单一住院扩展到门诊救助和重特大疾病救助。

《"十四五"全民医疗保障规划》指出，要统一规范医疗救助制度。建立救助对象及时精准识别机制。实施分层分类救助，规范救助费用范围，合理确定救助标准。建立健全防范和化解因病致贫返贫长效机制，协同实施大病专项救治，积极引导慈善等社会力量参与救助保障，强化互联网个人大病求助平台监管，促进医疗救助与其他社会救助制度的衔接。完善疾病应急救助管理运行机制，确保需急救的急重危伤病患者不因费用问题影响及时救治。党的二十大也强调，要促进多层次医疗保障有序衔接，完善大病保险和医疗救助制度，落实异地就医结算，建立长期护理保险制度，积极发展商业医疗保险。

据《中国医疗保障统计年鉴 2021》显示，2010—2020 年十年间，我国医疗救助基金使用情况有了大幅提升（表 8-4）。2018—2020 年，全国医疗救助受益人数情况也大幅提升（表 8-5）。

表 8-4　2010—2020 年医疗救助资金使用情况

年份	救助总金额	医疗救助资助参加基本医疗保险资金数	住院救助资金数	门诊救助资金数	其他有关部门资助参加基本医疗保险资金数	其他有关部门实施直接救助资金数
2010	1 577 623					
2011	2 162 502					
2012	2 306 113		1 435 332	227 808		
2013	2 574 119		1 572 558	232 039		
2014	2 839 872		1 801 586	239 709		
2015	3 036 690	394 921	1 908 143	237 572	71 529	222 106

年份	救助总金额	医疗救助资助参加基本医疗保险资金数	住院救助资金数	门诊救助资金数	其他有关部门资助参加基本医疗保险资金数	其他有关部门实施直接救助资金数
2016	3 323 311	467 758	2 042 239	285 219	72 446	165 572
2017	3 761 500	597 713	2 363 847	297 043	142 011	234 363
2018	4 246 277	1 026 749	2 644 317	325 920	156 240	93 052
2019	5 022 489	1 348 499	2 930 056	412 276	240 586	91 073
2020	5 468 373	1 601 319	3 003 775	519 827	289 311	54 140

注：救助总金额指在报告期内各地通过医疗救助实施救助的支出总金额。医疗救助资助参加基本医疗保险资金数指在报告期内通过医疗救助资金资助救助对象参加城乡居民基本医疗保险的资金支出数。住院救助资金数指在报告期内按规定实施住院救助的资金支出数。门诊救助资金数在报告期内按规定实施门诊救助的资金支出数。重点救助对象救助资金数（门诊）指在报告期内对特困人员、城乡低保对象实施门诊救助的资金支出数。其他有关部门资助参加基本医疗保险资金数指在报告期内其他部门实施的资助困难群众参加城乡居民基本医疗保险的资金支出数。其他有关部门实施直接救助资金数指在报告期内其他部门实施的门诊救助和住院救助资金支出数。

表 8-5　2018—2020 年全国医疗救助受益人数情况

年份	救助总人次数（万人次）	医疗救助资助参加重点基本医疗保险人数（万人）		住院救助人次数（万人次）	
			重点救助对象人数	重点救助对象人次数	重特大疾病医疗救助人次数
2018	13 294.7	6 692.3	3 626.1	2 297.7	1 281.4	293.9
2019	16 036.9	7 538.4	4 006.5	2 608.7	1 551.4	401.8
2020	18 608.5	8 641.4	4 272.1	2 843.5	1 731.3	521.4

年份	门诊救助人次数（万人次）		其他有关部门资助参加基本医疗保险人数（万人）	其他有关部门实施直接救助人次数（万人次）
	重点救助对象人次数	重特大疾病医疗救助人次数		
2018	3 063.3	1 646.5	589.1	981.6	259.8
2019	4 441.6	2 424.4	632.2	1 212.4	235.9
2020	5 560.7	3 442.5	925.0	1 342.8	220.1

注：救助总人次数指在报告期内各地通过医疗救助实施救助人次数。医疗救助资助参加基本医疗保险人数指在报告期内各地通过医疗救助资金资助救助对象参加城乡居民基本医疗保险的人数。资助重点救助对象人数指在报告期内资助特困人员、城乡低保对象参加城乡居民基本医疗保险的人数。住院救助人次数指在报告期内按规定实施住院救助的总人次数。重点救助对象人次数（住院）指在报告期内获得住院救助的特困人员和城乡低保对象人次数。重特大疾病医疗救助人次数（住院）指在报告期内对救助对象实施重特大疾病住院救助的人次数。门诊救助人次数指在报告期内按规定实施门诊救助的总人次数。重点救助对象人次数（门诊）指在报告期内获得门诊救助的特困人员和城乡低保对象人次数。重特大疾病医疗救助人次数（门诊）指在报告期内对救助对象实施重特大疾病门诊救助的人次数。其他有关部门资助参加基本医疗保险人数指在报告期内其他有关部门资助参加基本医疗保险人数。其他有关部门实施直接救助人次数指在报告期内其他部门实施直接救助人次数。

据国家医疗保障局公布的 2021 年全国医疗保障事业发展统计公报显示，医疗救助减轻农村低收入人口医疗费用负担 1 224.1 亿元。2021 年，全国医疗救助支出 619.90 亿元，资助参加基本医疗保险 8 816 万人，实施门诊和住院救助 10 126 万人次，全国次均住院救助、门诊救助分别为 1 074 元、88 元。2021 年,中央财政安排医疗救助补助资金 302 亿元,比上年增长 16.2％。2021 年,全国纳入监测范围农村低收入人口参保率稳定在 99％以上。各项医保综合帮扶政策惠及农村低收入人口就医 1.23 亿人次,减轻农村低收入人口医疗费用负担 1 224.1 亿元。

五、医疗救助对象及救治费用保障范围、基本救助水平

(一)医疗救助对象

根据《社会救助暂行办法》的规定,下列人员可以申请相关医疗救助。

(1)最低生活保障家庭成员。

(2)特困供养人员。

(3)县级以上人民政府规定的其他特殊困难人员。

最低生活保障家庭是指共同生活的家庭成员人均收入低于当地最低生活保障标准,且符合当地最低生活保障家庭财产状况规定的家庭。

特困供养人员是指无劳动能力、无生活来源且无法定赡养、抚养、扶养义务人,或者其法定赡养、抚养、扶养义务人无赡养、抚养扶养能力的老年人、残疾人及未满 16 周岁的未成年人。

其他特殊困难人员主要包括低收入家庭重病患者及当地政府规定的其他特殊困难人员,具体参照当地标准。

例如,《山东省关于健全重特大疾病医疗保险和救助制度的实施意见》(以下简称《实施意见》)明确医疗救助范围包括医疗费用负担较重的困难居民和职工,包括特困人员、低保对象、返贫致贫人口、低保边缘家庭成员、防止返贫监测帮扶对象,以及未纳入以上救助对象范围但因高额医疗费用支出导致家庭基本生活出现严重困难的因病致贫重病患者,对这 6 类困难群众实施分类救助。县级以上政府规定的其他特殊困难人员,按上述救助对象类别给予相应救助。

(二)救治费用保障范围

国务院 2021 年《关于健全重特大疾病医疗保险和救助制度的意见》指出,坚持保基本,妥善解决救助对象政策范围内基本医疗需求。救助费用主要覆盖救助对象在定点医药机构发生的住院费用、因慢性病需长期服药或患重特大疾病需长期门诊治疗的费用。由医疗救助基金支付的药品、医用耗材、诊疗项目原则上应符合国家有关基本医保支付范围的规定。基本医保、大病保险起付线以下的政策范围内个人自付费用,按规定纳入救助保障。除国家另有明确规定外,各统筹地区不得自行制定或用变通的方法擅自扩大医疗救助费用保障范围。

(三)基本救助水平

国务院 2021 年《关于健全重特大疾病医疗保险和救助制度的意见》指出,按救助对象家庭困难情况,分类设定年度救助起付标准(以下简称起付标准)。对低保对象、特困人员原则上取消起付标准,暂不具备条件的地区,其起付标准不得高于所在统筹地区上年居民人均可支配收入的 5％,并逐步探索取消起付标准。低保边缘家庭成员起付标准按所在统筹地区上年居民人均可支配收入的 10％左右确定,因病致贫重病患者按 25％左右确定。对低保对象、特困人员符合规定的医疗费用可按不低于 70％的比例救助,其他救助对象救助比例原则上略低于低保对象。具体救助比例的确定要适宜适度,防止泛福利化倾向。各统筹地区要根据经济社会发展水平、人民健康需求、医疗救助基金支撑能力,合理设定医疗救助年度救助限额。农村易返贫致贫人口救助水平,按巩固拓展医疗保障脱贫攻坚成果有效衔接乡村振兴战略有关政策规定执行。

六、医疗救助形式

按照国家关于医疗救助相关法规和政策规定,医疗救助方式主要有2种。一是资助符合条件的救助对象参加居民基本医疗保险,对其个人缴费部分给予补助;二是对救助对象经基本医保、大病保险等支付后个人负担的符合政策规定的门诊和住院费用给予救助。

医疗救助的方式是实现社会救助的途径和措施,是政府、社会(包括社会组织)在医疗救助中履行职责及发挥优势而采取的各种方法的汇集,受当地政治经济文化发展水平的影响,主要有专项补助,医疗费用减免、临时救济、义务巡诊、慈善救助及缴纳医疗保险费等形式。各种形式之间具有一定的替代性和互补性。

(一)专项补助

中央和地方财政根据救助对象的医疗服务需求,定期拨付一定经费,结合社会捐助,或者其他渠道筹集的资金,构成专项基金,专款专用。

专项补助是医疗救助资金的主要来源,一般由当地社会慈善组织筹资为主逐步发展为政府财政拨款为主,体现了社会保障体系中政府地位的提升与职责的强化,也是政府实现其社会稳定职能的有效方式,有利于社会保障制度社会化和规范化改革。专项补助可以保证医疗救助基金的连续性和稳定性,有利于增强居民对医疗救助制度的信任和信心。专项补助经费的多少及其增长速度取决于财力和领导的价值取向。由于现行的医疗救助制度是以行政命令实施的,法律效力不强,因此救助基金的长期稳定性和连续性还有待加强。

(二)医疗费用减免

医疗费用减免是实施医疗救助制度的基本形式,是指政府或社会通过定点医疗机构向持有关证明(如医疗救助卡或低保卡等)的医疗救助对象,按有关政策提供减免性的医疗服务,或者报销部分符合救助标准的医疗费用的一种救助形式。医疗费用减免可以直接减轻贫困患者或因病致贫人口的疾病经济负担和生活压力,增加这部分人群对基本医疗卫生服务的利用,提高其健康水平。但是由于各地对医疗费用减免的范围或项目有明显的限制,在一定程度上可能排除部分客观上需要社会帮助的人群。另外,医疗费用报销措施是一种事后补偿制度,患者需要先期垫付,对于经济非常困难的患者来说,难以承受先期垫付的医疗费用,故而限制了这部分人群的就诊。

(三)临时性医疗救济

临时性医疗救济是针对因病、因灾而导致家庭生活暂时困难的低收入人群、没有医疗保障的人群,或其他保障形势仍不能满足其需要的人群,或其他缺医少药的人群等,由政府或社会提供必要的、临时的医疗服务或者医疗费补贴,帮助他们渡过难关的一种医疗救助方式。临时性医疗救济主要针对突发性受灾居民或者突发性大病患者及其家属。我国自然灾害频繁,这种不可预见性的灾难往往会使一个原本普通的家庭陷入困境,困难家庭尤其如此。中央和各地政府每年均组织医疗队和大量救济药品,直接深入灾区实行临时性的医疗救助,避免或者减少传染病的流行,帮助灾民恢复健康,恢复生产,重建家园。此外,各级政府还针对缺医少药地区的居民,对他们提供具有较高的成本效果的、必要的医疗帮助,能够迅速帮助患者和家属减轻灾难带来的心理压力,减少疾病带来的直接或间接损失,患者能获得必要的医疗卫生服务,尽快恢复健康。同时,可以使他们享有经济与社会发展带来的物质与文明成果,得到国家、社会对基本健康权的重视,有利于社会的稳定性和保障的公平性。

(四)慈善救助

慈善救助是政府、社会慈善团体或组织为贫困人员开展的义诊、义捐和无偿义务医治的服务活动。主要有以下形式。

1.慈善医疗机构、福利医院

慈善医疗机构或福利医院对持医疗救助卡的贫困人口进行免费或低收费的医治服务。国外也多有类似的贫民医院。

2.慈善募捐

慈善募捐由慈善组织、其他社会组织或个人发起,对特定贫困患者开展献爱心募集资金或物质活动,所筹资金或物质专款专用、所剩部分再救治新的贫困患病者。慈善募捐形式往往可以汇集社会各方面的帮助,体现社会成员的团结互助精神。

3.定期义诊

医院与社区达成协议,定期轮流派医护人员或医疗救助志愿者到社区或在原工作场所无偿服务,对符合医疗救助条件的人员提供免费或低收费的诊疗服务。许多城市的医疗机构选择某一农村地区,为当地居民提供长期的巡回义诊,帮助当地卫生技术人员提高诊疗水平,同时改善当地缺医少药的现象。

社会救助产生的初期就采用慈善救助的形式,它是"仁心"的直接表露,是精神文明的窗口。慈善救助能够快速集中社会凝聚力。但是由于社会上各种不明身份的捐赠组织或个人较多,政府性捐赠机构的管理工作不透明,有的对爱心捐赠抱有怀疑态度,人们对加入慈善活动有所迟疑。近年来,国家正致力于建立规范化、经常化的捐赠制度,充分动员社会各界力量投身于慈善事业。

(五)代为缴纳基本医疗保险费

在我国,民政部门利用社会医疗救助基金为救助对象缴纳医疗保险费,帮助其参加基本医疗保险。例如,江苏省镇江市规定,未参加基本医疗保险的享受本市城镇居民家庭最低生活保障的职工和退休人员,由市医疗保险经办机构为其办理参加住院医疗保险的手续,所需缴纳的费用由社会医疗救助基金予以列支。

为贫困人口缴纳医疗保险费,一方面可以扩大医疗保险的覆盖面,提高医疗卫生服务利用的公平性,解决救助对象的基本医疗需求问题,使他们享受同等的医疗服务和待遇,减少贫困带来的身心压力和经济负担;另一方面将部分医疗救助业务的管理工作委托给社会医疗保险部门,由社会医疗保险部门管理医疗救助工作,有利于不同层次医疗保障水平之间的衔接,编织一个完整的医疗保障安全网。

七、医疗救助比例

医疗救助比例是指对医疗救助对象经基本医疗保险、大病保险和其他补充医疗保险支付后,个人及其家庭难以承担的符合规定的基本医疗自付费用,给予补助的比例。

医疗救助比例的设定并没有全国统一的标准,由各地根据医疗救助资金规模、经济发展水平、困难群众支付能力以及基本医疗需求的实际情况确定。常见的救助比例形式有固定补偿比例和不同费用段分段补偿比例。

《山东省人民政府办公厅关于健全重特大疾病医疗保险和救助制度的实施意见》表明,困难居民和职工依法参加基本医保,按规定享有三重制度保障权益。对救助对象参加居民基本医保个人缴费部分实行分类资助,其中对特困人员给予全额资助;对低保对象、返贫致贫人口、低保边缘家庭成员及防止返贫监测帮扶对象给予定额资助。特困人员、低保对象、返贫致贫人口中的参保居民和职工大病保险年度起付线分别比统筹区居民医保和职工医保降低 50%,分段报销比例提高 5 个百分点,取消大病保险年度最高支付限额;取消上述人员大病保险特药起付线。按照"先保险后救助"的原则,救助对象在定点医药机构发生的住院费用、门诊慢特病费用(包括参照住院和门诊慢特病管理单独支付的药品费用),经基本医保、大病保险(含职工大额医疗补助,下同)等报销后政策范围内个人自付部分,以及基本医保、大病保险年度起付线以下和最高支付限额以上的费用(以下统称政策范围内个人负担费用),按规定全部纳入救助保障范围,住院和门诊慢特病费用共用年度医疗救助和再救助限额,合力防范致贫返贫风险。医疗救助基金支付范围应符合国家和省有关基本医保支付范围的规定,各统筹地区不得擅自扩大医疗救助费用保障范围。对特困人员、低保对象及返贫致贫人口医疗救助不设年度起付线,经基本医保、大病保险报销后,政策范围内个人负担部分按不低于 70% 比例救助,年度救助限额不低于 3 万元。对三重制度保障后,政策范围内个人负担超过 5 000 元以上部分按不低于 70% 比例给予再救助,年度再救助限额不超过 2 万元。对低保边缘家庭成员及防止返贫监测帮扶对象,经基本医保、大病保险报销后,政策范围内个人负担超过 3 000 元以上部分按不低于 50% 比例给予救助,年度救助限额不高于低保对象。对三重制度保障后,政策范围内个人负担超过 10 000 元以上的部分按不低于 70% 比例给予再救助,年度再救助限额不超过 2 万元。具体标准由各市根据医疗救助基金支撑能力科学确定。对因病致贫重病患者通过申请方式实行医疗救助,具体认定办法由省民政厅会同省医疗保障局等相关部门确定。对经认定符合因病致贫重病患者医疗救助待遇条件的,经基本医保、大病保险报销后,政策范围内个人负担超过统筹区上年居民人均可支配收入 25% 以上的部分,按不低于 60% 比例给予救助,年度救助限额不高于低保对象。个人负担费用可追溯至自申请之月前 12 个月,一次身份认定享受一个医疗年度救助待遇和救助限额,一个年度内不得重复申请。具体标准由各市根据医疗救助基金筹集情况科学确定。

八、医疗救助服务与管理

(一)医疗救助定点医疗机构

医疗救助定点医疗机构是指经县级以上地方政府民政部门、卫生部门共同协商,确定为当地救助对象提供医疗救助服务的医疗机构,定点医疗机构与民政部门签订协议,明确双方责任、权利与义务,并严格履行。

(二)医疗救助对象申请程序

各地医疗救助对象申请程序有所不同。例如,山东省济南市要求申请人到乡村振兴部门或民政部门指定的街道或乡镇社会事务部门提交救助身份认定申请,主管部门审核通过后,交街镇医疗保险经办机构区报县医保部门,对已认定的符合医疗救助身份的参保人发生的符合救助规定的医疗费用进行救助。对符合救助规定的医疗费用,可联网结算的,医疗救助与基本医疗保险、大病保险等实行"一站式"即时结算,救助对象就医结算时仅支付按规定应由个人负担的费用;不能联网结算的,有关费用先由救助对象垫付,就医结束后再到街镇医保经办机构申请医疗救助。

九、医疗救助基金筹集与管理

(一)医疗救助基金的筹集

农村医疗救助基金的筹集主要通过各级财政拨款和社会各界资源捐助等多种渠道,主要有以下3个。①地方各级财政每年年初根据实际需要和财力情况安排医疗救助资金,列入当年财政预算。②中央财政通过专项转移支付对中西部贫困地区农民贫困家庭医疗救助给予适当支持。③社会捐赠及其他资金。

城市医疗救助基金3大来源:①通过财政预算拨款,地方财政每年安排城市医疗救助资金并列入同级财政预算,中央和省级财政对困难地区给予适当补助;②专项彩票公益金,民政部门从留归本部门使用的彩票公益金中按照一定比例或一定数额安排用于城市医疗救助的资金;③社会捐助等渠道建立基金。

(二)医疗救助基金管理

2021年,《医疗保障基金使用监督管理条例》(以下简称《条例》)强调,医疗保障基金坚持以人民健康为中心,保障水平与经济社会发展水平相适应,遵循合法、安全、公开、便民的原则。医疗保障基金使用监督管理实行政府监管、社会监督、行业自律和个人守信相结合。要求县级以上人民政府应当加强对医疗保障基金使用监督管理工作的领导,建立健全医疗保障基金使用监督管理机制和基金监督管理执法体制,加强医疗保障基金使用监督管理能力建设,为医疗保障基金使用监督管理工作提供保障。并且,国务院医疗保障行政部门主管全国的医疗保障基金使用监督管理工作。国务院其他有关部门在各自职责范围内负责有关的医疗保障基金使用监督管理工作。县级以上地方人民政府医疗保障行政部门负责本行政区域的医疗保障基金使用监督管理工作。县级以上地方人民政府其他有关部门在各自职责范围内负责有关的医疗保障基金使用监督管理工作。

《条例》对医疗保障基金使用和监督管理、法律责任也制定了相关措施和条文,例如,医疗保障基金使用应当符合国家规定的支付范围。支付范围由国务院医疗保障行政部门依法组织制定。省、自治区、直辖市人民政府按照国家规定的权限和程序,补充制定本行政区域内医疗保障基金支付的具体项目和标准,并报国务院医疗保障行政部门备案。定点医药机构违反服务协议的,医疗保障经办机构可以督促其履行服务协议,按照服务协议约定暂停或者不予拨付费用、追回违规费用、中止相关责任人员或者所在部门涉及医疗保障基金使用的医药服务,直至解除服务协议;定点医药机构及其相关责任人员有权进行陈述、申辩。医疗保障经办机构违反服务协议的,定点医药机构有权要求纠正或者提请医疗保障行政部门协调处理、督促整改,也可以依法申请行政复议或者提起行政诉讼。

十、疾病应急救助制度

(一)疾病应急救助制度概念

《国务院办公厅关于建立疾病应急救助制度的指导意见》对为何建立疾病应急救助制度是这样说明的:"随着基本医保覆盖面的扩大和保障水平的提升,人民群众看病就医得到了基本保障,但仍有极少数需要急救的患者因身份不明、无能力支付医疗费用等原因,得不到及时有效的治疗,造成了不良后果。建立疾病应急救助制度,解决这部分患者的急救保障问题,是健全多层次医疗保障体系的重要内容,是解决人民群众实际困难的客观要求,是坚持以人为本、构建和谐社会的具体体现"。

疾病应急救助制度是解决需要急救但身份不明或者无力支付急救费用的急重危伤病患者治疗问题的保障制度,通过应急救助制度的保障,这部分患者能够得到及时有效治疗,避免造成不良后果,疾病应急救助制度是多层次医疗保障体系的重要内容。

(二)疾病应急救助制度对象及范围

《国务院办公厅关于建立疾病应急救助制度的指导意见》规定了疾病应急救助的对象和范围。

1.救助对象

在中国境内发生急重危伤病、需要急救但身份不明确或无力支付相应费用的患者为救助对象。医疗机构对其紧急救治所发生的费用,可向疾病应急救助基金申请补助。

2.救助基金支付范围

(1)无法查明身份患者所发生的急救费用。

(2)身份明确但无力缴费的患者所拖欠的急救费用。先由责任人、工伤保险和基本医疗保险等各类保险、公共卫生经费,以及医疗救助基金、道路交通事故社会救助基金等渠道支付。无上述渠道或上述渠道费用支付有缺口,由疾病应急救助基金给予补助。疾病应急救助基金不得用于支付有负担能力但拒绝付费患者的急救医疗费用。

(三)疾病应急救助制度基金筹资与管理

《国务院办公厅关于建立疾病应急救助制度的指导意见》规定了疾病应急救助制度基金筹资与管理措施。

1.疾病应急救助制度基金筹资

疾病应急救助基金通过财政投入和社会各界捐助等多渠道筹集。省(区、市)、市(地)政府要将疾病应急救助基金补助资金纳入财政预算安排,资金规模原则上参照当地人口规模、上一年度本行政区域内应急救治发生情况等因素确定。中央财政对财力困难地区给予补助,并纳入财政预算安排。鼓励社会各界向疾病应急救助基金捐赠资金。境内企业、个体工商户、自然人捐赠的资金按规定享受所得税优惠政策。

2.疾病应急救助制度基金管理

(1)基金管理。疾病应急救助基金由当地卫生部门管理,具体由地方政府确定。基金管理遵循公开、透明、专业化、规范化的原则,管理办法由卫生部门同财政部门制定。

(2)基金监管。成立由当地政府卫生、财政部门组织,有关部门代表、人大代表、政协委员、医学专家、捐赠人、媒体人士等参加的基金监督委员会,负责审议疾病应急救助基金的管理制度及财务预决算等重大事项、监督基金运行等。基金独立核算,并进行外部审计。基金使用、救助的具体事例、费用以及审计报告等向社会公示,接受社会监督。

(齐岭山)

第九章

医院医疗保险管理

第一节 医院医疗保险组织管理

医院组织机构是医院的重要组成部分,是医院发挥管理功能和达到管理目标的工具。医院组织机构应随着社会的发展进步不断更新,以适应医院的发展和功能需求。社会医疗保险制度实施以后,医疗保险对医疗服务的补偿与医院的发展密切相关,医院设置医疗保险管理部门正是应对这一变革的基本要求,相应的岗位设置、人员配备和工作职能等也是医院组织管理的基本要素。

一、医院医保行政管理组织

(一)医保机构设置和人员编制

我国现行综合医院编制标准,是根据1978年公布的《综合医院组织编制原则实行草案》制定,20世纪90年代以后在陆续修订的医院等级评审标准中,对各级医院的职能科室设置也提出了明确要求,使全国各级医院的机构设置和组织结构具有很大的相似性,但均未从制度上明确医保管理职能科室的机构设置和人员编制。《城镇职工基本医疗保险定点医疗机构管理暂行办法》中规定:"定点医疗机构应配备专(兼)职管理人员,与社会保险经办机构共同做好定点医疗服务管理工作"。医疗保险制度实施以后,各级医院在医保医疗服务的提供中占很大比例,无论是医保经办机构还是医院内部都加强了管理力度,医院的公费医疗办也相应改为医保办公室。设置医保管理机构,配备工作人员,规定职务、权限和职责,建立工作制度和规范,建立健全医院医保管理体制,形成有效的管理和指挥系统,将医院医保管理的各个要素、各个环节,从时间上、空间上科学地组织起来,实现其整体职能,这是医院应对医疗市场变化采取的必然举措,也是医院成为医疗保险定点机构的必备条件。

有关调查显示,医院医保管理科室的名称主要有医保处、医保办公室、医保科等(为叙述方便,本书将医保管理科室统一称为医保科),设置模式主要有独立设置和隶属于医务、财务等部门两种。独立设置医保科管理方便,信息传递层次少,有利于准确决策,工作效率高、效果好;隶属于其他部门则通常只具备综合协调功能,业务分散,信息传递层次多,不利于快速与准确决策,在履行职能上有一定难度,但所需人力资源较少。无论哪种模式下,医保管理都涉及多科室和多专业,需要统一规划与协同管理。

医保科的人员编制应根据医院的规模和医保的任务量来确定,医院医保管理需要由多种专业背景人员组合起来的团队。调查显示三级医院医保部门在基本完成目前工作量的情况下,平均配有专职工作人员8.14人,参考医院行政人员的总比例和其他行政科室的人员编制,医院与医疗保险、新农合、公费医疗直接相关的工作人员与床位的配置比应为1%左右,可根据医疗保险和医院管理的发展适时作出调整。建议床位为1 000张,医保患者占50%左右的综合医院,设立医保管理人员10人左右,二级医院可适当减少各岗位人数,一级医院可只保留医保就医管理岗位,财务、信息和质量管理职能由相关科室人员完成,或由医保工作人员兼职完成。通常需设置医保窗口,由相关业务人员值守,完成接待咨询、住院审核、医保审批等业务。有关调查表明,目前医院医保工作人员的高级、中级、初级职称人数比例基本合理,但职称专业多为医学或财务,无法满足医保管理的专业需求,建议增加医保管理的岗位编制和职称考评标准,并将医院医疗保险人才培养和培训纳入规划,以强化医保管理的专业性、权威性及内控能力和外服能力。

(二)医保科工作设施与设备

医保科在医院内的办公地点设置,要考虑方便患者(门诊、急诊、住院患者)和医务人员,尽可能邻近门诊部和住院处。一般需设置的办公地点有医保科主任办公室、工作人员办公室和医保窗口,其规模与空间大小可根据医院的实际情况合理规划。医保科必须配备与其工作相适应的办公设备,如办公桌椅、文件柜、电脑、打印机、复印机、传真机、电话等,创造适宜的工作环境和条件是开展医保工作的基础。

(三)医保科的功能与职责

(1)医疗保险制度的实施,给医院管理带来了机遇和挑战,使医院必须强化内部管理水平,提高管理和决策的科学性。医院医保管理工作不仅是社会医疗保险管理部门职能的延伸,而且应有自己的管理理念、管理目标和管理模式,这是医疗保险和医院管理的需求,也是医院医保管理行业自身发展的需要。医院医疗保险管理的主要功能有:①落实各项医保政策。随着社会医疗保险制度在我国的发展,不断推出新的政策、法规等,医院作为医疗服务供方,应保证医保政策在医院的顺利实施。由于医疗技术的高度专业性和复杂性,以及方便参保人员就医的需要,有部分来自医保经办机构的事务需医院端(或医务人员组成的专家组)来初步审核或代为审批,例如各种门诊慢性病的认定、患者转外地就医的审核等。医院医保管理部门需要和医保经办机构的管理、监督、信息等部门进行相关业务对接,认真对待和处理来自这些部门的事务,并取得医院内各相关科室的密切配合。医院需要分析医疗保险政策,结合医院管理制度和诊疗规范,进行调查研究和决策,确定医院医疗保险管理目标和具体实施措施,并对医院工作人员进行医保政策和操作规范培训,对医保患者进行政策宣传和答疑解惑,对医院内部各环节的执行情况进行监督检查和考核评估,确保各项医保政策和制度的落实。②做好医保费用的经济管理:随着医院医保患者比例的不断增加,医保收入不断增长,医保费用的经济管理成为医院医保管理和财务管理工作的重要组成部分。首先要做好医保费用报销、结算等工作,定期与医保和医院的财务部门核对账目,进行经济核算,及时发现问题和解决问题,为领导决策和不断改进医院医保管理工作提供依据。其次,要研究提高医院医保收益率的对策。我国的社会医疗保险制度实行以收定支、收支平衡的基本原则,医疗保险经办机构通过改变支付方式和加强对医疗服务供方的监督来达到基金平衡。因此,医院医保管理部门应研究当前支付方式下医保费用管理办法和具体操作措施,对不同支付方式的自我应对措施进行前瞻性研究,不断规范自身行为,提高医院收益率。③加强医院医保质量管理:定点医疗机构给参保人员提供医疗服务,医疗保险基金支付相应的医疗费用,医疗费用的合理性、医疗服务质量如何、医院的医疗行为是否规范,都将直接影响到医疗保险基金的平衡,对定点医疗机构的监督是医疗保险监督中的重要内容之一。因此,医院应依据定点医疗服务协议和疾病诊疗规范,建立有效的医保质量管理体系,对各个环节进行质量控制和反馈调节,找出偏差和解决问题,改进和完善工作流程、管理制度、奖惩机制,预防问题的发生,形成检查、反馈、整改、提高的良性循环,同时对医务人员进行培训教育和业务指导,不断提高医疗服务质量。

④协调医、保、患三方关系:医院作为社会医疗保险服务的载体和医保政策的执行者,必须做好与医保经办机构和医保患者的协调、沟通工作。要及时向医保经办机构反映医院医保工作中存在的问题和困难,提出完善和改进医保工作的合理化建议,争取得到支持和帮助,双方共同努力化解矛盾。同时对参保患者进行医保知识宣传,及时解答就医中的问题,协调处理好医院内部各科室有关医保事务,取得院内职工和广大参保人员的理解和支持,使医、保、患三方合法权益得到保障,建立友好共处的和谐氛围,更好地实现医疗保险"社会稳定器"的功能。

(2)医院医保科在组织上接受医院的领导,业务上接受各级医保经办机构的指导。医保科的管理范畴,不仅指"医疗保险"人群,实质上是更广的"医疗保障"人群,通常有公费医疗、社会保险(医疗保险、生育保险、工伤保险)、新型农村合作医疗三大类人群。需完成医保管理、协调、监督、考核、指导、培训、宣传等任务,主要有以下职能:①贯彻国家医疗卫生与医疗保险相关法律法规制度,履行《医保服务协议》;②分析医保政策,建立相应的医院医保内部管理制度与考核奖惩措施;③制定医保科工作制度、岗位职责和工作流程;④督导各科室规范诊疗服务行为,保持参保患者诊疗服务的公平性;⑤根据医保支付方式,落实医疗保险费用控制标准,保证医院收益率;⑥检查各科室执行医保政策情况,及时发现问题与督促整改;⑦做好医疗保险政策流程公示,公开医疗保险支付标准,提高服务透明度;⑧对来院患者、全院职工开展多种形式的医疗保险政策的宣教活动;⑨进行全院医务人员的医保业务培训和技术考核;⑩对转科、进修、实习人员进行指导和培训,完成教学和科研任务。

(四)岗位设置和工作职责

1.岗位设置

国务院卫生行政主管部门于1982年下发了医院工作制度的有关规定,2010年修订了《全国医院工作制度与人员岗位职责》,促进了全国各级医院的规范管理,但其中未涉及医疗保险管理的内容。医院医疗保险管理与管理学、医学、经济学、信息技术、卫生统计、社会学等多个领域有关,不仅需要精通医疗保险的专业人员,而且要有医学、财务、计算机、卫生政策与医院管理的专业人员,需要建立复合型、多种知识背景的专业人才队伍。我国推行医疗保险时间不长,加之医院编制等原因,现在的医院医保管理人员大多是从医疗(医、护、技)和财务部门抽调配备,专业的医疗保险和卫生管理人员较少。医务人员熟悉医学和医院工作,财务人员在结算和账务方面有优势,但要全面胜任医院医保管理工作,均需加强医疗保险和医院管理方面的知识与技能培训,例如任职资格和在岗培训、学历和学位教育等方式,建立一支高素质的医院医保管理专业队伍,以促进医院医保管理的系统化、科学化、标准化、规范化。

关于医院医保科工作人员的分工方式,常见的有按工作项目分工和按管理人群分工两种模式。按工作项目分工是根据人员专业和工作内容分配任务的方式,例如分成结算人员、窗口人员、病历检查人员等;按管理人员分工是按照管辖的医疗保障人群分配任务的方式,例如省医保管理人员、市医保管理人员、新农合管理人员等;两种方式各有利弊,可根据实际情况使用不同的分工方式。

2.医院医保管理各岗位要求

（1）医保科主任：领导职能是其他管理职能的集中体现，任何组织都需要有领导者确立目标、制定战略、进行决策、编制规划和组织实施，使群体团结一致为实现预定目标而共同奋斗。医院医保科应设立专职科主任，必要时设副主任，在院长和分管医保的副院长领导下，全面负责医保、新农合、公费医疗（以下统一称为"医保"）业务和医保科管理工作。由于医院医保管理的复杂性和人员组成的多样性，三级医院医保科主任由具有医学或医疗保险与卫生管理的教育背景、实践经验、培训经历，具有高级技术职称的复合型人才担任为宜。医保科主任应具有较高的本专业基础理论、专业知识和实践技能，熟悉医院和医疗保险运行规律，掌握国内外医院医保管理发展动态，熟悉医院医保管理工作，能够协调医院内外各部门间的工作，能够指导和培养下级人员，具有管理能力、创新精神、公正品质、沟通技能，知识全面、责任心强的人员担任。

（2）医保就医管理人员：随着医保覆盖面的不断扩大，医院就医的参保患者比例也相应增加，与医保经办机构、患者、医院医务人员有关的大量事务需医保科来处理，例如审批、审核、登记、咨询、联络等，每一宗事务都需认真对待，通常需要设置医保窗口来方便患者和医务人员。医保事务管理岗位要求人员具有医学或医疗保险教育背景，熟悉医疗保险和医院的各项制度与流程，业务精通、耐心细致、善于沟通协调，具有分析和解答问题的能力。

（3）医保财务管理人员：医疗保险是围绕医疗的需求与供给及医疗费用的筹集、管理和支付的过程，医院医保工作中有大量的事务需要财务人员去完成，以确保医院的经济活动正常运行。通常需要在医保窗口设置报销窗口来方便患者和本院职工。医保财务管理岗位要求人员具有财务教育背景和会计资格证书，熟悉医疗保险报销、结算办法和医院的财务制度，业务精通、纪律严明、认真负责、善于沟通，具有较强的执行和反馈能力。

（4）医保质量管理人员：医疗保险质量是医院的医疗质量和管理水平的反映，医院应从提升医保服务质量、提高医疗质量、控制医疗费用不合理增长等层面出发，按照医疗质量的三级结构（即结构质量、环节质量及终末质量）对各环节实施有效控制，构建医院医保质量管理体系，实现医疗保险质量的持续改进与提高。医保质量管理岗位要求人员具有医学或医疗保险、卫生管理教育背景，掌握国内外医疗保险管理和医疗质量管理发展动态，熟悉医疗保险政策、医院制度和医院医保管理工作，具有管理能力、沟通技能、综合分析和解决问题的能力，业务全面、知识面广、认真细致、责任心强的人员担任。

（5）医保信息管理人员：医院医保信息系统已成为医疗保险和医院的基础设施与技术支持环节，不仅要完成与医保经办机构的数据交换和财务结算等一般业务功能，还应具备动态监控、统计分析、质量控制等管理信息功能，提升医院医保的综合管理水平。因此，医保科不仅需要配备专（兼）职信息管理人员，而且整个医保科工作人员都应掌握医院信息系统的常规操作和办公自动化技术。医保信息管理岗位要求人员具有计算机教育或培训经历，熟悉医保经办机构和医院的信息系统，了解医疗保险和医院的各项制度与流程，业务精通、认真负责、思维灵敏、善于沟通协调，具有分析和解决问题的能力。

二、医院医保管理组织结构

（一）院级医保管理职能

1.医疗保险管理委员会的组织管理

要全面提高医疗保险管理水平，不仅需加强行政管理，更需要专家管理和多部门协作联动的质量管理运行机制。委员会是将多人的经验和背景结合起来形成一种跨越职能界限、以集体活动为主要特征的组织形式,可集思广益,提高决策的正确性,协调各职能部门间交流和合作。我国目前的医院评审标准中要求的质量管理组织未包括医保质量管理组织,建议二级以上的医院在已有的医疗质量管理委员会工作中增加医保管理的内容,或单独设立医疗保险管理委员会。将医疗保险管理融入医院管理体系,是贯彻国家医疗卫生和医疗保险改革政策的体现,也是医院发展的需要。

医院医保管理委员会组织管理如下:①医保管理委员会负责制定医保管理和持续改进方案,定期研究医保管理的有关问题,建立多部门管理协调机制。②医保管理委员会由医院院长和分管医保的院级领导、各临床、医技、职能科室的专家组成,成员均为兼职担任,委员会的办事机构设在医保科。③确定适当的委员会规模。如果规模太大,成员之间交流难度增加,影响效果;而成员过少,则代表性差,不能体现各方利益。④在医保质量管理委员会的基础上,各科室设立兼职的医保管理员,形成医院、科室、个体三级医保质控体系,落实各项医保制度,反馈执行中存在的问题。⑤医保管理委员会与医保科的业务分工:对医院有重大影响的决策问题、涉及不同部门的利益和权限的问题,由委员会决策比较有效;而对于日常事务性工作、或只涉及具体业务,则由医保职能部门来完成。⑥医保管理委员会通常每季度召开一次会议,有关医保管理的重大问题可随时召开,形成的决议报院领导批准后成为医院工作的决定,会议要有记录。⑦每次会议前要根据会议主题做好计划,根据会议不同目的(协调、决策、咨询等)选择合适的成员参加,会议主持者在讨论中要善于组织和引导,既要给成员自由发表意见的机会,也要从全局考虑,综合各种意见,提出既有利于医院医保管理、又能被多数成员所接受的方案。

2.医院医保管理委员会的职能

(1)制定全院医保管理策略、规划、目标、制度、措施。

(2)负责组织协调医院医保管理的实施、监督、检查、评价、持续改进。

(3)负责院内医保重大事项的决策,参与定点医院医疗服务协议书的制定。

(4)定期组织实施全院医保质量检查,进行质量分析、讲评。

(5)指导各科室医保管理小组开展活动,督导完成各项指标、计划、措施等。

(6)通过召开会议、医保查房等形式监督、检查、调研医保制度执行情况。

(7)针对医保质量管理中发现的问题进行跟踪分析、制定改进措施。

(8)协调仲裁医院医保绩效考核中的有关争议。

(9)组织医保管理的培训,指导各科室执行医保相关制度。

(10)协调和加强医保科与各科室的联系,共同协作,提高医保管理绩效。

(11)完成省、市医保行政主管部门及经办机构安排的相关工作。

(12)加强与其他医院医保管理委员会的联系与交流。

(13)定期向医院领导汇报医保管理委员会的工作。

(二)科级医保管理职能

科级医保管理需医保科和各临床、医技、职能科室密切配合,共同完成。

1.医保科管理职能

详见"医院医保行政管理组织"相关内容。

2.医院医保管理相关科室职能

医疗保险管理质量反映着医院的医疗质量和管理水平,医院医疗保险管理的范围涉及医院管理的各个方面。从部门来讲,涉及医务、财务、信息、物价、病案、门诊、住院等多部门;从专业来讲,涉及医院管理、财务、医疗、护理、医技、计算机等多个专业;从流程来讲,涉及挂号、门诊就医、住院就医、费用上传、出院结算、费用报销、费用支付等诸多环节。

定点医疗机构各科室可成立医保管理小组,以点带面,宣传医保政策,负责参保患者的全面管理和费用监控工作。小组成员由科室主任、护士长、医保管理员组成。科室医保管理小组职责如下:①科主任、护士长负责本科室的医保管理工作。②各科室应定期组织医护人员认真学习医保制度,积极参加院内医保培训和质控活动。③掌握医保政策动态信息,将医保办上传下达的信息传达到科室,督促执行。④建立科室医保质控记录本,记录医保政策学习、检查、督导、反馈、改进情况。⑤指导本科室医务人员医保工作,对工作中存在的问题及时反馈与改进,有疑难问题及时咨询医保科人员解决。⑥指导科室物价收费工作。计费需与医嘱、检查结果相符,对患者做好费用清单解释工作,自费项目及时告知并签同意书。⑦医保患者出院前,医保管理员核实基本信息、病种、医保支付方式等情况,核对病历与费用汇总单,有问题及时解决,无误后再在系统中提交出院。⑧定期向医院医保管理委员会汇报工作情况。

(三)个体医保管理

个体医保管理主要针对全院各级医、护、技卫生技术人员及财务等行政职能科室人员,全员参与,全员控制。个体质量控制主要依靠规章制度、人员职责、工作流程等,以及个人的业务水平、工作经验、协作精神、职业责任、敬业精神。医院工作人员的医保管理职能有:①积极参加医院、科室的医保培训,掌握医保政策、制度、流程、管理措施等动态信息,以及本科室的质量管理目标、制度;②规范诊疗行为,因病施治、合理检查、合理用药、合理治疗;③规范病历书写,使医嘱、报告单、计费相符,重要的诊治项目需在病程中记录;④对门诊和住院医保患者的特殊或超限药品、诊疗项目提交审批后再计费;⑤优先使用医保支付范围内的药品和诊疗项目,对自费项目严格履行告知义务;⑥熟悉医保、生育、工伤、新农合等各类参保人员的就医和支付方式;⑦有特殊情况或疑难问题时及时咨询科室医保管理小组或医保科沟通解决;⑧院内各科室及本科室内部的医、护、技、财务、信息等部门工作人员密切配合,环环相扣,做好医保质量控制,并定期学习、检查、讨论、反馈、督导,实现医保质量的持续改进。

三、医院医保管理的实施

医院获得医疗保险定点医疗机构资格以后,医疗保险经办机构与定点医疗机构定期签订《医疗保险服务协议》,通过费用支付结算审核、各种医保审批、日常和年度监督检查等方式,对医院医疗服务进行全方位的监督和管理,既有事前准入管理、事中过程管理,也有事后监督检查。由于我国医疗保险政策的复杂性、医保经办机构的多重性,各个经办机构、各类参保人员的管理办法、享受待遇及结算方式不尽相同;同时在医疗保险制度的运行中,各地的医保政策和支付办法根据国民经济水平等指标也在不断调整;医院本身受到卫生系统、社保系统、物价部门等多个行政部门的管理和监督,各部门根据自身管理需要自行制定政策,而这些管理办法和管理指标常常不一致;医院医保管理的范围涉及医院内部的多个科室、多个专业、多个环节。这些因素都使医院医保管理工作的难度加大。

医院医保管理者应综合各个医保经办机构的协议内容和管理办法,进行政策分析,并结合医院管理制度和诊疗常规,制定医院医保管理办法,将医保政策紧密地结合到医院的各项业务工作中,规范各个环节的运行,使医保工作正常有序运行。同时,根据医保政策的变化,在信息系统和就医流程等方面及时改进,对流程进行优化,对院内人员进行培训和指导,保证医保政策的贯彻实施与参保人员的顺利就医。医保管理的策划与实施过程如下。

(一)计划与设计

包括对医院医保管理趋势的预测,建立计划和目标,制订方案及实施步骤,对工作内容、工作岗位、工作方法的设计等。根据医疗保险和医疗卫生的政策制度和发展趋势,制订医院医保管理工作的长期计划、中期计划和短期计划。长期计划是医院医保管理的战略性计划,短期计划通常指年度计划,中期计划则介于前两者之间,三种计划相互衔接。科室计划形成后,应根据实际需要来确定管理目标,同时,应根据医保业务制订专项工作计划,做到任务明确、措施具体。医保工作设计指总体设计和对工作内容和工作方法的描述,主要包括以下几点。

1.医保管理的规章制度

包括全院的医保管理制度与医保科的管理制度。

2.各项工作的任务和要求

包括主要的工作任务、工作目标、操作流程、功能关系、评价标准等。

3.各岗位职责与工作内容

包括岗位名称、人员要求、岗位职责、岗位权限、工作内容、完成标准、各岗位间的功能关系等。

(二)实施与控制

医保管理计划的科学性、正确与适宜程度在实施中得到检验,不断修正、补充和完善,并进行检查、纠偏、监督等管理活动,实现良好的前馈控制、现场控制和反馈控制,从而确保计划目标的实现。

1.组织管理

建立健全医保行政管理和质量管理组织,发挥其在医保质量控制中的作用。在医院—科室—个人三级质量控制网络结构中,科室质量控制起着重要的作用。同时,强化个体质量控制,发挥每位工作人员的特点和作用,让组织成员参与到医保质量管理的过程中。

2.流程管理

流程管理是一种以规范化的构造端到端的业务流程为中心,以持续的提高组织业务绩效为目的的系统化方法。它是一个操作性的定位描述,指的是流程分析、流程定义与重定义、资源分配、时间安排、流程质量与效率测评、流程优化等。医保业务的实施需通过制定相应的操作程序来完成,应用流程管理,对计算机网络环境下的医保患者就诊、住院、结算、审核等医院医保工作流程进行设计和优化,把原有以职能为中心的传统管理模式转变为以流程为中心的新管理模式,是改善服务方式、提高医保工作效率和质量的基础,也是医院实行全方位优质服务的系统工程之一。

3.重点环节

在医院医保工作的全过程中,存在着许多的环节,环节质量反映了医保运行情况,环节质量控制接近于实时监控。医院医保管理的重点环节应放在核心制度、重点内容、重点患者、基本规范等方面。核心制度包括医院医保管理制度、医保项目审批制度、医保财务管理制度等;重点内容有病历书写、医疗收费、各种审批、目录对应、用药管理、费用结算、宣传培训等;重点患者指新入院、危重、使用贵重药品和人工材料、长期住院、多次住院、准备出院、单病种、外伤和病理产科等需加强医保病种审核的病例;基本规范要注意医嘱与报告单、费用清单的一致性,检查、治疗、用药的合理性,医疗收费的合理性,疾病诊断书写的规范性等。

4.质量控制

控制是质量管理的基本手段。完整的医保质量控制应是以个体质量控制、科室质量控制和院级质量控制三级层次展开。个体质量控制依靠各级人员职责、规章制度、知识、技能和经验,是医保质量管理最基本的形式;科室质量控制主要是进行环节质量管理和终末质量检查和评价;院级质量控制主要是指医院领导和职能部门起到组织协调的作用,并以各种形式参与医保质量控制。通过环节管理和事后检查,结合前馈控制,即有效的计划管理,改善工作流程和制度、加强相关知识培训,预防问题的发生,从而形成检查、反馈、整改、提高的良性循环,实现质量的持续改进。

（高汉景）

第二节　医院医疗保险基础管理

在我国当前的社会医疗保险管理模式下,人力资源和社会保障部门通过定点医疗机构准入和签订医疗服务协议等方式对医疗机构施行管理。医院需要依据医疗保险相关政策,制定完善的管理办法,保障参保人员就医需求,有效控制不合理医疗费用,促进基本医疗保险服务健康发展。

一、医院医保管理制度

在医疗保险管理过程中,协调医院、医保经办机构、患者三方关系,维护三方共同权益,促进医疗保险与医院的可持续发展是其管理理念,提高医院的社会效益和经济效益是其管理目标。加强内部管理和调整运行模式,建立医院医保基础管理、就医管理、结算管理、信息管理、质量管理等方面的管理制度,是适应医疗保险制度的需要,也是加强医院管理的必然需求。

(一)医院医保管理体系

1.医保基础管理

医院组织机构是医院的重要组成部分。医疗保险制度的实施影响到医院医疗服务的补偿和医院的发展,设置医保管理部门正是应对医保改革的需要,相应的岗位设置、人员配置和工作职能等也是医院组织管理的基本要素。

(1)机构设置及人员配备:①有医疗机构领导分管医保工作;②设立医保管理科室;③配备医保管理科室负责人及医保工作人员。

(2)内部管理制度:①制定医院医保管理规章制度及具体实施措施;②制定医保管理人员工作职责;③按规定使用和保管专用公章和收据;④按规定保管各种文件、审批记录等资料文档;⑤建立医保工作定期总结分析制度和信息反馈制度;⑥组织学习医保政策规定,执行医保自查制度;⑦建立贵重药品、大型检查及高值材料等使用的内部审批制度;⑧违规内部处理制度并有相应处理记录。

(3)政策宣传与培训:①制定医院医保管理规章制度及具体实施措施;②制定医保制度院内会议传达制度;③建立医保政策宣传与培训制度;④显要位置悬挂定点医疗机构标牌;⑤公示医保制度政策规定及医疗收费制度,明示医保就医流程;⑥设置医保政策咨询台、投诉台;⑦通过宣传栏等多种形式进行政策宣传。

（4）与医保经办机构工作的衔接：①报送各类报表及相关资料；②提供经办机构监督检查中需要查阅的医疗档案及有关资料；③对检查或投诉问题及时调查、核实、处理并记录，提供情况说明；④参加经办机构组织的会议和培训。

2.医保就医管理

医疗保险与医疗服务是医疗卫生福利体系中两个不可分割的部分。医疗保险着重于卫生资源的筹集配置，医疗服务则侧重于卫生资源的开发利用。随着我国基本医疗保险改革的深入和完善，医疗服务市场竞争的日益加剧，社会对医疗服务提出了更多、更全面的要求，医、保、患三方的供需矛盾更为突出，因此，有必要对医疗服务进行规范化管理。

（1）门诊管理：①有就医指南或就医导诊服务；②设立医保患者挂号、划价、取药等专用窗口；③认真核验就医参保人员医疗保险证和医保卡；④门诊病历书写规范，有大额处方评议监督制度；⑤门诊慢性病、大额疾病药品开药和诊疗项目的审核；⑥执行门诊处方外配制度，满足参保人员外购药品要求；⑦向参保患者提供标准格式的门诊费用单据。

（2）住院管理：①审核参保患者医疗保险证、卡，核实住院患者的参保身份；②严格执行出、入院标准，不推诿、拒收参保患者；③设立医保患者出、入院专用窗口；④严禁参保人员挂床住院、分解住院，无虚假住院和冒名住院；⑤不得将非医保范围内的病种按医保病种收入院；⑥自查参保人员住院病历，有病例评议监督制度；⑦诊疗项目与病历记录相符，药品使用符合用药原则、符合医保管理规定；⑧使用医保限定药品符合规定，并在病历中有相关记录；⑨建立自费项目参保患者知情确认制度；⑩出院带药符合规定；⑪及时为符合转诊、转院条件的参保患者办理外转手续；⑫为异地就医参保人员和异地经办机构提供服务。

（3）医疗相关管理：①严格执行卫生行政部门制定的医院制剂管理规范；②严格药品和医疗器械管理制度，按规定使用招标药品和医用材料；③合理检查，合理治疗，合理用药，防止服务过度或服务不足；④执行诊疗规范、临床路径、病种管理规范、用药指南等技术标准；⑤及时向参保患者提供病历复印件。

3.医保财务管理

医疗保险是围绕医疗的需求与供给及医疗费用的筹集、管理和支付的过程，也是医保经办机构、参保人员、医院和政府之间相互依存、互相作用的一个有机系统。医院作为这个体系的重要组成部门，必须对各种财务数据进行有效管理，才能保证医院内外的经济活动正常进行。

（1）收费管理：①严格执行物价部门制定的收费标准；②严禁超标收费、分解收费和比照收费；③严格执行医保基金支付规定和医疗机构收费标准；④及时向参保患者提供住院费用清单和住院费用结算单据。

（2）结算管理：①参保人员住院结算登记及相关资料完整；②及时、准确上传医疗费用；③定期与经办机构核对账目，有问题及时处理；④按规定的时间、种类、数量报送结算报表；⑤及时与经办机构结算医疗费用；⑥定期对结算数据进行统计分析，提高医院收益率。

4.医保信息管理

随着医疗保障制度改革的深入，就医患者中参保人员比例不断扩大、参保类型增多、多种结算方式逐步推行，医院医保管理的难度越来越大，医院必须建立与之相应的信息系统和管理办法，才能使医疗保险政策得到贯彻实施。同时，对统计分析、费用监控、质量控制、政策宣传等管理信息的需求增加，信息技术将在未来的医疗保险管理中发挥更大的作用。

（1）配备专（兼）职医保信息系统管理人员。

（2）定期维护医保信息系统，保证正常运转。

（3）保证信息传输通畅、完整、准确。

（4）随经办机构提供的政策等信息及时更新医保信息系统。

（5）严格执行医保药品和诊疗目录管理规定，正确对应医保编码。

（6）不断改进程序，满足质量控制、统计分析等医保管理需求。

（7）按要求做好数据备份。

5.医保质量管理

随着参保人群的扩大、医保经办机构监督工作的加强，医院医保管理者需要全面掌握医保情况，从控制医疗费用不合理增长、提高医疗服务质量等层面出发，构建一套能够客观反映医院医保工作特征的指标评价体系，用于医疗服务质量与医疗保险质量的监测与追踪评价。定点医院的管理制度必须与医疗保险工作目标相衔接。由于医保经办机构的多重性，以及随着经济发展、医疗体制和医保政策的变化，评价标准也随之动态调整，所以本书未列出指标的标准数值，医院可根据每年与各医保经办机构的医疗服务协议中的具体规定，相应作出调整，并制定各科室的分解目标。

（1）综合管理：①贯彻国家医疗卫生与医疗保险相关规章制度；②建立医院医保质量管理制度与考核奖惩措施；③规范诊疗服务行为，确保参保患者就医的公平与效率；④定期进行医保数据分析，合理控制医疗费用，保证医院收益率；⑤检查各科室执行医保政策情况，及时发现问题并督促整改；⑥参保人员医疗服务满意率达标，有效投诉率不超标。

（2）医保指标：①参保人员医疗费总量控制不超标；②门诊医保结算人次（门诊工作量）；③人年均门诊大病费用不超标；④门诊大病费用中统筹基金支付比例达标；⑤门诊大病政策内自付比例不超标；⑥门诊大病政策外自付比例不超标；⑦住院医保结算人次（住院工作量）；⑧医保单病种费用不超标；⑨住院费用政策内自付比例不超标；⑩住院费用政策外自付比例不超标；⑪住院费用中统筹基金支付比例达标；⑫重复住院率不超标；⑬转诊转院率不超标；⑭拒付人次比例不超标；⑮拒付金额比例不超标；⑯目录内药品备药率达标；⑰目录内药品使用率达标；⑱目录内诊疗项目使用率达标；⑲甲乙类药品占药品费用比例达标；⑳自费药品占药品费用比例不超标；㉑自费药品费用占住院总费用比例不超标。

（3）医疗指标：①次均门（急）诊费用不超标；②次均门（急）诊费用增长率不超标；③人均门（急）诊费用不超标；④每百门诊住院率不超标；⑤平均住院日不超标；⑥次均住院费用不超标；⑦次均住院费用增长率不超标；⑧日均住院费用不超标；⑨人均住院费用不超标；⑩药费占住院总费用比例不超标；⑪检查检验费用占总医疗费比例不超标；⑫门诊和住院处方合格率达标；⑬大型检查设备（彩超、CT、MRI等）检查阳性率达标；⑭出、入院诊断符合率达到等级医院管理要求。

（4）社会评价：①公布的医疗服务项目和价格真实、准确；②住院手续简便、快捷；③医师查看病情和处理及时、准确；④医疗文书字迹清晰；⑤根据病情开具处方；⑥诊疗项目符合病情需要；⑦检查报告回报及时；⑧处方标明患者医保或自费；⑨检查、治疗、用药与费用清单一致；⑩医务人员的服务态度；⑪医务人员熟悉医保政策并耐心解答；⑫费用清单及时交予患者或家属确认；⑬自费药品是否过多；⑭重复使用大型检查设备是否合理；⑮患者对治疗过程及疗效是否满意；⑯是否使用患者及家属易于接受的方式和理解的语言进行沟通。

(二)医院医保管理制度

1.医保科会议制度

(1)科周会:科室正、副主任须参加医院周会,会后向科内人员传达医院领导指示,研究和安排本周工作。

(2)科务会:由科室正、副主任主持,全科人员参加。每月一次,检查各项制度和工作人员职责的执行情况,总结和布置工作。

(3)医保查房:由科室正、副主任带领科室成员到各科室参加交班会,每月一次。确定主题、科室,重点调研该科室医保管理方面的工作情况,听取科室职工的意见和建议,相互沟通,增进了解和信任,发现问题及时解决,以改进工作。

(4)医保患者座谈会:由科主任和科副主任轮流主持,每月一次。由门诊和病房的患者代表、医保社会监督员等参加。听取并征求参保患者及家属的意见,改进就医流程,提高参保人员就医的满意度。

(5)医保经办机构组织的会议:科室正、副主任或相关业务人员须参加经办机构组织的各种会议,会后向医院领导汇报会议内容,以落实各项医保政策和制度、及时反馈本院医保工作中的问题,研究和安排下一步工作。

(6)医保质控会:是医院医保质量管理委员会的常规会议,通常由分管医保的副院长主持,每季度一次。医保质量管理委员会成员和相关科室主任参加,定期研究医保管理的有关问题,提出整改与协调的意见与措施,建立多部门质量管理协调机制。

2.医保审批制度

(1)医保科审批权限分为院级审批、科级审批和业务经办人审批三级。涉及医院医保管理的重大事项由院长或分管医保副院长审批决策,如医保经办机构对医院的扣款、医院对各科室的经济奖惩等;医保科主任或副主任主要负责科室内部事务和医保重要事务的审批,例如科室人员请假、业务流程的改进等;业务经办人主要负责对自己所管理的工作项目具体内容的审批,例如医保患者使用贵重药品和植入材料的审批、外转医保患者的审批等。

(2)医保科公章由专人管理,并严格掌握使用,主要用于以医保科名义上报、转发、外送、审批的文件、资料、报表等;入院审核等医保业务专用章由各业务经办人管理,只能用于办理各项具体业务;需要加盖医院公章或人事、财务章时到院办、人事科、财务科按规定办理。

(3)医保科工作人员外出参加会议、培训、出差、进修,需按照医院的外出管理规定,进行逐级审批,参加会议一般需有论文被会议录用的证明。

(4)根据医保经办机构的有关政策规定,以下项目由医院医保科负责审批或初审。各级审批人员应认真审核把关,各业务经办人应将审批材料定期整理、归档备查:医保门诊慢性病患者的大额处方和检查治疗单的审批;医保住院患者的特殊诊疗项目、贵重药物、血制品、植入材料的审批;医保门诊大病的初审;异地就医医保患者的审批;新增的药品和诊疗项目,申报医保目录的初审。

3.信息反馈制度

(1)医保信息反馈制度是为了及时发现医保工作中出现的问题,掌握情况,并采取有效措施进行应对处理,确保医保工作正常运行。

(2)医保反馈信息包括的内容有:各个医保经办机构的信息,如文件、会议、通知等,以及联系、沟通;各类参保人员的反馈信息,如意见、要求、投诉等;医院各科室的反馈信息,如问题、意见、建议等;医保科各业务经办人员工作中的难题、建议、报告等。

(3)医院医保科要定期向各科室发送和回收信息反馈单,登记汇总、逐项答复,对共性的问题要提出解决方案,必要时由医保质量委员会协调各科室落实。

(4)加强与各医保经办机构的沟通交流,及时获取医保经办机构的各种政策信息,并向院内转达;医保工作中有需要与经办机构协调解决的问题时,要及时联系和协商。

(5)做好医保患者意见的登记、处理,耐心听取参保人员的意见,优化就医流程,认真改进各项工作,提高参保人员的满意度。

4.医保财务制度

(1)严格执行医疗收费标准和医保支付规定,及时向参保患者提供住院费用一天清单,出院时提供费用汇总单和住院结算票据。

(2)认真解答医保患者关于医疗费用方面的问题,使用自费项目需患者或家属签知情同意书,并放入病历中留存。

(3)对于需人工录入报销和零星报销的项目,应准确执行医保经办机构相关规定,保存费用票据和医疗资料。

(4)定期核查已出院、但长期未办理出院结算的患者名单,督促其尽快结账。

(5)对于医保经办机构扣除的款项,应写明原因、数目、解决办法,医保科主任审核,医院领导签字同意后方可下账。

(6)及时与医保经办机构结算医疗费用,将各种对账报表和结算票据定期分类造册归档,定期对结算数据进行统计分析,为决策提供依据,提高医院医保费用返还率。

5.医保投诉处理流程

(1)常见的医保投诉形式主要有来访投诉、电话投诉、投诉信、到上级部门投诉、到媒体投诉等。医保投诉的处理原则,必须按照医疗卫生和医疗保险的有关法律法规、规章制度进行,本着对患者高度负责的态度,根据投诉人提供的事实,认真调查核对,及时处理。

(2)医保投诉管理工作强调效率。医疗收费投诉的受理、调查或者处理,按照投诉的分工管辖,应在规定的办理时限内及时作出处理,体现对患者反映的问题高度重视。并将处理结果反馈有关部门或者投诉人,做到件件有着落,事事有回音。

(3)处理程序。对于口头投诉或举报:接待人员要耐心倾听、认真记录。属于参保患者或家属对医保政策理解存在问题的,尽量当场给予解释,必要时派发宣传资料。属于需要调查后才能答复的,则让参保人或家属留下联系电话,待事情调查清楚之后,再向参保人或家属电话答复或约时间当面答复。属于非医保办职能范围内的问题,则指引参保患者或家属到相应部门。对于书面投诉或举报:收到书面投诉或举报信3个工作日之内,向有关科室发出有答复时限的调查通知书。有关科室在规定时间内完成调查并把有科室负责人签字的书面意见交给医保科。医保科电话答复参保患者。对于由医保经办机构转来的投诉或举报,调查处理后向医保经办机构有关科室反馈处理情况。如果对方有需要,则在规定时限内书面答复经办机构。

(4)设立医保投诉登记本,做好记录。对于各类投诉或举报,要及时总结经验教训,落实相关科室整改措施,避免类似事件的再次发生。

6.科室档案管理制度

(1)医保科指派专人兼任档案管理员,负责科室档案的日常管理工作,同时各业务经办人负责自己所管项目的档案管理。重要档案送交医院档案室保管,科室留复印件。

（2）归档文件应符合档案管理的要求，根据类型、时间分别立卷，统一归档至档案盒或文件夹中，存放于档案柜中，有条件时建立电子版档案。

（3）医保科需长期保存的档案主要有文件、科室文档、财务档案等。文件主要是指各种医保和医疗方面的政策文件、规章制度等，包括医院与各医保经办机构签订的医疗服务协议书；科室文档指医保科各项规章制度、总结计划、会议纪要、医保简报、科室人员和固定资产资料、各类奖牌和证书等；财务档案指各种医保审批材料、报销票据、结算报表等。

（4）根据国家有关法律和各医保经办机构的规定，对已超过保管期限、确无保存价值的文档进行登记，经批准后予以销毁。

（5）对文档和资料的保管情况进行定期检查，需外借时应予登记并及时归还，保持档案资料完整。

（6）科室档案管理员更换时，交接双方应根据移交目录清点核对，确保档案管理的连续性。

7.医保管理应急预案

医院作为医疗服务的载体，是整个医疗保险制度管理的中心环节，医院医保管理的范围涉及医疗保险和医院管理的多个部门，常常成为各种社会矛盾汇聚的焦点。为科学规范、高效有序地开展医保管理工作，保障参保人员的顺利就医，应根据医疗保险和医疗卫生的相关制度，建立医保管理的应急预案和防范预案。

（1）医保信息系统应急预案：①当医保信息系统使用中出现故障时，应及时通知信息科和医保科工作人员分析和处理问题。若是医保经办机构或医院信息系统原因所致的整体故障，且在短时间内不能排除时，需合理安排医保患者的计费、出入院等事项，并向参保人员做好解释工作；如果是单一终端软、硬件故障或单一患者信息问题，则需尽快处理，必要时与医保经办机构联系协同解决，暂时无法处理时，应留下患者或家属的联系方式，等问题解决后再通知其来医院；由于工作人员操作不熟练或使用不当造成的错误，应给予指导。②因医保经办机构或医院的信息系统升级或其他原因暂停网络时，需提前通知各科室，合理安排医保患者的计费、出入院等事项，并在门诊和住院窗口张贴公告。待系统恢复正常使用后，应做好各种事项的衔接和弥补，避免发生问题。

（2）医保投诉应急预案：①当参保人员向医院医保科因就医过程中遇到的问题投诉时，工作人员应耐心接待参保患者及家属，认真听取意见，向相关科室业务项目负责人调查核实，协商解决办法，向患者解释有关问题，采取积极有效的处理措施，防止矛盾激化，使患者能够理解和接受；②当参保人员向医保经办机构投诉、需要医院配合解决时，医保科应积极联系参保人员及相关科室调查核实问题，采取积极有效的处理措施，必要时以书面形式向医保经办机构反馈处理结果，使医、保、患三方的合理权益得到维护。

（3）医保患者医疗纠纷应急预案：①参保人员与医院因医疗服务发生医疗纠纷时，由医院医务科按照程序处理，及时调解医疗纠纷，若医院方无责任，则医疗费用仍由医疗保险基金支付；②参保人员与医院因医疗服务发生重大医疗纠纷，经医疗事故鉴定委员会认定为医疗事故的，由于医疗事故及后遗症所产生和增加的医疗费用由医院支付。

（4）公共卫生等突发事件应急预案：①由于突发事件而造成大批患者时医院应立即建立绿色通道，相关领导和急救人员到场组织协调，做好导诊和救治工作。②准确执行医疗费用支付规定。对于公共卫生等突发事件，根据国家有关政策制度，应当由公共卫生或责任方负担的，不能纳入基本医疗保险支付范围；未明确规定的，应及时向医保经办机构和相关部门咨询、协商解决。

8.医保管理防范预案

(1)参加经办机构组织的会议和培训,加强沟通交流,掌握最新的医保政策制度,及时上传下达;加强窗口工作人员的业务培训,特别是新入科人员的岗前培训和系统升级后的全员培训,使其熟悉医保政策、操作流程及一般问题的处置方法。

(2)参保人员对医疗费用有疑问时,医保和财务窗口要做到认真接待、耐心解释、不推诿,有报销或计费失误时应及时予以纠正。

(3)落实各项规章制度,完善医疗质量保障工作,注重与患者的沟通,履行各种告知程序,对于大额乙类和丙类费用应让参保患者或家属签字同意后再使用。

(4)收治患者落实急诊优先、专病专治的原则,科室之间、专业之间、工作人员之间应互相配合,做好风险患者的医保管理工作,发生紧急情况要及时协调解决,必要时报告相关部门领导,启动全院紧急处理预案。

(5)加强医院信息系统的建设,定期维护医保程序和硬件设备,保证信息传输通畅,做好硬件保障和数据备份,确保医保系统的正常运行。

(6)建立公共卫生等突发事件信息的收集、分析、报告、通报制度,抓好突发事件应急处理专业队伍的建设和培训,增强对突发事件的防范意识和应对能力。

明确医院医保的管理目标,建立规范的标准化管理制度,提供客观和科学的评价指标,并在实践中不断改进和完善,是医疗保险和医院管理的需求,也是促进医院医保管理健康发展的需要。医院医保管理应使参保人员得到科学、适宜、高效、低耗的医疗服务,同时也保证医院的社会效益和经济效益得到提高。

二、医疗保险支付范围

为了加强基本医疗保险基金的支出管理,指导各地确定城镇职工基本医疗保险诊疗项目,规范基本医疗保险用药,政府有关部门通过制定药品和诊疗项目报销范围进行管理。

(一)医疗保险药品和诊疗目录

1.药品目录

目前,我国与医疗保障支付相关的药品目录主要有三个:一是"国家基本药物目录",指那些能满足大多数人基本卫生保健需求的药品;二是国家"医保目录",指基本医疗保险、工伤保险和生育保险基金支付药品费用的标准,医保目录包含国家基本药物目录中的全部药品;三是"新农合目录",是新型农村合作医疗基金可报销的目录。基本药物目录、医保目录和新农合报销目录作为深化医药卫生体制改革的重要组成部分,是建立和实施基本药物制度和基本医疗保障制度的基础,随着医改的推进已逐步得到开展和实施。

(1)国家基本药物目录:国家基本药物目录收载的基本药物是指能满足大多数人基本卫生保健需求的药物,主要用于指导临床医师合理用药,降低群众基本用药负担,保障人人享有基本医疗卫生服务的利益。1977年,世界卫生组织(World Health Organization,WHO)出版了第1版标准基本药物目录,向其成员国推荐基本药物名单,目的在于使其成员国,特别是发展中国家的大部分人口得到基本药物供应。WHO专家委员会遴选某种药物是否可以进入目录的主要标准是:卫生保健所必需的和最起码的药物;治疗疾病有效,对人体应用安全;治疗的成本,即考虑经济上的可接受性。WHO基本药物库(WHO Essential Medicines Library,EMLib)主要包含了两方面的内容:核心药物列表(包括药物性质、剂量、不同症状治疗的用法)和补充目录。第一版标准基本药物目录品种约200多种,以后每隔两年修订一次。我国自20世纪80年代初期开始逐步推行国家基本药物制度,"国家基本药物目录"的遴选标准是临床必须,安全有效,价格合理,使用方便。主要用于指导临床医师合理选择用药品种,引导药品生产企业生产方向,保证基本药物的市场供应。它主要考虑药品临床使用的合理性和安全性,以及全社会的基本用药水平。

(2)基本医疗保险药品目录:医保药品目录是基本医疗保险、工伤保险和生育保险基金支付药品费用的标准,多部委于1999年联合下发了《城镇职工基本医疗保险用药范围管理暂行办法》,并于2000年制定了第一版《国家基本医疗保险药品目录》,作为医疗保险经办机构支付参保人员药品费用的依据,其目的是保障参保人员的基本医疗需求,合理控制药品费用,维护基金收支平衡。纳入基本医疗保险目录内的药品由甲类和乙类两部分组成。甲类药物是临床诊疗必需、使用广泛、疗效好、价格低的药品,由全国统一制定,各地不得调整,费用按基本医疗保险基金给付标准支付费用。乙类药物是可供临床选择使用、疗效好、价格比甲类略高的药品,由国家制定,各地可进行适当调整,费用需由参保人员按一定比例支付费用。

(3)新农合药品目录:新农合药品报销目录是服务于广大农村居民的新型农村合作医疗药品目录,是从保障农村居民基本医疗用药需求出发,各地依据实际情况制定的基本医疗保障药物目录,目的是促进合理用药,有效控制药品费用。2003年,我国试行新农合制度,由各省卫生厅(局)负责制定地方新农合药品目录。2009年9月发布了《关于调整和制订新型农村合作医疗报销药物目录的意见》,实行县(及以上)、乡、村三级药物目录,县级(及以上)新农合报销目录包含全部国家基本药物目录,并能基本满足诊治疑难杂症的需要;乡级新农合报销目录以国家基本药物目录为主体,村级新农合报销目录使用国家基本药物目录。

2.诊疗目录

(1)全国医疗服务价格项目规范:为推进城镇医药卫生体制改革,促进城镇职工基本医疗保险制度的建立,改革医疗服务价格管理,国家计委、卫生部于2000年7月发布了《关于改革医疗服务价格管理的意见》,制定了《全国医疗服务价格项目规范(2001年版)》,全国实行统一的医疗服务价格项目名称和服务内容,而医疗服务价格和新增项目由省级价格主管部门会同同级卫生行政部门制定,对规范医疗服务价格行为、调整医疗服务收费结构发挥了重要作用。随着医疗技术发展,出现了一些新的医疗服务项目,国家不断新增和修订其中的项目,将规范医疗服务价格管理作为贯彻落实深化医药卫生体制改革的重要内容,以及推进医疗服务价格改革、规范医疗机构价格行为、完善医疗机构补偿机制、维护患者合法权益的重要措施。

(2)基本医疗保险诊疗项目范围:基本医疗保险诊疗项目是指医疗保险定点医疗机构为参保人提供的,由政府主管部门制定收费标准的,临床诊疗必需、安全有效、费用适宜的各种医疗技术劳务项目和使用医疗仪器、设备与医用材料进行的检查、诊断和治疗项目。基本医疗保险医疗服务设施是指定点医疗机构为参保人提供的,参保人在接受诊断、治疗和护理过程中所必需的,由政府主管部门制定收费标准的医疗生活服务设施,主要指床位费。为加强基本医疗保险基金的支出管理,多部委于1999年联合下发了《城镇职工基本医疗保险诊疗项目管理、医疗服务设施范围和支付标准意见》,通过制定基本医疗保险诊疗项目范围和目录进行管理。劳动和社会保障部负责组织制定国家基本医疗保险诊疗项目范围,采用排除法分别规定基本医疗保险不予支付和支付部分费用的诊疗项目范围;各省(自治区、直辖市)劳动保障行政部门根据国家基本医疗保险诊疗项目范围的规定,组织制定本省的基本医疗保险诊疗项目目录,可以采用排除法,也可以采用准入法。制定基本医疗保险诊疗项目范围和目录既要考虑临床诊断、治疗的基本需要,也要兼顾不同地区经济状况和医疗技术水平的差异,做到科学合理,方便管理。基本医疗保险不予支付费用的诊疗项目,主要是一些非临床诊疗必需、效果不确定的诊疗项目及属于特需医疗服务的诊疗项目;基本医疗保险支付部分费用的诊疗项目,主要是一些临床诊疗必需、效果确定但容易滥用或费用昂贵的诊疗项目。基本医疗保险诊疗项目的选择原则为:一是临床诊疗必需、安全有效、费用适宜的诊疗项目;二是由物价部门制定了收费标准的诊疗项目;三是由定点医疗机构为参保人员提供的医疗服务范围内的诊疗项目。

(3)新农合诊疗目录:为进一步加强新型农村合作医疗定点医疗机构医药费用的管理,控制医药费用的不合理增长,保障新型农村合作医疗制度健康持续发展,卫生部办公厅于 2005 年 11 月发布了《关于加强新型农村合作医疗定点医疗机构医药费用管理的若干意见》,指出各省应综合考虑筹资总量、补偿方案、服务能力和疾病状况等因素,制定《新型农村合作医疗基本药物目录》和《新型农村合作医疗诊疗项目目录》。之后,许多省市的卫生行政部门制定了本地区的新型农村合作医疗诊疗项目管理办法,并根据新型农村合作医疗基金的支付能力和医学技术的发展适时调整。

(二)医院医保目录管理

1.医保目录维护

医院申请成为医保和新农合定点医院后,医保目录对应是医保基础管理工作的首要任务。随着时间的推移,医保政策在不断调整,药品、诊疗技术、医用材料的种类、价格也在不断变化,医院需根据医保经办机构的政策规定,对医保目录实行专人管理与动态维护。医保经办机构对医院医保目录的管理通常实行审批制度,有的仅对需新增的医保编码进行审批,已有编码的由医院审核和维护;有的则在首次全部对应后将目录锁定,医院需上报经审批后才能维护。申报医保目录通常需准备药品(或医用材料)说明书、物价批准文件、集中招标采购文件、医保目录修改申请表等书面材料,必要时附成本测算、循证医学和卫生经济学分析报告等相关材料。医保经办机构审批同意后纳入医疗保险基金支付范围。

2.医保目录管理中的注意事项

(1)医保目录维护通常由医保科完成,而药品和医用材料字典库则由药房和财务、设备等科室分别维护,因此对药品(或医用材料)的通用名、商品名、规格剂型、生产厂家、国产进口、批准文号、本位码等基本信息的准确性、完整性、稳定性提出了更高的要求。

(2)医保经办机构的药品目录一般有通用名和商品名两种编码方式。如果为通用名方式,在确定是否为医保药品时,应注意药品目录"凡例"中对于药品通用名称、剂型等的说明;如果为商品名编码方式,则经办机构已设置好支付类别,医院端核对药品基本信息,选择医保中心端相应条目进行对应即可。

(3)医保诊疗目录里医用材料的支付类别,医保经办机构一般是根据"基本医疗保险诊疗项目范围"和本地区医疗服务价格项目规范中"可另收取费用的医用材料目录"来制定。由于医疗服务价格的制定往往滞后于医疗技术的发展和医用材料的应用,有许多医用材料在医保诊疗目录中无法找到可以对应的名称,还有的医保经办机构对可以支付的医用材料类别作出了规定,但由于医用材料名称、规格、型号、材质、计价单位不一种类繁多,实践中常常不易界定支付标准。因此有的省市人社部门通过建立医用耗材编码数据库,类似于药品商品名编码的"一药一码"方式,建立医用材料的唯一编码并设置支付类别和标准,医院端核对材料的基本信息,选择医保中心端相应条目进行对应即可。

（4）医保药品目录的"限定用药"是指符合限定支付所规定情况下参保人员发生的药品费用，才能由基本医疗保险基金支付，而这些支付条件往往少于药品说明书的适应证，导致在临床应用中不易准确执行。有的在信息系统字典库的药品名称前加了限制标识，当不符合限定条件而临床确需使用时，通过门诊自费方式支付；有的信息系统则为限定药品提供了具体的限制说明，并能够根据病情调整支付标识、实现限制药品的支付类别。

（5）对于床位费、内固定材料等一些项目的支付标准，一些医保经办机构规定有最高限价，或不同类别人员有不同的支付标准（例如离休干部与普通职工支付标准不同），有的还规定国产与进口材料自付比例不同。一些医保信息系统中可通过识别患者身份来实现，超出最高限价的部分也能自动计入丙类费用中。如果信息系统无法实现这些功能，在对应目录时则需注意分别设置，并告知临床科室工作人员相应的计费方法，准确执行医保支付规定。

（6）对于参保人员使用内固定材料、限定用药、血液制品等特殊项目，一些医保经办机构设置有审批环节，例如标识为"一级审批"的项目需医保经办机构审批，标识为"二级审批"的项目委托医院医保办审批，标识为"三级审批"的项目由临床科室主任审批。医院需根据这些审批制度设计相应的操作流程。

三、医院医保宣传与沟通

医院是医疗服务的提供者，也是承担医疗保险制度的载体，医院医保管理活动涉及社会的方方面面，其人际关系具有广泛性和复杂性的特点。医院医保工作受到卫生系统、社保系统、物价部门等多个行政部门的管理和监督；医院医保管理的范围涉及医院内部的多个科室、多个专业；医院医保的服务人群包含了不同统筹地区的医保、新农合、工伤、生育、公费医疗等患者类别。医院医保管理者需做好医疗保险服务和宣教培训工作，使医务人员正确执行医疗保险政策，为参保人员提供优质高效的服务。通过宣传培训、人际交流、接待咨询、调解纠纷等方式，在医、保、患三方进行有效沟通。

（一）医保培训

医疗保险是一项政策性、业务性很强的工作，且随着医疗保险改革的发展在不断变化。医院医保管理人员必须掌握医保政策制度和操作办法，并具备相应的专业知识和专业结构；医院的临床、医技、职能科室工作人员在做好本职工作的同时，需熟悉相关的医保政策和流程规范。培训是通过一定的手段，使员工在知识、技能、工作方法、工作态度及工作的价值观等方面得到改善和提高的过程。医院医保培训应根据医保工作的需要，结合工作中的问题，采取多种方式，对医院工作人员进行继续教育，及时更新医保知识和理念，更好地为参保人员服务。

1.医保培训过程

（1）明确培训目的：进行医保培训之前要明确培训目的，它是指导培训工作的基础，也是衡量培训工作效果的标准。医院医保培训的直接目的是提高职工的医保知识和技能，促进有效沟通和团结合作，提高医疗服务和医保管理水平，更好地执行医保政策和为参保人员服务；间接目的是促进医院和医疗保险的可持续发展，做好人民群众的医疗保障服务。

（2）确定培训原则：只有确定培训的原则，才能更好地组织和实施培训。医院医保培训应掌握前瞻性、长期性、系统性、实用性、效益性的原则。医院应根据自身发展战略及医保行业的发展趋势，从实际出发，有计划、有针对性的安排职工的医保培训工作，并注意培训的成本。

（3）加强培训组织：良好的培训组织是增强培训效果的关键，也是其实施培训工作的保证。

与医院医保培训相关的科室一般有医保科、医教科、人事科。医保科主任应加强医保培训的组织协调工作,并有专人具体负责培训实施,将医保培训纳入全院培训、职工岗前培训等常规培训计划中。

(4)制订培训计划:培训计划是实现培训目的的具体途径、步骤、方法。培训计划主要包括培训需求分析和职工培训计划。培训需求分析主要包括组织分析、任务分析、人员分析;职工培训计划包括培训目的、培训对象、培训内容、培训时间、培训地点、培训方法、培训费用。

(5)设计培训内容:医院内不同层次、不同专业、不同科室的员工需要接受的医保培训内容各不相同,针对医院的实际情况及职工的具体需求设计培训内容是十分重要的。一般而言,医院高层管理者需要培训的内容是医院医保发展战略和经营理念、医保管理发展趋势、领导控制能力等;中层管理者需要培训的内容有医疗保险基本理论、医院和科室的医保管理制度、本专业医保管理知识、领导控制与沟通协调能力等;基层工作人员需要培训的内容有本专业相关的医保政策制度、各种操作流程规范、交流沟通能力、应急防范预案等。

(6)组织培训实施:医院医保培训工作主要包括培训内容的设计、培训老师的选择及聘请、课程描述、时间安排、培训场所的安排、培训资料及器材的准备、培训资料的保存等内容。

(7)选择培训形式:培训的形式主要有在职培训、脱产培训、自我培训等,医院应根据培训的目的、对象、内容、要求采用不同的培训形式。在职培训较容易实施,费用较低,可因材施教,但不利于传授专门的高程度的知识;脱产培训可使参训者专心接受培训,学习高度专业化的知识和技能,相互学习增强培训效果,容易培养参训者团队意识,但培训费用较高,会影响工作进度;自我培训是指员工具有强烈的上进心、严格要求自己,根据自己的特点不断地进行自我学习,是一种主动的行为。

(8)优化培训方法:培训的方法有很多种,选择正确与否直接影响到企业培训的效果。对一般工作人员的培训方法有演讲法、会议讨论法、学徒法、角色扮演法、案例分析法、工作实践法、专题研讨法等;对管理人员的培训方法有岗位竞争法、工作轮换法、会议讨论法、案例分析法、角色扮演法、模拟实验法、头脑风暴法、管理培训项目法、行政培训项目法、职权分析训练法等。

(9)评估培训效果:为了增强培训效果,需要对培训项目进行评估,通过评估可以反馈信息、诊断问题、改进工作。评估可作为控制培训的手段,贯穿于培训的始终,使培训达到预期的目的。培训效果的评估可采用问卷调查、访谈、对比分析等方式。

(10)运用培训结果:培训结果运用与否及如何运用直接关系到培训的效果。通常职工培训的结果可用于为后续培训提供参考依据、作为绩效考核的指标、作为提拔任用的部分依据等,从而提高培训效率。

2.医院医保培训重点

(1)医保科工作人员培训:医院医保工作人员作为联系医、保、患三方的重要纽带,对医疗保险知识和技能的掌握程度关系到医保政策的落实及医务人员对医保制度的执行。因此,加强医保科工作人员专业知识培训,是不断适应医疗保险发展、提高医保管理水平的重要途径。对医保工作人员的培训重点有:①可根据医保科人员的专业和分工,选择参加医保经办机构、行业协会组织的会议和培训,提高工作人员对医疗保险基本知识和业务技能的掌握程度;②医保科主任应具有较高的专业知识和足够的工作经验,定期对科室内人员进行专业、具体的培训,也可传达医保经办机构的最新政策,提高工作人员医保业务水平;③可由医保科各岗位人员轮流主持科室业务学习,传达医保经办机构、行业协会的会议内容,讲述本岗位的工作内容和最新动态,使科室人员适应工作岗位和职业发展的要求;④加强对医保窗口人员医保知识、就医流程、沟通技巧等方面的培训,确保掌握政策,熟练运用政策,准确、耐心解答医保患者的咨询;⑤医保科工作人员应积极参加医院讲座,吸收相关学科知识,加强自我学习,加强业界同行间的交流沟通,了解医疗卫生和医院管理的发展趋势,以促进医保管理与医院管理工作的有机结合。

(2)全院培训:医院可定期聘请医保经办机构工作人员、医保行业专家,或本院医保科工作人员进行全院讲座,并可在培训后进行考试,加深医务人员对医保政策的理解和掌握程度。

(3)专题培训:医院内不同部门所需的培训内容也不相同,财务、信息、临床、医技等各科室应重点掌握与本科室工作内容相关的医保知识,培训最好能分部门、按专题进行,例如对财务窗口进行收费和出入院操作培训、对临床医务人员进行医保病历书写培训、对计费员进行物价管理培训、对各科室医保管理员进行医保政策培训、对新职工进行岗前培训等,这样有助于提升培训效果。

(二)医保宣传

医保科是医保经办机构、医务人员、患者之间信息传递的桥梁,如果能通过多种形式的宣传方法,使医保知识得到传播和普及,定点医院医保工作就会更加顺畅。

1.对医务人员的医保宣传

(1)通过在院内刊物上设医保版面或院内医保期刊,定期发布医保政策制度、各种医保流程、医保数据统计、监督检查结果等内容,使医院职工了解医保管理现状,促进规范化管理。

(2)在院内办公网上设立医保管理专栏,将医保政策、监督检查等各种信息及时发布,方便医务人员在线查询和学习。

(3)将有关医保政策的文件装订成册,印制下发到各科室,方便医务人员随时查询和学习。例如《医保政策制度汇编》《医保限定用药手册》等。

(4)将医保用药要求、医保项目支付类别等规定嵌入医院信息系统的电子病历模块中,进行实时提示。

(5)在院周会、科室周会、医保查房时,传达、宣讲有关医保政策,以及各科室需改进的医保工作内容。

(6)通过咨询电话、手机短信平台等方式,加强与医务人员的交流沟通,及时发布各种通知、进行医保知识宣传、解答工作中的困难和问题。

2.对参保人员的医保宣传

(1)通过医保质控网络,加强对各科室医保管理员的宣教,间接促进临床科室医务人员对患者的医保政策宣传。

(2)在门诊、住院部等地点的醒目位置设立医保宣传栏,方便参保人员阅读,并根据医保政策的变化及时更新内容。

(3)在医院电子屏上增加医保政策宣传内容,通过自助查询机方便参保人员了解个人账户等信息,提供多方位的查询渠道。

(4)针对各类参保人群,印刷各种医保就医和报销流程宣传单,放于医保窗口方便患者领取。

(5)设立医保咨询台,建立医保咨询热线,为参保人员答疑解惑,解决就医中的实际困难和问题。

(6)在医院互联网上设立医保政策专栏,发布医保政策制度、就医流程等各种信息,作为医保业务的延伸服务,方便参保人员就医。

（7）通过现代信息通信技术，例如微博、微信、手机应用等方式提供点对点的个性化服务。

（三）医保管理人际沟通

医保管理的人际关系具有广泛性和复杂性的特点，许多方面都需要信息的沟通。客户关系管理是在第二次世界大战之后首先由美国的大型企业提出并发展的一门以有效销售为目的市场营销方式，其目的是促进组织与客户的有效沟通，使组织及时、准确掌握用户需求和变化趋势，为用户提供有价值的产品或服务，与用户之间建立起相互了解、相互信任、相互依存的关系，在用户中建立起良好的形象。对于医院来讲，客户可分为内部顾客和外部顾客，医院的内部顾客是指医院工作的所有员工，包括非固定性的人员，如医院研究生、进修生、实习生、护工等。外部顾客指患者、社区民众、与医院提供服务相关的单位、社会公益机构等。

在医院医保管理的基本职能中，协调、激励和领导职能主要是针对组织活动中的人际沟通，调动职工的工作积极性，解决各种人际冲突，保证信息通畅，为组织正常运转创造良好的条件和环境，促进管理目标的实现。同时，在医院医保管理中，医务人员注重临床疗效和医疗安全，患者关注医疗需求，医保经办机构强调费用控制，医疗需求无限性和卫生资源有限性之间矛盾突出，医院医保工作人员需在医院、医保经办机构、患者三方之间加强沟通，协调关系，维护各方权益。

1.领导

领导是在一定的社会组织或群体内，为实现组织预定目标，领导者运用其法定权力和自身影响力影响被领导者的行为，并将其导向组织目标的过程。领导过程包含着领导者、被领导者、作用对象和客观环境等多种因素，基本职责是为一定的组织确立目标、制订战略、进行决策、编制规划和组织实施等。领导的主要职能，是率领、引导、组织、指挥、协调、控制其下属人员为实现预定目标而共同奋斗。领导的工作成效，不只是由领导者个人，而是由被领导者的群体活动的成效如何而表现出来的。因此，领导者的管理水平、业务能力、专业程度、领导方法等素质，以及合理用人、正确处理人际关系、科学利用时间的艺术，影响着整个组织的工作成效。有学者认为，所有的管理者都具备三种基本技能。

（1）概念技能：指管理者应具有的抽象思考、整合组织资源和活动的能力，即管理能力。管理者的工作并不都是有固定程序和解决问题的模式，管理者必须具备心智能力去分析、诊断、把握、应对错综复杂的情况，这种能力是最重要又较难培养的。

（2）技术技能：是指要完成某一技术领域的工作所需要的能力。管理人员要决策或处理一些技术问题、管理该团队的专业人员，必须具备相关领域的知识和技术，即是"内行"才具有权威性，才能服众，更能在业务上作出最佳的决策。

（3）人际技能：是指与他人协作、沟通和交流的能力。管理是一种群体性的工作，如何使组织内部和外部的人员之间进行有效互动，如何与人相处、有效沟通及激励他人，对于组织管理是很重要的，管理者应具备良好的处理人际关系的技能。

2.激励

激励是指人类活动的一种内心状态，它具有加强和激发动机，推动并引导行为使之朝向预定目标的作用。激励有利于激发和调动职工的积极性，有助于增强组织的凝聚力，有助于将职工的个人目标与组织目标统一起来，促进个人目标与组织整体目标的共同实现。关于激励的理论有很多，例如需要层次论、激励-保健理论、公平理论、期望理论等，与医院管理有关的激励因素主要如下。

（1）工作条件：指自然和人文环境对工作人员的影响，包括工具、设备、活动、工作场所的条件,工作人员从事工作的独立性及所受限制的程度,以及工作人员的层次、性格、人格、人际关系、职业声望等。

(2)报酬和待遇:工作人员在付出知识、技能、经验、能力、努力、时间等基础上,会关心自己所得报酬和待遇,并把自己的报酬和待遇与同事、同行业人员等比较,对公平程度作出判断。管理者应对职工的报酬和待遇尽量做到公平合理,体现其工作价值,避免职工产生不满情绪,防止人才流失。

(3)工作满意度:医院要让患者满意,必须首先让医院职工满意,医院领导必须用希望职工对待患者的态度和方法来善待职工。要从满足医院职工的需要开始,满足职工的求知需要、发挥才能需要、享有权力的需要和实现自我价值的需要。对于领导者来说,困难之一是如何增强由于工作人员之间的差异所产生的不同的工作满意度。能力、素质、背景和社会条件的差别使工作人员产生不同类型的心理需要,如成就需要、权力需要、归属需要等,通过适宜的工作安排和提供培训晋升等机会,满足这些激励需要,关心和爱护职工,调动职工的积极性,激发职工的敬业精神,使他们真正成为医院的主人,增强职工的满意度,可进一步提升工作绩效。

3.协调

协调是指正确处理组织内外各种关系,为组织正常运转提供良好的条件和环境,促进组织目标的实现。通常包括组织内部协调、组织外部协调、冲突协调等。

(1)组织内部协调:①各部门和生产要素的协调。在组织的运转过程中,应根据组织总目标的要求,对组织各要素进行统筹安排和合理配置,并使各环节互相衔接和配合。医院医保工作涉及医院的医疗、医技、护理、财务、信息等众多科室,医保科应发挥好沟通桥梁作用,从完善医疗质量体系、规范医疗行为入手,要赢得院内各相关部门的全力支持和配合。完善、科学的规章制度是协调工作能够顺利进行的基本保证和依据,例如工作流程、职责范围、协作机制等。会议是协调的重要方式,例如联席会、调度会等。②组织内部人际关系的协调。组织内部人际关系一般分为两个层次,即正式组织人际关系和非正式组织人际关系。正式组织是具有一定结构、同一目标和特定功能的行为系统,它有明确的目标和相应的机构、职能和成员的权责关系及成员活动的规范,具有正统性、合法性、层级性和稳定性等特点,其信息沟通渠道是由组织规章提供的;非正式组织是指人们在共同劳动、共同生活中,以共同的价值观为基础,由于相互之间的联系而产生的共同感情自然形成的一种无名集体,并产生一种不成文的非正式的行为准则或惯例。两者具有较大的区别,又具有相当密切的关系,非正式组织对正式组织有一定的影响作用,如果管理者能够善于利用非正式组织,那么它具有正式组织无法达到的正面功能。③在卫生管理活动中,所有的人员都处在一定的社会关系中,人与人之间有纵向的上下级关系,也有横向的同事关系,大家的事业是共同的,必须依靠合作才能完成,需要气氛上的和谐一致。协调组织内部人际关系应坚持相互尊重、平等待人、互助互利、诚实守信等原则;了解职工并承认和尊重职工的个人价值;在组织领导基层群众间建立体制化的联系渠道;对职工进行多种能力培训,开发潜力资源;组织各种联谊、福利活动,以联络感情,调节精神。

(2)组织外部协调:①协调组织与客户的关系。虽然外部顾客多种多样,但最为重要的外部顾客还是患者,所以医院最优先的质量原则还是为患者提供满意的医疗服务,最大限度地满足患者的合理要求。以患者为中心,医院内所有的工作流程要以患者的需要进行设计,让患者满意。同时,随着医学模式的转变,医院的功能不仅仅是治疗疾病,更重要的是保障人民健康,为社区民众提供预防、医疗、保健一体的服务。医院医保工作者应分析不同类型的医疗保险参保人员的就医需求,体现对参保人员的关切,充分考虑他们的意见,认真答疑解惑,及时解决就医中的各种问题,为参保人员提供最佳的服务。②协调组织与其他组织的关系。作为社会大系统中的卫生组织,承担着社会赋予的责任和义务,维持和推动着社会组织的正常运转。卫生事业人员要面对的组织机构可分为卫生组织和其他社会组织。卫生组织包括卫生行政主管部门、各级医疗机构、基层卫生组织、医学教育院校和科研机构、卫生群众组织(学会、研究会、协会等)等;其他组织包括政府、人力资源和社会保障行政部门、教育行政部门及与医院提供服务相关的企业(药品和医疗器械供应商等)。对于医院医保工作人员来说,主要是协调与卫生部门下属的新农合管理机构、人力资源和社会保障部门下属的医保经办机构,以及各种行业保险机构、商业保险机构等组织的关系,做好沟通协调工作,发挥医保行业协会等组织的专业优势,建立合理的谈判机制,促进医疗保险与医疗卫生的健康发展。把握好组织间的人际关系应注意明确职能、规范程序、公平竞争、合作共赢等原则。

(3)冲突协调:从管理学的角度看,冲突可以理解为,两个或两个以上的行为主体在特定问题上目标不一致、看法不相同或意见分歧而产生的相互矛盾、排斥、对抗的一种姿态。现代冲突理论认为,冲突具有正面和反面、建设性和破坏性两种性质;管理好冲突,可以促进组织变革、从而提高绩效水平。根据冲突的不同情况,协调组织冲突的对策有回避或拖延、裁决或强制解决、调解或妥协、树立更高目标、合作与互助等不同的方式。医院医保科是落实国家医保政策的前沿,其职能和工作性质决定了容易发生矛盾和冲突,需要医保工作者提高管理和服务水平,在医院、医保经办机构、参保患者之间进行有效的沟通和协调,确保三方的合理权益得到保障。

4.沟通

沟通是指人与人之间传达思想或交换信息的过程,这个过程由发信者、接受者、信息、渠道、反馈、噪声和环境七大要素组成。沟通的作用主要是提高管理者决策能力、解决冲突和协调组织行动、促进组织效率提高和组织变革及创新。

根据不同的标准,沟通有多种分类方法,内容如下。

(1)语言沟通与非语言沟通:根据信息载体的性质划分,沟通可分为语言沟通和非语言沟通。语言沟通以语言文字为载体的沟通,有口头沟通和书面沟通两种形式。口头沟通包括倾听、述说、交谈、演讲、讨论或小道消息传播等,具有亲切、反馈快、弹性大、双向性和不可备查性等特点。书面沟通包括阅读、写作、备忘录、信件、合同、协议、通知、布告、内部期刊、公告栏等一切传递和接收书面文字或符号的手段,比较正式、准确、具权威性、有备查功能。非语言沟通指通过某些方式而不是讲话或文字来传递信息,常常体现在人的潜意识下的非语言方式中,例如面部表情、形体姿态、手势等身体语言,语音、语调、语气、语速等非语言声音等。

(2)正式沟通与非正式沟通:根据沟通渠道产生的方式不同,沟通可分为正式沟通和非正式沟通。正式沟通指在组织系统中,依据一定的组织原则所进行的信息传递与交流。例如公函、文件、会议、参观访问、技术交流等。特点是信息可靠,具严肃性、权威性和约束力。非正式沟通指正式沟通以外的信息交流和传递。例如团体成员私下交换看法、小道消息的传播、朋友聚会等,是正式沟通的有效补充。特点是沟通形式灵活,信息传递快。

(3)纵向沟通与横向沟通:根据沟通的流向划分,可以将沟通划分为纵向沟通与横向沟通。纵向沟通有上行沟通和下行沟通。上行沟通主要指团体成员和基层管理人员通过一定的渠道与管理决策层所进行的自下而上的信息交流,表达形式有层层传递和越级反映。下行沟通指自上而下的信息传递,主要应用于组织的管理沟通系统,例如工作指示、规章制度、绩效反馈等。纵向沟通可协调组织内部各个层次的活动,使组织正常运转,缺点是传递层级过多时容易使信息失真。横向沟通指组织系统中层次相当的个人及团体之间所进行的信息传递和交流。它可以简化办事流程、提高工作效率、增进了解、有助于培养合作精神,缺点是信息量大,易于造成混乱。

(4)单向沟通与双向沟通:根据沟通方向是否可逆,可以将沟通划分为单向沟通和双向沟通。单向沟通指在沟通过程中,只是发送者将信息传递给接受者的单一方向的沟通方式。例如做报告、下指示、做演讲等。具有传播速度快、秩序好、干扰少、条理清的特点,以及无反馈、无逆向沟通的缺点。双向沟通指在沟通过程中,发送者和接受者角色不断变换,信息发送和反馈往返多次的双边信息交流活动。例如讨论、交谈、协商等。可调动沟通双方的积极性、增加沟通容量、提高信息沟通的准确性。

(5)告知型沟通、征询型沟通和说服型沟通:根据沟通的目的不同,可以将沟通分为告知型沟通、征询型沟通和说服型沟通三种类型。告知型沟通是以告知对方自己的意见为目标的沟通,通常采取言语沟通方式进行,需沟通信息准确,以免产生歧义。征询型沟通是以获得期待的信息为目标的沟通,一般采取提问方式进行,需态度真诚、谦虚和有礼貌。说服型沟通是以改变他人的观点、思想、情感和态度为目标的沟通,主要采取说理的方式进行,主要方式有规劝、调解和批评等。

(6)思想沟通、信息沟通与心理沟通:根据沟通内容不同,可以将沟通划分为思想沟通、信息沟通与心理沟通三种类型。思想沟通指意识形态包括哲学观点、政治观点、法律观点及道德伦理等方面的沟通。信息沟通指信息的传递和交流。信息资源和自然资源、人力资源在当今被列为三大资源,信息交流已成为一种常态。心理沟通指人的心理活动信息的传递和交流,包括情感沟通、意志沟通、兴趣沟通、性格沟通等。

(7)其他辅助工具沟通:人际沟通还可以借助其他辅助工具,主要是指采用电话、传真、广播、电视、互联网、电子邮件等形式的沟通。这些沟通工具有传递迅速、信息量大、传递范围广、传递成本低等优势,随着时代的发展,越来越被人们所广泛使用。

(8)医患沟通和医保沟通:医患沟通是指在医疗活动中,医务人员与患者之间进行的关于疾病诊疗等各种信息的传递活动,也是双方的情感、思想、愿望和要求的交流过程,医患沟通水平直接影响到医疗质量、医患关系和医院的声誉。医患沟通的内容主要有信息沟通、感情沟通和意见沟通。信息沟通是针对疾病的诊疗信息进行的沟通,患者到医院就诊后,需了解疾病的检查、诊断、治疗、护理、预后及医疗费用等信息,医务人员应及时、认真地与患者沟通,把有关信息传递给患者,以取得患者的理解和配合。感情沟通指患者除了需了解自己疾病的有关信息外,也需要理解和尊重,通过沟通,使患者获得理解和关爱,医务人员获得信任和尊重。意见沟通客观反映了社会、患者对医务人员的认识、看法、期望,积极的意见对医务人员可产生促进作用,建设性意见有利于改进工作,批评性意见可以从中发现问题,吸取教训。

医院医保管理工作纷繁复杂,需在医、保、患三者之间进行沟通、协调。面对医院职工政策培训、患者咨询解答,与医保经办机构的汇报、建议等,都需要很好的沟通技巧。医保管理中语言的技巧与艺术体现在说与写之中,蕴涵于沟通与协调之内,语言艺术运用得如何,对医保管理效果有着举足轻重的作用。医院医保管理工作者的语言,主要是管理语言、服务语言、沟通语言和协调语言。对医院医保运行中出现的问题,要协商解决;对患者不懂医保政策的询问,必须耐心;对医保政策及管理制度不尽合理之处,应该建议、探讨。生动的宣传、恰当的解释、准确的回答、合理的建议,能够收到事半功倍的显著效果,掌握医保管理的语言艺术对医保工作是大有裨益的。

卫生管理活动的各个方面都需要信息的沟通。对于组织内部来说,人们越来越强调建立学习型组织和团队合作精神,因此有效沟通是成功的关键;对组织外部而言,为了实现组织之间的强强联合与优势互补,人们需要掌握谈判与合作、组织协调等沟通技巧;对组织自身而言,为了更好地在现有政策条件下,实现组织的发展并服务于社会,也需要处理好组织与政府、组织与公众、组织与媒体等各方面的关系。因此,在从事卫生管理活动中,选择适宜的沟通方式,掌握倾听、表达、观察等方面的沟通技巧,提高沟通效果,对于促进组织人际关系、提高卫生管理绩效有着积极的意义。

(四)谈判

谈判是有关方面就共同关心的问题互相磋商,交换意见,寻求解决的途径和达成协议的过程。谈判有广义与狭义之分。广义的谈判是指除正式场合下的谈判外,一切协商、交涉、商量、磋商等,都可以看作谈判。狭义的谈判仅仅是指正式场合下的谈判。

1.医疗保险谈判机制

医疗保险谈判机制是指医疗保险各方主体在医疗保险的实施过程中,依据相关政策和制度,通过谈判就医疗保险费用支付方式、服务质量、服务价格等内容进行沟通协商达成协议的一系列规范的总称。本书中讨论的主要是介于医保经办机构和定点医疗机构之间的谈判。随着我国医疗保障制度的改革的推进,医院就医患者中参保人员比例不断扩大,职工医保、居民医保、新农合等各种参保类型和经办机构较多,项目付费、总额付费、定额付费、病种付费等多种方式结合的综合结算模式逐步推行,建立医保机构与医疗机构之间的谈判机制是当前医药卫生体制改革的重要工作之一。

(1)谈判的原因:医疗保险谈判机制的建立是为了将医疗服务购买方和医疗服务提供方的谈判过程规范化、制度化,形成约束机制。从医疗机构角度来说,随着社会医疗保险覆盖率的不断上升,医保费用占总收入的比重不断上升,争取更多的社会医疗保险基金将成为其筹资的重要渠道之一;从社会医疗保险经办机构来说,介入医疗服务质量管理是满足参保人健康需求、提高基金使用效能的需要,同时也是经办机构实现社会化管理,转变代理人角色的关键;从政府角度说,高效利用有限的卫生资源,促进国民健康是其社会管理职责所在。

(2)谈判的规则:制定规则是医保谈判进行实际操作的基础。按照谈判的一般运行方式,规则的制定应包括:谈判主题与内容的确定、规则、谈判组织与人员的确定、参与主体的准入、技术支持、谈判的程序、谈判结果公示、执行与争议的处理办法等。

(3)谈判的主体:医疗保险谈判机制的谈判主体主要是指医疗服务的购买方和提供方,应当是取得行医资格或具有法人资格的个体、机构和协会。医疗服务的购买方指医疗保险经办机构和医疗保险协会,提供方则包括了医院、行业协会及厂商等多种主体。对于医保经办机构和定点医疗机构来说,当前的趋势是基金管理向医保经办机构集中,卫生服务向医疗服务机构延伸,政府的宏观管制主要体现在适当干预和协调两者的利益上。在具体谈判过程中,医保经办机构和医疗机构可以委托专家组或在相关领域有资深研究的个人或组织参与,以提高谈判质量。

(4)谈判的前提:①明确谈判主体的定位。双方的责任、义务和权利要明确。②有必要的信息技术支撑。主要指双方在充分的信息交流和沟通基础上作出正确的选择和决定,建立相对完善的网络信息共享和沟通平台可以提供这种技术支撑。③医疗保险经办机构和定点医疗机构有谈判的动力。在现有的体制下,必须有相应的措施来激励双方进行谈判才能推动谈判的开展。④政府的宏观调控和管制。医保经办机构与医疗服务机构的谈判具有社会公益性,不是单纯两个利益主体之间协商达到利益均衡点的谈判,需要政府适当地干预,以保证广大参保人的利益,还需要政府促进物价部门、发改委等机构的配合和合作。

(5)谈判的类型:医疗保险的谈判机制可以分为两个层次:其一是基于个体层面的个体谈判,其二是集体谈判,例如多边谈判、分组谈判、分级谈判等。①多边谈判:在总额预付下,医保机构需要把基金支出预算分配到每个医疗机构,由于医保基金的总支出相对恒定,如果某个医疗机构获得的份额增加,意味着其他医疗机构的份额减少。对于按人头付费和按病种付费,支付标准应普遍适用于任何一家具有相同条件的定点医疗机构。因此,在整体付费方式下,医保机构应该通过与所有相关医疗机构的多边谈判来确定每个医疗机构的总额标准、按人头付费的标准和按病种付费的标准。②分组谈判:不同医疗机构的功能定位存在差异,例如基层医疗机构主要从事门诊医疗,大型综合医疗机构的重点工作是住院治疗,还有一些医疗机构主要定位于某些专科,例如儿科、肿瘤科、精神科等。为了提高谈判效率,在按人头付费标准和按病种付费标准谈判的时候,可以进行分组谈判。③分级谈判:在市级统筹之下,医保机构分为市、县(区)两级,同时辖区内的医疗机构较多,并且级别和专科情况比较复杂,为了提高谈判效率,可以建立分级谈判机制。

(6)谈判的内容:包括医疗服务的范围、标准、价格、结算和支付方式及绩效评价等。①医疗保险的结算标准和支付方式是医疗保险谈判机制的核心内容。我国当前的费用支付体系主要还是以医疗费用的控制和医保基金的平衡为导向。支付方式的选择需要考虑的基础条件包括:原有的支付制度及过去经验、基金风险、筹资管理情况、支出分析、基金预算评估、与医疗服务机构的协商、信息化管理状况等。在各地的结算方式改革中,采用不同的支付方式相混合的形式成为主要趋势,主要包括以下几种:一是对不同的供方组织采取不同的支付方式。例如在一些地区或国家,对医院是按病种付费的方式来结算,而对初级卫生保健医师是按人头付费来补偿的;还有一些地区,对医院通过总额预算补偿来控制成本,对初级卫生保健医师则是按服务项目付费方式支付。二是对特定的供方也可以采取混合的支付方式。例如,医院可以一部分由覆盖固定成本的总额预算来补偿,另一部分由覆盖变动成本的按成本付费或按服务项目付费方式补偿。三是在支付方法上,可以根据提供服务的不同而采取不同的方式。例如,对于医院的补偿,可以设计两种不同的计划:一些基本医疗服务可采用按人头付费,另外一些服务可以按服务项目付费来补偿。这种支付方式在定点社区卫生服务机构中应用较多。②卫生服务质量不仅直接影响医疗服务提供机构的信誉和形象,而且直接关系到就医人群的健康和生命质量。医疗保险机构和定点医疗机构就卫生服务质量测量和评价标准达成协议是谈判的重要内容之一。定点医疗机构的医疗质量通常分为门诊和住院两部分。门诊医疗服务质量主要包括门诊病历质量、门诊处方质量、专家门诊质量等。常用的评价指标有门诊诊断与出院诊断符合率、门诊治愈率、急诊患者抢救成功率、误诊率、门诊输液反应发生率、日门(急)诊量、平均门诊人次医疗费用、药品费占门诊医疗收费的比例等。目前定点医疗机构和医保经办机构关注的质量指标集中于与费用相关的门诊次均费用和药占比等。住院医疗服务质量常用的评价指标有出院人次、治疗有效率、病死率、抢救成功率、病床使用率、病床周转次数、平均住院日、次均住院费用、入院诊断符合率等。目前医保经办机构对住院医疗服务质量的监管也是主要集中于平均住院日、次均住院费用等直接影响医保支付水平的指标上。评价卫生服务质量的角度一般分为:医疗机构、患者和医务人员的角度。在医疗质量谈判中,卫生服务质量评价指标体系的建立是关键,指标体系的建立需要综合医疗机构、医保经办机构、专家学者和患者代表的意见。③医疗质量和支付方式相结合的配套改革措施。一是加快完善信息系统建设。例如实现医疗费用的实时传递,实现费用按诊疗项目和病种项目的归集,建立各项基金运行指标、基金预警体系及医疗费用明细分析指标,实现医保与医院间信息资源的有效共享。二要建立相对统一的考核指标体系。结算方式与医疗服务质量相结合,必须由一个相对统一的考核指标体系为依据。例如医疗保险基础管理情况,就医管理及执行出入院标准情况,执行基本医疗保险药品、诊疗项目及服务设施情况,参保人员对定点医院的评价等。三要规范财政对公立医疗机构的补助支付方式,制定医务人员合理的收入水平标准,逐步实施临床路径等配套改革措施,对谈判机制的进展也会产生重大影响。

(7)谈判的程序:进行具体操作的流程设计和再造十分重要,要有计划、有步骤地进行,例如制定完成数据的搜集、处理、分析、评估的时间,进行多少次讨论,协商谈判的时间等,保证整个工作圆满完成。首先医、保双方通过调查近几年各级各类医药机构每年的业务总和及分布情况,协商综合计算出实际的支付结构比例。二是根据当年的预算基金总盘子、各类医药机构测算的支付结构比例和与当地经济发展相适应的增长比,计算出各类医疗机构当年的总量。三是按各类医药机构及其门诊和住院的实际支付结构,制定科学合理的医疗费用支付制度和支付标准。某市医疗保险经办机构与定点医疗机构定额结算的谈判过程如下:①制定新年度定额标准。医保经办机构对上一年度定点医院的医保定额执行情况进行数据的搜集、处理、分析,包括按平均定额结算的例数、定额内实际人均费用、节余率、专项定额结算的例数、定额内实际人均费用、节余率等。对比同级同类医院平均定额、同一专项定额的盈亏情况,不同级别医院的定额标准之间的差距等,结合日常检查结果,请专家参与,分析原因、判断盈亏的合理性。例如是医疗物价收费标准上调、手术方式的变化、卫生材料的变化等,还是滥用药物、过度检查、过度治疗等。参考上年医保基金的使用、节余情况、考虑下一年度医保基金预算、社会平均工资的增长、医疗物价指数的上涨、疾病谱的变化、医院是否有业务扩大等多种因素,对定额标准的进行合理调整,使定额的调整比较客观、准确、接近真实情况。协商谈判。在新的定额标准基本确立之后,医保经办机构将相关内容发到各定点医院。医院进行核对、自我评估、提出意见及建议。之后医保经办机构与医院相关人员进行座谈,说明定额调整的原则和具体方法。对医院的意见,如属合理的,进行再调整;如属不太合理的,进行沟通,争取医院的理解。双方以事实、数据、客观检查结果、可计算的医疗成本为依据,经过多次的比较、说服、较量、谈判,最终达成一致。②签订新的协议。在完成以上工作之后,医保经办机构即可与医院签订新的协议。医疗保险谈判机制的谈判结果应当具有权威性和可执行性,形成制约机制和长效跟踪机制。医保机构与医疗机构之间的谈判一般在每年年初进行,谈判结果应体现在定点医疗机构的协议中。在年中和年底,可以对运行结果进行过程和终末审核,了解付费标准的合理性,如果实际费用对标准偏离过大,可以协商进行调整;如果某个医疗机构的实际总费用超过定额标准的幅度过大,在费用合理性审核的基础上,可以启动风险分担机制。

(8)谈判的意义:对定点医疗机构而言,是获得相对稳定的经费来源,履行社会责任的同时,实现自身的可持续发展;对医保经办机构而言,是通过制定具有一定灵活性的结算方式激励定点医疗机构规范医疗行为,提高医疗质量,在保障参保人健康权益的同时,将医疗保险基金支出控制在合理的增长范围内。

2.我国医疗保险谈判机制的实践

在医疗保险市场发达的欧美国家,成熟的医疗保险谈判机制在国家医疗保障体系中发挥着重要作用,美国和德国是医疗保险谈判机制的典型代表国家。我国 2009 年发布的《中共中央国务院关于深化医药卫生体制改革的意见》指出:"积极探索建立医疗保险经办机构与医疗机构、药品供应商的谈判机制,发挥医疗保障对医疗服务和药品费用的制约作用。"根据《医改意见》精神,人社部于2011年6月发布了《关于进一步推进医疗保险付费方式改革的意见》,指出付费方式改革的任务目标是:建立和完善医疗保险经办机构与医疗机构的谈判协商机制与风险分担机制,逐步形成与基本医疗保险制度发展相适应,激励与约束并重的支付制度。尽管目前医保机构与医疗机构之间尚未建立经常性的谈判机制,但是随着付费方式改革的推进,医保机构与医疗机构之间谈判的重要意义将显示出来,谈判机制的建立将成为推进付费方式改革的重要环节。

协商谈判制度需完善。从宏观层面而言,我国医疗保险谈判机制目前还没有建构起科学的结构框架,只是在国家宏观调控政策下的基于个体层面的谈判,缺少协会层面的调控机制,难以协调不同谈判群体的利益关系。从微观层面而言,我国的医疗保险谈判机制还不能摆脱定点协议管理的模式,医疗保险机构和医疗服务机构之间的关系重在"管理",双方缺少平等协商的机制,难以发挥医疗服务机构参与机制构建的积极性。医疗机构可以在行业协会的组织下与医保部门谈判,其次还应有中介方和组织方。

在我国当前的医药卫生体制下建立谈判机制的困难。首先是谈判对象众多,一个医保统筹地区的医疗机构有几十家甚至几百家;二是药品和材料、医疗服务价格的定价权归属于发改委价格主管部门,公立医院很难进行真正意义上的成本核算;三是参与谈判的积极性差,医疗保险机构和定点医疗机构之间谈判机制的建立可以看作是一个博弈的过程,需均衡多方利益,发挥机制的内在激励作用。

要有人员和技术的支持。由于医保协商谈判工作涉及医疗保险、医疗业务及管理、卫生经济、统计、质量管理等方面的内容,需要有统计信息系统的支持,以及医保、医学、经济、统计、信息、法律等方面的专业人员和复合型人才。医疗服务的提供者具有信息和专业技术上的绝对优势,医保部门对医疗服务提供主体约束的核心杠杆在于结算方式。医保机构应了解医院的运作、成本核算、医疗流程、临床路径等细节,也可请有关专家或第三方的专业机构来帮助进行评估。

双方要有协商谈判的能力。要综合兼顾基金能力和安全、参保人的利益、医院和卫生事业发展,提高认识,协调立场,用事实和数据说话;还需具备一定的协调、应变能力,要在坚持原则的基础上,双方作出必要的妥协和让步,取得统一,保证协商谈判的顺利进行,使医保支付制度和标准得以平稳、有效地完成。

医保谈判机制要从分散、单项的谈判,逐步过渡到总体预算控制,把结算方式作为与医疗机构谈判的主要内容,从价量管制的理念转变成制度激励的理念。医保经办机构将谈判运用于医疗服务协议的签订、结算办法的制定及分级管理中,但关键在于如何确保这些工作落到实处并取得实效。

医保机构与医疗机构之间的风险分担要科学合理。风险分担机制是指当实际费用超过(低于)预付标准时,医保机构与医疗机构共担超额费用(共享节约费用)的机制。为了增强科学性和公平性,风险分担的方式也应该由医保机构与医疗机构通过谈判共同来确定。但即使付费标准是建立在谈判的基础上,由于存在许多不确定因素,例如疾病发生率的不确定性、治疗效果的不确定性等,也难以避免实际医疗费用与付费标准之间的偏离。让医疗机构承担一定的费用风险,其目的是提高医疗机构的成本意识。然而,如果医疗机构承担的风险过大,可能导致部分医疗机构亏损,不利于医疗服务体系的长远发展,也可能激励医疗机构采取某些隐蔽的措施来向患者或医保转嫁成本。同时,医疗费用波动的风险向医疗机构转移,固然提高了医保基金支出的稳定性,但是也削弱了医保机构的保险职能,降低了医疗保险体系的效率。因此,在定额付费方式下,可以让医疗机构适度承担医疗费用波动的风险,但是如果医疗费用波动的幅度超过一定限度,则应由医保机构分担部分风险。

（高汉景）

第三节 医院医疗保险就医管理

定点医疗机构是医疗保险系统中医疗服务的提供者,是落实医疗保险政策的场所,也是医疗保险服务功能的延伸。医疗保险在医院的运行涉及多个环节,医院医保工作者需掌握医疗保险政策,科学制定操作流程并规范实施,处理好来自医保经办机构和参保人员的各种事务,为各类医疗保障人群就医提供良好的服务。本节讲述了医保经办机构和医院的医疗管理职能,并分别以经办机构、医院、参保人角度对常见的就医流程进行介绍。

一、医保经办机构医疗管理

我国的医疗保险经办机构是劳动和社会保障行政部门下属的公共管理机构,通常内设医疗管理部门来实现其管理和服务职能。医院医保工作者首先需熟悉各医保经办机构的医疗管理制度,才能更好地落实医保政策,建立协调机制,做好医疗保障服务。

(一)医保经办机构医疗管理职能

医保经办机构履行医疗管理的部门主要为医疗管理科,此外,居民医保、离休干部、生育保险、工伤保险等由于参保类别或支付渠道不同,一般也需分别管理。

1.医疗管理科职能

(1)负责城镇职工医疗保险政策的调研、培训、宣传、咨询工作。

(2)负责与定点医院、定点药店的协议签订,制定管理和考核办法。

(3)负责对定点医院、定点药店进行日常管理。

(4)负责医疗保险药品和诊疗目录的管理和维护。

(5)负责参保人员正常就医和特殊就医的管理。

(6)负责大病医疗保险的综合协调和管理工作。

(7)负责对委托管理单位和县(区)的业务指导工作。

2.居民医保科职能

(1)负责城镇居民医疗保险政策的调研、培训、宣传、咨询工作。

(2)负责全市参加城镇居民医疗保险方案的调整测算、扩面和基金征收。

(3)负责办理参保居民门诊慢性病认定、转诊转院审批备案工作。

(4)负责城镇居民医疗保险费用审核、审批、报销工作。

(5)协助监督科做好居民医疗保险的检查、监督工作。

3.离休科职能

(1)负责制定离休人员医疗保障工作各项业务的操作办法。

(2)组织协调、综合管理离休人员的医疗保障工作。

(3)负责办理离休人员正常就医和特殊就医的相关事宜。

(4)负责审核定点医院上传的离休人员的医疗信息和费用。

(5)负责离休人员门诊、住院费用的审核和费用的结算等工作。

(6)定期对离休人员医疗保障情况进行汇总、综合分析上报。

4.生育保险科职能

(1)负责综合协调和管理生育保险业务。

(2)负责参加生育保险职工的备案、医疗费审核、报销及生育津贴核定工作。

(3)负责对抽调的定点医疗机构生育病历的审核工作。

(4)负责提供生育保险有关统计资料和信息。

(5)负责生育保险的宣传、教育和咨询。

5.工伤保险科职能

(1)负责综合协调和管理工伤保险业务。

(2)负责对工伤定点医疗机构、辅助器具配置机构和康复机构进行协议管理。

(3)配合劳动保障部门进行工伤调查和取证,确定工伤补偿。

(4)确定参保单位浮动缴费费率,管理工伤保险待遇、费用、支出审核。

(5)负责提供工伤保险有关统计资料和信息。

(6)负责工伤保险的宣传、教育和咨询。

(二)医保经办机构医疗管理内容

1.就医管理

为保障医疗保险参保人员基本医疗,医保经办机构医疗管理科需制定医保政策的具体落实办法,并在实践中持续改进。例如医疗机构管理办法、参保人员就医管理办法、医保门诊大病管理办法等,以加强就医管理,规范定点医疗机构行为,引导参保人员合理就医,保障参保人员基本医疗。

以下内容为地方医保政策实例,仅供参考,各地以当地政策为准。

(1)市医保定点医疗机构医疗保险管理办法。

组织机构的设置:定点医院应设置专门从事医疗保险管理业务的机构——医保科,并应有一名院级领导负责,同时配备专职人员管理基本医疗保险业务,积极主动地与医疗保险中心配合做好对参保人员的医疗服务工作,接受医疗保险经办机构的业务指导和监督考核。

医保科的职责:①负责向广大参保患者宣传医疗保险政策,执行基本医疗保险的各项规定;②负责做好院内科室之间的医保协调工作;③监督检查医护人员单纯为追求经济利益而影响参保人员就医行为;④监督参保人员的就医行为;⑤负责明示医院各项收费标准,方便参保人员查询,接受上级医保部门监督检查;⑥医保科应定期或不定期地深入门诊、病房了解参保人员就医情况和各相关科室执行医保政策的情况,发现问题及时汇总上报市医保中心;⑦医保科应建立健全医疗保险费用动态分析制度,按期上报动态分析报表,准确反馈医疗费用使用情况,发现问题及时采取措施;⑧医保科要制定针对医务人员执行医保政策规定、医疗质量和服务态度的奖惩制度,把执行政策、医疗质量、服务态度与晋职晋级、奖金发放、评先选优紧密联系在一起,对违反规定、增加患者不合理负担、服务态度不佳、工作不负责等不规范行为的责任人应严肃处理。

门诊医疗保险管理:①定点医院医师应热情为参保人员服务,并有责任认真查验参保职工医疗保险手册和核对IC卡;②定点医院医师须按照首诊负责制的原则,严格执行基本医疗保险的药品目录、诊疗项目、医疗服务设施的规定,将参保人员每次就诊情况清晰、准确、完整地记载于医疗保险手册内;③定点医院须开设医保患者专用窗口;④参保人员需外购药品时,定点医院应为其处方加盖外购印章;⑤门诊特定病要严格按照规定办理,要成立专门领导组,设专人负责,要制定规章制度、操作办法,规范收费项目,明示收费标准,根据患者病情的相关检查作出诊断,所在医院医保科主任审核签字并盖章,经市医保中心组织专家认定符合规定的,所需费用可纳入基本医疗保险报销范围。

住院医疗保险管理:①参保人员在门诊检查完之后,如果病情确实需要住院治疗的,且符合住院指征,定点医院医师应根据检查结果提出住院建议,经医保科审核后方可办理住院手续并将医保手册留存院医保科。定点医院应严格掌握住院标准,如将不符合住院指征的参保人员收入院,其所发生的医疗费用医保基金不予支付,并作出相应处罚。②医保科在为参保人员办理住院登记手续时,应认真查验人、证、卡。如发现参保人员所持 IC 卡与住院患者身份不相符时,医保部门有权拒绝为其办理住院手续,并与医保中心联系。如将冒名医保患者收入院的,一经查出追回相应费用并按比例扩大扣款,情节严重的将停止其医疗保险业务。③定点医院应严格掌握各项化验检查指征。凡近期内做过的检查如非必要,都不应重复,能用一般检查达到诊断目的,就不应用特殊检查,一种检查方法能明确诊断的,就不应重复检查。住院患者除常规检查外,其他各项化验检查均应有针对性,不应列为常规检查之列。④遇有抢救患者需做特殊检查治疗时,可先行检查,但需在 3 个工作日内补办完手续,对未经批准所发生的特殊检查、治疗费用医疗保险基金将不予支付。定点医院应严格按市医保中心体内置放材料规定进行审批。⑤严禁参保患者挂床住院,如查出有挂床住院的除按规定扣回其发生的医疗费用外,还将按比例扩大扣款,并在考核中扣分。⑥住院患者用药严格执行《基本医疗保险药品目录》,处方由主管医师开具。主管医师须见患者后凭病历记录开处方,所用药品必须上医嘱,医嘱必须和病情记录相符,用药量要和病程相符,用药、医嘱要和诊断结果相符。如发现超剂量开药、跨科室开药、乱开药,市医保中心将根据超出金额十倍扣回,并在考核中扣分。⑦严格控制贵重药品的使用,如因病情需要必须使用贵重药品时,每张处方不得超过 4 d 量,并由医保科主任签字,同时建立贵重药品登记制度。⑧丙类药品、丙类检查的使用必须严格执行定点医疗机构协议规定,签订超目录使用协议,自负率在合理的范围内。⑨医保患者住院期间,确因技术设备等条件限制不能做的项目,定点医院主管大夫应为其开具外出指定项目检查建议书,所在科主任签注意见,医保科批准,方可外出检查,外出费用由参保患者垫支,后由所住定点医院比照相应收费标准输入计算机系统,上传市医保中心予以报销,超出标准的部分由患者支付,医保科应建立外转项目登记制度。⑩参保患者病愈出院,一般不予带药,确需带药的,院医保部门应严格控制,急性病不得超过 3 d 量,慢性病不得超过 5 d 量,中草药不超过 3 d 计量。参保患者办理出院手续,经主管医师应在参保人员病历手册上详细书写出院小结、治愈情况、带药情况、复查时间。⑪对欠费单位的参保人员住院,医院必须按医保患者管理,费用由本人垫付。⑫参保人员入住家庭病床时,院医保科应按照三个病种严格把关,每 1 个疗程不得超过两个月,住院期间不得超量开药、不得跨科室开药、不得开与病种无关的药,如有违规行为所发生的医疗费用医保中心有权拒付。⑬定点医院要严格遵守协议规定,对超住院天数、超平均费用的由医院负担。⑭参保人员住院的医疗年度为自然年度,即从每年的 1 月 1 日—12 月 31 日,定点医院必须在 12 月 31 日前为所有住院参保人员办理出院结算手续,结清当年医疗费用。⑮定点医院应为参保人员建立严格的住院病历档案,并妥善保存 15 年。

网络的管理:①定点医院应确保网络系统全天 24 h 不间断运行,随时方便参保人员就医结算。②定点医院必须保证用于基本医疗保险的计算机系统设备是专用的,以确保信息数据的安全。③定点医院应当配备与其规模相适应的专业技术人员和专业技术支持,尽量避免出现由于人为操作不当造成的损失。④定点医院要按要求做好数据的上传与下载工作,以确保数据的及时、准确、完整。⑤定点医院应与市医保中心积极配合做好网络信息系统的升级更新改造工作。⑥定点医院在日常使用系统过程中遇到突发性事件或发生安全事故时,要及时与市医保中心管理人员联系处理。⑦定点医院的计算机网络信息系统发生可能危及整个医疗保险网络安全的情况时,市医保中心将采取暂停联网、停机检查等措施,以确保网络系统的安全。

(2)市医保参保人员就医管理办法。

门诊、住院管理:①参保人员可按照就近、择优的原则,从定点医疗机构中选择医疗机构就医;②参保人员就医须持医疗保险手册和IC卡,到定点医疗机构专设窗口挂号,取药时使用医疗保险专用处方;③定点医疗机构医师须按照首诊负责制的原则,执行医疗保险诊疗项目和医疗服务设施范围标准,将参保人员每次就诊情况清晰、准确、完整地记载于医疗保险手册内,做到合理检查治疗、合理用药;④参保人员可凭定点医疗机构医师开具的处方到零售药店购药,外购时,定点医疗机构须在处方上加盖外购章;⑤参保人员患慢性病,属于规定病种的,由定点医院向市医保中心申报鉴定,通过鉴定的门诊慢性病患者可持专用手册在选定的医院门诊就诊,由统筹基金支付部分费用;⑥参保人员住院治疗,须持定点医疗机构医师开具的入院通知单和医疗保险手册、IC卡,经定点医疗机构医保部门审核后住院治疗,并先垫付一定数量的自付费用;⑦定点医疗机构经批准可设立家庭病床,参保人员须持参保人员家庭病床登记表、定点医疗机构主治医师开具的家庭病床通知单,经市医疗保险经办机构批准后,到定点医疗机构办理家庭病床住院手续,每1个疗程不得超过两个月,期间不得在定点医疗机构同时住院治疗,逾期需继续治疗者,重新办理有关手续;⑧定点医疗机构应严格执行医疗保险甲、乙类药品目录,未经参保人员同意,不得随意使用甲、乙类药品目录以外药品,必须使用时,需征得患者的同意。

急诊就医管理:①参保人员因危、急、重在急诊门诊抢救后需住院继续治疗的,急诊费用和住院费用可一并进入基本医疗保险网络实时结算,个人只负担当次住院起付标准;②参保人员因危、急、重在急诊、门诊抢救无效死亡的,按急诊规定报销;③参保人员因公出差、探亲、节假日外出期间等因危、急、重病在异地急诊住院,参保单位要在十日内将参保人员的病情、住院情况报市医疗保险经办机构备案。

转诊、转院管理:①参保人员因病转诊转院,采取定点医疗机构逐级转诊转院制度;②因定点医疗机构条件所限,需转往本市上一级定点医疗机构诊治时,参保人员须持科主任提出的转诊意见,定点医疗机构医保部门开具的转诊建议书,到上一级定点医疗机构转诊就医;③因本省医疗条件所限,参保人员需转往外地诊治,须经主治医师开具转诊住院建议书,填写转诊审批表,定点医疗机构医保科报市医保中心备案。

异地就医管理:①铁道、建筑等系统所属各局(公司)的部门跨地区生产流动的运输、施工企业及其职工应以相对集中的方式异地参加所在地的基本医疗保险,并在当地就医。②异地安置居住人员和因公长期在外地工作的职工就近选择当地一所二级以上(含二级)医院和一所一级医院就医。选定的医院名单由职工所在单位汇总上报市医疗保险经办机构备案。③异地安置居住和因公长期在外地工作的参保人员,在当地选定医疗机构住院发生的医疗费用,比照市同等级医院起付标准各费用段挂钩比例累加计算。在非选定医疗机构发生的费用不予报销。④出国考察、讲学、探亲等或在港、澳、台期间发生的医疗费用,一律自付。

(3)省医保门诊大额疾病就医管理办法。

管理原则：①按照"以收定支"的原则，在基本医疗保险统筹基金和公务员医疗补助经费支付能力范围内，确定门诊大额疾病门诊费用待遇标准；②参保人员患门诊大额疾病后，在病情稳定的情况下，确需在门诊长期治疗的，其符合规定的门诊医疗费用可纳入统筹基金、公务员医疗费用补助和大额医疗费用补助的支付范围。

疾病病种：①恶性肿瘤；②尿毒症透析；③器官移植后使用抗排斥免疫调节剂；④慢性肺源性心脏病；⑤活动性结核病；⑥脑血管病后遗症致神经功能缺损；⑦心肌梗死(塞)；⑧慢性中(重)度病毒性肝炎；⑨高血压Ⅲ级高危及极高危；⑩糖尿病合并并发症；⑪血友病；⑫慢性再生障碍性贫血；⑬系统性红斑狼疮；⑭重度精神分裂症。

管理办法：①申报程序，参保人员凭单位介绍信、社会保障卡、诊疗手册、病历复印件(含病历首页、入院记录、出院小结、相关检查化验结果、医嘱、必要时体温单)及近二个月内相关化验检查资料(辅助检查资料报告单、化验结果单等)原件，向具有资质的三级甲等定点医院医疗保险管理部门提出申请，经初步确认后，由副主任及以上医师开具诊断建议书，填写《门诊大额疾病审批表》，加注审核意见并盖章。三级甲等定点医院是指三级甲等综合医院和三级甲等专科医院。其中，三级甲等专科医院只认定相应的门诊大额疾病病种。②鉴定程序：参保单位专管员于每季度后两个月的21日至25日将上述资料报送省医疗保险管理服务中心(以下简称省医保中心)，经初步审核后，提请省直门诊大额疾病鉴定组，经鉴定通过后，发给患者《门诊大额疾病诊疗手册》。③医疗待遇：门诊大额疾病患者享受医疗待遇的时间，从审核小组鉴定通过之日的次月起开始。基本医疗保险统筹基金、公务员医疗费用补助支付门诊大额疾病患者门诊医疗费用，要符合《省直管单位门诊大额疾病用药、检查及治疗项目支付范围》。门诊大额疾病患者，当年发生符合规定的、医保统筹基金最高支付限额内的医疗费用，统筹基金支付70%，个人自付30%。享受公务员医疗费用补助的门诊大额疾病患者，当年发生符合规定的门诊医疗费用，在基本医疗保险统筹基金最高支付限额内的部分，一般人员补助18%，医疗照顾人员补助20%；超过统筹基金最高支付限额以上的部分，在公务员医疗补助最高限额之内，一般人员补助90%，医疗照顾人员补助92%；未享受公务员医疗费用补助的门诊大额疾病患者，按有关规定执行。门诊大额疾病待遇复审时间按规定执行，符合退出条件的停止其享受门诊大额疾病医疗待遇。④医疗服务管理：门诊大额疾病患者门诊就医时，需持本人的社会保障卡、《门诊大额疾病诊疗手册》到本人选定的门诊大额疾病定点医院就医、购药。对在非本人定点医院发生的医疗费用，基本医疗保险基金和公务员医疗费用补助资金不予支付。承担门诊大额疾病服务的定点医院，由省医保中心根据服务水平、服务能力、区域分布和信誉等级，原则上在有资质的省直医保定点医院内确定。异地安置人员在本人异地定点医院内确定。患者在确定的定点医院内只能选择一家作为门诊大额疾病就诊医院。定点医院接诊医师，应熟悉《省直管单位门诊大额疾病用药、检查及治疗项目支付范围》，超出此范围的需征得患者或家属同意；根据《门诊大额疾病诊疗手册》中的记录，每月累计开药量不得超过当月需要量，药量计算从处方之日算起，超出部分基本医疗保险基金和公务员医疗费用补助资金不予支付。正规书写处方及《门诊大额疾病诊疗手册》，并必须写清药品规格、数量、用法、用量。开药时对于每一最小分类下的同类药品原则上不宜叠加使用，如特殊情况确需使用时，应在《门诊大额疾病诊疗手册》中注明合理的依据。要采取措施鼓励医师按照先甲类后乙类、先口服制剂后注射制剂、先常释剂型后缓(控)释剂型等原则选择药品，鼓励药师在调配药品时首先选择相同品种剂型中价格低的药品。接诊医师每年1、4、7、10月要对患者治疗情况作阶段小结,小结包括症状、体征、治疗归转评估和诊断,慢性中(重)度症病毒性肝炎、活动性结核病必须有治疗计划方案。定点医院为门诊大额疾病患者提供一站式便捷服务通道(要有明确指引标识),鼓励为门诊大额疾病患者挂号免费、就诊免费和免临时静脉输液床位费。对门诊大额疾病的管理,要纳入协议管理和年度考核范围。⑤门诊大额疾病的医疗费用结算:门诊大额疾病患者在本人选定的定点医院发生的符合规定的门诊医疗费用,个人支付相应部分后,由定点医院与省医保中心直接结算。异地安置的门诊大额疾病患者发生的符合规定的门诊费用,先由个人垫付,每 90 d 为一个医疗费用报销期(每季度第一个月的 1~5 日报销上一季度费用),持本人的社会保障卡、报销凭证(制式收据、费用明细、处方)及《门诊大额疾病诊疗手册》到省医保中心审核报销。省医保中心对门诊大额疾病探索多种结算方式。对门诊大额疾病费用每季度结算一次,每季度初支付定点医院上季度应付医疗费用总额的 90%,其余 10% 作为信誉保证金,根据年度综合考核结果予以支付。

2.协议管理

医疗服务是一个具有高度专业性、不确定性等特征的复杂过程,医保经办机构通过与定点医院定期签订医疗服务协议的方式,为医疗保险的平稳运行提供必要的前提,并按年度对定点医院进行考核。

3.目录管理

为规范医疗服务和加强医保基金支出管理,政府有关部门通过制定药品和诊疗项目报销范围进行管理,医保经办机构医疗管理科需对药品和诊疗目录进行维护,为定点医院和药店进行目录对应提供基础字典库,并根据医保政策和物价文件进行动态调整。

(三)医保经办机构医疗管理流程

医保经办机构医疗管理范畴较广,本书仅列出与定点医院和参保人员有关的流程示例。

1.新准入医疗机构、药店签订协议

持单位基本情况说明等相关材料,到市人社局医保处申请定点资格→获批后持定点资格证书(或文件)与医保中心医疗管理科和信息科联系→按照管理要求完成计算机联网、医疗保险政策宣传栏制作等事宜→验收合格后,签订服务协议。

2.增加药品和诊疗目录流程

定点医院医保科填写《医保目录修改申请表》并加盖医院公章→携带药品或一次性材料说明书、物价文件等相关材料→报医保中心医管科审核→医保中心分管领导签字→中心系统中增加相应的药品或诊疗项目→定点医院进行目录对应。

3.门诊特定病审批程序

一般为定期组织鉴定。在定点医院医保科领取《门诊特定病鉴定表》→医师填写相关项目→定点医院医保科初审→医保科主任签字盖章→医保中心医管科窗口初审→专家鉴定组复审→医管科科长签字→发放门诊特定病就医手册→到选定的定点医院就诊并直接报销费用→定期年审。

4.家庭病床审批流程

患者在定点医院医保科领取《家庭病床审批表》并填写相关项目→携带定点医院主治医师开具的家庭病床诊断建议书及相关材料→医院医保科主任签字盖章→医保中心医管科窗口初审→医管科科长复审→到定点医院办理家庭病床住院手续→在规定期限内按家庭病床诊疗→办理出院结算。

5.异地就医审批流程

(1)转诊转院审批流程。在定点医院(三甲医院)医保科领取《转诊申请表》→主管医师填写转诊意见→医院医保科主任签字盖章后→报医保中心医管科窗口初审→医管科科长复审→同意后转往上一级医院就诊并备齐相关材料→医保中心结算科录入费用明细→结算科报销统筹费用。

(2)异地安置审批流程。由单位专管员或参保人员到医保中心申请异地安置备案→在异地选定医院的门(急)诊、住院就医→持相关材料到医保中心进行费用录入与审核→打印结算单→审批并由财务科支付。

(3)异地急诊住院审批流程。异地急诊住院→医保中心电话备案→出院→持相关材料到医保中心进行费用录入与审核→打印结算单→审批并由财务科支付。

6.生育保险费用报销流程

参保单位持本单位职工生育费用报销有关材料到医保中心→生育科审核录入→打印生育保险待遇支付结算单→参保单位盖章→结算科审核→财务科审核→通过网银支付到参保单位账户→参保单位为职工个人发放生育费用。

7.工伤保险报销流程

参保单位持本单位职工工伤费用报销有关材料到医保中心→工伤科对用人单位申报资料进行审核录入→打印工伤保险待遇支付结算单→参保单位盖章结算科审核→财务科审核→通过网银支付到参保单位账户→参保单位为职工个人报销工伤费用。

二、医院医保科医疗管理

定点医疗机构是医疗保险系统中卫生服务的提供者,也是落实医疗保险政策的场所,与医院、医保经办机构、参保人员有关的大量事务需医院医保科来完成。医疗保险在医院的运行涉及多个环节,医院医保管理人员需掌握医疗保险政策,科学制定操作流程并规范实施,处理好来自医保经办机构和参保人员的各种事务。

(一)医院医保门(急)诊管理

1.门诊就医管理

(1)挂号:在我国当前的医疗机构运行模式下,挂号是患者门诊就医的第一个环节。随着医药卫生体制改革的不断深入,许多医院在传统的窗口挂号、即时就诊门诊模式的基础上开展了不同形式的预约就诊服务,如电话预约、网上预约、手工预约、院内自助机预约、手机短信预约及转诊预约等。同时,为了使预约诊疗与医疗保障制度有效衔接,一些省份在以全省或城市为单位的预约平台上建立了与医疗保险卡(包含银行卡功能)互通互联的挂号收费服务,患者可以使用医保卡完成挂号、就诊、交费等整个流程,实现信息互通,资源共享。医院应根据已联网的医保类型,设立不同的窗口,提高就诊效率,方便患者就医。

(2)就诊:定点医院的门诊通常有专科门诊、方便门诊、医保门诊、特需门诊等,参保人员可根据情况选择。门诊医保患者可分为门诊普通医保、门诊大病(或门诊慢性病、门诊特殊病、门诊统筹)医保、门诊公费医疗(包括离休)、门诊异地医保或新农合等患者类型。医务人员接诊应认真核对患者身份,对于行动不便的特殊患者确需他人代诊时,应做好相关记录。接诊医师需将患者的病情、检查、治疗、用药等情况完整记录在医保手册上,并查阅以往记录,避免重复检查、重复用药。开药时使用医保专用处方,注意药量及适应证不能超限,超价处方或检查需经有关人员审批。提示异地医保或新农合患者的门诊费用报销规定需咨询当地医保或新农合管理机构。

（3）化验、检查、取药：定点医院医务人员应坚持"以患者为中心"的服务准则，按照因病施治的原则，合理检查、合理治疗、合理用药，严格掌握各项化验检查的适应证，执行当地卫生部门规定的检查化验结果互认制度和门诊处方外配制度。医保处方应分类保存，有条件的医院药房应实行进、销、存的数字化管理，杜绝以药换药等行为。参保人员要求到定点药店购药时，医院应按规定提供外配处方。优化就医流程，减少各个环节的排队等候时间，及时回报检查化验结果，为参保人员提供优质高效的服务。

2.急诊就医管理

（1）定点医院医保科和急诊科工作人员需了解医保患者急诊就医的管理规定，核实患者身份。通常参保人员患危、急、重病时可就近急诊抢救治疗，也有的医保经办机构规定需选择医保定点医院。参保人员在外地或本地非定点医疗机构救治，一般需要在规定时间内向相应的医保经办机构备案，并保存相应的就医资料和收费单据以备报销。

（2）定点医院经治医师应当按照卫生行政部门规定规范书写急诊病历，做到用药处方、检查单与急诊病历记录相符，并在医保手册上记录本次就医内容。采用电子病历的医院，应保存电子信息，以备医保管理部门监督检查。参保人员病情稳定后应及时转到普通病房治疗。

3.门诊统筹就医管理

（1）门诊统筹是门诊医疗保险的一种实现形式，将参保人员的部分门诊费用纳入医保报销，由统筹基金和个人共同负担。门诊统筹的保障方式主要有门诊通道式统筹和门诊特定病（或称门诊慢性病、门诊大病）两种模式。此外，由财政或企事业单位筹资的公费医疗（保健干部）、离休干部门诊费用通常都由相应的管理机构统筹支付，无个人账户和封顶线限制，也是各级医保管理机构和医院需加强管理的内容。

（2）承担门诊特定病初审的医务人员应提供真实、可靠、准确的疾病证明材料，鉴定专家要严格遵守医疗保险的有关规定，秉公办事，严格审批。医保科工作人员要严把初审关，准确执行医保政策，确保所送达材料的真实性和完整性，公开、公平、公正，做好政策宣传，热情为参保人员服务。

（3）定点医院可为病情稳定的医保门诊特定病、离休干部、公费医疗患者提供一站式便捷服务通道。接诊医师应规范书写门诊大病诊疗手册，定时对患者治疗情况作阶段小结，所开的化验、检查、药品、治疗应符合医疗保险的有关规定，并记录在医疗手册内，不得超量、超病种、超范围用药。医保科应设立相应的门诊大病处方、诊疗审批和监督管理制度。医院对门诊大病处方和单据应单独保存备查。

4.医保窗口管理

（1）与医保患者有关的大量事务需医保科来处理，设置医保窗口可方便参保人员，完成接待咨询、医保慢病门诊、医保审批、出入院审核等业务。

（2）医保窗口人员应熟悉窗口服务内容和流程，注意沟通技巧，加强服务理念，提高解决纠纷和与相关部门协调工作的能力。

（3）医保窗口可为参保人员现场答疑解惑，并提供多种形式的医保知识宣传渠道，例如宣传栏、电子滚动屏、自助查询机、宣传单等，使各类医保患者了解就医流程，解决其就医中遇到的问题和困难。

（4）医保窗口可建立医保大病门诊绿色通道，派全科医师（或内科医师）出诊，出诊人员可相对固定,方便为门诊大病(或门诊慢性病、门诊特殊病)、公费医疗、离休干部开药和检查、治疗。患者也可持专用手册在各专科门诊就医,然后到医保窗口审核后计费。

(5)医保窗口可完成各种医保审批和审核功能。例如门诊慢病、公费医疗、离休干部等患者门诊大额处方和检查的审批;异地安置、工伤、生育患者的备案与门诊治疗审核;急诊报销、外转报销、门诊慢病申请鉴定等申报材料的接收;住院患者植入材料、血制品、人血白蛋白等特殊治疗和用药的审批等。

(6)医保窗口可进行出入院审核。医保入院审核应根据病种和入院原因区别医保、生育、工伤、普通患者等不同的患者类别和费用支付渠道,按病种付费的还应注意是否走该病种的费用支付方式,在入院证和信息系统中作出相应标识。出院审核应根据出院诊断再次鉴别患者类别和费用支付方式,并审核费用情况,发现问题及时协调处理,在出院前解决。对未联网结算的参保患者相关资料进行审核盖章,方便患者回当地报销医疗费用。

医保窗口审核注意事项:①医保、新农合住院应先审核医保本、卡与住院证信息是否一致,无误后在住院证上方加盖标识章。②下列情况不能按医保入院:美容整形,各种不孕症,打架斗殴,酗酒戒酒,戒毒,自残自杀,交通事故、工伤等。外伤患者职工医保需提供单位证明、离退休职工提供单位或街道证明、学生提供学校证明。暂时未开来证明的可先办理普通住院手续,待出具证明后再办理"普通转医保"。③本市新农合入院时需持转诊表,没有的需在入院7 d内补办,否则报销比例低于有转诊表的。外伤无论何原因均按自费住院,到市新农合中心审核报销。④本市新农合住院证上盖"新农合直补"章。全省其他市县新农合住院证上盖"新农合"章,并标注所在地市名称。⑤急诊转住院的患者,需急诊科先审核并在住院证上加盖"急诊转住院"图章后,本窗口才能加盖相应医保章,然后去财务窗口转医保。⑥"普通转医保(或农合)"的患者在本窗口盖章后,注意提示患者家属还需到财务窗口办理,更新电脑系统中该患者的医保(农合)信息。⑦符合市医保单病种的疾病要加盖"单病种"标识章。⑧异地来本市居住就医、工伤、生育等各种备案表、工伤治疗表,审核后加盖医保科图章。

(二)医院医保住院管理

1.医保入院管理

(1)入院审核:医保窗口应根据患者就医凭证和相关政策,进行入院前审核,确认参保人员身份与医保类型。入院审核的主要内容有:①接诊医师开入院证时,需核实医保(新农合)手册与患者本人是否相符,在诊疗手册上记录入院原因,应有明确的需住院治疗指征。对于外伤患者,应记录受伤时间、地点、原因等。②医保窗口工作人员根据身份证、医保(新农合)手册等证件,再次核实患者身份,并审核病种,在入院证上加盖相应的标识章。

(2)入院审核注意事项:①医保患者未带相关证件或证明的,可先按普通患者入院(告知科室按医疗保险患者管理),待证件齐全后尽快到医保窗口办理手续,转换成相应的医保类别。②因入院时不易判断或入院后病情有变化、出院前需重新界定支付类别的(例如生育与病理产科的界定、因出入院诊断不同需判断是否按单病种结算等),应能从信息系统中更改患者类别,并冲销和重新上传费用。③发现冒名住院或提供虚假外伤证明等违规情况时,应将其医保转成普通患者类别,必要时通知医保经办机构。④对于二次返院(即同一患者出院后再次入院)的间隔时间,一些经办机构有限制条件和审批流程,例如需大于10 d,若未超过而再次入院则需符合一定的条件(例如出院后病情有变化,急、危、重症等),经医保经办机构或医院审批后方可办理或转成医保手续。⑤根据我国2011年7月1日起施行的《社会保险法》规定,"医疗费用依法应当由第三人负担,第三人不支付或者无法确定第三人的,由基本医疗保险基金先行支付。基本医疗保险基金先行支付后,有权向第三人追偿"。但在目前的医保运行实践中,政府和各医保经办机构尚未制定具体的实施办法,如果由医保基金先行支付,医院则有违规的风险,所以需和相关的医保经办机构协商解决。

2.医保在院管理

(1)严格出入院标准:按照卫生部门的《病种质量控制标准》,掌握出入院标准,不得挂床住院、轻病住院;对于在短时期内二次返院的医保患者病历应在入院记录中说明原因,不可人为地分解住院;参保人员住院后应将医保手册放在护理站保管,临床科室核对人、本一致后方可入住,出院时归还,严禁冒名住院;科室应在患者一览卡、床头卡上加盖分类标识章以方便管理;外伤患者的医保手册、证明材料、住院病历中记载的致伤原因应一致,若发现异常应及时核实解决。

(2)病历与计费管理:病历是患者就医过程中的重要记录,在一定程度上反映出医院的技术水平和服务质量,也是医保经办机构进行监督检查的主要途径之一,医院在医疗收费中执行卫生、物价部门《医疗服务项目价格》的情况,是监督考核和返还医疗费用的重要依据。因此,医疗保险对病历书写的准确性、全面性、完整性,以及医疗收费的合理性等方面提出了更高的要求。一些医院设置有"出院患者费用审核处""医保费用审核处"等机构,或医保科有专人进行病历和费用的审核或抽查。

医保病历的检查重点:是否符合出入院标准;费用、医嘱、报告单是否一致;使用药品和植入材料是否规范、限定用药是否符合要求等,即合理检查、合理治疗、合理用药、合理收费。医保患者住院病历中,主诉、现病史、既往史,以及病程记录,应详细描述病情转归、治疗方案的调整,转院治疗的患者应将前期用药情况详细记录在现病史中,以体现后续治疗的连续性及用药依据的完整性。因病情需要使用基本医疗保险目录范围以外的药品和诊疗项目时,医务人员应履行告知义务,向患者说明自费项目使用的原因、用量和金额,患者或家属同意后在《自费项目同意书》签字后方可使用。

(3)医保审批:根据不同的业务项目,医保经办机构通常设定医院医保科审批和初审两种权限。由医院医保科负责审批的项目一般有大额处方、血液制品、植入材料、特殊检查及治疗等;由医院医保科初审、医保经办机构审核的项目一般有门诊慢性病的鉴定和年审、异地外转就医的审核和费用报销;由单位医保专管员初审、医保经办机构审核的项目一般有异地安置、异地急诊、生育、工伤人员的就医审核和费用报销。医院医保科应根据各个经办机构对不同业务项目的政策规定、结合医保信息系统的操作流程,以及医院内部的业务流程,制定出科学、合理的审批制度,各级审批人员应认真审核把关,各业务经办人应将审批材料定期整理、归档备查。

(4)几种住院类型的管理。

1)家庭病床管理:家庭病床是指符合住院条件的参保人员,因本人生活不能自理或行动不便,住院确有困难而在其家庭或社区定点医疗机构设立的病床,一般由社区定点医疗机构提供管理服务。可以申请家庭病床的情况通常有:一是治疗型,诊断明确,可在家庭进行治疗、护理的患者;二是康复型,在出院后恢复期仍需进行康复治疗的患者;三是照顾型,包括疾病晚期,需要姑息治疗和减轻痛苦的患者,自然衰老、主要脏器衰竭、生活不能自理者;四是等待入院型,择期手术的患者可以先进行术前检查或治疗,等到病床空出,就可以直接进行治疗及手术,减少住院的时间,加快床位周转率,减少部分住院费用(例如床位费、护理费、空调费等)的支出。

医保患者家庭病床管理办法:为了规范市医保家庭病床患者的管理,加强用药和诊疗管理,特制定本办法。①市医保患者可办理家庭病床的病种有脑血管意外后遗症、恶性肿瘤晚期、骨折牵引。②办理家庭病床时由主管医师在医保手册上详细记录病情和入院指征、治疗方案、需用药品名剂量。参保人员须持家庭病床审批表、入院证,经医院医保办和市医保中心批准后,可办理住院手续。③家庭病床每次住院不得超过两个月,逾期需继续治疗者,重新办理有关手续。期间不得同时在其他科室住院治疗,一般不得跨科室、跨病种开药。④市医保家庭病床由主管医师所在病区管理,主管医师需为家庭病床患者建立简单病历,内容包括:入院记录、(巡诊)病程记录、长期(临时)医嘱、各种检查、化验结果、出院记录。⑤取药、记账在该科室护理站进行,家庭病床建床费和巡诊费按医疗收费标准执行。⑥市医保家庭病床出院病历由住院科室送病案室进行统一管理。

家庭病床服务是我国初级卫生保健的一种重要组成形式,在许多省市已纳入基本医疗保险支付范围。医保经办机构对家庭病床每一建床周期一般规定在 2～6 个月之内,确需继续治疗的,须重办登记手续。定点医疗机构对家庭病床应建立规范化管理要求,包括家庭病床建床、撤床条件,会诊、转诊条件,病案文书,查房内容和程序,医务人员工作职责,医疗风险防范措施,医保管理规定等。

2)日间病房管理:日间病房是根据常见病、多发病经简短观察治疗即可出院的特点,专为该类患者设计的短、平、快式医疗服务。日间病房是目前国外比较流行的新型治疗模式,在国内一些医院也已经开展,常见的有日间手术病房、日间化疗病房等。这种新模式能够缩短患者无效住院时间,减轻患者经济负担,提高床位使用率,有效缓解"住院难"的问题,提高医疗资源的有效利用率。

推行日间住院模式有利于医改的顺利进行,深入开展日间病房更需医保的支持。目前一些省市的医保经办机构已将日间病房费用纳入医疗保险支付范围,定点医院需协调并明确各类医保政策以确保日间模式的顺利开展。在支付方式上,有的地区按"门诊统筹"或"特殊门诊"类别报销医疗费用,有的地区按普通住院对日间病房费用进行结算。定点医院对日间病房应实行病房化管理,建立日间病房管理制度,积极探索与日间病房管理相适应的新机制。例如建立以临床路径为指南的标准化诊治流程、患者准入制度、离院评估制度、医保报销办法等管理制度,全面保障医疗质量和医疗安全。

医保日间病床管理办法:①手术医师确定患者适合做日间手术,开具术前检查单(包括血常规、凝血系列、肝肾功能、电解质、血糖、术前免疫、尿常规、心电图、胸片等)、住院证、手术通知单。②患者做术前检查。出结果后,持检查结果到麻醉科门诊进行麻醉术前评估。③患者持住院证、手术通知单、各项化验结果、麻醉评估单到日间手术部预约处预约手术。④确定手术时间后,预约处护士通知术者并对患者进行术前宣教。⑤手术当日患者按规定时间到达日间手术部病房,护士接诊,医师查看患者,签署手术知情同意书,开具术前医嘱。护士根据医嘱为患者做术前准备(备皮、皮试等)。⑥术前准备完善后,进入手术室进行手术,手术结束回病房进行观察和治疗。⑦次日医师进行出院评估并作出院指导,患者办理出院手续,离院。⑧术后连续三天对患者进行随访指导并记录。

3)单病种管理:单病种付费是指医院对单纯性疾病按照疾病分类确定支付额度的医疗费用支付方式,其理论基础和方法学是循证医学和临床路径。单病种付费方式降低了患者的医疗费用,主要针对诊断明确、技术成熟、治疗流程和效果可控性强的外科常见病和多发病,疾病复杂多变、病种价格测算复杂等原因影响到单病种限价的持续推行。医院医保科需与医务科协作,健全落实诊断、治疗、护理各项制度,通过对患者入院诊断、手术、治疗、费用、住院日等信息的跟踪监控,根据临床路径的实施情况,为临床科室及时反馈相关信息,结合医保按病种付费制度,在确保医疗质量的前提下,合理控制医疗费用。

医保单病种管理办法:①根据省、市医保中心的单病种支付政策,建立以临床路径为指导的单病种管理模式,制定单病种质量管理有关制度。②职能科室提供单病种管理相关数据,指导科室建立并完善单病种诊疗方案并确定诊疗项目。医务科负责单病种质量控制;病案室负责单病种的病历首页规范管理、单病种病案统计;护理部组织制定单病种护理规范及工作流程;信息科负责单病种相关程序的改进。③定期召开讨论会,协调相关部门和人员,解决实施过程中遇到的困难。④定期检查考评,纳入医院绩效考核管理。⑤各科室成立单病种质量管理实施小组,负责本科室工作人员单病种相关知识培训,落实单病种实施管理办法,进行单病种诊疗质量及费用控制等工作。⑥单病种质量控制的主要措施:按照临床路径管理要求和医保费用指标,严格执行诊疗常规和技术规程,控制医疗费用;健全落实诊断、治疗、护理各项制度;合理检查,使用适宜技术,提高诊疗水平;合理用药、控制院内感染;加强危重患者和围术期患者管理;调整医技科室服务流程,控制无效住院日。⑦单病种质量控制指标主要有:诊断质量指标,出入院诊断符合率、手术前后诊断符合率、临床与病理诊断符合率。治疗质量指标:治愈率、好转率、未愈率、并发症发生率、抗生素使用率、病死率、一周内再住院率。住院日指标:平均住院日、术前平均住院日。费用指标:平均住院费用、每床日住院费用、手术费用、药品费用、检查费用。⑧定期考核限价病种的入院人数、平均住院天数、费用构成、治疗效果、患者满意度等指标,进行单病种限价效果评价。

4)专科疾病管理:为合理使用医保基金,一些医疗保险经办机构对专科医院中的专科疾病实行按床日付费结算管理,例如精神专科疾病。床日费医保基金支付标准按专科定点医疗机构级别或病种制定,根据物价变动等因素做适当调整。专科医院医保科应制定相应的管理办法,例如防止虚记床日天数等违规现象;对因患躯体性疾病等原因造成医疗费用过高的特殊病例,应向医保经办机构特殊申报审核;向医保经办机构争取合理的床日费支付标准。

5)生育保险管理:在社会医疗保险制度中,生育保险与医疗保险属不同的险种,而在新农合制度中则通常为统一管理。因此,医院应根据不同的生育保险医疗费用结算有关文件,制定相应的管理办法,进行出入院流程设计和实施相应的临床路径,各级医师应严格执行相关规定,患者出院时执行相应的支付方式。

6)工伤保险管理:医院工伤管理涉及的科室有医务科、医保科、外科、康复科等。与医疗保险、生育保险类似,工伤保险管理也需根据不同的工伤保险管理机构的政策制度,制定相应的管理办法。例如,入院时注意区分医疗保险与工伤保险;是否属联网结算;提示工伤保险参保人员到相应的省、市医保工伤科履行鉴定和备案手续,确保患者正常享受工伤待遇;患者住院后,各级医师应严格执行相关规定,合理检查,合理用药。

医院工伤保险管理办法:①住院登记,医保窗口应先对患者身份(工作证、身份证等)和工伤证明进行核实,在入院证上盖"工伤"章。由于工伤未实行联网结算,工伤患者全额交纳住院押金。②住院科室对工伤患者身份进行核对,工伤信息记录齐全,保证工伤职工医疗资料的真实性。③主管医师按照工伤保险目录实施治疗,确因伤情需要需使用目录外的特殊检查、医疗、用药时,由患者或家属签署自费同意书方可使用。危重抢救可先施治,但应在事后补办手续。④严格掌握入出院标准,对于符合出院指征者应及时安排工伤职工出院,严禁挂床住院。⑤因限于技术和设备条件不能诊治的工伤或职业病,可办理转诊、转院手续。由主管医师填写《转外审批表》,科主任签字,医保科盖章,报社保中心工伤科批准后方可转上级工伤定点医院。

3.医保出院管理

医保患者出院前,临床科室应注意出院带药不可超范围超量、核对医疗费用清单和医保支付方式等事项;对于未联网结算的异地医保、新农合患者,应提示其备齐费用报销材料并到医保窗口审核盖章;参保患者符合申请门诊大额疾病的,出院后复印住院病历到医保科审核申报。也可将注意事项印刷在出院证或专用宣传单上,方便患者及时查阅。

(三)医院医保转院管理

1.双向转诊

双向转诊是指在城乡基层医疗卫生机构(即患者所在地的城市社区卫生服务中心和农村乡镇卫生院)首诊的危重和疑难病症患者,及时转到具备相应条件的医院(包括城市的大医院和农村的县级医院),并将在医院经治疗病情已稳定需要康复的患者和被确诊需要长期治疗的慢性病患者及时转基层;双向转诊有时也可包括城市的大医院和农村的县级医院之间的互转。建立双向转诊制度的出发点是让一般常见病、多发病在基层卫生服务机构就可以得到解决,大病等疑难杂症在大中型医院或专科医院进行诊治,实现患者的合理分流,真正实现"小病在基层,大病在医院"的合理格局。

基本医疗保险的可持续发展也面临人口老龄化和慢性病带来的挑战,影响医保基金的安全,因此促进基本医疗保险与双向转诊有机结合,在优化卫生资源配置、促进患者合理分流、降低医疗费用、节约医保资金等方面具有重要意义,有利于医疗保障制度的改革。卫生和人社部门通过在不同级别医疗机构就诊实行不同的收费标准、起付线、报销比例等方式来引导患者,还有的地区通过确定首诊和转诊医院的方式来分流参保人员就医。在目前的实际操作中,即使在同一统筹地区内转诊转院,也需在不同的医疗机构间重新办理出入院手续。基层医疗机构和医院应根据双向转诊的标准和流程,制定相应的管理办法。

2.异地转诊

异地转诊是指当地医疗机构无能力、无设备诊治的疾病,经医保经办机构批准,转往异地更高级别医疗机构诊治的一种行为。随着社会经济水平的发展,人们对医疗服务质量和技术水平的要求也越来越高,转院已成为临床中的常见现象。目前,参保人员向统筹地区以外的医院转诊,很多无法实现联网结算,需要患者先按自费结算,出院后回当地报销医疗费用。对于省会城市大中型医院特别是三甲医院来说,既有来自本省各市县的上转患者,也有转往异地(特别是北京、上海、天津、广州等地)的本省患者,因此医院医保科及医院应根据不同医保经办机构的转诊管理制度,制定相应的管理办法。

参保人需要转诊到外地就医,一般需由主管医师提供病历摘要,提出转诊理由,填写转诊申请表,经科主任签署意见,送医保科审核并加盖公章,到医疗保险经办机构核准。转诊转院就医管理的关键是把好转诊条件关、转诊资格关和费用审核关。要求严格掌握转诊的条件,一是经当地最高水平的会诊仍未确诊的疑难病症;二是当地无设备或技术诊治抢救的危重伤患者。转诊资格必须严格控制,原则上只有统筹地区最高级别的综合和专科定点医疗机构才有提出转诊的资格。费用审核主要是要求参保人提供较齐全的材料,包括住院病历复印件、疾病诊断证明书、费用明细清单、有效收费收据和医疗保险证件等,对属于基本医疗保险统筹基金支付范围内的住院医疗费用,按当地有关规定审核报销。

三、参保人员就医管理

医疗保障能够在人们因疾病、工伤、患职业病、生育需要医疗服务和经济补偿时,向其提供必需的医疗或经济补偿,因此它不仅关系到千家万户而且关系到社会安定和经济发展。定点医疗机构是医疗保险系统中卫生服务的提供者,也是落实医疗保险政策的场所。医院医保管理者需制定各种医保流程并规范实施,为各类医疗保障人群就医提供良好的服务。

(一)参保人员门(急)诊就医

从医院医保部门管辖的医疗保障人群看,归属人力资源与社会保障部门管理的省、市医保大部分实现了属地内的联网结算,方便了参保人员,对医院的制约性也较大;而行业医保、异地医保、新农合等联网率则较低,参保人员就医报销不便,医院的相应管理也较难规范。基本医疗保险和新农合都实行属地管理,医保经办机构的多重性带来了医疗保险政策的复杂性,各类参保人员的管理办法、享受待遇和结算方式各不尽相同,使医院的管理难度加大。在全民医保的形势下,发展趋势应是构建一体化社会医疗保险体系,整合基本医疗保险和新农合医疗基金,实现跨区域统一结算。建议政府对医疗保险统筹安排、合理规划、加快信息化建设,以更有利于参保人群就医和医疗机构管理。

无论是医保还是新农合患者,对于定点医院来讲,基本上都可以分为信息系统联网和未联网两大类型。已联网的多为属地内的医保和新农合经办机构,例如省、市医保中心和市新农合管理中心,医院与其建立了各自的信息接口系统,签订了医疗服务协议,在就医和结算等方面都极大地方便了参保人员,对医院的监督管理制约性也较强;未联网的主要为行业或单位(如电力、铁路系统)医保、异地医保、异地新农合等,参保人员就医和费用报销不便,医院的相应管理也较难规范,一般只能通过提供就医凭证和转诊表审核、病历复印、费用清单打印等方式来做好医保相关服务。

对于各类参保人员来说,到医院就诊需最先了解的是就医流程和支付政策。医院医保科可应用简单明了的流程图、通俗易懂的文字描述等进行医保宣传。

(二)参保人员住院就医

1.保健干部、省医保、市医保、市新农合参保人员

省直管单位医保(省医保、铁路医保)、市医保(职工医保、居民医保、离休干部)参保人员、省保健干部在医院就医实行联网结算。

(1)入院:患者或家属持入院证、医保手册、医保卡在门诊大厅的医保窗口办理审核手续,然后在财务出入院窗口办理入院。中午、夜间、节假日期间医保窗口不开放时,可直接到急诊室的财务窗口办理入院手续,但需事后尽快到医保窗口补审核。

外伤患者入院时需由单位(居民医保由社区或学校)开具外伤证明,内容包括受伤原因、地点、经过,并加盖公章。车祸、工伤等有第三方责任的不能按医保入院。暂未开出单位证明的,可先办成普通住院,开具证明经审核后可办理"普通转医保"。

"普通转医保"需在入院后24 h内办理(节假日顺延),适用于因入院时未带医保手册(医保卡)、未开具外伤证明、急诊转住院、网络故障等原因先办成自费住院的参保人员。办理流程为持住院证、医保手册、医保卡、外伤者持外伤证明,先在医保窗口审核,然后到财务出入院窗口办理。转医保后可将入院后发生的普通费用自动转为医保费用。

(2)目前每个医疗年度内,省、市职工医保基本医疗保险统筹基金最高支付金额为8万元,市居民医保最高支付金额为7万元,省保健干部、市离休干部不设封顶线;省医保公务员医疗补助最高支付限额为30万元(合计38万元),市职工医保大病医疗保险最高支付限额为32万元(合计40万元),市居民医保补充医疗保险最高支付限额为33万元(合计40万元)。

(3)市居民医保未成年人先心病和白血病补充医疗费用支付。凡参加市居民医保的未成年人、大学生、新生儿均可享受此待遇,病种为先天性房间隔缺损、先天性室间隔缺损、先天性动脉导管未闭、先天性肺动脉瓣狭窄、第一诊断为标危或中危的急性淋巴细胞白血病、第一诊断为急性早幼粒细胞白血病。凡符合条件的参保患者,由接诊医师鉴定并填写《市城镇居民医疗保险未成年人(大学生)重大疾病审批表》,到医保办公室备案并上传相关信息,办理住院手续。出院时基本医疗费用和补充医疗费用都能联网即时结算。

(4)省保健干部、省医保、市医保患者住院期间使用植入材料、血制品、人血白蛋白,需由临床科室主管医师填写"特殊就医申请表",附相关材料(如植入材料申请单、化验单、手术记录、病危通知书、抢救证明等相关材料),经医院医保办公室审批后才能记入住院费用中。

(5)省、市医保患者住院期间因本院条件所限或设备故障,需到外院检查治疗时,由科室开具外出检查治疗单,到医保科审核备案后,可将外检费用转入住院费用中。

(6)患者在院期间请及时核对一天清单,根据科室的通知及时补交押金,有疑问及时咨询解决。

(7)出院患者或家属持出院证、医保卡、全部押金条,到门诊大厅出院窗口办理出院结算手续,一般只需支付自付费用。市医保患者"进入大病"和"单位欠费"(以出院结算时为准)的费用由患者先行垫付,出院后到市医保中心报销。

(8)本市新农合患者可联网直报(外伤除外)。入院时持住院证、转诊表、身份证(或户口本)、新农合证在本窗口审核盖章,出院时携相关材料到病案室办理补偿材料邮寄手续,其他手续同上述出入院流程。

2.异地新农合、异地医保、托管医保、商业医保等参保人员

异地新农合、异地医保、托管医保、商业医保等与医院未联网的参保类型需按全自费结算,入院前请咨询参保地区的新农合或医保中心,看是否需提前办理转诊或备案手续,出院后带相关资料回当地报销医疗费用。

(1)入院:新农合、异地医保、托管医保、商业医保患者入院时,持医疗手册、入院证在门诊大厅医保窗口审核,入院证上加盖相应标识图章,然后到财务入院窗口缴纳押金,办理入院。

(2)经医师诊断,符合新农合重大疾病条件的患者,应先回当地新农合管理中心办理审批手续后,持《重大疾病审批表》到医保办公室办理重大疾病门诊或住院治疗手续。医院承担的省新农合重大疾病病种:儿童急性淋巴细胞白血病、儿童早幼粒细胞白血病、儿童先心病、乳腺癌、结肠癌、直肠癌、食管癌、胃癌、肺癌、急性心肌梗死、Ⅰ型糖尿病、脑梗死、唇腭裂、血友病、慢性粒细胞白血病。(儿童的年龄为0～14周岁)。

(3)儿童先心病患儿符合条件的,可向爱佑基金会申请免费治疗项目。

(4)出院:患者或家属持出院证、全部押金条,到门诊大厅财务出院窗口办理结算。

(5)准备报销材料:患者或家属持相关资料到医保窗口审核,一般需以下资料,具体以参保地区的规定为准。①费用汇总单:由住院科室护理站打印,医保窗口盖章。②转院转诊表:由参保地开出(有的地区无须此表),医保窗口盖章。③诊断建议书:由主管医师开出,在门诊办公室窗口盖章。④病历复印件:到病案室办理,可出院时预约邮寄,也可出院两周后复印。⑤出院结算

单:在财务窗口办理出院结算后交患者,请妥善保存。⑥出院证:由主管医师开出。

(6)备齐相关资料后回参保地报销医疗费用。

(三)参保人员异地就医

参保人员异地就医主要有因病情需要转外地治疗,长期在外地工作、生活的异地安置,以及因出差、探亲、旅游等在异地急诊住院三种形式。如果两地之间已实现实时结算,则可以在履行有关手续后在出院时同参保本地人员一样只支付自付费用;在未实现异地联网结算的情况下,医疗费用须先全自费垫付,出院后按各医疗保险经办机构规定的结算办法和标准执行,凭单位证明、诊疗手册、住院病历复印件、诊断证明书、费用明细清单和出院发票,给所在单位医保专管员审核后统一到医保经办机构按规定报销。

随着人们经济条件和生活水平的提高,对医疗条件的需求也越来越高,加之此地区基层医疗卫生条件和水平的滞后,自愿转诊的人群增多,如果外转审批只有"本地无法医治"一种情况可转,极易引起参保人员与医院的矛盾,可建立"本地无法医治"和"自愿转诊"两种模式,自愿转诊的报销比例低于本地无法医治,这样可减少外转审核中的矛盾和医院与医保中心的压力,与时俱进,提高医保患者满意度,为参保人员提供优质服务。

(马丽敏)

第十章

医院药事管理

第一节 医院药事管理的概述

药事原是泛指一切与药品有关的事务和活动,包括药品的研发、生产、经营、使用、药事法规以及药学教育等。医院药事即医疗机构药事,指在医疗机构中,一切与药品和药学服务有关的事件。药事管理是指以保障公众用药安全、有效、经济、合理为目的,以患者为中心,以临床药学为基础的药事组织的行为。有效的药事管理,不仅可以提高公众的用药安全,保障公众的健康水平,还能不断提高药事组织的经济和社会效益水平。

近年来随着社会科学以及药学技术的不断进步,人们生活水平不断提高,公众对医疗卫生行业的需求和要求也越来越高。医院药事管理学也逐步发展为一门独立的学科,实现了从"以药品为中心、保障供应"的药事管理模式到"以患者为中心,保证安全、有效、合理、经济用药"的药事管理模式的转变。

一、概念

原卫生健康委员会于 2002 年 1 月 21 日颁布的《医疗机构药事管理暂行规定》中指出:"医疗机构药事管理是指医疗机构内以服务患者为中心,以临床药学为基础,促进临床科学、合理用药的药学技术服务和相关的药品管理工作。"医院药事管理以研究药事管理活动的规律和方法以及实践医院药事管理活动为目的,涉及医院药学、管理学、经济学、社会学和法学等相关学科。

二、医院药事管理发展史

把医院药事管理作为一门独立的专业性学科来研究虽然只有几十年的历史,但自人类诞生起就有了与疾病的斗争,有了药品的使用活动,也就伴随着出现了药事管理活动,所以药事管理与医药学史一样历史悠久。从最初保管和使用采集动植物成分的简单药事管理发展到如今对药品的生产、储存、经营、使用以及合理应用等的系统管理,人类的药事管理活动经历了漫长的历程和挑战,也沉淀了丰富的经验。

我国早在周朝就建立了简单的医药分工和管理制度;两晋南北朝时期,有了药事活动和药事管理的说法如"御药之事""尚药局""尚药监"等;隋唐时期,初步形成了药事组织;宋朝药事组织进一步发展建立了国家药房:"御药院"和专门的药政机构——"尚药房";到了明清时期,药事组织机构得到进一步的健全,从中央到地方都配备了管理药物的人员。这一系列简单的药事活动和药事管理,虽然没有完善的管理法规与制度,但都为我国近现代医院药事管理活动奠定了基础。

医院药事管理在新中国成立后得到了迅速的发展,人民政府建立了与社会主义制度相适应的药事管理体制和机构,并制定了相应的法规制度。20世纪50年代末,为加强医院药剂科工作,原卫生健康委员会下达"综合医院药剂科工作制度和人员职责",对医院药剂科的任务、各项工作规则和管理制度、各级药剂人员职责,都做了具体而明确的规定。十年动乱后,药事管理工作得到恢复和发展,加强了药品标准的制定和药品质量的监督管理工作,整顿医院制剂室,发给"配制许可证",并加强了医院合理用药的管理工作。

20世纪80年代以后,中国的药事管理工作进入了法制管理的新阶段,通过并实施《中华人民共和国药品管理法》。医院依据《药品管理法》及国家各级政府卫生行政部门的法规、条例、文件进行医院药事管理,严格执行医院药剂工作管理办法,对医院药事进行规范化、科学化管理。

2002年原卫生健康委员会和国家中医药管理局颁布了《医疗机构药事管理暂行规定》,并于2011年对其进行了修订,制定了《医疗机构药事管理规定》。对医疗机构相关药事管理活动进行了明确的规范,明确了临床药师的主要工作职责,更加突出了临床用药的安全性、有效性和经济性,对于提高我国医疗机构药事管理以及合理用药水平,保障医疗质量和医疗安全具有重要的作用。

随着经济的高速发展以及科学技术的飞速发展,新农合、新医保、新医改等相关医疗政策陆续出台,医院药事活动也发生了相应变化,这就需要结合医院药事管理的实际情况,完善药事管理工作,使医院药事管理和技术水平向现代化与高科技迈进,跟上时代前进的步伐。为保证药品安全、有效、合理、经济的使用,要求药学技术人员努力学习,不断更新知识,转变观念,改变传统工作模式,把医院药事管理发展和药师执业生涯的压力变成改善和提高药学技术服务的动力,不断提高医院药事管理和药学服务水平。

三、药事管理组织结构的变革

(一)我国药事管理组织结构的发展

在药事管理委员会创立之前,医院药事管理的职责是由药剂科(药学部、药房、药局)履行的。药剂科负责制定医院药事管理的有关制度,并予以执行,名义上有统管全院药事的职权,却因为仅仅是医院的一个职能部门,与医疗、护理部门平级而导致现实工作中难以履行对医疗和护理部门药事活动的监管。在这种形式下,医院药学界呼吁设立某种超越医院一般职能部门之上的、可以对全院药事工作进行决策、协调和管理的机构。

在20世纪80年代中、后期,药事管理委员会的雏形便开始在一些医院中陆续出现了。最初只是以小组的形式对涉及全院的药事工作进行协调,后来慢慢发展为就某些重大的药事问题进行决策。1989年原卫生健康委员会颁布的《医院药剂管理办法》中明确规定,县以上(含县)医院,要求设立药事管理委员会,县以下医疗单位可设立药事管理组。这是药事管理委员会发展历史上的标志性事件,它确立了药事管理委员会作为医院药事管理组织在医院中的地位。2011年原卫生健康委员会颁布的《医疗机构药事管理规定》中指出,二级以上医院应当设立药事管理与药物治疗学委员会,其他医疗机构应当成立药事管理与药物治疗学组。经过多年的发展,药事管理委员会已经广泛存在于各级医院中,并发挥着药事管理的重要作用。

关于药事管理委员会的性质和职责,业内人士见仁见智。吴永佩等认为,药事管理委员会是指导、咨询与监督本机构科学管理药品和促进安全、有效、经济用药的管理型学术委员会。孙春华等认为,药事管理委员会是代表国家对本医疗单位内部的药品及药事进行监督管理,保障人民用药安全的重要的医院药事管理组织。吴蓬等认为药事管理委员会的职责是监督并指导本医院科学管理药品和合理用药。总之,药事管理委员会的任务可简要地概括为:监督法规的执行、药品管理、药物评价以及用药教育和临床指导。药事管理委员会超越医院各职能部门,本着以保障患者安全、有效、合理、经济用药的目的以委员会制的形式对全院药事活动从组织和控制两个方面进行统一管理。在组织方面,药事管理委员会负责建立医院各级药事组织,就医院层面的药事活动进行部门间的协调。在控制方面,药事管理委员会负责统一规范医院药事活动,并就药事组织间和各部门内部的药事活动进行控制。

(二)发达国家医疗机构药事管理组织的概况

国外医院目前已普遍设立了此类机构,美国、英国称为药学和治疗学委员会;德国称为药品委员会;日本则称为药品选用委员会或药事委员会。大量实践证实,药事管理与药物治疗学委员会可有效地协调、监督、指导整个医疗机构科学管理药品以及合理使用药品,对医院药事的管理有着极其重要的作用。

发达国家药事管理委员会的主要作用和任务是提高医药服务质量,并对治疗的成本−效果进行管理。国外医院药品和治疗委员会的成员一般来自内科学、外科学、药学、护理学、质量管理、医院管理、信息系统和院内感染控制等各个科室。在美国,成员数一般为8～12人,在澳大利亚平均为9人。大多数委员会实行会议制度,每个月召开1次会议。台湾地区的医院为更好地引进药品,保障用药的安全性,详细地规定了药品引进的程序和原则,特别重视药品引进前的临床试验工作,还规定了当有多个相同药品申请引进时质量优先的原则。日本在药事委员会内设立了安全顾问委员会、医疗事故对策委员会和院内安全推进委员会等机构,以指导医、护、药人员安全用药。

(付兴建)

第二节　医院制剂管理

医院制剂是医疗机构制剂俗称,是指医疗机构根据本单位临床需要,经省级食品和药品监督管理部门批准而配制的自用的固定处方制剂。医疗机构须取得《医疗机构制剂许可证》后方可配制医院制剂。医院制剂应当是市场无供应的品种,且不得在市场销售。特殊情况下,经省级以上食品和药品监督管理部门批准,方可在指定的医疗机构之间调剂使用。

医院制剂是因应临床治疗需求而产生和发展起来的,是医院药学重要组成部分,不仅有助于弥补市场药品供应不足,为患者开展特色治疗服务,还有利于开展临床医学科研及开发新药,是将临床实践中的医药科研成果转化为生产力的重要纽带。

医院制剂与市售药品一样具备安全性、有效性和质量可控性,有其自身的特点,如配制数量小,仅适用于本医疗机构就诊患者;品种及规格多,提供患者个体化给药;供应及时,无流通环节,可第一时间满足患者需求;价格低廉,无税收,无流通环节加成,定位于临床服务;便于教学和开展临床及药学研究。

为了加强对医疗机构制剂的监督管理,确保其质量和安全有效,2001年国家食品和药品监督管理局发布了《医疗机构制剂配制质量管理规范》以规范制剂配制。优良药房工作规范对房屋实施、机构人员、设备、卫生、物料、配制管理、质量管理、使用管理、供应商审计、自检等提出了严格要求。制剂室(中心)往往为达到和满足这些要求,编制了系列制度及规范化的标准操作过程。

一、质量管理系统

质量管理系统主要由质量保证和质量控制两部分组成。质量保证主要职责是保证制剂的设计与研发规范,保证生产管理和质量控制严格按照规程进行,明确各岗位管理职责,保证采购和使用的原辅料和包装材料正确规范无误(原料必须符合药品质量要求,辅料必须符合食用级以上要求),保证中间产品质量得到有效控制,保证每批产品经质量授权人批准后方可放行,保证药品贮存和使用各种操作过程中有保证药品质量的适当措施,并对各种方法及仪器设备使用标准操作规程进行确认和验证,定期检查评估质量保证系统的有效性和适用性。质量保证在实施质量保证时须有相应管理制度,如配制制剂质量管理责任制度,制剂质量管理实施办法,关于质量监管及改进措施落实操作规程和制剂召回制度等。质量控制主要职责是建立相应的组织机构、文件系统,确保物料或产品在放行前完成必要的检验,确认其质量符合要求,例如各种物料、中间品、成品质量标准及检验,各种方法及仪器设备使用标准操作规程。

二、配制管理系统

配制管理系统主要是保障制剂正常规范运行,严格按照各种方法及仪器设备使用标准操作规程实施操作,防止生产过程中的污染和交叉污染,保证生产出符合要求的合格产品。其管理内容包括人员(培训上岗)、环境设备、清场等,其操作系统主要有制剂配制操作和包装操作。其各种方法及仪器设备使用标准操作规程主要有各种剂型配制规程、岗位操作规程、各种制剂配制规程、清场规程、设备使用规程、厂房和设备的维护保养规程、各操作验证工作规程等。

三、卫生管理系统

卫生管理系统主要是进行相应的厂房环境卫生、洁净区清洁消毒、个人卫生、生产用具及洁净服等的管理,制定相应制度及操作规程。如工作人员卫生制度,工衣、工鞋、工帽管理制度,洁净室管理制度,消毒剂管理制度,工艺卫生制度,人员定期体检制度,健康档案制度,生产区域内环境清洁规程,清洁工具及管理标准操作规程,洗手规程,紫外灯使用标准操作规程等。

四、库房管理系统

库房管理系统主要是对于物料及制剂成品进行验收、入库、储存、发放等过程及设施进行管理,以保证所发放物料及制剂成品是合格品,所发放的程序合规,手续齐全,物料及制剂成品存放环境和位置符合要求,防止不合格物料用于制剂配制,防止不合格制剂应用于临床。其主要制度及操作规程有仓库安全管理制度,危险药品管理制度,物料(原辅料、包装材料)采购管理规定,物料入库分类编号管理规定,物料验收贮存领取和发放标准操作规程,成品验收贮存规定,不合格原辅料、成品处理规程,剩余物料退库标准操作规程,成品库管理制度,成品发放使用标准操作规程,标签或说明书管理办法,库存物料及成品盘存规定等。

五、制剂注册研发系统

制剂注册研发系统是医院制剂不可或缺的制剂技术支撑系统,该系统组成人员主要是具有一定技术开发能力的兼职人员,主要从事医院制剂重新注册、制剂技术服务以及新制剂研制开发注册、新药开发等。由于医院制剂服务于本单位临床特色治疗需要,而作为大型医疗机构,有大量临床科研试验研究,存在大量临床有效且独具特色的协定处方,为使这些处方安全合法应用于临床,必须按照相关法规进行安全性、有效性、质量可控性研究。近年来,制剂部门为了更好服务于临床医疗、教学和科研工作,共计注册了四十余种新制剂,为充分发挥医院制剂的遗拾补缺作用、服务于患者做出了应有的贡献。

(谯娜娜)

第三节　医院药品管理

一、药品的流程管理

(一)采购

药学部或药剂科的药库负责全院的医疗、教育和科研用药品采购。医院"药品供应目录"由医院药事委员会审定批准,药库须严格按照医院"药品供应目录"采购药品,目录外药品采购须有相应的审批制度和流程。新药采购严格按照医院药事委员会的决议进行,首次购进药品前应做好首营药品管理工作,保障购进药品的合法性和质量可靠性。药品采购应根据临床用药特点和用量,制订科学合理的采购计划,保障临床用药可获得性,同时维护合理的药品库存周转率,采购价格和形式严格遵照国家药政管理的各项法规要求。药品采购时应与供货企业签订《药品质量保证协议书》,并严格执行和监督对方执行《药品质量保证协议书》的每一项条款。特殊药品毒、麻、精、放及易制毒化学品、危险化学品的采购须严格按《中华人民共和国药品管理法》《医疗机构麻醉药品、第一类精神药品管理规定》《医疗用毒性药品管理办法》《易制毒化学品管理条例》等国家法律法规的要求进行采购。认真做好麻醉药品及第一类精神药品购用印鉴卡的定期换证工作,保持合理库存,认真做好易制毒化学品的公安局申购备案工作。药品供货商的指定需经医院药事委员会审定批准,药库须建立药品供应商资质档案,保障供应商资质的合法性,对供应商的药品供应能力、服务质量等做定期评价。定期将医院的药品采购情况、部门领用情况、库存情况(包括库存周转率、滞销药品、断货率)进行数据汇总分析、上报,为医院的药品管理决策提供依据。采购药品须经规范验收后方能入库。药品验收要求对品种、对批号效期、对数量进行核实,对外观质量进行质量验收,合格后方能验收入库,并做好验收记录和票、账、物管理。对于麻醉药品、精神药品、易制毒化学品和危险品入库验收必须做到货到即验,至少双人开箱验收,清点验收到最小包装,验收记录双人签字。首次购入的首营药品应会同采购员一同验收。

(二)调剂

严格遵照国家处方管理办法要求,加强医院处方管理,包括医师处方权限、处方量的管理、药师调剂权限管理、处方书写规范管理、处方用药适宜性判断等。药品调剂必须经由审核、调配、核对和发放四个步骤。

1.审核

具有药师及以上职称人员负责处方或医嘱的用药适宜性审核,发现用药不适宜应当反馈处方医师,经其确认或者重新开具处方后方能调配。

2.调配

应当按照操作规程调配处方药品,做到"四查十对",即查处方,对科别、姓名、年龄;查药品,对药名、剂型、规格、数量;查配伍禁忌,对药品性状、用法用量;查用药合理性,对临床诊断。在完成处方调配后,应当在处方上签名或者加盖专用签章。

3.核对

具有药师及以上职称人员负责处方或医嘱的核对。认真审核调配的药品是否与处方或医嘱相符,正确书写药袋或粘贴标签,注明患者姓名和药品名称、用法及用量。

4.发放

具有药师及以上职称人员负责药品的发放。向患者交付药品时,按照药品说明书或者处方医嘱用法,进行用药交代与指导。完成处方发放后,应当在处方上签名或者加盖签章。

二、药品的质量管理

(一)药品的储存养护管理

药库的房屋要求建筑坚实、室内干燥通风、门窗牢固,有基本的防火防盗设施。仓储区域标示清晰,药库实行色标管理,待验区为黄色,待退区为绿色,不合格区为红色。药品应根据其性质及存贮要求分别贮存于冷库、阴冷库或常温库,对温湿度进行监测,发现库房的温湿度超出临界范围时,及时采取调整措施,使其恢复到规定的温湿度范围内,并予以记录。做好设备保养,防霉、防蛀、防虫等。药品应严格按照仓位存放在货架或地仓板上,严禁货物直接接触地面、倒置及混垛现象,药品与仓库地面、墙、顶、空调等之间应留有相应的间距,与地面的间距不小于 10 cm。严格效期管理,按照先产先出的原则。仓库管理员应定期对库存药品进行养护,检查药品质量及保管措施,发现问题及时处理。对于麻醉药品、精神药品和毒性药品另设特殊药品专库,不与其他药品同库存放,设置防盗监控和专用保险柜,专库和专柜应当实行双人双锁管理。对化学危险品另设危险品仓库,并按公安部门要求进行统一管理。专库管理人员由医务处、药剂科指定,经保卫部审查合格并通过公安部门培训方可上岗。

(二)药品的冷链管理

对贮藏温度要求为冷藏(2 ℃~8 ℃)的药品应做全程冷链管理,保证这类药品在运输、贮藏、配制、院内运送、病区暂存全过程的 2 ℃~8 ℃温度要求,有 24 h 温度监控措施。

(三)药品的效期管理

药品应按临床需要有计划采购和申领,防止药品储存过长而失效。药品贮存养护时须定期翻垛、药品调配时须执行"先进先出、近期先用"原则。所有药品应定期检查有效期,建立近效期药品警示制度,加强对近效期药品的监控,药品滞销不用时,应及时反馈、联系退回,防止药品过期失效。

三、药品的预算和账物管理

(一)药品的预算管理

药品成本的增长高于其他医疗费用增长,控制药品成本已成为控制医疗总费用的长期而有效方法。药品的预算管理就是指医院对医院药品的年度使用量进行预算管理,包括药库药品、门急诊和住院药房药品、病房药品以及临床科室药品的预算管理,确保药品成本在预算控制范围内,从而实现药品成本在宏观和微观层面的有效控制或调控。药品的价格、使用情况、药品更替和创新是驱动药品成本增长的主要因素。实施药品预算管理时,保障患者的用药安全和药学服务质量是前提。

(二)药品的账物管理

建立药品账物管理制度,逐步实现药品数量信息化实库存管理。所有药品出入药库或调剂部门的操作应有凭证、可追溯,并在医院药品管理系统中进行,包括常规的药库药品采购、调剂部门的药品申领、调剂部门之间的药品调拨、退药、临床常备药品的申领、医疗保障用药的申领、医嘱用药的调剂等。药库和调剂部门定期对药品进行进、销、存实库存盘点,核对电脑结存数和货架实物数,统计药品盘盈、盘亏、报损、报溢数量,并分析原因。统计报表报科主任及分管院长审核,确认后交医院财务。麻醉药品、一类精神药品等特殊管理药品,设立一品一账册,每次药品出、入库由专人(做账人员)凭发票或双方签名确认的领药单登记药品数量,有交接登记制,日结月清并定期进、销、存盘点。一旦有账物不符,要及时查清原因,及时向医院及卫生行政部门上报情况,严防麻、精药品的流失。

四、药品的信息化管理

医院药品信息系统是医院信息管理软件的重要组成,用于中、西药库及调剂部门的药品管理。系统应具有能与其他医院信息管理系统联网实现信息共享,如药品的基本信息、批号、效期等;管理功能全面,实现药品信息的全面管理,包括药品的数量和金额管理;具有查询和报表功能,可多条件或模糊查询,为药品管理提供依据,提高管理效率。药品管理信息系统的实体有管理员、药品、患者、供应商、仓库。管理员实体包括管理员账户、管理员密码、管理员权限。药品实体包括药品编号、药品名称、批准文号、药品剂型、药品规格、生产日期、有效日期、生产厂家、药品价格及调剂信息、招标情况等。患者实体包括患者编号、患者姓名、患者病情。供应商实体包括供应商编号、供应商名称、供应商联系电话。药品信息化基本模块有用户管理模块、普通查询模块、库存管理模块、消耗管理模块、高级查询模块。

五、药品的安全管理

(一)新药引进管理

凡属医院药品目录以外的、未在本医院使用过的药品均被视为新药,即当药品的通用名、剂型、规格、生产厂家这四个属性中任何一个不同于医院药品目录中的药品均被视为新药。医院药事委员会对新引进药品实行申请审评制。按照有关法规,遵循"严格审核制度,兼顾医疗、科研、教育"的宗旨。严禁科室、个人私自采购药品供临床使用。新药引进程序为临床医师申请、所在科室主任审核同意、药事相关专家初审、药事委员会终审、新药公布和采购、新药使用评价、医院药品目录的调整。新药申请人资质要求是有丰富临床经验、有较高的药物治疗和评价能力的在职临床医师。科主任负责对申请人提交的新药报告审核,从新药的安全性、有效性和经济性,以及自身医疗、科研或教学需要等方面进行评价,批准后签字提交至药事委员会办公室。药事相关专家对新申药品的合法性、质量可靠性、药剂学、药理学、药动学、药效学、安全性和经济性等初审,同时对新申药品和医院现有同类、同种品种做比较分析,提出初步评审意见提交药事委员会。

药事委员会全体委员做讨论,是否同意引进新药采取全体委员会委员无记名投票方式,2/3 及以上票数为通过,最后由主任委员汇总讨论意见,形成会议决议。药事委员会办公室根据药事委员会的决议,发出新药批准文件,交送药学部或药剂科执行。药学部或药剂科做好首营药品的资料建档,编写新药注意事项和信息资料供临床参考,与相关的临床科室沟通后,确定购买药品相关事宜,药库适时采购药品。对新批准的药品,相关临床科室和药学部门在开始使用 6 个月内,应严密观察药品的临床疗效、不良反应等。药事委员会根据临床专家对新药使用的反馈,在 6 个月内写出该新药的临床应用分析报告及安全性评价,确定继续使用或剔除药品的决定。新药在临床正常使用 2 年后,应收编入医院的药品目录及处方集中。

(二)药品目录管理

加强医院药品目录管理,确保医院药品供应全覆盖统一管理。药事委员会负责医院药品供应目录的核定以及医院药品处方集的修订,药品供应目录应定期修订。药学部或药剂科负责医院药品目录的编写,根据药事委员会颁布的医院药品目录将所有药品信息录入系统并定期维护,以保障医师医嘱所开具的药品在医院药品目录之内。临床应急需要用医院目录外药品时,可申请临时采购药品,任何科室、个人不得私自采购或使用目录外药品。

(三)特殊药品管理

根据《中华人民共和国药品管理法》,国家对麻醉药品、精神药品、医疗用毒性药品和放射性药品实行特殊管理,以保证其合法、合理使用,发挥其防治疾病的作用。医院对特殊药品的管理和使用必须严格按照国家《药品管理法》及相关《医疗用毒性药品管理办法》《医疗机构麻醉药品、第一类精神药品管理规定》《麻醉药品和精神药品临床应用指导原则》《处方管理办法》等法规文件执行。

1.麻醉药品和精神药品的管理

麻醉药品和第一类精神药品的采购须根据医疗需要编制年度采购计划,向当地药品监督管理部门提出申请,经核准后获得印鉴卡,凭印鉴卡及核准的数量到指定医药公司购药,数量不足时可申请追加。麻醉药品和第一类精神药品的管理采取五专管理和三级管理。专人负责(包括采购、验收、储存保管、调配、专窗)、专柜加锁(库房要求专库、专用保险柜、监控设施、报警装置联网)、专用账册(内容包括日期、凭证号、领用部门、品名、剂型、规格、单位、数量、批号、有效期、生产单位、发药人、复核人和领用人签字)、专册登记(内容包括发药日期、患者姓名、用药数)、专用处方。三级管理要求药库对药房进行监管,药房对病区和患者进行监管,各病区及手术室可根据医疗实际需要申报备用一定品种和数量的麻醉药品和第一类精神药品,按基数管理。麻醉药品和第一类精神药品的使用管理须做到如下要求:经注册后具有执业医师资格的医师经过有关麻醉药品和精神药品使用知识的培训和考核合格取得麻醉药品和第一类精神药品的处方权。三级医院可自行考核并授予执业医师处方权、药师调剂权;二级及一级医院须经区卫生行政部门考核并授予执业医师处方权、药师调剂权。癌痛和中、重度慢性疼痛患者如需长期使用麻醉药品,首诊医师应当建立专用病历并留存,即二级以上医院开具的诊断证明、患者有效身份证明文件、为患者代办人员身份证明文件、签署的《知情同意书》。专用门诊病历由医院统一编号后予以保管,专用于麻醉药品、第一类精神药品的配用,不能用于其他疾病的诊疗和药品的配用。处方用量管理见表 10-1。

表 10-1 处方用量管理表

	注射剂	控缓释制剂	其他剂型
一般患者	一次常用量	7 d 常用量	3 d 常用量
癌痛中重度慢痛患者	3 d 常用量	15 d 常用量	7 d 常用量
住院患者	逐天开具,每张处方为 1 d 常用量		
哌甲酯	—	30 d 常用量	15 d 常用量
盐酸二氢埃托啡	一次用量	—	—
盐酸哌替啶	一次用量,仅限于医疗机构内使用		

注射剂配发使用注意事项:医院调剂部门不能将麻醉药品和第一类精神药品的注射剂直接发给患者,应有医护人员和药师交接取药,患者凭注射单和磁卡在注射室注射。回收和退方:使用麻醉药品注射剂或麻醉药品贴剂的患者,再次调配时药师须回收原空安瓿或用过的贴剂,并记录回收数量。药房不得为患者办理麻醉药品的退方,患者多余的麻醉药品(不需再使用的情况下)应无偿交回药房,由药房按规定销毁。处方保存:麻醉药品和第一类精神药品处方 3 年,第二类精神药品处方 2 年,麻醉药品 3 年,麻醉药品、第一类精神药品专用账册的保存应当在药品有效期满后不少于两年。保存期满后经医疗机构主要负责人批准、登记备案方可销毁。空白处方领用按印刷编号并有记录,药房配发的处方按年月日逐日编制顺序号。特殊药品被盗、被抢、丢失或者其他流入非法渠道的情形应立即报告部门负责人,并由部门负责人报告药学部门主任,再上报保卫部门、医务部和当地卫生行政部门。

2.毒性药品的管理

医疗机构须向有毒性药品经营许可的药品经营企业购买毒性药品。毒性药品须由具有责任心强、业务熟练的主管药师以上的药学人员负责管理,设毒剧药柜,实行专人、专柜加锁、专用账册。专柜上必须印有规定的毒药标识。毒性药品应每天盘点一次,日清月结,做到账物相符。日常应严格毒性药品交接制,交接时须在账册上签字,做到账物相符。医院及科室负责定期监管毒性的安全管理。患者如需用毒性药品,应由多年实践经验的主治医师处方,并写明病情及用法。毒性药品须按药典规定每次处方剂量不得超过两天极量。调配毒性药处方时,必须认真负责,称量要准确无误,处方调配完毕必须经另一药师复核后方可发出,并行签名。对处方未注明"生用"的毒性中药,应当付炮制品。如发现处方有疑问时,须经原处方医师重新审定后再行调配。处方一次有效,并保存两年以备后查。发现毒性药品账物不符时,当事人须立即上报,及时找寻原因,防止毒性药品流弊。发现毒性药品有损、溢时,当事人须及时填报报损、报溢报表,上报药学部门负责人、主管院长。

(四)高危药品管理

高危药品是指药理作用显著且迅速,一旦用错或即使在正常剂量下也易危害人体安全的药品,包括高浓度电解质制剂、肌肉松弛剂、细胞毒性药品、抗血栓形成药、镇静药和麻醉药等。高危药品应按药品的储存要求,设置专柜或专区,不得与其他药品混合存放。且有醒目标识以与普通药品区别。高危药品由药房统一储存,病区或诊室如确实需要,须由所在科室主任与存放病区负责人提出申请,设置专柜或专区,上锁存放。加强高危药品的数量管理和效期管理,每天清点药品数量,保持先进先出,保证药品安全有效。高危药品调配发放和使用要实行双人复核,药房配发高危药品应与其他药品分开放置并有标识,确保使用准确无误。有条件的医院应对高危药品实行静脉药物配置中心集中调配,由经过规范培训的专业人员负责配置,配置成安全浓度后才送至病房。只有在非常紧急的抢救情况下才可由病区配置至安全浓度后使用。加强高危药品的不良反应/事件监测。临床科室(病区、诊室)备用药品、抢救车药品管理。药学部门应加强对临床科室(病区、诊室)备用药品、抢救车药品的管理力度。建立病区、诊室和药学部门之间备用药品、抢救车药品的基数管理。药剂人员定期下病区和诊室,对备用药品、抢救车药品做监管和检查,确保药品品种、数量、有效期及使用、保管等规范,发现问题及时整改。

(五)患者自备药品管理

自备药品一般指住院期间患者使用非本院药学部门供应的、由本人或其家属带入的药品。原则上医院不接受患者使用自备药品,仅当医院无此药或无同类药物且患者病情需要时方可自备使用。患者或其家属提供的自备药品必须是合格药品,并提供购药发票、药品检验报告书(生物制品合格证)、药品说明书,否则医院有权拒绝。使用程序为在患者入院须知中标明自备药品使用原则、程序及注意事项,患者入院时由主管医师告知患者或其家属,患者签署入院须知。使用自备药品时住院用药医嘱单上须注明"自备药品"。自备药品可由患者自行保管,按药品说明书要求储存药物,患者使用自备药品时须告知护士,由护士按常规要求查对品名、生产厂家、规格、批号、效期及配伍禁忌等,并做好给药记录。

(六)退药管理

按国家有关规定,药品一经发出原则上不允许退药。如遇特殊情况确实需要退药时,如药品质量问题、药品不良反应、患者死亡、错误处方等,则须遵循已开启的或外包装已变形的药品不得退还、需冷藏保存的药品不得退还、特殊管理药品不得退还。退药前药学人员必须核实药品发票和取药副联单、仔细核实药品名称、规格、批号、效期和外包装质量等,确认该药品为医院药品后,方可启动退药程序,即在发票和取药副联单的药品名称上注明"同意退药"并签字,患者至处方医师或医院指定部门开具退方,凭退方至财务处退费。药学人员将退药信息输入电脑,包括患者姓名、科别、药品信息及退药理由、医师姓名等,定期对退药进行汇总和分析,报备相关部门,促进医疗质量持续改进。

(七)药品召回管理

有下列情况发生的必须召回药品:接上级部门的药品召回通知或国家通报的不合格药品、假药、劣药;药品生产企业或药品供应商书面要求召回的药品;遭患者投诉并证实的不合格药品;在验收、保管、养护、发放、使用过程中发现的不合格药品;临床发现有严重不良反应的药品;有证据证实或高度怀疑的被污染的药品。具体操作如下:按召回要求立即通告全院停止使用,召回在各病区或各药房的药品,退回药库。查找处方或病历信息,找到用药患者,通知其停止服药,尽快送回或取回药品。药库应将召回药品隔离在规定的储存区(不合格区),对召回药品的批号、数量等相关信息进行确认后填报药品召回记录(包括名称、批号、实施召回的原因等基本信息)备案。通知供应商,按召回程序退回药品。

(八)捐赠药品管理

医院应建立捐赠药品管理制度和使用原则,捐赠药品必须是合格药品。由供应商、厂家、社会团体无偿提供给医院,包装上印有"非卖品""赠送药品"等字样。医院用药目录已有的捐赠药品应报药事委员会备案,医院用药目录以外的捐赠药品,须经药事委员会讨论同意方可在医院使用。赠方应提供捐赠药品的批准文号、检验报告书等资料,药学部门负责捐赠药品的资质和质量验收、入账、储存保管和调剂发放。任何药品企业不得以捐赠药品形式抵扣药价、任何捐赠药品不得直接出售给患者。捐赠药品应免费给特定情况的患者,或用于特定医疗任务,用药前应签署知情同意书。

(谯娜娜)

第十一章

中医药事业管理

第一节　中医药事业管理的主要任务

一、建立适应社会主义市场经济的中医药发展体系

科学技术的发展都离不开其发展的社会环境,中医药事业的发展也不例外。经济建设必须依靠科学技术,科学技术工作必须面向经济建设。中医药学两千多年的发展史也证明,在有利的历史时期和社会环境下,中医药就得到充分的发展。目前我国实行社会主义市场经济体制,知识产权保护和新专利法已经实施,中国加入WTO,为中医药事业的发展带来了良好的机遇,同时也使中医药事业面临着严峻的挑战,因此建立适应社会主义市场经济的中医药发展体系,是加速中医药事业发展重要战略问题。

中医卫生服务和中医药产业均有着巨大的发展潜力,以后应着重解决好如下几个问题。

第一,要转变思想观念,建立适应市场经济的中医卫生服务体制与运行机制。在市场经济条件下,医疗服务市场的行政垄断将让位于市场竞争,中医院对财政补偿的依赖已经转变为政府投入和市场竞争等多种补偿机制并存,群众求医模式的自由度大大增加,因此在管理体制上,中医行业要积极探索"市场需求导向型"的管理模式,由"等""靠""要"转变为向市场寻求医院的发展空间。在服务观念上,要由被动服务向主动服务,从单一的生物医疗服务向躯体治疗、心理辅导和社会照顾等多元化服务转变;由传统的窗口服务向全员服务、全程服务和全面服务的转变。

医院经济具有伦理经济、福利经济和公益事业的特点,因此医院的经营还必须以"以患者为中心"的医院文化建设为补充,必须注重处理好社会效益和经济效益的关系,将医德医风建设,诚信无欺的良好信誉的建设作为医院生存与发展的生命线。适应市场经济还必须尝试进行医院产权改革,进一步扩大卫生机构的经营管理自主权,加强以医疗成本核算,继续深化人事制度与分配制度改革,建立起有责任、有激励、有约束、有竞争、有活力的运行机制。

第二,适当调整卫生投资结构,协调中西医之间的比例关系,逐步增加对中医药事业的投入,加速中医院的基本建设是巩固中医药事业地位,促进中医药繁荣发展的关键措施。中医院是发展中医药的临床基地,目前我国的中医院存在的问题和困难仍然很多,还不能适应社会经济的发展和人民防治疾病的需要。有些省市、地区仍存在歧视中医的现象,对中医事业的投入很少,有

些中医院房屋破烂、年久失修,设备落后,技术人员外流严重,这些都直接地影响了中医药事业的发展。我们应该从各种渠道和途径保证对中医事业发展的资金的需求,采取各种措施扭转因缺乏资金引起的中医药事业停滞不前的趋势。一方面要提高国家财政预算中资金用于中医药事业发展的比重,同时可以积极争取社会投资,加快中医机构的建设。

第三,要充分利用现代高新技术,加速中医科技成果向现实生产力的转化,提高中医药知识经济的含量,让中医药走向世界。现代经济是全球一体化的经济,现代中医应该树立大卫生、大服务、大市场的观念。目前普遍存在的一种现象是,高等中医药院校具有人才和技术的优势,却缺乏资金和不熟悉市场,而产业部门拥有资金和生产规模及经营销售的优势与能力,却缺乏具有中医药特色的高科技含量的项目,而中医院虽有一批经验中药制剂,但大多未经严格的科学实验和未按药品生产和质量管理规范(GMP)的要求生产,因此也不能转化为市场产品。如何把医院、高校和企业的优势联合起来,这就需要有既懂得中医科研,又善于经营管理的人才。因此,根据社会主义市场经济发展的趋势,适应世界新形势下中医药科技发展的要求,充分利用高等中医院校与产业部门各自的优势,花大力气理顺教、科、产的关系,突破部门与地区的限制,有效地实现资金、人才技术的优化配置,促进产、学、研的结合和科、工贸一体化加速科研成果的商品化、产业化和国际化,为中医药事业的发展提供更大的经济动力。

第四,抓好医疗市场的宏观调控,规范和培育现代中医医疗市场。中医药事业不过是我国整个卫生事业中的一个组成部分,中医药事业的发展除了要加强医院的内涵建设和科学管理之外,还依赖于整个医疗市场的宏观调控和市场行为的秩序。《中共中央、国务院关于卫生改革与发展的决定》指出:"举办医疗机构要以国家、集体为主,其他社会力量和个人为补充",对社会力量和个人办医"政府对其积极引导,依法审批,严格监督管理。当前,要切实纠正'乱办医'的现象"。事实上,持证开业的个体中医数量已和全国中医医院的数量一样多,加上大量无证行医的"中医",其占据的市场份额甚至已大大超过中医医院,这种行医机构设置失调,服务质量不一的医疗市场混乱现象严重地威胁了中医院的生存和发展。因此,以后中医管理部门应通过制定区域医疗机构设置规划,加强对个体开业医师的监管等措施认真落实《决定》"宏观调控有力"的各项要求。

根据市场需求,宏观控制中医医院发展的增量也是一项重要的战略管理内容。据全国卫生调查,目前我国医疗供需总量上大体平衡,城市已供过于求。中医医院病床已有一半处于闲置状况,所以以后不能再盲目扩大医院规模和病床数量,而要朝向"低耗、高效"的方向改革。

二、加强中医院内涵建设,保持和发扬中医特色

优胜劣汰是市场经济的基本法则,医药分家、医院分类管理、患者选择医师、大力开展社区医疗和医疗保险制度等卫生体制的改革,对中医院的生存和发展既是挑战也是机遇。中医药行业应当主动适应这些变化,积极参与医改,扬长避短,积极开拓适合自己生存和发展的医疗保健市场。据第二次国家卫生服务调查,城市中约有50%的患者未去门诊就诊,30%应住院的未去住院。因此,在医院工作量滑坡的今天,中医医院如何将院内服务扩展到社区,将单纯的医疗服务扩大到预防和康复,开拓心理咨询、美容和家庭护理,推广应用推拿按摩等简便的非药物治疗方法,开发中医药保健食品等都可能成为中医药发展的新的卫生经济增长点。

现代中医医院既要提高综合服务能力,又要突出中医专科专病特色是中医几十年来探索和在激烈的医疗市场竞争中得出的重要经验。中医专科建设具有悠久的历史,积累了丰富的专科

临床经验,1984 年与 1987 年卫生部、国家中医药管理局分别召开了全国中医医院专科建设座谈会和全国中医专科医院工作会议,印发了《关于加强中医专科建设的通知》,鼓励各级中医医院加强中医专科建设,注意挖掘整理中医专科诊疗经验。以后相继对重点专科的规模、人才技术水平、特色疗法与专方专药、中医药治疗率等各方面提出了具体要求,把中医专科建设逐步推向深入。1991 年全国中医专科(专病)医疗中心、急症医疗中心、中药制剂与剂改基地建设项目在全国范围内启动,中医专科建设进入兴盛时期并取得了不少的成效。根据国家中医药管理局所做的一项调查,167 家中医医院的 623 个重点专科中,人均业务收入、平均床位使用率、平均拥有医疗设备总值、人均业务收入等指标均比全国中医医院平均水平高。专科建设又促进了专科医院的发展,据不完全统计,全国现有中医专科医院 220 所,拥有床位 51 420 张,覆盖了 40 个专科,其中以骨伤专科和肛肠专科医院最多,中医专科医院已经成为中医医疗服务的一支重要力量。专科建设促进了专方专药制剂的研究与开发,促进了专科技术的进步与推广,拓宽了医院发展的路子,走出了医、科、工、贸一体化发展道路。中医专科医疗中心建设工作成效显著。自 1991 年开始,国家中医药管理局在全国择优、分批遴选出了 67 个全国中医专科(专病)医疗中心、急症医疗中心、中药制剂与剂型改革基地建设单位,与地方中医行政主管部门、"中心"所在单位共同进行了重点建设。"中心"建设贯彻继承与创新相结合的指导思想,实施"科教兴业"战略,以医疗为中心,医、教、研相结合,初步形成了"中医临床重点学科群"及"专家群体",医疗水平与中医优势得到了较好的发挥;单病种质量管理促进了中医专科技术规范与标准化建设。这些"中心"的发展,为全国中医专科建设提供了新的经验,为提高中医专科学术与技术水平发挥了示范作用。

中医专科建设的基本战略是要在认真分析所在区域医疗资源状况和自身的基础条件、深入研究疾病谱的变化、中医特色与优势的发展水平和中医医疗服务需求的基础上确定重点中医专科,专科要充分体现中医药的特色与优势,只有充分发挥中医特色,中医专科建设才有意义和优势;中医专科要以重大与疑难疾病为主攻方向,以临床疗效为建设目标,只有不断提高临床疗效,专科建设才能持续发展;中医专科发展的生命力在于知识与技术的不断创新,专科建设要坚持继承与创新、医疗与科研相结合,以"科教兴业"。

三、培养跨世纪的中医药人才,是保持中医药事业持续发展的重要保障

现代经济和科技的竞争,归根到底是人才的竞争,这已经成为全世界的一种共识。才是决定中医学术水平高低和事业发展速度的主要因素,中医现代化,中西医结合,中医在市场经济中竞争的结果如何都与现代中医药人才的胆识、知识结构和创新能力有密切的关系。然而,人才的培养是一项涉及面很广的社会系统工程。如关于中医教育的指导思想、师生对待中医药科学的认识与态度、相关的教育政策、教育经费的投入、课程设置、教学内容和师资力量等因素都影响到人才培养的质量和规模。高等中医药院校是培养高级中医药人才的主渠道,因此加强高等中医药教育的改革对未来中医药的发展是至关重要的。

从数量上看,中医药发展人力资源充足。然而,我们应该清醒地看到,随着现代医学模式的转变,世界科学技术的一体化发展,以及中医现代化和中西医结合的深入,中医人才的传统知识结构已经不能适应社会发展的需要了。突出表现在:现代医学科研技能的不足,外语水平低,从事基础理论研究的人才少,科研队伍的整体素质不高。尤其值得注意的是,一些青年中医师对发展中医的主体责任感淡漠,对中医疗效和发展前途认识模糊不清,信心不足,出现了某种程度上的中医信念危机。因此,培养什么样的中医人才将影响未来中医发展的命运。要培养热爱中医、

实践中医的跨世纪的新型中医人才,从教育管理的角度来看,应着重解决好如下几个问题。

第一,要制定中医人力资源的开发培养计划。加速培养面向世界、面向未来、面向现代化的新型中医人才。从人力资源管理的角度来看,中医人才的培养不仅要有数量的目标,还要有质量的目标,以及人才种类与结构的目标。过去中医人才种类主要集中在临床医疗和中药人才,不仅临床医学分科发展不够深入,而且有关中医发展战略研究、中医学基础研究、中医文化研究、中医心理学研究、中医卫生经济学、中医管理学、中医计算机模型研究等中医多学科研究的人才也很缺乏;既精通中医,又熟悉外语的人才更是奇缺。中医人才知识结构上的缺陷和学科发展结构上的失调,从整体上制约了中医药的发展。

第二,要加快中医药高等教育办学体制和教学改革。现代科技日新月异,飞速发展,知识更新速度加快,但传统中医药学办学体制和教学内容几十年一贯制,其改革力度和速度已远不能适应世界科技的发展和人民群众的需求变化。古书要读,经方可用,但因循守旧,故步自封就会使中医药失去发展的机遇。现代高等中医药教育应该实行开放式办学,改善投资环境与投资结构,加强教学投入,实现多元化办学的格局。中医学术发展过去靠百家争鸣,现在和未来还要靠学术自由竞争、争鸣和交流来推动。目前中医药教育全国一套教材,一套大纲的做法不符合教育规律和不利于学术的发展。中医药课程体系和教学内容要进行改革和更新换代,鼓励各地高等中医药学校办出自己的特色和优势。社会的需求是推动科学技术发展的强大动力,高等中医药教育也应根据社会需求的变化,在保证学科基本框架的基础上不断调整、充实和更新自己的教学内容,引入最新最先进的中医药研究成果。

第三,加强中医药人才综合素质培养和实践能力的提高。根据对现代中医药人才知识结构的调查,现工作在临床第一线的中医师在现代科研能力、外语水平、管理水平和人文社会科学知识等方面还相当欠缺。事实上,医学从来就不是一门纯粹的自然科学,医学研究和服务的对象是人类自己,而人的健康和疾病的发生和发展受生物、心理和社会诸多因素的影响,中医早就有"下医医病,中医医人,上医医国"的远见卓识,现代中医教育及其要求没理由还会倒退。因此,以后高等中医药教育一方面要继续加强传统中医的继承,全面理解中医的科学精神和人文方法,提高临床实际动手能力训练之外,还尤其要强化计算机应用能力、外语能力、科研能力、医学心理学知识和中国哲学、中国文化、卫生经济与管理知识等人文社会科学素养的培养。中医药学还是一门实践性很强的科学,中医药学的生命力在于其临床疗效,一些青年中医之所以不信中医正是因为其动手能力弱,不能取信患者所致,因此加强中医师的动手能力是非常重要的教学目标。

第四,要制定好有关中医人才的使用、培养和管理的政策,保证专业人才学有所长,发挥作用,防止人才的流失,学非所用。要利用工资、职称等劳动人事制度的杠杆作用调动中医专业人才的工作积极性,要建立创新激励机制,鼓励中医药人才勇于探索,敢于置疑。与此同时,还要继承和发扬中医师带徒这一独特的中医教育传统,继续做好名老中医学术思想和临床经验的继承工作,培养一批中青年的学术骨干和临床专家。老中医药专家的学术经验和技术专长是中医药学的宝贵财富。为有独到经验和专长的老中医药专家选配继承人,是培养新一代高层次专业人才的重要措施。为了加强对继承工作的管理,国家人事部、卫生部、国家中医药管理局曾经作出了《关于采取紧急措施做好老中医药专家学术经验继承工作的决定》和《实施细则》,以及《老中医药专家学术经验继承工作管理考核暂行办法》。要建立健全中医继续教育制度和资格认定制度,将中医医师资格和继续教育纳入法制管理的范围,不断提高中医人才的综合素质。

四、医药并重,加强中药药政管理

医药并重,医药结合是发展中医药事业的重要指导思想。中药是实现中医治疗思想的主要手段,中药及其制剂的质量直接关系到中医辨证施治的疗效和人民群众的生命安全。因此,中医药管理的主要任务之一是通过制定有关法规、条例和规章制度,加强中药生产、经营流通、存储保管、临床使用等各个环节实行监督管理,确保用药安全、有效,维护人民群众的身心健康和利益。

法律和政策是中药药政管理的生命线,药政管理必须以有关法律和政策规定为准绳。如《中华人民共和国药典》《中华人民共和国卫生部药品标准》和地方药品标准及中药炮制规范是中药的法定质量标准,它是中药生产、收购、销售、使用各环节供货验收和退货仲裁的法定依据。

中药炮制和中成药是中医药宝库的组成部分,为继承和发扬这一传统文化遗产,不断提高成药和饮片的质量,保证中医辨证施治临床用药安全有效,国家中医药管理局发布了《中药饮片生产企业质量管理办法》(试行)等一系列的管理法规。《办法》要求各级中药主管部门要关心和重视中药饮片生产、经营、使用的管理,把中药饮片质量工作纳入重要议事日程,建立健全质量管理机构,配备专人负责中药饮片质量管理工作。中药饮片和成药生产企业必须执行《中华人民共和国药品管理法》《中华人民共和国标准化法》《中华人民共和国计量法》和《工业产品质量责任条例》等有关法规,接受上级中药主管部门和药政、药检部门的质量监督和技术指导。要不断推广新工艺、新技术、新设备、新材料的应用,提高企业整体素质,使饮片和成药生产实现质量标准化、管理规范化、生产机械化和包装规格化。要求中药生产企业实行质量责任制、饮片质量档案制、留样观察制、质量的分析制、质量信息反馈制、质量事故报告制、计量管理制,以及质量监测、生产过程的质量管理和仓储管理。针对已批准生产的中药注射剂不良反应发生较多的情况,为了加强中药注射剂的质量管理,国家中医药管理局按照《药品管理法》《新药审批办法》及《仿制药品审批办法》等有关规定,制定并颁发了进一步规范中药注册管理的有关规定,要求新药中药注射剂应固定药材产地,建立药材和制剂的指纹图谱标准,参照《中药新药研究的技术要求》核查被仿制药品质量标准的工艺、检测标准等项目。目前有天津中药六厂、北京同仁堂等十几家企业通过了我国药品 GMP 认证,标志着我国重要企业在质量管理上已经达到了一个新的水平。

(张　友)

第二节　发展中医的基本方针与战略管理

认真贯彻执行党和国家关于发展中医药的政策是中医药事业管理的基本方针和核心任务。目前,党和政府关于发展中医的基本方针的要点有以下几个方面。

一、努力继承、发掘、整理、提高中医药学

《中华人民共和国宪法》中规定:"国家发展医药卫生事业,发展现代医药和我国传统医药",把发展传统医药列入了国家根本大法。与此同时,地方法制建设步伐加快,先后有湖南等18个省市颁布了地方中医条例。在党中央的号召下和各级政府的扶持下,现代中医药学无论从办学规模、学制、学位层次上,还是从临床医院建设、科学研究上都有可观的进展,与解放以前喘息生

存的中医药状况相比可谓有天壤之别,传统医学已经在立法上取得了与现代医学并举的地位。然而,中医药学的继承和发展绝不仅仅是一个学术问题,而是一个涉及以什么样的态度、价值观和政策对待中医药学的社会问题。如何看待中医学的理论和技术的科学性和实际价值,继承什么? 如何继承? 如何处理继承和创新的关系,是继承中医药学必须解决的认识问题。近年来,全国各级中医药行政管理部门和中医药企事业单位普遍开展了依法管理为中心的宣传活动,提高了全行业依法管理中医药的政务与事务的水平。

二、努力采用先进的科学技术,实现中医现代化

《中共中央、国务院关于卫生改革与发展的决定》中明确指出:"要认真继承中医药的特色与优势,又要勇于创新,积极利用现代科学技术,促进中医药理论和实践的发展,实现中医药现代化。"科学的生命力在于它的不断创新,中医药学虽然在人类历史上曾有过一段辉煌,但如果仅仅停留在"言必内经,治必古法"的阶段,就会使中医落后于世界医学发展的步伐,因此运用现代科学技术的手段和成果,从内容和形式上使传统中医药学提升为现代的中医药学不仅是适应于社会进步和科学发展的需要,也是满足人们日益增长的卫生需求之必然。继承和创新,保持特色和现代化并不矛盾,而是辩证统一,相辅相成的。继承是创新的基础,而继承的目的是为了创新。越是民族的,亦越是世界性的,保持特色是为了使它更能为世界医学的现代化提供新鲜的文化养料。

分析中医药科技工作所取得的成绩和存在的问题,以及根据未来医学发展的趋势,以后中医药科技管理的主要任务是制定中医药科技的发展规划,明确中医药科技发展的目标和思路,从组织机构、人才培养、科研基础建设等方面为中医药科技研究与创新发展创造良好的条件;规划论证中医科技攻关的重点项目,如重大疾病的防治、中医理论科学性的论证研究、中医主要技术原理的研究、中药药理和疗效机理的研究等;促进现代科学与现代医学理论和技术在中医药研究上的推广应用,提高中药产业的现代化水平,促进新型的具有活力的科研体制的形成;促进中医药学向世界的传播。

三、保护和利用中药资源,发展中药事业

中药是中医临床服务的主要工具,是中医特色的重要体现,是中医现代化的重要内容,而保护和利用好中药资源是必要条件和发展的基础。除了保护天然的中药资源之外,更为实际的是国家采取一系列的政策扶持和鼓励农民发展中药栽培,鼓励加速科技成果向现实生产力的转化,加速传统中药方剂的剂型改造,提高中药在世界天然植物药出口创汇中的比重,促进中医药卫生经济的发展。

(张 友)

第三节 中医药事业面临的问题与挑战

(1)城镇医药卫生体制改革和医疗保险制度的改革,给中医院发展带来新的考验。其一,"低水平覆盖的原则"将会带来医疗服务需求量进一步约束和抑制,使本来出现的医疗服务利用率下

降进一步加剧。其二,医疗保险的实施将会对诊疗项目、药品目录、设施标准及其费用进行严格规范,因此城镇职工的人均门诊和住院费用将呈下降趋势。其三,实行定点医疗或购药制度,使定点医疗机构和药店之间,定点与非定点医疗机构及药店之间,以及向社会开放的企业和军队医院、个体医师之间的竞争会非常激烈。其四,由于控制药品费用,实行医药分开核算和管理,医改后的医院药品收入比重将大大下降,"以药补医"的路子将走不通。非处方用药(OTC)的实施,患者求医模式发生变化,大病上医院、小病进药店,自我医疗的人数比将大大增加。

(2)医疗市场尚不规范,医疗服务体系和不同单位之间的竞争日趋激烈,而中医药行业参与竞争的底子薄,目前中西医医院在数量、规模、资金、设备等资源拥有情况方面差距较大,中医医院在生存发展和竞争中往往受到资源条件的严重限制。目前我国多数地区未制定区域卫生规划,在过去计划体制下形成的医疗机构部门所有、条块分割体制,有一级行政机关就建一层医疗机构,加之近年社会力量办医和个体办医疗机构急剧发展,导致医疗机构设置重复、无序、混乱。

(3)中医医院内涵建设薄弱,管理水平普遍不高。目前中医医院在内涵方面突出存在着3个问题:一是在医院体制和运行机制上没有根本性的改革,尤其是在人事劳动和分配制度两个关键问题上没有突破,依旧存在着大锅饭、人浮于事、分配不公的问题,以致机制不活,经济不富,职工缺乏积极性,管理人员普遍缺乏经济管理的知识和能力;二是许多中医医院缺乏自己的办院特色,没有培育形成中医专科专病方面的优势,在市场竞争中处于不利的地位;三是急诊和服务功能不够健全。中医医院虽然在急诊人次、观察室收容人数、急诊占门急诊总人次的百分比等几个方面年年增长,但与综合医院比较起来,仍有较大的差距,急诊和病房的急性病治疗能力薄弱仍是中医医院的突出问题。

(张　友)

第十二章

中医药标准化管理

第一节 中医药标准化管理的体制与机制

建立中医药标准化的管理体制,就是要确立中医药标准化管理的组织架构,明确中医药标准化管理机构的职责,使国家标准化管理委员会、国家中医药管理局、中医药标准化专家委员会、地方中医药标准化主管部门等在中医药标准化活动中的职责分工明确、政令通畅、协调运行,形成一个有机整体。

一、中医药标准化管理的组织架构

国家中医药管理局作为行业主管部门,在国家标准化管理委员会统筹管理下,负责指导和管理全国的中医药标准化工作。国家中医药管理局设立中医药标准化工作办公室,在国家中医药管理局中医药标准化工作领导小组的领导下,负责归口管理局机关各部门的标准化工作;指导中医药行业全国标准化技术委员会和中医药行业团体组织制修订中医药技术标准;指导各标准化研究推广基地实施推广中医药标准;指导各省(市、区)卫生行政部门、中医药管理部门开展地方中医药标准化工作。国家中医药管理局设立中医药标准化专家委员会,作为技术咨询机构,向国家中医药管理局提供决策支持。

为建立中医药标准化工作管理体制,2003年国家中医药管理局根据《中华人民共和国标准化法》及其实施条例,结合标准化工作实际需要和发展形势,颁布实施《中医药标准制定程序规定》,对中医药标准从计划立项到标准发布实施的全过程进行规范,有力地保障了中医药标准制修订工作有序开展和质量水平。2006年颁布实施《中医药标准化项目管理暂行办法》,理清了政府、行业学术组织、医疗机构等活动主体在中医药标准制修订过程中的职责和相互关系。"十一五"期间,《中医药标准化发展规划(2006—2010年)》的实施,我国中医药标准化工作初步形成了以政府为主导,以中医药各标准化专业技术委员会为技术管理核心,以中医医疗、教育、科研等机构为主体竞争承担标准制修订和推广实施任务,统一领导、分级负责、权责清晰、上下结合的标准化工作管理体系。

目前,国家中医药管理局政府职能向一些重点学会转移,将部分中医药标准化工作委托中华中医药学会承担,学会也高度重视标准化工作,进行了认真的研究部署,专门设立了标准化办公室,配备了专职工作人员,健全了工作制度,完善了管理体系。

二、中医药标准化管理机构的职责与分工

(一)国家标准化管理委员会

国家标准化管理委员会对中医药标准进行统筹管理,负责中医药国家标准的制定、修订、统一审查、批准、编号和发布以及中医药行业标准的备案工作。

(二)国家中医药管理局

国家中医药管理局贯彻国家标准化工作的法律、法规,制定在中医药行业实施的具体办法;组织制定实施中医药标准化规划、工作计划;在国家标准化管理委员会的统筹管理下,组织起草中医药国家标准;组织制定、修订行业标准,并向国家标准化管理委员会备案;组织中医药国家标准和行业标准的推广实施,对标准实施情况进行监督检查,并开展中医药标准适用性评价;管理中医药行业各专业标准化技术委员会;指导地方中医药标准化工作。

(三)国家中医药管理局中医药标准化主管部门

国家中医药管理局中医药标准化主管部门负责归口管理中医药标准化工作,各业务职能部门在各自的职责范围内负责中医药标准化的相关工作。

(四)中医药标准化专家委员会

中医药标准化专家委员会负责对中医药标准化发展战略、规划及中医药标准化工作中的重大问题提出意见建议;负责提出中医药国家标准立项建议和技术审核意见,负责提出中医药行业标准立项意见和技术审定意见,对中医药行业组织标准的立项备案和发布备案提出技术审查意见;负责对中医药标准制修订过程进行技术指导;负责中医药标准化推广示范基地、中医药标准化研究中心建设的技术指导;开展中医药标准实施情况及适用性评价;负责中医药标准化相关奖励的技术评审;承担国家中医药管理局委托的其他中医药标准化工作。

(五)国家中医药管理局中医药标准化工作办公室

国家中医药管理局中医药标准化工作办公室负责承担中医药标准化专家委员会的日常工作以及中医药标准化工作的日常办公,负责协作组织召开中医药标准制修订的相关会议,对国家中医药标准化的工作进行协调管理。

(六)全国各中医药专业标准化技术委员会

在国家中医药管理局的管理和指导下,全国各中医药专业标准化技术委员会负责本专业领域内标准起草和技术审查等工作的技术组织,主要承担的职责有分析本专业领域标准化的需求,研究提出本专业领域的中医药标准发展规划、标准体系、标准制修订计划项目和组建分技术委员会的建议;按照标准制修订计划组织并负责本专业领域标准的起草和技术审查工作;对所组织起草和审查的标准的技术内容和质量负责;负责本专业领域标准的复审工作,提出继续有效、修订或者废止的建议;受委托负责标准起草人员的培训,开展本专业领域内标准的宣讲、解释工作;对标准的实施情况进行调查研究,对存在的问题及时提出处理意见;建立和管理中医药标准立项、起草、征求意见、技术审查、报批等相关工作档案。

(七)中医药学会、协会等学术团体的职责

中华中医药学会、中国中药协会等全国性的学术组织在国家中医药管理局的授权下,负责立项发布中医药行业技术标准,可以提出国家标准、行业标准的立项建议,承担起草工作;推动中医药行业技术标准的实施。世界中医药学会联合会、世界针灸学会联合会等国际性中医药行业组

织,具有制订并发布与中医药相关的国际行业标准职能,通过标准化建设,推动中医药在世界各国(地区)健康有序的发展。

(八)地方中医药标准化主管部门

各省、自治区、直辖市中医药标准化主管部门统一管理本行政区域内的中医药标准化工作,具体负责贯彻国家标准化工作的法律、法规、方针、政策,并制订实施的具体办法;组织制定实施本行政区域、本部门、本行业的中医药标准化工作规划和计划;承担当地人民政府下达的草拟地方标准的任务,并组织宣传、贯彻和实施标准,对标准实施情况进行监督检查;组织收集标准实施的有关信息,开展中医药标准适用性评价。市、县标准化主管部门和有关行政主管部门的职责分工,则由省、自治区、直辖市人民政府自己规定。

三、中医药标准化管理运行机制

中医药标准化管理的运行机制建设,主要是指对中医药标准化系统内部某个或多个运行环节上涉及的多个主体之间的相互作用过程作出的制度性安排和设计,通过经济、行政、法律等手段对标准化资源进行调控,实现标准化资源合理配置和高效利用,使得整个中医药标准化系统呈现并保持最优运行状态,从而实现中医药标准化管理的预期目标。中医药标准化管理的运行机制包括标准管理运行机制、标准技术组织动态调整机制、标准推广基地绩效考核机制、标准化人才选拔培养机制等,其中最为核心的就是标准管理运行机制。

通过中医药标准化管理运行机制建设,确保标准制修订的主要流程之间相互衔接,协调有序,运转高效,达到标准制修订透明、公开、公正、快捷、高效的目标。根据《中华人民共和国标准化法》,在中医药行业,标准体制主要分为国家标准、行业标准、地方标准、企业标准四类,其中我国行业标准都由行业标准归口部门统一管理。鉴于各类标准的管理运行机制基本类似,此处仅对中医药行业标准管理运行机制作简要介绍。

中医药行业标准管理运行机制指中医药行业标准在制修订过程中的组织和程序,包括标准计划、立项、起草、征求意见、审查、批准、发布、出版、发行、复审、备案等阶段的组织要求和运行程序。

中医药行业标准是对需要在全国中医药行业范围内统一的技术要求制定的标准,由国家中医药管理局统一审批和管理。2006年发布的《国家中医药管理局中医药标准化项目管理办法(暂行)》,对中医药行业标准的申报、立项、审查、验收、发布等提出了明确要求,是中医药行业标准管理运行机制建立的主要依据。中医药标准化运行机制的所有管理环节构成了一个完整的工作过程,各个环节具有明确的任务分工和关联关系,并具有依法行政属性和闭环式动态管理特征。

（张　友）

第二节　中医药标准化项目的组织与管理

中医药标准化项目是中医药标准制修订、标准研究、标准培训和实施推广等活动的基本单位。每一个标准化项目都有明确的目标、独特的过程,同时也需要耗费一定的资源。中医药标准化项目管理就是在一定的资源约束条件下,为高效率完成标准制修订、标准化科研等任务,根据标准制修订或科学研究的内在规律和程序,对标准化项目全过程进行计划、组织、协调、领导和控制的系统管理活动。中医药标准化项目管理与一般的项目有很大不同。本节主要介绍现阶段我国中医药标准制修订项目的组织与管理。

一、中医药标准化项目建议的审查

中医药标准化项目是指根据中医药发展的需要,依据国家有关法律法规的规定,由国务院标准化行政主管部门或国务院中医药行政主管部门立项的中医药国家标准、行业标准及其他有关标准的项目。目前负责中医药标准化项目管理工作的机构是国家中医药管理局中医药标准化管理部门。国家中医药管理局各部门根据中医药事业发展情况和工作实际需要,于每年12月底向国家中医药管理局中医药标准化管理部门书面提出下一年度制修订中医药标准的立项建议。地方中医药管理部门、有关医疗科研教育机构、学术团体及专家可向国家中医药管理局标准管理部门书面提出中医药标准立项建议。

国家中医药管理局对标准化项目建议内容的审查有明确规定,对所收到的项目建议,国家中医药管理局标准管理部门组织专家召开会议,进行项目建议的论证和审查,采取的原则是优先考虑和有关法律法规相衔接的或者对中医药发展影响较大的项目,以及正在操作进行完善的项目,项目审查完成后建立相关数据库,通过论证和审查的项目建议将作为编制中医药标准化项目计划的主要依据。

二、中医药标准化项目计划的编制与实施

国家中医药标准化管理部门依据专家对标准化项目建议的审查意见,编制国家中医药管理局中医药标准化项目计划草案,报国家中医药管理局局务会议审查批准。

拟申报国家标准计划的中医药标准国家中医药管理局项目,经批准后,还应按有关规定报送国务院标准化行政主管部门审批。

经批准立项后的中医药标准化项目由各部门根据本部门职能和工作需要,组织项目承担单位开展项目申报工作,根据批准后的计划,下达项目任务书。项目负责部门对具体项目的实施进行管理,指导督促项目承担单位及项目负责人按计划进度开展工作。

三、中医药标准化项目的质控与经费管理

质量管理工作是保证和提高中医药标准化项目质量的重要环节,通过对中医药标准化项目质量的预控、审查和验收,来确保中医药标准项目的完成质量。当标准起草完成后,应报送专业标准化技术委员会进行审查,审查可以采取会审和函审的形式进行,对标准的技术内容、标准文本的体例,以及标准是否满足当前的技术水平和市场需求等方面,进行全面的审查和质量控制,以确保标准的先进性和科学性。各专业标准化技术委员会审查完成后由国家及部门的标准技术审查机构对上报的标准进行审查,在此基础上对标准报批稿进行必要的协调完善和控制。

中医药标准化项目经费按照计划核定的额度拨付项目承担单位。项目承担单位应建立专项管理制度,遵守财务制度,按计划合理支配使用经费,按照项目任务书确定的用途,实行专款专用,任何单位和个人不得以任何名义挪用、克扣、截留。

四、中医药标准化项目的结题验收管理

中医药标准化项目按计划完成后,项目承担单位及项目负责人应向项目负责部门报送相关文件资料,包括标准草案送审稿;标准编制说明及有关附件;项目结题报告;经费使用报告;项目管理部门要求提供的其他资料。

项目负责部门收到报送的文件资料后,组织有关专家进行验收,提出项目验收意见。对未完成任务书规定,提供的验收文件、资料、数据不真实的情况不能通过验收,对未通过的项目,项目负责部门应指导督促项目承担单位及项目负责人限期完成并重新进行验收。完成验收的,项目负责部门将标准草案送审稿及其编制说明、项目验收意见等文件资料报送项目管理部门。项目管理部门组织中医药标准化专家委员会对标准草案送审稿及其编制说明等文件资料进行审查,审查修改后形成报批稿。

中医药标准属于科技成果,标准发布后,对于技术水平高、取得显著效益的中医药标准,根据有关程序纳入科学技术奖励范围,予以奖励。对于项目任务完成优秀的项目承担单位和项目负责人,由项目管理部门给予表彰。对于未按时完成项目任务的项目承担单位和项目负责人,视情况给予通报批评或相关处理。

(张　友)

第三节　中医药标准的转化管理

一、标准转化的概念和类型

转化就是将事物 A 通过某种方法或途径转变为事物 B 的一种解决问题的手段。标准的转化是指根据实际生产生活或经营需要,将某个标准转变为另一级别的标准,或将具备一定条件的科技成果转变为标准的过程。

结合上述概念,标准的转化通常可分为以下两种类型。

(一)科技成果向标准的转化

将成熟并具备转化条件的科技成果转化成相应的标准。标准成为科技成果的一种最佳表现形式,并有利于科技成果的推广应用。如从基础公益类科技成果转化为社会共享的公共标准、共性技术类科技成果转化为团体共享的联盟标准、专有技术类科技成果转化为个人独享的私人标准等。

(二)标准向标准的转化

根据对标准的实际需求,将某个标准转变为另一类标准或者另一级标准。如国际标准与国家标准、行业标准与国家标准、企业标准与国家/行业标准间的标准转化。

二、科技成果向技术标准的转化

(一)科技成果与技术标准

1.科技成果

科技成果是指人们在科学技术活动中通过复杂的智力劳动所得出的具有某种被公认的学术

或经济价值的知识产品。一般来说,科技成果应在一定范围内经实践证明先进、成熟、适用,能取得良好经济、社会或生态环境效益,并经由科技行政部门认可。很显然,科技成果有几大特点,包括新颖性与先进性、实用性与重复性、具有独立完整的内容和存在形式、通过一定形式予以确认等。科技成果在内涵上与知识产权和专有技术基本一致,是无形资产的重要组成部分。

按社会功能的不同,科技成果可分为基础公益类、共性技术类和专有技术类三类。基础公益类科技成果服务于全部公众或大部分公众利益,属于共有资源和公共物品领域的科技成果。共性技术类科技成果可有效提升联盟企业的竞争优势。专有技术类科技成果是独立法人(公司或个人)掌握的科技成果,在企业内部推广应用。

2.技术标准

按照排他性、竞争性和收益性等经济学属性的不同,技术标准可分为公共标准、联盟标准和私人标准。公共标准不具有排他性,所有人都能免费使用,且以保护公共利益为目标,通常由具有行政权力的机构确定,包括质量标准、安全标准、环保标准、卫生标准等。联盟标准具有一定的排他性、竞争性和收益性,在联盟内部可以免费使用。私人标准由企业制定并拥有自主知识产权,该类标准供企业内部使用,具有完全的排他性、竞争性和收益性。私人标准是从标准的经济学属性对通常所说的企业标准的称谓。

3.科技成果与技术标准的关系

基础公益类科技成果和公共标准都具有公共品属性,都具有非竞争性和非排他性。共性技术类科技成果具有团体共享、利益相关者共享的属性,共性技术类科技成果多数应转化为联盟标准,而很少转化为基础公益类或私人标准。按竞争优势理论,结合专有技术类科技成果的特征和私人标准的盈利、竞争能力,专有技术类科技成果转化为技术标准过程中,企业有能力独立完成的情况下,专有技术类科技成果更多地转化为私人标准。

(二)科技成果转化为技术标准的含义

科技成果转化为技术标准是指从科技成果的形成开始,到形成基于该成果的技术标准的一系列活动,它跨越了科技系统和标准化系统两个系统。

从标准化角度看,它包括了将科技成果纳入技术标准的所有标准化活动,从科技系统来看,它是将处于转化中某个适当阶段的科技成果以技术标准的形式固化,是科技成果转化为生产力的有力手段。科技成果转为标准,通过标准应用促进成果向生产力转化,是科技成果转化为生产力的一种有效模式。但并非所有科技成果都可以转化为标准。科技成果的可转化性是指科技成果的内容适宜于制定为重复使用或共同遵守技术要求的一种性质。这种性质对科技成果的转移扩散是重要的,但对于科技成果的产生及存在来说却并不是必须的。

(三)科技成果转化为技术标准的必要性

1.有利于科技成果迅速转化为现实生产力

技术标准是科学、技术和时间经验的综合成果,是社会大生产中共同遵守的技术准则和依据,其科学性和权威性广为接受。科技成果转化为技术标准,其速度相对于单独制修订技术标准的速度要快。技术标准的迅速形成及应用,可以促进自主创新技术迅速及时地转化为新产品,快速满足市场需求,帮助企业占领更大的市场份额,进而形成产业,实现规模化生产,最终转化为现实生产力。因此,科技成果转化为技术标准是其实现市场化或产业化的必然要求。

2.有利于科技成果实现增值

把科技成果转化为技术标准,可以在科技成果转化与推广应用过程中节约成本、提高效益,从而实现经济增值,主要表现在:能够降低技术标准的研制成本和科技研发成本,二次开发与转化成本,研发出的产品附加值高;开发出的新产品能很容易达到国际先进技术标准规定的技术要求,又能以优于国内或国际技术标准的先进指标赢得市场,以迅速实现其经济增加值;能极大地缩短科技成果商品化、产业化周期,缩短产品开发与制造周期;能够减少不确定性,合理地引导消费者的预期,产生需求方的规模经济。

3.有利于调整产业结构

科技成果是产业振兴的强大支柱。把科技成果转化为技术标准,能够实现市场化和产业化,淘汰陈旧落后的技术和产品,促进产业结构的优化升级,进而调整产业结构,同时,技术标准有助于实现科技成果的市场化和产业化,促进新技术、新产品取代旧技术、旧产品。

4.建立创新型国家的必然要求

将科技成果技术标准化,已经成为创新型国家科技创新体系建设的战略路线。无数个科技成果通过技术标准得以传播和扩散所产生的累积效应,将对整个国民经济的运行产生重大影响。

5.有利于提高国家核心竞争力

依靠技术创新,掌握核心技术专利,制定技术标准,是当今世界国际贸易竞争的关键。将科技成果转化为技术标准,将极大地提升我国的生产力水平,提高利用科技手段解决当前和未来我国经济社会发展重大问题的能力,提高我国的综合国力、抗风险能力和核心竞争力。

(四)科技成果转化为技术标准的条件

科研成果转化为技术标准,必须具备一定的前提条件。一是科技成果必须可对接、可拓展。从系统工程学的角度看,科研成果转化为技术标准,具有一定意义上的模块化倾向。二是科研成果应有一定的市场前景和现实需求,这是标准的经济特性所决定的。一个市场性科技成果可以成为事实标准,如果政府加以推动就可以成为国家标准,从而有利于科技的再研发。

可转化为技术标准的科研成果还必须具备以下两个特性。

(1)必须具有适宜于制定为重复试用或共同使用的技术要求的性质。这种性质对科技成果的转移扩散是重要的,但对于科技成果的产生及存在来说却并不是必须的。

(2)必须同时具备向技术标准转化的内在要求和外部条件。科技成果可转化性的内在要求,主要与科技成果种类有关,取决于成果应用是否必须通过技术标准推行。

对于软科学研究成果,可被纳入具体的政策措施,通过政策措施的实施,实现科技成果价值,因而没有转化为技术标准的内在要求及目标。对于互联网技术之类的自然科学研究成果,则必须依靠技术标准实施,科技成果价值才能得到实现。

外部条件是指科技成果实际状况是否满足转化为技术标准的条件。这些条件包括纳入技术标准的科技成果是否具有一定的创新性、先进性、成熟度、应用价值、安全性及配套性;是否与有关的法律法规和政策体系相协调;技术资料是否完整,是否能通过标准制修订所规定的技术鉴定或审查等。

(五)科技成果转化为技术标准的模式

一般地,科技成果转化为技术标准的模式可分为政府主导模式、市场化模式、混合模式3种。

基础公益类科技成果转化为公共标准时多采用政府主导模式,政府主导作用不仅体现在动力机制上,更重要的是政府全面负责公共标准的制定、应用、推广、测试和认证。基础公益类科技成果转化为公共标准的过程中,主要利益相关方包括政府部门、全国标准化技术委员会、政府科研主管部门、科研单位等。

专有技术类科技成果转化为私人标准多采用市场化模式。在这种模式中,企业是标准制定者和标准化活动的管理者,负责技术标准的全面服务(制定、执行、测试、认证等),并独立出资。企业独自享有知识产权,其他企业若使用需缴纳高额费用。标准的收益归该企业所有,标准形成的规范文件,供本企业内部使用。

混合模式是介于政府主导模式和市场化模式之间的一种转化模式,由相关企业作为技术标准的发起者,在遵循市场经济制度前提下,依照国家政府部门颁布的相关法律法规和政策要求,与其他企业联盟,共同发起创立联盟标准。

(六)科技成果转化为技术标准的过程和路径

任何一项技术标准,在标准制修订项目立项前,都应首先进行标准需求分析、科技成果现状分析,并评价科技成果转化为技术标准的条件。此外,不同类型的标准转化前也应进行科技成果转化为技术标准的条件评价及相应的需求分析。

1.条件评价

对于科技成果是否具备转化为技术标准的条件,需有步骤地进行评价。科研项目立项之初,就应判断科技成果是否具有重复使用的价值,是否具有推广的必要性,是否具有转化的可能性。若该科研项目没有推广科技成果的必要或转化可能,则该科研项目就不宜直接转化为技术标准;若该科研项目的科技成果不能重复应用,则也不具备科技成果转化为技术标准的条件。

2.需求分析

社会经济发展的实际需求和国际及国外标准发展动态,是推动科技成果转化为技术标准的外部条件,对科技成果转化为技术标准有重要影响。标准制修订项目立项或欲将科技成果转化为技术标准时,应充分考虑国内经济社会发展实际情况以及其他国家相关领域技术标准的发展情况。

3.标准审批

科技成果转化为技术标准,最重要的是要有权威部门或组织认可,通过技术标准审批。不同的审批主体,决定技术标准的性质、功能、用途等。科技成果转化为相应的联盟标准或企业标准后,可能会进一步申请地方标准、行业标准、国家标准,甚至国际标准。技术标准的升级主要是看国家、行业和企业的需要,其费用问题由企业与国家、行业协会、地方标准化管理部门协商。

三、不同类别标准的转化

不同类别标准的转化,主要受经济和社会利益的驱动。科技成果转化为相应技术标准后,可进一步上升为地方标准、行业标准、国家标准乃至国际标准。

(一)企业标准的转化

根据企业需要以及企业有关技术标准转化的相关规定,可将技术标准进一步申请为企业标准,申请程序可参考《企业标准管理办法》等。企业根据自身技术实力,可采纳国际、国家、行业技术标准为本企业的技术标准,但其技术指标一般应高于国际、国家、行业标准的要求。采纳国家、国际标准,必须依据国家对于企业采用国际、国家、行业标准的相关规定。

(二)地方标准的转化

若企业、联盟或政府希望将标准进一步申请为地方标准,则需按《地方标准管理办法》等要求,按照计划、立项、起草、审查、批准、发布、复审、备案等地方标准制修订的具体程序进行。

(三)行业标准的转化

若企业、联盟或政府希望将标准进一步申请为行业标准,则需按《行业标准管理办法》等要求,按照申请、立项、起草、审查、批准、发布等分阶段进行。

(四)国家标准的转化

若企业、联盟或政府希望将技术标准进一步申请为国家标准,可按照《国家标准管理办法》,在具备转化为国家标准的条件以及在全国范围内实施的必要和需求时,参照 GB/T16733－1997《国家标准制定程序的阶段划分及代码》进行。

一般而言,行业标准由于专业性较强、适用面有限,无转化为国家标准的必要和需求。在我国,等同采用、修改采用国际标准或国外先进标准的标准制修订项目、对现有国家标准的制修订项目或我国其他各层次标准的转化项目,可采用快速程序 B,即省略起草阶段。如国际标准《国际疾病分类与代码(ICD)》被我国采纳,作为国家标准颁布实施。

(五)国际标准的转化

若我国标准在国际领域具有技术领先地位,并被国际标准组织认可,可推动国家标准转化为国际标准。向国际标准转化的具体条件和程序,应满足不同国际标准化组织的具体要求。如国家标准《中医病证分类与代码》已被世界卫生组织作为转化为相关国际标准的主要依据。

(张　友)

第十三章

医疗废物管理

第一节　医疗废物的危害

在医疗卫生机构的医疗、预防、保健及其他相关活动中可以产生大量的废物,其中85％的废物属于对人类、环境无危害的非危害性废物,非危害性废物可以视为生活废物而按照生活废物的处置方法进行处置。只有15％对人类及环境直接造成危害即为危害性废物。危害性废物则称之为医疗废物,这类废物能对人类和环境造成很大影响。

一、医疗废物的危害性

医疗废物的危害性体现在以下几个方面。

(1)可以造成疾病的传播,此类医疗废物携带病原微生物具有引起感染性疾病传播的危险即感染性废物。

(2)可以造成人体损伤,同时可能导致感染性疾病传播的危险金属类废物及玻璃类废物。

(3)可以造成人体毒性伤害的毒性药物废物、化学性废物、重金属废物。

(4)涉及伦理道德问题及国家相关政策的人体组织类废物。

(5)可以造成人体放射性危害的放射性废物。

(6)由于医疗废物处置不当造成的环境污染,对人类和环境造成极大的危害。

二、各类医疗废物的主要危害

(一)感染性废物

以传播感染性疾病为主。被患者血液、体液、具有传染性的排泄物污染了的废弃的器具和用品具有高度引发感染性疾病传播危险。但接触废物不一定都会使人和动物受到传染,废物所含的病原体可以通过下列途径传染给人体:皮肤的裂口或切口吸收(注射)、黏膜吸收及罕见情况下由于吸入或摄取吸收。棉纤维类废物多为天然纤维类的一次性医疗用品,主要存在生物危害。

(二)金属性和玻璃性废物

以损伤性锐器为主,锐器不仅造成伤口或刺孔,而且会由已被污染锐器的媒介感染伤口。由于这种伤害和传播疾病的双重风险,锐器被列为危险废物。关注的主要疾病是可能通过媒介的皮下导入传播的传染病,如经血液传播的病毒感染。注射针头特别受到关注。这类锐器离开医院后,如不进行有效管理,也极有可能对废物处理处置人员和普通民众造成身体伤害,并进而引发相关疾病的发生。

(三)药物性废物

涵盖多种多样的活性成分和各种制剂。根据其危害程度不同分为几类管理。

1.一般性药物

对环境无明显危害,但要防止被不法再用,因此成批的过期药品应集中收回统一处理。

2.细胞毒性药物

一类可有效杀伤免疫细胞并抑制其增殖的药物,可用于抗恶性肿瘤,也用作免疫抑制剂。能作用于DNA(遗传物质),导致DNA损伤,包括致癌、诱变或致畸物质及某些抑制细胞增长的药物。因其有能力杀死或停止某些活细胞生长而用于癌症化疗,并且也更广泛地应用于器官移植的免疫抑制剂和各种免疫性疾病。细胞毒性废物的主要危害是在药物的准备过程中和处理废弃药物的搬运和处置过程中对处置人员造成严重危害。造成危害的主要途径是吸入灰尘或烟雾,皮肤吸收和摄入毒害细胞(抗肿瘤)药物、化学品或废物偶然接触的食品,或接触化疗患者的分泌物和排泄物。细胞毒性药物主要用于一些特殊部门如肿瘤科和放射治疗单位,不过在医院其他部门和医院外的使用正在增加。此类毒性废物产生可以有几个来源,包括以下内容:在药物管理和药物制备的过程中污染的材料,如注射器、针头、仪表、药瓶、包装;过期的、剩余的、从病房返回的药品;其中可能包含潜在或有害的被管理的抑制细胞生长的药物或代谢物的患者的尿液、粪便、呕吐物,这种毒性可以持续到用药后至少48 h,有时可以长达1周。

3.疫苗和血液制品

均是无菌的,因此对环境无危害,主要防止使用该类过期产品的不法再用,因此对于过期的疫苗和血液制品要严格管理,以防流入社会,造成不良后果。

4.危险化学品

用于卫生保健机构的许多化学品和药品都是危险化学品(比如有毒、腐蚀性、易燃、活性的、对震动敏感的、毒害细胞或毒害基因的化学品)。在使用后或不再使用时(过期)即成为医疗废物。

毒性、腐蚀性和易燃易爆性的化学特点,决定着化学性医疗废物相比其他类别医疗废物更具危害性。显定影液属感光材料废物,含银、硼砂、酚化合物、苯化合物等,具有致畸、致癌、致突变危害。硫酸、盐酸等强酸溶液腐蚀性强,对上呼吸道有强烈刺激作用。甲醛易气化、易燃,蒸气能刺激呼吸系统,液体与皮肤接触能使皮肤硬化甚至局部组织坏死。二甲苯对中枢和自主神经具有麻醉作用并对黏膜有刺激作用。过氧乙酸易燃易爆、腐蚀性强,并有刺激性气味,直接排入下水管道,可腐蚀管道。戊二醛对皮肤、黏膜与呼吸道有刺激性,稳定性强不易降解,排入水体可造成污染。由于操作不当、处置不严,容易造成医务人员职业损害,威胁健康;以液态存在,容易被忽视或故意地未经安全处置直接排入城市污水管网,腐蚀管道,增加二次处理污水难度,排入江河湖泊,对人体健康和生态环境造成直接或间接危害,感光材料废物的直接排放还可造成贵金属资源的流失。它们的毒性可能通过短期或长期暴露,以及包括灼伤在内的损伤产生作用。通过皮肤或黏膜吸收化学品和药品及因吸入或摄入而导致中毒。可能因易燃、腐蚀性或活性化学品与皮肤、眼睛或肺黏膜接触(如甲醛和其他易挥发化学品)而造成伤害。最常见的损伤是灼伤。

消毒剂构成一组特别重要的危险化学品,因为它们用量大而且往往有腐蚀性。另外,活性化学品可能形成毒性巨大的次级化合物。排入污水系统的化学残留物可能毒化生物污水处理设备的运作或接受水域自然生态体系。药品残余物可能具有同样的作用,因为它们包括抗生素及其他药物、汞等重金属、苯酚和衍生物及其他消毒剂及防腐剂。

5.病理性废弃物

主要涉及伦理道德观念和国家的相关政策的问题,废弃的人体组织、器官、肢体及胎盘应严格管理,妥善处理。要明确人体医疗废物的界定。人体医疗废物是指由于医疗活动而脱离人体的无生命价值或者生理活性的器官、组织及人体赘生物。人体医疗废物包括3部分,一是由于医疗活动而脱离人体的无生命价值或者生理活性的器官,胎盘即是;二是由于医疗活动而脱离人体的无生命价值或者生理活性的组织,如体液、血液等;三是由于医疗活动而脱离人体的无生命价值或者生理活性的赘生物,如肿块、肉瘤、结石、葡萄胎等。

按照《医疗废物管理条例》,第2条规定,“本条例所称医疗废物,是指医疗卫生机构在医疗、预防、保健及其他相关活动中产生的具有直接或者间接感染性、毒性及其他危害性的废物。”因此不管是胎死腹中还是出生后病亡的死婴都不属于“医疗废物”。卫生部规定医疗机构必须将胎儿遗体、婴儿遗体纳入遗体管理,依照《殡葬管理条例》的规定,进行妥善处置。严禁将胎儿遗体、婴儿遗体按医疗废物实施处置。

汞金属遗撒或丢弃后,造成对土壤和水源的污染,以及汞蒸汽对大气的污染,都给人体健康带来严重的危害。体温计打破汞流出蒸发后形成的蒸汽有很大的毒性,吸入到人体内可造成汞中毒,出现头痛、头晕、肌肉震颤等症状,也可致人体肾功能损害,尿中出现蛋白、管型等。

6.放射性废物

具备独特性,因为它们造成伤害的途径既包括外部辐射(接近或搬运),也包括摄入体内。伤害的程度取决于存在或摄入放射性物质的量及类型。放射性废物的射线量比较低,不会造成严重的伤害,但是接触所有程度的辐射都会带来某种程度的致癌风险。放射性废物的常见组分、收集、处置及管理参照卫生部《GBZ133-2009医用放射性废物的卫生防护管理》执行。

处置和管理不当造成的伤害:①塑料类废物除了具有生物危害外,还具有化学性危害。塑料性废弃物主要来源于一次性医疗器械和用品。虽然塑料的主体——高分子聚合物通常安全无毒,但几乎所有的塑料制品都添加了一定成分的添加剂,使得塑料制品的可塑性和强度得到改善,从而满足塑料制品的各种使用性能。也导致了其水解和光解速率都非常缓慢,属于难降解有机污染物,在大气、降尘、生物、食品、水体和土壤等的污染及河流底泥、城市污泥等介质中残留,并可以在焚烧过程中产生大量的持久性有机污染物(POPs)。其中有4种POPs,它们分别是多氯二苯并对二噁英(PCDD)、多氯二苯并呋喃(PCDF)、六氯代苯(HCB)和多氯联苯(PCB)。POP有以下特性:环境持久性。在大气、水、土壤中半衰期较长,不易分解。高脂溶性。生物浓缩系数(BCF)或生物积累系数(BAF)>5 000,或log Kow值>5。经环境媒介进入生物体,并经食物链生物放大作用达到中毒浓度。能在食物链中富集或蓄积,对较高营养级生物造成毒害。远距离迁移性。因半挥发性,可以蒸气形式或者吸附在大气颗粒物上,通过大气运动远距离迁移到地球各地,空气中半衰期>2 d,或蒸气压<1 000 Pa。因持久性,可通过河流、海洋水体或迁徙动物进行远距离环境迁移。这一特性使POPs传播在全球的每一个角落,高山和极地区都可监测到它们的存在。潜在毒性。对人体和生态系统具有长期潜在毒性危害。能导致动物癌症,破坏神经系统和生殖系统,损坏免疫系统及肝脏,对环境和人类健康构成极大威胁。②多头管理导致管理链条断环。医院自行焚烧释放二噁英;私自卖出包括针头、输液管在内的大量医疗废弃物;用医疗垃圾制造生活用品等现象屡见不鲜。

(张 波)

第二节 医疗废物的处理

一、医疗废物的分类、收集和标签

中国医疗废物分类的指导思想是通过分类,科学地区分生活垃圾和医疗废物,达到医疗废物减量化的目的;医疗废物经过合理的分类后,根据其材质和污染程度的不同,采用不同的无害化处置方式进行处理,以最大限度地减少对人体的危害和对环境的污染。医疗单位应该按照《医疗废物分类目录》对医疗废物实施分类收集和管理,确实达到分类收集、分类处置的目的。

(一)医疗废物分类收集原则

(1)按照《医疗废物分类目录》分类原则,结合所在地的处置方法分类收集。做到同种处置方法的废物放入同一种包装容器内,以减少包装容器的使用,尤其是一次性包装容器的使用。

(2)各种包装容器均应有医疗废物警示标识,并用不同颜色的包装容器或者标识,以区别不同的处置方法。同一种处置方法的废物放入同一种颜色的包装容器中。

(3)盛装医疗废物达到包装物或容器的 3/4 时,必须进行紧实严密的封口。放入容器内的医疗废物不得取出,并密闭运送。每个包装容器均就有中文标签,说明该医疗废物的产生地、种类、产生时间等信息。

(4)尽量减少一次性塑料包装物的使用,采用可重复使用的或非塑料的一次性包装容器。

(5)医疗废物中病原体的培养基、标本和菌种、毒种保存液等高危险性废物,必须首先在微生物实验室进行压力蒸汽灭菌或化学消毒处理,然后按感染性废物收集处理。

(6)隔离的传染患者或疑似传染患者产生的医疗废物必须使用双层包装物,并及时封闭。

(7)在盛装医疗废物前,应当对医疗废物包装物或者容器进行认真检查,确保无破损、渗漏和遗撒。

(二)医疗废物的分类收集与标签

按照医疗废物的特性、危害性、材质及处置方法分为 5 类。

1.感染性废物

携带病原微生物具有引起感染性疾病传播危险的医疗废物。主要包括以下几项。

(1)塑胶类废物:①被患者血液、体液、排泄物污染的废弃的塑胶类器具和用品,如一次性输血器、输血袋、透析器、透析管路、介入导管、阴道窥器、引流装置、吸痰管、呼吸管路、氧气面罩、雾化器、鼻导管、导尿管、集尿袋等;一次性托盘、一次性口镜;一次性手术衣、一次性手术大中单、一次性帽子、口罩、一次性换药碗;一次性使用橡胶手套、硅橡胶乳房;实验室使用的塑料试管、滴管、吸管、离心管等。②使用后的一次性使用无菌医疗器械,如一次性注射器、一次性输液器。收集:有警示标志的黄色专用包装袋及黄色专用带盖废物桶。标签"塑胶类感染性废物"。

(2)棉纤维类废物:被患者血液、体液、排泄物污染的废弃的棉纤维类废物如引流条、纱布、绷带、棉球、棉签及其他各种敷料;废弃的污染被服。收集:有警示标志的黄色专用包装袋及黄色专用带盖废物桶。标签"棉纤维类感染性废物"。

(3)金属类废物:被患者血液、体液、排泄物污染的废弃的非锐器金属类废物,如内固定钢板等。收集:有警示标志的黄色专用包装袋及黄色专用带盖废物桶。标签"金属类感染性废物"。

(4)其他材质类废物:①被患者血液、体液、排泄物污染的废弃的其他材质类废物,如非锐器玻璃类及纸类等。②隔离传染病患者、疑似传染病患者及突发原因不明的传染病患者的生活垃圾。收集:有警示标志的黄色专用包装袋及黄色专用带盖废物桶。标签"其他材质类感染性废物"。

(5)实验室废物:①微生物实验室的病原体培养基、标本、菌种、毒种保存液和容器。艾滋病实验室、生物安全防护水平为三级、四级的实验室标本、容器和实验过程中产生的所有废弃物。收集:在产生地经压力蒸汽灭菌后放入有警示标志的黄色专用包装袋、专用容器。标签"实验室感染性废物"。②其他实验室的血液、体液、分泌物等标本和容器。收集:直接放入有警示标志的黄色专用包装袋、专用容器。标签"实验室感染性废物"。

2.损伤性废物

能够损伤人体的废弃的医用锐器。

(1)废弃的金属类锐器:如医用针头、缝合针、针灸针、探针、穿刺针、解剖刀、手术刀、手术锯、备皮刀和各种导丝、钢钉等。收集:直接放入有警示标志的黄色专用锐器盒,标签"金属类锐器"。

(2)废弃的玻璃类锐器:如盖玻片、载玻片、破碎的玻璃试管、细胞毒性药物和遗传毒性药物的玻璃安瓿等。收集:直接放入锐器盒,标签"玻璃类锐器"。

(3)废弃的其他材质类锐器:如一次性镊子、一次性探针、一次性使用塑料移液吸头等。收集:直接放入有警示标志的黄色专用锐器盒,标签"其他材质类锐器"。

3.病理性废物

在诊疗过程中产生的人体废弃物和医学实验动物尸体等废物。

(1)废弃的肉眼难于辨认的人体组织、器官。

(2)动物组织及尸体。

(3)胎龄在 16 周以下或体重不足 500 g 的死产胎儿。

(4)病理切片后废弃的人体组织、病理蜡块。

(5)传染病患者、疑似传染病患者及突发原因不明的传染病患者的胎盘;产妇放弃的胎盘。

收集:直接放入有警示标志的黄色专用包装袋及黄色专用带盖废物桶。标签"病理性废物"。

4.药物性废物

过期、淘汰、变质或者被污染的一般性药品。根据其产生的危害和处置方法的不同又分为以下内容。

(1)批量废弃的一般性药品、细胞毒性药物和遗传毒性药物、疫苗及血液制品。收集:有警示标志的黄色专用包装袋分类集中存放。标签"药物性废物"。

(2)过期、淘汰、变质或者被污染的废弃的少量药品及开启后剩余的少量药物。

(3)细胞毒性药物和遗传毒性药物的药瓶等。收集:可并入感染性废物的其他材质类废物中,应在标签上注明:"含有药物性废物"。

5.化学性废物

具有毒性、腐蚀性、易燃易爆性的废弃的批量化学物品及使用后的化学性废物。

(1)批量废弃的化学试剂:如乙醇、甲醛、二甲苯等。

(2)批量废弃的消毒剂原液:如过氧乙酸、戊二醛等。

(3)废弃的含重金属物质的器具、物品与药剂等:含汞血压计、含汞温度计、口腔科使用后的含汞物品、显(定)影液等。收集:用有警示标志的黄色专用包装袋或容器分类集中存放,按危险废物处置,标签"化学性废物"。

(4)使用后的化学试剂:如联苯胺类(DAB)、甲醛、二甲苯等。收集:用有警示标志的用黄色专用带盖废物桶分类存放,标签"某类化学性废物"。

6.无集中处置单位的地区,按照《医疗机构医疗废物管理办法》的要求处置

原则上感染性塑胶类及损伤类废物应毁形灭菌处理后填埋;其他感染性废物应灭菌后填埋;病理性废物应送殡仪馆焚烧。

7.其他要求

(1)《医疗废物分类目录》是医疗废物分类的原则,由于各地医疗废物处置方法不同,各地应该根据各自的处置方法,制订具有地方特点的分类收集方法。

(2)医疗活动中产生的未被血液、体液、排泄物污染的塑胶类医疗用品如输液袋(瓶)、一次性防护用品(如帽子、口罩、手套、防护衣、鞋套等)、无纺布、塑料类外包装物品;玻璃类如小药瓶、玻璃安瓿;纸类如耦合剂擦拭纸、卫生纸和纸类外包装物品;布类如废弃的未被污染的被服(如床单、被套、枕套等)等不属于医疗废物。一次性注射器和输液器无论是否污染均作为感染性废物处置。

(3)隔离传染病患者、疑似传染病患者及突发原因不明的传染病患者产生的医疗废物应当使用双层包装物,并及时密封。

(4)"批量废弃"指的是成批废弃的未使用过的药物、化学试剂和消毒剂。

(5)化学性废物和药物性废物均属于危险废物,应按危险废物管理和处置。

(6)收集容器执行国家环境保护总局、卫生部发布的 HJ421-2008《医疗废物专用包装袋、容器和警示标志标准》。

二、包装容器

斯德哥尔摩公约(POPs 公约)和行动守则指出要采用最佳可行技术(BAT)和最佳环境实践(BEP)模式,以有效减少 POPs 的排放,要采取措施达到医疗废物的减量化、无害化和资源化。在具体的措施中很重要的一条就是要建立有效的医疗废物管理系统,在分类、收集、包装、转运、暂存这一过程中,尽量减少包装产生的废物,在安全的前提下尽可能重复使用可利用的包装物,减少塑料包装物,将包装容器减至最低的需要量,因为包装物品多采用的是一次性使用的高分子材料物质,如锐器盒、垃圾袋、周转箱等。而且随着医疗量的不断增加,医疗废物的产生量不断增加,导致这些包装物品的不断增加。据卫生部 2009 年对全国 48 家医院的调查显示,锐器盒、包装袋及周转箱从 2006—2009 年均有所增加。不但导致了费用的增加,同时也导致了由包装物而产生的废物的增加。

采用简洁、无渗漏、坚固的包装袋包装医疗废物,包装物和包装容器质量应达到规定标准,统一规格。制作不同规格的医疗废物包装袋,使其和每天产生的医疗废物数量相匹配,减少无效体积,降低包装废物排放量。用于传染性废弃物及锋利的碎片的包装袋或容器应该不易被刺穿及防渗漏。这种容器可以是可循环利用的(不锈钢),也可以是一次性的(厚纸板)。装满的容器应该能够密闭。每种类型的废物收集容器均应贴有医疗废物的标识,以及相应的、唯一识别的不同颜色的标识。

(一)收集容器的种类

1.包装袋

用于盛装除损伤性废物之外的医疗废物初级包装,并符合一定防渗和撕裂强度性能要求的软质口袋。

2.利器盒

用于盛装损伤性医疗废物的一次性专用硬质容器。

3.周转箱(桶)

在医疗废物运送过程中,用于盛装经初级包装的医疗废物的专用硬质容器。

(二)包装物的标准

1.包装袋标准

(1)包装袋在正常使用情况下,不应出现渗漏、破裂和穿孔。

(2)采用高温热处置技术处置医疗废物时,包装袋不应使用聚氯乙烯材料。

(3)包装袋容积大小应适中,便于操作,配合周转箱(桶)运输。

(4)医疗废物包装袋的颜色为淡黄,颜色应符合 GB/T3181 中 Y06 的要求,包装袋的明显处应印制图 13-1 所示的警示标志和警告语。

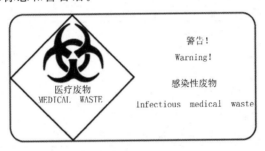

图 13-1　带警告语的警示标志

(5)包装袋外观质量:表面基本平整,无皱褶、污迹和杂质,无划痕、气泡、缩孔、针孔及其他缺陷。

2.利器盒标准

(1)利器盒整体为硬质材料制成,封闭且防刺穿,以保证在正常情况下,利器盒内盛装物不撒漏,并且利器盒一旦被封口,在不破坏的情况下无法被再次打开。

(2)采用高温热处置技术处置损伤性废物时,利器盒不应使用聚氯乙烯材料。

(3)利器盒整体颜色为淡黄,颜色应符合 GB/T3181 中 Y06 的要求。利器盒侧面明显处应印制图 13-1 所示的警示标志,警告语为"警告! 感染性废物"。

(4)满盛装量的利器盒从 1.2 m 高处自由跌落至水泥地面,连续 3 次,不会出现破裂、被刺穿等情况。

(5)利器盒的规格尺寸根据用户要求确定。

3.周转箱(桶)标准

(1)周转箱(桶)整体应防液体渗漏,应便于清洗和消毒。

(2)周转箱(桶)整体为淡黄,颜色应符合 GB/T3181 中 Y06 的要求。箱体侧面或桶身明显处应印(喷)制图 13-1 所示的警示标志和警告语。

(3)周转箱外观要求：①周转箱整体装配密闭，箱体与箱盖能牢固扣紧，扣紧后不分离。②表面光滑平整，完整无裂损，没有明显凹陷，边缘及提手无毛刺。③周转箱的箱底和顶部有配合牙槽，具有防滑功能。

(4)周转箱按其外形尺寸分类，推荐尺寸见表13-1。

表 13-1　周转箱按其外形尺寸

单位：mm

长度	宽度	高度
600	400	300
		400

(5)周转箱物理机械性能应符合表13-2规定。

表 13-2　周转箱物理机械性能指标

项目	指标
箱底承重	箱底平面变形量不＞10 mm
收缩变形率	箱体内对角线变化率不＞1%
跌落性能	不应产生裂纹
堆码性能	箱体高度变化率不＞2%

(6)周转桶应参照周转箱性能要求制造。

(三)标志和警告语

(1)警示标志的形式为直角菱形，警告语应与警示标志组合使用，样式如图13-1所示。

(2)警示标志的颜色和规格应符合表13-3的规定。

表 13-3　警示标志的颜色和规格

标志颜色		
	菱形边框	黑色
	背景色	淡黄(GB/T3181中的Y06)
	中英文文字	黑色
标志规格		
包装袋	感染性标志	高度最小5 cm
	中文文字	高度最小1 cm
	英文文字	高度最小0.6 cm
	警示标志	最小12 cm×12 cm
利器盒	感染性标志	高度最小2.5 cm
	中文文字	高度最小0.5 cm
	英文文字	高度最小0.3 cm
	警示标志	最小6 cm×6 cm
周转箱(桶)	感染性标志	高度最小10 cm
	中文文字	高度最小2.5 cm
	英文文字	高度最小1.65 cm
	警示标志	最小20 cm×20 cm

(3)带有警告语的警示标志的底色为包装袋和容器的背景色,边框和警告语的颜色均为黑色,长宽比为2:1,其中宽度与警示标志的高度相同。

(4)警示标志和警告语的印刷质量要求油墨均匀;图案、文字清晰、完整;套印准确,套印误差应不>1 mm。

三、医疗废物的转运、暂存及交接

(一)内部转运

(1)运送人员每天从产生科室收集的医疗废物达到专用包装物和利器盒的3/4左右体积时应当封闭转移,医疗废物产生的科室应当进行医疗废物登记。

(2)运送人员在运送医疗废物前,应当检查包装物或者容器的标签及封口是否符合要求,不得将不符合要求的医疗废物运送至暂时贮存地点。

(3)运送人员在运送医疗废物时,应当防止造成包装物或容器破损和医疗废物的流失、泄漏和扩散,并防止医疗废物直接接触身体。

(4)运送人员按照确定的内部运送时间、路线,使用防渗漏、防遗撒的、易于装卸和清洁的专用运送工具,与有关科室完成医疗废物移交与接受手续后,将科室移交的医疗废物封闭转移至暂时贮存场所暂存,禁止在运送过程中丢弃医疗废物。

(5)运送工具每天转运医疗废物后,应在指定的地点及时消毒和清洁。

(二)暂存

(1)医疗卫生机构建立的医疗废物暂时贮存设施、设备应当达到以下要求。①远离医疗区、食品加工区、人员活动区和生活垃圾存放场所,方便医疗废物运送人员及运送工具、车辆的出入。②有严密的封闭措施,设专(兼)职人员管理,防止非工作人员接触医疗废物。③有防鼠、防蚊蝇、防蟑螂的安全措施。④防止渗漏和雨水冲刷。⑤易于清洁和消毒。⑥避免阳光直射。⑦设有明显的医疗废物警示标识和"禁止吸烟、饮食"的警示标识。

(2)医疗卫生机构应当建立医疗废物的暂时贮存设施、设备,不得露天存放医疗废物;医疗废物暂时贮存的时间不得超过2 d。

(三)交接

(1)医疗卫生机构应当根据就近集中处置的原则,及时将医疗废物交由医疗废物集中处置单位处置。

(2)医疗卫生机构应当将医疗废物交由取得县级以上人民政府环境保护行政主管部门许可的医疗废物集中处置单位处置,依照危险废物转移联单制度填写和保存转移联单。

(3)医疗卫生机构应当对医疗废物进行登记,登记内容应当包括医疗废物的来源、种类、重量或者数量、交接时间、最终去向及经办人签名等项目。登记资料至少保存3年。

(4)医疗废物转交出去后,应当对暂时贮存地点、设施及时进行清洁和消毒处理。

(李玉宝)

第十四章

公共卫生管理

第一节 公共卫生的主要内容

传统公共卫生是在生物医学模式下,以传染病、地方病和职业病的防治作为工作重点,提供以疾病为中心的公共卫生服务。按照行政区划设置的公共卫生机构,执行同级卫生行政部门的指令,独立开展辖区内的公共卫生工作。随着公共卫生实践与认识的重大变化,公共卫生的内容也逐渐丰富和完善。

一、公共卫生体系建设

公共卫生体系建设是我国卫生改革与发展面临的重要问题。医疗卫生体制改革的重点之一应加强公共卫生体系的建设,保证绝大多数人的健康,提高疾病预防控制能力,让大多数人不得病、少得病、晚得病。按照 WHO 的相关定义,基本医疗服务应纳入公共卫生的范畴,因此公共卫生体系建设应覆盖到医疗机构。因为传染病疫情一旦发生,医疗机构就处在疾病预防控制的第一线。

在公共卫生体系的建设过程中,应以系统的观念统筹规划、平衡发展。应综合考虑卫生资源的投入与分配,以最大限度地发挥公共卫生体系的作用。在体系建设中,应着重考虑如何确定正确的目标规划、完善的基础设施、灵敏的信息系统、科学的决策指挥和有效的干预控制策略。

加强疾病预防控制能力建设是公共卫生体系建设的核心内容。所谓疾病预防控制能力,是指履行疾病预防控制、突发公共卫生事件处置、疫情报告和健康信息管理、健康危害因素干预和控制、检验评价、健康教育与健康促进、科研培训与技术指导等公共职责的能力。在公共卫生体系建设过程中,应完善机制、落实职责,加强能力建设,加大人才队伍建设的力度,以推动公共卫生工作不断发展。

当前,我国已在公共卫生体系建设方面取得了成功经验,使公共卫生水平得到了不断提高。我国已建立了比较全面的公共卫生体系,提供的公共卫生服务从中央辐射到省、市、县,并建立了县、乡、村"三级农村卫生网络"。我国将政府的承诺和意愿与专家技术结合起来,促进了公共卫生体系的发展,为其他国家提供了较好的范例。例如,2004 年初正式启动的疫情及突发公共卫生事件的网络直报系统,覆盖包括乡镇卫生院在内的全国所有卫生医疗机构,是世界上最大的疾病监测系统。目前,全国93.5％的县以上医疗卫生机构和70.3％的乡镇卫生院均实现了疫情和突发公共卫生事件网络直报。通过不断建立和完善全国传染病疫情和突发公共卫生事件信息网络,我国已实现对传染病疫情、健康危害因素监测、死因监测等重要公共卫生数据的实时管理,传染病控制和应急反应能力明显提高。

公共卫生体系建设和完善是一个长期的庞大的系统工程,事关国民健康、国家安全大局,涉及每个人的健康、安全利益。公共卫生体系建设中的各种项目的设立和决策的正确与否,直接影响到公众的健康和安全。为保证公众公共卫生安全,建设和完善我国的公共卫生体系,需要大力提倡公共卫生体系建设的战略和战术研究。

循证公共卫生决策学的兴起为我国公共卫生体系的建设和完善准备了新型的科学工具,应该充分地利用新工具的优点,不断地学习和加强循证公共卫生决策的能力。高效、可靠、科学的公共卫生体系应来自对科学技术、公众交流、公众健康需求和各种政治意愿的高度整合。

二、健康危险因素的识别与评价

能对人造成伤亡或对物造成突发性损害的因素,称为危险因素;能影响人的身体健康,导致疾病或对生物造成慢性损害的因素,称为有害因素。通常情况下,对两者并不加以区分而统称为健康危险因素。

健康危险因素包括物理性因素、化学性因素、生物性因素以及社会一心理一行为因素。如果能够早期识别到危险因素,并加强自我保健与防护,可以有效避免受到危险因素的侵害。采用筛检手段在"正常人群"中发现无症状患者是一种有效的预防策略,如果及时采取干预措施,阻断致病因素的作用,可以防止疾病的发生。由于人体有很强的自我修复功能,如果能及时发现和识别影响健康的危险因素,并及早采取适当的措施,阻止危险因素的作用,致病因素引起的疾病病程即可出现逆转,症状即可消失,并有可能恢复健康。当致病因素导致疾病发生后,要采取治疗措施并消除健康危险因素,改善症状和体征,防止或推迟伤残发生,减少劳动能力丧失。如果由于症状加剧,病程继续发展,导致生活和劳动能力丧失,此时的主要措施是康复治疗,提高其生命质量。

临床医学服务的起始点是在患者出现症状和体征后主动找医师诊治疾病,而健康危险因素评价是在症状、体征、疾病尚未出现时就重视危险因素的作用,通过评价危险因素对健康的影响,促使人们保持良好的生活环境、生产环境和行为生活方式,防止危险因素的出现。在危险因素出现的早期,可以测评危险因素的严重程度及其对人们健康可能造成的危害,预测疾病发生的概率,以及通过有效干预后可能增加的寿命。健康危险因素评价的重点对象是健康人群,开展的阶段越早,意义越大,因此它是一项推行积极的健康促进和健康教育的技术措施,也是一种预防和控制慢性非传染性疾病的有效手段。

三、疾病的预防与控制

疾病预防与控制是公共卫生的核心内容之一。我国疾病预防控制机构的主要职责包括:①为拟定与疾病预防控制和公共卫生相关的法律、法规、规章、政策、标准和疾病防治规划等提供科学依据,为卫生行政部门提供政策咨询;②拟定并实施国家、地方重大疾病预防控制和重点公共卫生服务工作计划和实施方案,并对实施情况进行质量检查和效果评价;③建立并利用公共卫生监测系统,对影响人群生活、学习、工作等生存环境质量及生命质量的危险因素进行营养食品、劳动、环境、放射、学校卫生等公共卫生学监测,对传染病、地方病、寄生虫病、慢性非传染性疾病、职业病、公害病、食源性疾病、学生常见病、老年卫生、精神卫生、口腔卫生、伤害、中毒等重大疾病发生、发展和分布的规律进行流行病学监测,并提出预防控制对策;④处理传染病疫情、突发公共卫生事件、重大疾病、中毒、救灾防病等公共卫生问题,配合并参与国际组织对重大国际突发公共卫生事件的调查处理;⑤参与开展疫苗研究,开展疫苗应用效果评价和免疫规划策略研究,并对免疫策略的实施进行技术指导与评价;⑥研究开发并推广先进的检测、检验方法,建立质量控制体系,促进公共卫生检验工作规范化,提供有关技术仲裁服务,开展健康相关产品的卫生质量检测、检验,安全性评价和危险性分析;⑦建立和完善疾病预防控制和公共卫生信息网络,负责疾病预防控制及相关信息搜集、分析和预测预报,为疾病预防控制决策提供科学依据;⑧实施重大疾病和公共卫生专题调查,为公共卫生战略的制定提供科学依据;⑨开展对影响社会经济发展和国民健康的重大疾病和公共卫生问题防治策略与措施的研究与评价,推广成熟的技术与方案;⑩组织并实施健康教育与健康促进项目,指导、参与和建立社区卫生服务示范项目,探讨社区卫生服务的工作机制,推广成熟的技术与经验。

此外,各级疾病预防控制机构还负责农村改水、改厕工作技术指导,研究农村事业发展中与饮用水卫生相关的问题,为有关部门做好饮用水开发利用和管理提供依据;组织和承担与疾病预防控制和公共卫生工作相关的科学研究,开发和推广先进技术;开展国际合作与技术交流,引进和推广先进技术等。

四、公共卫生政策与管理

公共卫生是一个社会问题,其实施涉及社会的方方面面,是单个机构无力承担,短期内难以获得回报却又关系到国家整体利益和长远利益的社会工程。从某种角度来说,公共卫生的实质是公共政策问题,要靠政府的政策支持和法律法规的保障。公共卫生政策是国家政策体系的一个重要组成部分,公共卫生政策的制定是一个复杂的过程,受众多因素的影响,包括意识形态、政治理念、传统价值观念、公众压力、行为惯性、专家意见、决策者的兴趣与经验等。

公共卫生管理的长效机制必须建立在法治的基础上。要建立公共卫生的法治机制,必须加强公共卫生的立法,并提高立法的质量。构建公共卫生管理机制,应建立职责明确、相互协调、有财政保障的公共卫生管理机构,建立完善的法制化的公共卫生管理制度,并建立起稳定的、持久的公共卫生管理长效机制。

五、突发公共卫生事件与公共卫生危机管理

突发公共卫生事件(公共卫生危机事件)是指突然发生,造成或者可能造成公众健康严重损害的重大传染病、群体性不明原因疾病、重大中毒、放射性损伤、职业中毒,以及因自然灾害、事故灾难或社会安全事件引起的严重影响公众身心健康的事件。公共卫生危机事件大多表现为突发性事故危机,其特点表现为:①危机的不可预见性,危机产生的诱因难以预测,危机的发生、发展和造成的影响难以预测;②危机的多发性、多样性和复杂性;③危机的紧迫性,使得迟缓的危机管理可能导致严重后果;④危机的危害性,公共卫生危机已经突破了地区界限,某一国家或地区的危机处理不当,就有可能在短时间内发展为全球危机。

公共卫生危机管理主要是指政府、卫生职能部门和社会组织为了预防公共卫生危机的发生,减轻危机发生所造成的损害并尽早从危机中恢复过来,针对可能发生和已经发生的危机所采取

的管理行为。主要包括危机风险评估、危机监测、危机预防、信息分析、危机反应管理和危机恢复等。公共卫生危机管理的基础工作应贯穿于危机管理全过程,主要包括危机管理的组织机构、社会支持和公共卫生人力资源等。

公共卫生危机管理应遵循公众利益至上、公开诚实和积极主动的原则。政府和相关职能部门必须把公众利益放在首位,所采取的一切行动和措施都必须优先保障公众利益。在危机出现的第一时间采取有效措施,及时公开危机的相关信息,否则会导致政府公信度降低,造成不应有的混乱。公共卫生危机一旦发生,就会成为公众舆论关注的焦点,地方政府和职能部门必须快速反应,积极沟通协调,主动寻求社会各界的理解和支持,积极控制和掌握发言权。

六、公共卫生安全与防控

公共卫生安全如同金融安全、信息安全一样,已成为国家安全的重要组成部分,需要引起足够的重视和关注。在全球化时代,既要重视传统安全因素,也要重视非传统安全因素。

非传统安全是相对于传统安全而言的,是一个泛化的概念,其内容涵盖政治安全、经济、文化、科技、生态环境、人类健康和社会发展等。非传统安全更加关注人类安全和社会可持续发展,是对非军事化安全的理解,即公众更加关注经济、社会、环境、健康等发展问题,甚至将其提高到与军事、政治问题同等的位置,从而使人们的安全观更加非国界化。2003年的SARS事件对我国政府和民众传统的安全观是一个严重的挑战,使公众充分认识到公共卫生安全对于维护国家安全、构建和谐社会的重要性。

在分享全球化带来的好处的同时,务必要防范全球化带来的更多的不确定因素和风险。例如,传染病跨国界传播的可能性大大增加,很多以前局限于特定地区的未知病毒或细菌以及已知的传染病可能随着人流、物流迅速传播到全球;随着食品等与健康相关的产品贸易日趋活跃,境外食品污染流入的可能性不断增加,食品的微生物、化学和放射性污染问题一旦在某一国家或地区出现,就可能在全球范围内长距离、大面积地迅速波及蔓延;全球化带来的国际产品结构调整,可能促使污染密集型产业向发展中国家转移,导致职业病危害从经济发达地区向经济发展较慢的地区转移;生物恐怖带来的威胁明显增大,生物技术的迅猛发展使制造强杀伤性生物武器的能力大为提高。因此,有效预防和控制各类突发性公共卫生事件,确保公共卫生安全,保护公众的健康是现代公共卫生工作的重要任务。全球化加剧了公共卫生安全的危险因素,迫使人们要更加重视非传统安全因素。加强公共卫生安全必须强化政府对公共卫生的领导责任,建立突发性公共卫生事件应急处理机制,加强公共卫生领域的国际合作。

公共卫生安全是非传统安全的重要组成部分,也是构建和谐社会的重要内容,应从国家安全的高度考虑公共卫生问题。在突发公共卫生事件、突发伤害事件、突发环境污染事件、突发灾害事件以及恐怖袭击事件的处置过程中,应积极防治各种潜在风险,还应积极构建能够迅速调动社会资源的应急处理系统,并通过加强法律、制度建设以及平战结合系统的建设,合理配置和使用应急储备物资和资源。

每年4月7日是世界卫生日。"世界卫生日"是从1950年开始的,其宗旨就是要动员国际社会和社会各界,共同为控制疾病、为人类的安全作出贡献。历届世界卫生日的主题,从1950年的"了解你周围的卫生机构"、1960年的"消灭疟疾——向世界的宣战"、1963年的"饥饿,大众的疾病"、1970年的"为抢救生命,及时发现癌症"、1980年的"要吸烟还是要健康,任君选择"、1990年的"环境与健康"、2000年的"血液安全从我做起"到2007年的"国际卫生安全",从中不难看出公共卫生的发展轨迹。根据"世界卫生日"主题的变化,可以发现一个非常明显的规律,就是从原来的注重单个局部性问题发展为关注全局性、影响面大的问题。

七、公共卫生伦理

伦理学是人类行动的社会规范,伦理学根据人类的经验确定某些规范或标准来判断某一行动是否应该做,应该如何做。"道德"与"伦理学"均为人类行动的社会规范。道德是一种社会文化现象,体现在教育、习俗、惯例、公约之中,传统道德依靠权威,无须论证,"道德"偏重于讲做人。而伦理学是道德哲学,必须依靠理性的论证,现代"伦理学"更强调做事。科学告诉我们能干什么,而伦理学则告诉我们该干什么。

公共卫生伦理是公共卫生机构和工作人员行动的规范,包括有关促进健康、预防疾病和伤害的政策、措施和办法等。在人群中所采取的促进健康、预防疾病和伤害行动,公共卫生伦理起指导作用,其行动规范体现在公共卫生伦理的原则之中。

公共卫生伦理的原则是评价公共卫生行动是否应该做的框架,可概括为四个方面:①公共卫生行动产生的结果要实现利益最大化,即公共卫生行动要使目标人群受益,避免、预防和消除公共卫生行动对目标人群的伤害,受益与伤害和其他代价相抵后盈余最大;②公正性原则,包括分配公正和程序公正,即受益和负担公平分配(即分配公正)和确保公众参与,包括受影响各方的参与(程序公正);③对于人的尊重,即尊重自主的选择和行动,保护隐私和保密,遵守诺言,信息透明和告知真相;④建立和维持信任,即公共卫生机构和工作人员与目标人群之间应建立信任关系,公共卫生行动应取信于民。

按照公共卫生伦理的原则,公共卫生行动也是对公众应尽的义务,但这些义务并不是绝对的,而是初始义务。所谓初始义务是指假设情况不变时必须履行的义务。也就是说,如果情况有变,就不履行初始义务。其理由是,为了要完成一项更重要的义务时,不可能同时履行此初始义务。在公共卫生工作中发生原则或义务冲突的情况下,就面临一个伦理难题。例如,在 SARS 防控期间,保护公众和个人健康与尊重个人自主性发生矛盾。对 SARS 患者、疑似患者以及接触者必须采取隔离的办法,这对保护公众以及他们的健康都是不可少的,这种情况下不能履行尊重个人自主性和个人自由的初始义务。但如果情况没有改变,而不去履行初始义务,就违反了伦理学的规范。

八、公共卫生领域的国际合作

在现代社会中,伴随着科技的发展、通信与交通工具的发达,"非典"、禽流感、艾滋病等在短时间内迅速蔓延,不仅严重危害着公众的生命安全,而且严重损害着疾病来源国的国际形象、经济发展与社会稳定,其影响已经远远超出了公共卫生领域,在国家安全问题上应受到高度的重视。经济上的国际合作为其他社会生活领域中的国际合作奠定了基础,国际合作是各国实现发展的迫切需要。

在面对全球性的公共卫生问题时,主权国家不可能去他国实施自己的政策,这样就促生了公共卫生领域的国际合作。在面对公共卫生领域内的全球问题上,只有国际合作才是正确的选择。例如,在"非典"期间,通过采取隔离措施,抑制了"非典"的迅速蔓延,但在由飞鸟带来的禽流感病毒的防治上,隔离却起不到任何作用。可见,隔离并不能解决全球性的公共卫生问题,唯有国际合作才能有效地解决全球性的公共卫生问题。

公共卫生领域的国际合作,涉及新国际卫生条例下的全球公共卫生监测系统、传染病的实验室研究与诊断和治疗、国际合作的公共卫生应急机制的建立、公共卫生安全、高级卫生行政人员和专业技术人员的培训、公共卫生管理国际培训项目等诸多领域。自20世纪末期以来,全球在非洲抗疟疾行动、艾滋病防治、禽流感全球行动以及中国-东盟自由贸易区公共卫生安全合作机制、东亚公共卫生合作机制、国际公共卫生实验室网络建设等方面的国际合作堪称典范。

(赵文彬)

第二节 职业卫生

一、职业性损害

职业性有害因素在一定条件下对劳动者的健康和劳动能力产生不同程度的损害,称为职业性损害。劳动者接触职业性有害因素不一定发生职业性损害,只有当劳动者个体、职业性有害因素及有关的作用条件联系在一起,并达到引起职业性损害的条件时,才会造成职业性损害。职业性有害因素的致病模式如图14-1所示。

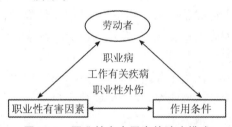

图14-1 职业性有害因素的致病模式

作用条件:①接触机会,如在生产过程中,劳动者是否经常接触某些职业性有害因素;②接触方式,即劳动者以何种方式接触职业性有害因素,其可影响职业性有害因素进入人体的途径以及损伤部位;③接触时间包括每天、每周、每年,甚至一生中累积接触职业性有害因素的总时间;④接触职业性有害因素的浓度(强度)。后两种因素是决定机体接受有害因素剂量(强度)的主要因素。

在同一工作场所从事同一种作业的劳动者中,由职业性有害因素所产生职业性损害的机会和程度可能有较大差别,这取决于劳动者本身的个体因素,包括遗传因素、年龄性别、健康状况、行为生活方式等。

职业性损害包括职业病、工作有关疾病和职业性外伤三大类。

(一)职业病

广义上讲,职业病是指与工作有关并直接与职业性有害因素有因果关系的疾病,即当职业性有害因素作用于人体的强度和时间超过机体所能代偿的限度时,其所造成的功能性和/或器质性病理改变,并出现相应的临床征象,影响劳动能力,这类疾病统称为职业病。由于社会制度、经济条件和科学技术水平以及诊断、医疗技术水平等的不同,各国均规定了各自的职业病名单,并用法令的形式所确定,即"法定职业病"。我国职业病诊断名词术语(GBZ/T157-2009)中所下的定义为:企业、事业单位和个体经济组织的劳动者在职业活动中,因接触粉尘、放射性物质和其他有毒、有害物质等职业病危害因素而引起的疾病。根据我国政府的规定,凡诊断为法定职业病的必须向主管部门报告,而且凡属法定职业病者,在治疗和休假期间及在确定为伤残或治疗无效而死亡时,应按劳动保险条例有关规定给予劳保待遇。

(二)工作有关疾病

不是由职业性有害因素引起的特定疾病,而是由职业性有害因素使得一些常见病的发病率升高,潜在疾病显现或现有疾病恶化。职业因素是该病发生和发展中的许多因素之一,但不是唯一直接的病因。例如接触二硫化碳可加剧动脉硬化的进展,接触噪声增加高血压的发病机会等。

(三)职业性外伤

职业性外伤属于工作中的意外事故,常在急诊范围内,较难预测。如高处坠落、机械外伤等。

二、职业性损害的预防和控制

(一)基本原则

职业性损害是人为所致,在整个防制工作过程应遵循"三级预防"原则和"安全第一,预防为主"安全生产原则。

1."三级预防"原则

(1)第一级预防:又称病因预防,即采取有效的措施,从根本上消除或最大可能地减少对职业性有害因素的接触和对职业人群健康的损害作用,也是职业性有害因素防制工作中最有效的措施。例如通过生产工艺改革和生产设备改进,合理利用防护设施和个人防护用品,使劳动者尽可能不接触或少接触职业性有害因素,或通过制订职业接触限值等,控制作业场所有害因素在职业安全卫生标准允许限度内。针对高危个体进行职业禁忌证检查。所谓职业禁忌证,是指劳动者从事特定或者接触特定职业病危害因素时,比一般职业人群更易于遭受职业病危害和罹患职业病或者可能导致原有自身疾病病情加重,或者在从事作业过程中诱发可能导致对他人生命健康构成危险的疾病的个人特殊生理或者病理状态。对有职业禁忌证者,不应参加相关的作业。

(2)第二级预防:又称临床前期预防。当第一级预防措施未能完全达到要求,职业性有害因素开始损及劳动者健康时,对作业人群实施职业健康监护,早期发现职业损害,及时合理处理,并进行有效治疗,防止损害的进一步发展。

(3)第三级预防:又称临床预防。当第一、第二级预防措施未能有效地防止和控制好职业性有害因素对劳动者健康的影响,有些劳动者已发展成职业病或工伤的患者,此时,应及时作出正确诊断和处理,包括脱离接触、实施合理有效治疗、预防并发症、促进患者尽快康复等。

从病因学上角度,职业性损害是完全可以预防的,故必须强调"预防为主",着重抓好第一级和第二级预防。

职业性损害可累及各器官、系统,涉及临床医学的各个分科,如内科、外科、神经科、皮肤科、眼科、耳鼻喉科等。所以,需要牢固掌握和充分运用临床多学科的综合知识和技能,处理职业性损害的早期诊断、治疗、康复,以及职业禁忌证、劳动能力鉴定等问题。

2."安全第一、预防为主"原则

"安全第一,预防为主"作为我国安全生产管理的方针,为政府和企业的生产安全管理,提供了宏观的策略导向。在这一方针指导下,各生产经营单位逐步形成了"企业负责,政府监察,行业管理,群众监督"的职业安全工作体制。这些制度的建立和配套措施的实施,是消除和控制职业性损害和安全生产事故发生最有效的方法。

(二)防制措施

根据以上原则,职业性损害的防制措施应包括法律措施、组织措施、技术措施和卫生保健措施等几个方面。

1.法律措施

2001年10月27日第九届全国人大常委会第二十四次会议正式通过了《中华人民共和国职业病防治法》,并从2002年5月1日起实施。自《职业病防治法》实施以来,卫健委又制定、发布了多个配套规章,制修订职业卫生标准六百余项,针对重点职业病危害,还制定了大量职业卫生技术规范。国务院于2009年8月印发了《国家职业病防治规划(2009-2015年)》,在分析我国职业病防治现状及问题的基础上,提出我国职业病防治的指导思想、基本原则、规划目标、主要任务以及保障措施。我国职业病防治法律法规和标准体系已初步建立。

职业卫生监督是指国家授权工业卫生监督机构,对辖区内的企业、事业单位或部门贯彻执行国家有关工业劳动卫生的法令、法规、条例、办法和工业卫生标准情况所进行的监察、督促,并对违反法规及规章事件进行处理的一种执法行为,是工业卫生机构代表国家依法行使保护职工健康权力的一种管理方式。职业卫生监督是依法对职业卫生和职业病防治进行管理的重要手段之一,可分为经常性卫生监督、预防性卫生监督和事故性卫生监督。

(1)预防性卫生监督:属于预测和控制职业危害的前瞻性监督,指涉及所有生产设施的新建、改建、扩建、续建,以及技术改造和技术引进等工业企业建设项目的全过程进行卫生审查与评价,包括工业企业建设项目的可行性研究、初步设计、施工设计阶段的卫生审查,施工过程中一切卫生防护设施与主体工程同时设计、同时施工、同时投产使用,使之符合卫生学要求。对申请验收的建设项目,依据经卫生行政部门认证的业务单位所进行的调查、监测与卫生学评价结果进行竣工验收。根据劳动卫生工作规范以及卫健委有关文件的规定,预防性卫生监督实行分级管理。

(2)经常性卫生监督:经常性卫生监督是指对企业在日常和生产过程中贯彻国家和地方劳动卫生法规、卫生标准的情况进行监督检查。主要包括监督企事业单位贯彻执行国家和地方劳动卫生法规、标准,不断改善劳动条件、对企事业单位进行分级监督管理、根据作业场所有害因素测定与职业性体检结果,对企事业单位提出卫生监督意见等。

(3)事故性职业卫生监督:包括现场调查与取证、事故分析、立案上报,并提出监督处理意见及作出案件的结案报告。凡是有死亡或同时发生三名以上急性职业中毒或发生职业性炭疽的,应限期治理或停产整顿。对违反国家劳动卫生法规受到行政处分或罚款处理、追究刑事责任的及其他须立案的,均可作为事故性监督的立案条件,按照事故性职业卫生监督程序进行及时的监督。

2.组织措施

(1)领导重视:用人单位(企业)负责人树立"企业经济效益与职工安全卫生同步发展"的观念,严格按有关职业卫生法规、条例和标准组织生产,履行控制职业病危害的承诺和义务,保障职工的合法权益。

(2)加强人员培训和健康教育:更新观念和知识,给广大劳动者以"知情权",让他们了解有关职业性有害因素对健康的影响和防护办法,以增强自我保护意识,并积极参与职业性有害因素和职业病危害的控制。

(3)建立健全合理的职业卫生制度:在组织劳动生产过程中,用人单位应根据有关的法律法规和单位的实际情况,建立起合理的职业卫生和劳动制度。

3.技术措施

(1)改革工艺过程,消除或减少职业性有害因素的危害。如在职业中毒的预防时,采用无毒或低毒的物质代替有毒物质,限制化学原料中有毒杂质的含量。如喷漆作业采用无苯稀料,并采用静电喷漆新工艺;在酸洗作业限制酸中砷的含量;在机械模型铸造时,采用无声的液压代替噪声高的锻压等。

(2)生产过程尽可能机械化、自动化和密闭化,减少工人接触毒物、粉尘及各种有害物理因素的机会。加强生产设备的管理和检查维修,防止毒物和粉尘跑、冒、滴、漏及防止发生意外事故。对于噪声,可使用一些材料和装置将噪声源封闭等。

(3)加强工作场所的通风排毒除尘。厂房车间内的气流影响毒物、粉尘的排出,可采用局部抽出式机械通风系统及除尘装置排出毒物和粉尘,以降低工作场所空气中的毒物粉尘浓度。

(4)厂房建筑和生产过程的合理设置。有生产性毒物逸出的车间、工段或设备,应尽量与其他车间、工段隔开,合理地配置,以减少影响范围。

(5)其他技术措施。如矿山的掘进采用水风钻,石英粉厂的水磨、水筛,铸造厂的水爆清砂。在风道、排气管口等部位安排各种消声器,用多孔材料装饰车间内表面吸收反射声,以降低噪声强度等。

4.卫生保健措施

(1)开展职业卫生技术服务。

1)建设项目职业病危害预评价和职业病危害控制效果评价:是职业卫生监督的重要内容,是预防、控制和消除职业病危害,从源头控制或消除职业病危害,防制职业病,保护劳动者健康。建设项目职业病危害预评价的目的是识别、分析建设项目可能产生的职业病危害因素,评价危害程度,确定职业病危害类别,为建设项目职业病危害分类管理提供科学依据。建设项目职业病危害控制效果评价的目的是明确建设项目产生的职业病危害因素,分析其危害程度及对劳动者健康的影响,评价职业病危害防护措施及其效果,对未达到职业病危害防护要求的系统或单元提出职业病防制措施的建议,并针对不同建设项目的特征,提出职业病危害的关键控制点和防护的特殊要求,为卫生行政部门对建设项目职业病防护设施竣工验收提供科学依据,为建设单位职业病防制的日常管理提供依据。

2)工作场所职业病危害因素的检测与评价:目的在于及时发现和动态掌握工作场所中潜在的职业性有害因素的种类、存在形式、浓度(强度)、消长规律等,为改善劳动条件和实施有效的干预措施提供依据。

3)职业健康监护:是指以预防职业病为目的,根据劳动者的职业史,通过定期或不定期的健康检查和健康相关资料的收集,连续性地监测劳动者的健康状况,分析劳动者健康变化与所接触的职业病危害因素的关系,并及时地将健康检查资料和分析结果报告给用人单位和劳动者本人,以便采取干预措施,保护劳动者健康。职业健康监护主要内容包括医学监护、接触控制和信息管理。①医学监护:指对职业人群进行医学检查和医学实验以确定其处在职业危害中是否出现职业性疾病。职业健康检查包括上岗前、在岗期间(定期)、离岗时和应急健康检查,应由省级卫生行政部门批准从事职业卫生检查的医疗卫生机构承担。主要内容包括就业前健康检查、定期健康检查、离岗或转岗时体格检查和职业病健康筛查。就业前健康检查是指对准备从事某种作业人员进行的健康检查,目的在于了解受检查者原来的健康状况和各项基础,可发现职业禁忌证,防止接触劳动环境中的有害因素而使原有疾病加重,或对某种有害因素敏感而容易发生职业病。职业禁忌证在我国《职业病范围和职业病患者处理办法》中作出明确的规定。定期健康检查是指按一定时间间隔对从事某种有害作业的职工进行健康状况检查。目的在于及时发现职业性有害因素对职业人群的健康损害和健康影响,对作业者进行动态健康观察,从而使作业者得到及时治疗或适当的保护措施,对作业场所中职业性有害因素能及时采取预防措施,防止新的病例继续出现,同时,也为生产环境的防护措施效果评价提供资料。关于定期检查的间隔时间,一般可根据毒物的特性、接触方式、接触程度以及劳动条件等情况而定。职业性有害因素所致职业病的特殊体检项目根据国家颁布的《职业病诊断标准及处理原则》中的有关规定执行。离岗或转岗时体格检查是指职工调离当前工作岗位时或改换为当前工作岗位前所进行的检查。目的是为了掌握职工在离岗或转岗时的健康状况,分清健康损害责任,同时为离岗从事新岗位的职工和接受新岗位的职工的业主提供健康与否的基础资料。要求根据作业者拟从事工种和工作岗位,分析其可能存在的职业性有害因素及其对人体健康的影响,确定特定的健康检查项目。应考虑到有些职业性有害因素的健康危害效应是远期的,健康损害可能出现较晚,因此,还需要对接触这些有害因素的作业者进行离岗后的医学观察。职业病健康筛查是指对接触职业性有害因素的职业人群进行的筛选性医学检查。目的在于早期发现某种职业性疾病的可疑患者或发现过去没有认识的可疑的健康危害,并进一步进行确诊和早期采取干预措施或治疗措施,评价暴露控制措施及其他初级预防措施效果。②接触控制:主要包括职业环境监测和接触评定。职业环境监测是对作业者作业环境进行有计划、系统的检测,分析作业环境中有害因素的性质、浓度(强度)及其时间、空间的分布及消长规律。职业环境监测是职业卫生的重要常规工作,按照《职业病防治法》要求,企业应该根据工作规范,定时地监测作业环境中有毒有害因素。通过职业环境监测,既可以评价作业环境的卫生质量,判断是否符合职业卫生标准要求,也可以估计在此作业环境下劳动的作业者的接触水平,为研究接触-反应(效应)关系提供基础数据,进而确认安全的接触限值。接触评定与效应评定相对应,是通过对毒理学测试、环境监测、生物监测、健康监护和职业流行病学调查的研究资料进行综合分析,定性和定量的认定和评定职业性有害因素的潜在不良作用,并对其进行管理,为评价接触-反应(效应)关系及危险度分析提供依据。接触评定的内容主要包括接触人群特征分析,包括接触人群的数量、性别、年龄分布等,接触途径及方式评定,接触水平的估测。除采用作业环境监测和生物监测的资料来估算接触水平外,还应注意所研究人群通过食物、饮水及生活环境等其他方式的接触。③信息管理:信息管理是为了有效地开发和利用信息资源,以现代信息技术为手段,对信息资源进行计划、组织、领导和控制的社会活动。健康监护信息管理在于对职业健康监护的环境监测资料和有关个人健康资料,如劳动者的职业史、职业病危害接触史、职业健康检查结果和职业病诊疗等建立健康监护档案,并及时进行整理、分析、评价和反馈,实现职业健康监护工作信息化,利于职业病的防制。

4)其他职业卫生技术服务:如职业病防护设施与职业病防护用品效果评价、化学品毒性鉴定、放射卫生防护检测与评价等。取得职业卫生技术服务机构资质的单位,通过这些职业卫生技术服务,可为企业提供一系列职业病危害因素控制的资料和建议,也为有效地消除或控制职业病的危害提供依据。

(2)合理使用个体防护用品:个体防护用具主要有防毒防尘面具、防护服装及防护油膏等。防毒防尘面具包括各种口罩和面具,防护服装包括安全帽(或头盔)、工作服、手套、围裙、长筒靴、防护眼镜等。

（3）合理供应保健食品和饮料：如对接触职业性毒物的劳动者，应根据所接触毒物的毒作用特点，在保证平衡膳食的基础上，补充某些特殊需要的营养成分（如维生素、无机盐、蛋白质等）。

三、职业中毒的预防和控制

近年来，我国职业中毒危害有不断加重的趋势，呈现以下特点：急性中毒明显多发，恶性事件有增无减；硫化氢、一氧化碳等窒息性气体以及苯中毒问题比较突出；新的职业中毒不断出现；中小企业和个体作坊的职业中毒呈上升趋势；农民工成为职业中毒的主要受害者。我国职业中毒人数在职业病发生人数中占有相当大的比例，是职业病防制的重点。

（一）职业中毒的表现与诊断

职业中毒可累及全身多系统的变化，其临床表现较为复杂，与中毒类型、毒物的靶器官有明显关系。例如，有些毒物（如一氧化碳、硫化氢、氯气、光气等），因其毒性大、蓄积性作用不明显，在生产事故中常引起急性中毒；有些毒物（如重金属类毒物），在产生环境条件下，常表现为慢性中毒。同一种毒物，不同中毒类型对人体的损害有时可累及不同的靶器官，如急性苯中毒主要影响中枢神经系统，而慢性苯中毒主要引起造血系统的损害。

1.职业中毒的表现形式

（1）急性职业中毒：通常是指在一次或一个工作日内接触生产中有害因素而引起的职业中毒。可在接触毒物后立刻发病（如吸入高浓度硫化氢）或数小时后发病（如吸入光气、氮氧化物等）或 1～2 d 后发病（如吸入高浓度溴甲烷、四乙基铅等）。

（2）慢性职业中毒：由于长期受到职业有害因素的影响所导致的职业中毒。常为低浓度、长期接触，往往在接触毒物几个月，甚至数年后才发病。

（3）亚急性中毒：介于急性中毒和慢性中毒之间，一般在接触毒物 1 个月内发病，如急性铅中毒。

2.职业中毒的主要临床表现

职业中毒按主要受损系统而具有不同的表现。

（1）神经系统：多种职业有害因素可选择性地作用于神经系统而导致损害，如金属、类金属及其化合物、窒息性气体、有机溶剂和农药等。临床表现为中毒性脑病、多发性神经炎和神经衰弱综合征。

（2）呼吸系统：引起呼吸系统损害的毒物主要是刺激性和窒息性气体，如氯气、光气、氮氧化物、二氧化硫、硫酸二甲酯等。一次大量吸入某些气体（如氨、氯、二氧化硫），可引起喉痉挛、声门水肿，甚至发生肺水肿，严重时可发生呼吸道机械性阻塞而窒息死亡；有些高浓度刺激性气体（如氯气），可使鼻黏膜内神经末梢受到刺激，引起反射性呼吸抑制；麻醉性毒物及有机磷农药可直接抑制呼吸中枢；有些毒物（如二异氰酸甲苯酯）可引发过敏性哮喘；一些毒物（如砷、铬等）还可引起肺部肿瘤及肺纤维化、肺气肿等。

（3）血液系统：许多毒物对血液系统具有毒性作用。例如，苯和三硝基甲苯、有机氯农药可损伤造血功能，引起白细胞、血小板减少，甚至再生障碍性贫血；苯的氨基、硝基化合物及亚硝酸盐可导致高铁血红蛋白；砷化氢、锑化氢、硒化氢、有机磷农药、苯胺、苯肼、硝基苯等可引起溶血性贫血。

（4）消化系统：消化系统的损伤包括口腔病变、胃肠病变和肝损伤。例如，汞中毒可引起口腔炎；汞盐、三氧化二砷急性中毒导致急性胃肠炎；四氯化碳、氯仿、砷化氢、三硝基甲苯中毒导致急性或慢性中毒性肝病。

（5）循环系统：有些毒物以心脏作为靶器官之一，引起循环系统的损害。例如，锑、铊、有机汞农药、四氯化碳和有机溶剂等可直接损害心肌；镍通过影响心肌氧化与能量代谢，引起心功能降低、房室传导阻滞；某些氟烷烃（如氟利昂）可使心肌应激性增强，诱发心律失常，促使室性心动过速或引起心室颤动；亚硝酸盐可导致血管扩张，血压下降；一氧化碳、二硫化碳与冠状动脉粥样硬化有关，使冠心病发病增加。

（6）泌尿系统：职业性泌尿系统损害主要表现为急性中毒性肾病、慢性中毒性肾病、中毒性泌尿道损害以及泌尿道肿瘤。例如，四氯化碳、砷化氢、铅、汞、镉等可引起泌尿道损害；β-萘胺、联苯胺可引起泌尿系统肿瘤。

（7）生殖系统：毒物对生殖系统的损害包括毒物对接触者和对后代发育的影响。其中，毒物对接触者生殖系统的影响包括对生殖器官的损害和对内分泌系统的影响；对后代发育的影响是指胎儿结构异常，发育迟缓，功能缺陷甚至死亡等。例如，铅对男性可引起精子数量减少、畸形率增加和活动能力减弱；对女性则引起月经周期和经期异常、痛经和月经血量改变等。

（8）皮肤：毒物对皮肤的损害包括接触性皮炎（如有机溶剂）、光敏性皮炎（如沥青、煤焦油）、职业性痤疮（如矿物油类、卤代芳烃化合物）、皮肤黑变病（如煤焦油、石油）、职业性皮肤溃疡（如铬的化合物、铍盐）、职业性疣赘（如沥青、煤焦油）、职业性角化过度和皲裂（如脂肪溶剂、碱性物质）等。有的毒物还可以引起皮肤肿瘤，如砷、煤焦油等。

3.职业中毒的诊断

职业中毒属于国家法定职业病范畴，而法定职业病的诊断及诊断程序国家均有明确的规定。2002年5月1日开始实施的《中华人民共和国职业病防治法》《职业病目录》中规定的56种职业中毒以及以国家标准形式确定的职业病诊断标准，是正确诊断职业中毒的依据。正确的诊断，不仅仅是医学上的问题，而且直接关系到劳动者能否享受劳动保险待遇和正确执行劳动保护政策。

对于职业中毒的正确诊断，应考虑下列因素。

（1）患者的职业史：定性和定量地获取有关工种、接触职业有害因素的机会和接触程度、工作环境条件资料、工龄等接触史资料。必要时，对职业中毒者的有害因素接触史和现场危害进行现场调查和评价。

（2）体格检查：根据劳动者接触的职业有害因素所致疾病的特点和临床表现，有针对性地进行体格检查。

（3）实验室检查：对于临床表现不明显的职业中毒，应依靠实验室的检查结果进行正确诊断。实验室检查包括：测定生物材料中的有害物质，以检测体内有害物质的符合水平，如尿、发、指甲中的重金属含量；测定毒物代谢产物，如接触苯之后，可测定尿中酚、马尿酸或甲基马尿酸；测定机体受毒物作用后的生物学或细胞形态的改变，如接触苯之后，可检查血常规，必要时检查骨髓象等。根据上述资料，经过综合分析，得出诊断结论。对于慢性职业中毒，往往需要长期动态随访，才能作出最后判断。在职业中毒的诊断中，应排出职业因素以外的因素所导致的疾病，可通过职业流行病学的方法予以鉴定。没有证据否定职业中毒危害因素与患者临床表现之间的必然联系的，在排出其他致病因素后，应当诊断为职业病。承担职业病诊断的医疗卫生机构在进行职业病诊断时，应当组织三名以上取得职业病诊断资格的执业医师集体诊断。

（二）职业中毒的调查与处理

为了规范职业病危害事故的调查处理，及时有效地控制职业病危害事故，减轻职业病危害事故造成的损害,根据《中华人民共和国职业病防治法》,卫健委于 2002 年制定了《职业病危害事故调查处理办法》(自 2002 年 5 月 1 日起施行)。县级以上卫生行政部门负责本辖区内职业病危害事故的调查处理。重大和特大职业病危害事故由省级以上卫生行政部门会同有关部门和工会组织,按照规定的程序和职责进行调查处理。

职业病危害事故调查处理的主要内容包括:①依法采取临时控制和应急救援措施,及时组织抢救急性职业病患者;②按照规定进行事故报告;③组织事故调查;④依法对事故责任人进行查处;⑤结案存档。

1.准备工作

为确保职业中毒发生时能够及时开展现场调查处理工作,有效地控制和减少职业中毒造成的危害和影响,在平时做好充分的各项应急准备工作是十分必要的。

(1)组织、指挥和通信等工作的准备。①组织和人员:卫生监督机构和疾病预防控制部门应组建相应的急性职业中毒应急处理小组,小组应包括有关领导、卫生监督员、卫生专业技术人员、有关医务技术人员、检验技术人员等。②分工:急性职业中毒调查处理小组人员必须有明确的职责分工,互相配合,并指定有关科室和人员进行业务值班。③车辆:要保证急性职业中毒调查处理小组的交通车辆的配备或优先使用权。④通信:有条件的单位应配备必要的通信工具。

(2)调查表及文书的准备。包括:①"急性职业中毒患者现场劳动卫生学调查表";②"职业中毒报告卡";③"急性职业中毒个案调查表";④"现场采样记录表";⑤有关样品"送检单";⑥有关卫生监督执法文书等。

(3)现场调查采样仪器设备的准备。应装备急性职业中毒现场监测必需的采样仪器设备,并做好的专人保管和准备工作,以便急用。

主要的现场监测必需的采样仪器设备包括:①现场快速监测检验仪器,如快速检气管、快速气体采样仪、采气袋、100 mL 采气针筒等;②便携式、直读式的气体监测仪器,如一氧化碳测定仪、硫化氢气体测定仪、二氧化碳测定仪、氮氧化物测定仪等专用仪器,以利于在较短的时间内明确发生中毒的原因;③充电式的个体气体和粉尘测定仪;④直读式干湿温度计、风速仪和气压表;⑤各种采样脚架、吸收管、橡胶管、橡皮膏、砂轮、采样箱等必备物品。

(4)防护器材的准备:为保护现场调查人员的身体健康,防止发生意外中毒事故,便于开展现场第一线的调查处理工作,调查处理小组应配备一些必需的个人防护设备,如安全帽、防护手套、防护眼镜、防护鞋、防护衣、防护口罩、具有针对性的有效防毒面具、供气式防护面具等。

(5)急救治疗药品的准备:有条件开展现场急救处理工作的卫生监督执行机构和疾病预防控制部门,应配备一些现场急救和治疗需要的药品和器材。①氰化物解毒剂:亚硝酸异戊酯、3%亚硝酸钠、4-二甲氨基苯酚等;②高铁血红蛋白还原剂:亚甲蓝;③有机磷解毒剂:解磷定、氯解磷定、阿托品等;④金属络合剂:EDTA、喷替酸钙钠、二巯基丙磺酸钠、二巯丁二钠、青霉胺等;⑤其他如便携式输氧设备、听诊器、注射器材等。

2.职业中毒的报告

发生职业中毒事故时,用人单位应当立即向所在地县级卫生行政部门和有关部门报告。县级卫生行政部门接到职业中毒事故报告后,应当实施紧急报告:①特大和重大事故,应当立即向同级人民政府、省级卫生行政部门和卫健委报告;②一般事故,应当于 6 h 内向同级人民政府和上级卫生行政部门报告。接收遭受职业中毒患者的首诊医疗卫生机构,应当及时向所在地县级卫生行政部门报告。

职业病中毒事故报告的内容应当包括中毒事故发生的地点、时间、发病情况、死亡人数、可能发生原因、已采取措施和发展趋势等。

地方各级卫生行政部门按照《卫生监督统计报告管理规定》，负责管辖范围内职业中毒事故的统计报告工作，并应当定期向有关部门和同级工会组织通报职业病中毒事故发生情况。职业病中毒事故发生的情况，由省级以上卫生行政部门统一对外公布。任何单位和个人不得以任何借口对职业病中毒事故瞒报、虚报、漏报和迟报。

3.现场调查

到达中毒现场后，应与事件处理现场负责人取得联系，并获得配合。如果中毒现场尚未得到控制，应根据获悉的资料和调查得到的资料，立即就中毒事件的现场控制措施、中毒患者人数统计、检伤以及急救处理、救援人员的个体防护、现场隔离带设置、人员疏散等提出建议，并在确保调查人员安全的情况下开展调查工作；如果中毒现场已经得到了控制，应先了解中毒事件的概况（时间、地点、中毒人数、救治情况等），再进行现场勘察。

急性职业中毒的现场调查工作主要开展以下几项内容的调查工作，并填写急性职业中毒患者现场调查的相关表格。

（1）一般情况调查：主要调查发生急性职业中毒的单位名称、性质及隶属情况、单位地址、联系电话、引起职业中毒的原因、接触人数、中毒人数、死亡人数、发生中毒的时间、地点（车间）、产品名称及生产多长时间、有无各类规章制度、中毒发生时的现场状态、中毒者的主要症状和体征等。

（2）职业史的调查：主要调查接触工人、中毒者和死亡者的职业史及可能接触的有毒有害物质情况等。

（3）工艺过程：了解简单的生产工艺过程，对生产过程中的有关化学物质要进行了解、记录，并调查其简单的化学反应式。

（4）中毒经过和原因的调查：急性职业中毒的经过，包括从发生中毒前的操作情况、操作人员情况、使用的仪器设备、原料、产品及机器运行情况以及中毒发生时的情况和发生后的情况等。同时，应向临床救治单位进一步了解相关资料（如中毒者状况、抢救经过、实验室检查结果等），并采集中毒者的生物样品留待检验。

（5）防护情况的调查：调查生产环境有无有效的防护设备和防护措施，了解工人个体的防护情况、工人卫生情况和安全生产教育情况等。防护情况、工人卫生情况和安全生产教百况等。

4.现场监测

为及时了解发生急性职业中毒的原因，为急性职业中毒的诊断提供依据，要进行现场监测工作，对可疑毒物进行浓度监测并采集样品留至实验室分析。现场空气或其他样品的毒物浓度即使已被稀释也应监测，必要时可在事后模拟现场进行检测作为参考。

（1）样品采集：在了解毒物种类和估测逸散数量及事件发生的具体过程和发生地情况后，再采集有代表性的样品，采样量应足够满足多次重复测定的需要。①环境样品：当毒物以气态和蒸气态形式存在时，使用吸收管、固体吸附剂管、采气瓶或采气袋进行采集，采集方法以集气法为主；当毒物以气溶胶形式存在时，使用滤料（如微孔滤膜、过滤乙烯滤膜等）、采样夹和冲击式吸收管采集；当存在形式不明时，可使用采气瓶或采气袋采集；当毒物呈固态或液态时，一般直接用适宜的工具采入有螺丝扣盖子的玻璃或无色的聚乙烯、聚四氟乙烯容器中，4 ℃冷藏保存。②生物样品：主要为中毒患者或中毒死亡者的血液、尿液。一般情况下，血液样品采集量为10 mL，尿液样品采集量为 50~100 mL。

(2)现场快速检测:急性职业中毒事件中常用的现场快速检测方法主要有以下 4 种。①检气管法:具有简便、快捷、直读等特点,可根据检气管变色柱的长度测定出被测气体的浓度。可快速检测一氧化碳、氨气、氯气、二氧化碳、二氧化硫、甲醛、砷化氢、苯、甲苯、二甲苯、甲醇、乙醇、乙烯等多种有毒气体。②比色试纸法:具有简便、快速、便于携带的特点,适用于各种状态的有害物质的测定。常用比色试纸检测的物质包括氨气、有机氯农药、一氧化碳、光气、氢氰酸、硫化氢、甲醛、乙醛、二氧化氮、次氯酸、过氧化氢等。③气体检测仪:具有操作简便、快速、直读、精确度高、可连续检测等特点。适于检测的气体包括一氧化碳、二氧化碳、氧气、氢气、臭氧、一氧化氮、二氧化氮、氯乙烯、肼、二氧化氯、甲烷、乙烷、氮气、氯气、二氧化硫、氟化氢、硫化氢、砷化氢、光气、磷化氢、氰化氢、甲苯等。④气相色谱/质谱分析仪和红外线谱仪:精确度高、检测范围广,适用于未知毒物和多种混合毒物存在的现场。可为车载式或其他能够现场使用的分析仪,用于各种挥发性有机物的检测。

5.职业中毒事故的处理

(1)用人单位应采取的处理措施:发生职业中毒事故时,用人单位应当根据情况立即采取以下紧急措施。①停止导致职业病中毒事故的作业,控制事故现场,防止事态扩大,把事故危害降到最低限度;低限度。②疏通应急撤离通道,撤离作业人员,组织救险。③保护事故现场,保留导致职业病中毒事故的材料、设备和工具等。④对遭受或者可能遭受急性职业中毒的劳动者,及时组织救治、进行健康检查和医学观察。⑤按照规定进行事故报告。⑥配合卫生行政部门进行调查,按照卫生行政部门的要求如实提供事故发生情况、有关材料和样品。⑦落实卫生行政部门要求采取的其他措施。

(2)卫生行政部门应采取的处理措施:卫生行政部门接到职业中毒事故报告后,根据情况可以采取以下措施。①责令暂停导致职业中毒事故的作业。②组织控制职业中毒事故现场。③封存造成职业中毒事故的材料、设备和工具等。④组织医疗卫生机构救治遭受或者可能遭受急性职业中毒的劳动者。

(3)职业中毒事故调查组及其职责:职业中毒事故发生后,卫生行政部门应当及时组织用人单位主管部门、公安、安全生产部门、工会等有关部门组成职业中毒事故调查组,进行事故调查。事故调查组成员应当符合下列条件:①具有事故调查所需要的专业知识和实践经验;②与所发生事故没有直接利害关系。

职业中毒事故调查组的职责:①进行现场勘验和调查取证,查明职业中毒事故发生的经过、原因、人员伤亡情况和危害程度;②分析事故责任;③提出对事故责任人的处罚意见;④提出防范事故再次发生所应采取的改进措施的意见;⑤形成职业病事故调查处理报告。

(4)卫生行政部门对职业中毒事故的处理:职业中毒事故调查组进行现场调查取证时,有权向用人单位、有关单位和有关人员了解有关情况,任何单位和个人不得拒绝、隐瞒或提供虚假证据或资料,不得阻碍、干涉事故调查组的现场调查和取证工作。卫生行政部门根据事故调查组提出的事故处理意见,决定和实施对发生事故的用人单位的行政处罚,并责令用人单位及其主管部门负责落实有关改进措施建议。职业中毒事故处理工作应当按照有关规定在 90 d 内结案,特殊情况不得超过 180 d。事故处理结案后,应当公布处理结果。

(三)职业中毒的综合防制措施

预防职业中毒必须采取综合治理措施,从根本上消除、控制或尽可能减少毒物对劳动者的损害。应遵循"三级预防"原则,推行"清洁生产",重点做好"前期预防"。通过改进生产工艺和生产设备,合理利用防护设施及个人防护用品,以减少劳动者接触毒物的机会和程度。

1.根除毒物或降低毒物浓度

从生产工艺中消除有毒物质,可用无毒或低毒的物质代替有毒或高毒的物质,例如用无苯材料代替苯和二甲苯;降低毒物浓度,减少人体接触毒物水平;严格控制毒物逸散,避免直接接触。对于逸出的毒物,要防止其扩散,采取密闭生产和局部通风排毒,以减少接触毒物的机会;经通风排出的毒物,必须加以净化处理后方可排放,或直接回收利用。

2.合理安排工艺和生产工序布局

采用的生产工艺、建筑与生产工序的布局应符合职业卫生要求。对于有毒物逸散的作业,应在满足工艺设计要求的前提下,根据毒物的毒性、浓度和接触人数等对作业区实行区分隔离,以免产生叠加影响。有害物质的发生源应布置在主要作业场所的下风侧。

3.加强个体防护

加强个体防护是防制职业中毒的重要措施。劳动者在生产过程中应准确选用和使用个人防护用品。个人防护用品包括呼吸防护器、防护帽、防护眼镜、防护面罩、防护服、皮肤防护用品等。在有毒物质作业场所,应设置必要的卫生设施,如盥洗设备、淋浴室、更衣室和个人专用衣箱等。此外,还应教育劳动者养成良好的卫生习惯,制定工作场所的卫生防护制度,以减少职业中毒的发生。

4.健全职业卫生服务

健全的职业卫生服务在预防职业中毒中极为重要。应按照国家的规定,定期或不定期监测作业场所空气中毒物浓度,将其控制在国家标准浓度以下。对接触有毒物质的劳动者实施上岗前体格检查,排除职业禁忌证。对于已经上岗的劳动者进行定期健康监护检查,发现早期的健康损害,以便及时处理。因地制宜地开展各种体育锻炼,组织劳动者进行有益身心健康的业余活动,以增强劳动者的体质。

5.强化安全卫生管理

企业的各级领导必须强化法制观念,在工作中认真贯彻执行国家有关预防职业中毒的法规和政策。企业要重视职业中毒的防治工作,结合企业内部接触毒物的性质和使用状况,制定预防措施和安全操作规程。建立相应的安全、卫生和处理应急事故的组织领导机构。做好管理部门与作业者职业卫生知识的宣传教育,使有毒作业人员充分享有职业中毒危害的知情权,企业安全卫生管理者应尽"危害告知"义务,共同参与职业中毒危害的预防与控制。

(赵文彬)

第三节 伤害与暴力的预防控制

一、伤害的预防与控制

(一)道路交通伤害能否预见和预防

人们习惯上将交通事故看作是发生在某人身上的意外事件,并且是道路运输的一个不可避免的后果。术语"事故"给人一种似乎不可避免和无法预见的印象,因而是无法控制的事件。然而,事实并非如此,道路交通伤害是可以通过合理分析和采取措施加以控制的。道路交通伤害的研究结果显示,交通事故的发生并非是随机的意外事件,相反,其分布是不均匀的,存在一些明显和潜在的危险因素。如案例中,司机在道路拐弯处提前减速,或者交管部门能严禁旧车翻新的车辆上路,那车祸的悲剧则完全或部分避免。另外,西方发达国家在 20 世纪 60 年代和 20 世纪 70 年代早期,就开始注意到车祸的后果,采取一些针对性的预防方法,如安全带、安全头盔的强制佩戴、血液乙醇含量的限制等措施,结果道路交通伤害的伤亡则明显减少。这均说明道路交通伤害是可预见且可预防的。

(二)道路交通安全属于公共卫生范畴吗

事实上长期以来,道路交通安全并不受公共卫生部门管辖,而是交通运输部门的责任。如在 20 世纪 60 年代初期,许多发达国家设立了交通安全机构,通常设在政府运输部门内,公共卫生部门并未参与其中。然而,道路安全存在一个无法回避的事实——道路交通事故导致的伤害。全世界每年约有 120 万人死于道路交通伤害,受伤者多达 5 000 万人,而且每年造成 5 000 多亿美元的直接经济损失和无法估算的间接伤害。因此,道路交通安全不仅仅是一个交通问题,更是一个重要的公共卫生问题。

(三)公共卫生如何预防和控制道路交通伤害

彻底避免道路交通伤害的最好办法是别发生道路交通安全事故,显然这不是公共卫生的方法所能做到的。道路交通伤害的预防和控制需要多部门协作,各司其职。其中公共卫生则提供了独一无二的科学的、以预防为导向的方法。

公共卫生用于预防道路交通伤害的方法是在科学的基础上,综合了医学、生物力学、流行病学、社会学、行为科学、犯罪学、教育学、经济学、工程学和其他多学科的知识。其具体作用和工作程序主要包括以下 7 项。

1.道路交通伤害监测

通过伤害监测和调查,系统地收集有关道路交通伤害的数量、范围、特征及其后果等方面的资料。

2.道路交通伤害危险因素

研究道路交通伤害的成因与决定因素:包括道路交通伤害的原因和有关因素、增加或降低危险的因素、通过干预措施可以改变的因素等。

3.预防与控制

探讨预防和降低道路交通事故伤害严重程度的方法,设计、实施、监测和评估干预措施。

4.评价

帮助各个部门实施各种情况下具体应用前景的干预措施,特别是通过信息传递,改变人的行为,并对这些项目的成本效益进行评价。

5.政策

影响政策制订者和决策者,使之认识到把伤害预防列为一项重要工作的必要性,以及采取改善道路交通安全措施的重要性。

6.服务

把行之有效的科学信息变为能够保护行人、骑自行车者和机动车拥有者的政策和措施。

7.宣传

促进上述各领域,特别是在信息收集和研究领域的能力建设。

(四)伤害的概念与分类

1.伤害的概念

道路交通伤害是伤害的一种,伤害的种类繁多,但所有伤害都是以能量的异常转移为特征。目前被广泛接受的伤害定义为:由于运动、热量、化学、电或放射线的能量交换超过机体组织的耐受水平而造成的组织损伤和由于窒息引起的缺氧以及由此引起的心理损伤统称为伤害。

准确地讲伤害与事故稍有不同,事故通常是一种偶然的不可知的,无法预防和控制的意料之外的突发事件,事故可能导致伤害,也可能不导致伤害,如将车祸看作事故,车祸可以有人员伤亡,也可以没有人员伤亡。伤害可以是无意识的(如车祸、溺水、中毒等),也可以是有意识的(如自杀、暴力);伤害发生的原因和危险因素是可以弄清的,也是可以预防的。因此不宜用事故的概念来代替伤害。

2.伤害的分类

美国伤害预防控制中心根据伤害的意图,将伤害分为意外伤害和故意伤害两种,见图14-2。

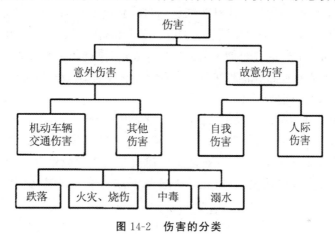

图 14-2 伤害的分类

(1)故意伤害:是指有意识、有目的地加害于自己或他人,常伴有暴力行为,如强奸、家庭暴力、殴打、他杀和自杀等。

(2)意外伤害:这类伤害是指无意识的、因意外事故导致的伤害。如车祸、跌落、火灾与烧伤、溺水、中毒、医疗事故等。

(五)流行概况

全球每年有3亿人遭受各类伤害,700万人死亡,1 500万人遗留功能障碍,800万人终身残疾。每年仅车祸就死亡120万人(每天3 000多人),受伤5 000万人。世界卫生组织报告,伤害与传染病,慢性非传染病已成为危害人类健康的三大疾病,估计到2020年人类前三位死亡原因将是心血管疾病、伤害和神经精神疾病。每年每3~4个人中就有一人发生伤害,其中3%~5%的人后遗躯体功能损害,1%~3%的人致残疾。1999年美国CDC监测资料显示,美国1~44岁人口的第一位死因就是伤害。我国各类伤害每年发生约2亿人次,因伤害死亡人数为70万~75万人,占死亡总人数的9%左右,是继恶性肿瘤、脑血管病、呼吸系统疾病和心脏病之后的第五位死亡原因。以1~44岁人群死因排序,伤害则上升为第一位。

伤害给全球造成巨大经济损失和社会负担,伤害造成的经济损失和社会负担远远超过任何一种传染病和慢性非传染性疾病。美国伤害的医疗支付占医疗支出12%,1998年伤害损失

2 600亿美元,等于肿瘤和心脏病两项损失之和,伤害的人群潜在寿命损失年数和社会负担均远高于癌症、心脏病、艾滋病和中风等。伤害导致的PYLL占总PYLL的26%以上。全球每年仅因车祸一项伤害造成经济损失5 180亿美元,其中中低收入国家损失650亿美元,比他们所接受的经济援助资金还多。我国每年发生各类需要就医的伤害约为6 200万人次,占全年居民患病需要就诊总人次数的4.0%,每年因伤害引起的直接医疗费达650亿元,因伤害休工而产生的经济损失达60多亿元。伤害是我国人群中导致社会负担与家庭损失第一位的原因。伤害是我国居民因伤致贫、因伤返贫的主要原因,WHO报告称中国跌倒死亡疾病负担在全世界最高,跌倒造成伤残调整生命年损失约为世界其他地区的2倍。我国三城市调查显示,每位受伤儿童一年平均最低的治疗费用为250元,广州市平均每例伤害死亡所造成的YPLL高达25年,潜在工作损失年数(WYPLL)和潜在价值损失年数(VYPLL)为11年。我国中小学生每年发生伤害人数约为4 250万人,6万人死亡,每天约有40多人因溺水、交通事故、食物中毒、建筑物倒塌等伤害死亡。其中门诊1 360万人、住院34万人、暂时性失能105万人、残疾34.5万人,缺课2.38亿天,相当于80万学生休学1学年;每年中小学生伤害的医疗费用为32.6亿元。我国每年青少年伤害的社会代价估计为108.6亿~453.3亿元。WHO 2004全球伤害报告称到2010年中国每年将有140万人因伤害而夭折,到2030年可能上升到250万人;如果把伤害预防纳入疾病控制工作中,2010年每年将有50万人可以避免因伤害死亡,2030年每年将有170万人避免因伤害早亡。

(六)伤害控制的病因模型

伤害控制的病因模型包括致病因子、宿主和环境3个部分(图14-3)。伤害发生的致病因子即为能量,能量在一定的外环境条件下,通过某种媒介传递到暴露个体而导致个体伤害。暴露个体的条件和耐受性将影响伤害的发生,只有能量传递超过人体耐受性时才会发生伤害。通过锻炼和防护可增强机体对能量的耐受力,但疾病状态、疲劳、酗酒等会使耐受力下降。

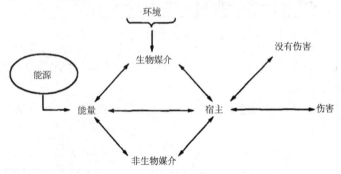

图14-3 伤害控制的病因模型

(七)预防与控制

预防和控制伤害的目的就是防止伤害性事件的发生,减轻发生事件对人的伤害程度。如前所述,公共卫生问题的解决通常需要一系列部门的参与——分别针对深层次的经济、社会、法律和环境因素。但无论预防策略的参与部门有哪些,公共卫生特有的工作步骤与方法使其在协调、实施、监控和评估反应方面起领导作用。

1.公共卫生方法的基本步骤

(1)监测:就问题的规模、特点、范围和后果,在地方、国家和国际层面搜集数据。

(2)确认问题的原因:以及提高或降低个人遭遇问题的风险因素,并察看如何来修正这些因素。

（3）制定干预措施：基于第一步和第二步获得的信息，设计、实施、监控和评估旨在预防问题的干预措施。

（4）实施与评估：发布关于干预有效性的信息；在更大规模上实施有效的干预措施；评估更大规模干预工作的成本有效性。

2.预防策略与措施

（1）三级预防策略：①一级预防是指在伤害发生之前采取措施，使伤害不发生或少发生。主动的一级预防是通过信息传递和行为干预，帮助居民提高安全意识、伤害防治常识和自我保护能力。可分为以下3种策略。全人群策略，一般是针对全人群开展伤害预防的健康教育。以提高全民对伤害危害及伤害预防重要性的认识。提高个人的伤害预防意识与知识。高危人群策略，针对伤害的高危险人群有针对性地开展伤害预防教育与培训。如驾驶员的安全培训。对学生进行防火、防电、交通安全和防溺水的专题教育等。健康促进策略，即通过某些健康促进项目来预防伤害的发生。如某企业的健康促进项目可能包括把伤害预防纳入企业政策、讨论建立一个安全的工作环境、加强岗位培训和职业教育、改善不合理的生产环境等被动的一级预防是从工程和产品的设计阶段便充分考虑到伤害与安全问题。②二级预防是当灾难发生时，减少伤害的发生及其严重程度。如摩托车头盔、安全带、救生衣和防弹衣、自救互救、院前医护、院内抢救和治疗等。③三级预防是伤害已经发生后，控制伤害的结果。使受伤者恢复正常功能、早日康复和使残疾人得到良好的照顾和医治。如心肺复苏、康复等。

（2）Haddon伤害预防的十大策略：William Haddon提出的伤害预防十大策略如下。①预防危险因素的形成：如禁止生产有毒、致癌杀虫剂。②减少危险因素的含量：如限制车速、限制武器使用。③预防已有因素的释放或减少其释放的可能性：如将儿童药物放入专用容器、制造不太滑的浴盆等。④改变危险因素的释放率及其空间分布：如机动车司机及前排乘客使用安全带及自动气囊等。⑤将危险因素从时间、空间上与被保护者分开：如行人走行人道、工人戴安全帽。⑥用屏障将危险因素与受保护者分开：如用绝缘物把电缆与行人隔开。⑦改变危险因素的基本性质：如将机动车内突出的尖锐器件改成钝角或软体、加固油箱。⑧增加人体对危险因素的抵抗力。⑨对已经造成的损伤提出针对性的控制与预防措施：如各种伤害的紧急救护预案和绿色通道。⑩使伤害患者保持稳定，树立起信心，配合治疗，促进康复。

（3）五"E"干预措施：①工程干预，即通过工程设计来改变能量的传递和人的环境，以减少伤害的发生，如在汽车前面设计气囊，房屋应有灭火设施和撤离通道等。②经济干预，即采用经济手段来影响人们的行为。如行人由于不守交通规则而致的伤害，其经济责任自负。③强制干预，对超速行车、酒后驾车、无消防设施的建筑等给予强制性处罚。④教育干预，即通过说服教育及普及安全知识来影响人们的行为。这是一种十分有效的干预措施。⑤紧急救护，第一时间的紧急救护。

（4）Haddon模型：Haddon根据伤害发生的阶段和条件，以车祸预防为例，提出了著名的伤害预防模型，分析伤害发生原因，提出干预措施。

1）发生原因：①分析车祸发生前的危险因素。如，驾驶者饮酒、刹车失灵或环境能见度低等因素。②分析车祸发生时的危险因素。如，没有系好安全带、车上的硬物或锐边、环境易燃的建筑材料等。③分析车祸发生后影响伤亡的因素。如，车祸的后果取决于创伤严重程度、机动车损毁情况和急医疗的反应。

2)干预措施:①发生前,要遴选司机(宿主),上路前车辆安全检查,尤其是车闸、轮胎、车灯(致病因子),公路的状况及维修(环境)。②发生时,提高司机的应变能力和乘车者的自我保护意识(宿主),车辆装备性能,尤其是轮胎(致病因子),路面状况与路边障碍物(环境)。③发生后,防止失血过多,妥善处理骨折(宿主),油箱质地的改善与防止漏油(致病因子),车祸急救,消防应急系统与措施等(环境)。

3.伤害预防与控制的公共卫生实践与循证医学

表 14-1 列出了部分非故意伤害的预防干预措施的有效性,更多的有关伤害预防控制的措施和行动需要进一步循证医学评估,便于向社会推广。

表 14-1 部分非故意伤害预防干预措施的有效性

非故意伤害	干预措施	有效性	公共卫生部门职责
道路交通伤害	将摩托车司机和汽车司机的法定驾龄从 16 岁提高到 18 岁	经过评估,显示出预防效果的证据	宣教、合作、评估
	毕业司机执照系统	经过评估,显示出预防效果的证据	宣教、合作、评估
	交通镇静措施	经过评估,显示出预防效果的证据	宣教、合作、评估
	日间摩托车照明灯	经过评估,显示出预防效果的证据	宣教、合作、评估
	制定和实施安全带法	经过评估,显示出预防效果的证据	宣教、合作、评估
	儿童乘客限制	经过评估,显示出预防效果的证据	宣教、合作、评估
	引入和实施摩托车头盔法	经过评估,显示出预防效果的证据	宣教、合作、评估
	减速措施	经过评估,显示出预防效果的证据	宣教、合作、评估
失火	住房电子化	经过评估,显示出一些预防效果的证据,但还需要更多测试。	宣教、合作、评估
	禁止制造和销售烟花爆竹	经过评估,显示出一些预防效果的证据,但还需要更多测试。	负责实施
	减少住房中易燃物质的储备	经过评估,显示出一些预防效果的证据,但还需要更多测试。	负责实施
	烟雾警报和探测器	经过评估,显示出一些预防效果的证据,但还需要更多测试。	宣教、合作、评估
	提高建筑物标准	经过评估,显示出一些预防效果的证据,但还需要更多测试。	宣教、合作、评估
	改善产品——如煤油炉、烹饪器皿和烛台	经过评估,显示出一些预防效果的证据,但还需要更多测试。	宣教、合作、评估
中毒	防止儿童使用的容器	经过评估,显示出预防效果的证据	负责实施
	中毒控制中心	经过评估,显示出预防效果的证据	负责实施
	与存储器皿和放置地点同时相关的,更好的储存方法		负责实施
	警告标志的使用	经过评估,显示出一些预防效果的证据,但还需要更多测试。	负责实施

二、暴力:全球公共卫生问题

暴力,大到战争、小到人际间以及个人内心冲突导致的暴力行为,如同人类历史一样古老而且不断重复,社会的发展、文明的进步并没能使之消失。所幸的是,历史上从来没有像今天这样全世界开始如此关注暴力。自 2002 年世界卫生组织发布《世界暴力与卫生报告》,人们开始认识到,一直以来被作为犯罪以及侵犯人权的暴力行为同时也是一个公共卫生问题,一个严重阻碍经济、社会发展的发展问题。一场预防暴力的公共卫生运动已经在全世界多个国家掀起。

(一)暴力的概念与分类

1.暴力的概念

世界卫生组织(WHO,2002)关于暴力的定义是:蓄意地运用躯体的力量或权利,对自身、他人、群体或社会进行威胁或伤害,造成或极有可能造成损伤、死亡、精神伤害、发育障碍或权益的剥夺。

从该定义可以看出:①暴力是一种行为,既包括显而易见的暴力行为,也包括"运用权力"的效果如威胁、恐吓、漠视、剥夺等看不到的暴力行为;②暴力行为具有主观故意性;③故意实施暴力并等于故意造成伤害。

2.暴力的分类

早在 1996 年世界卫生大会(World Health As-sembly,WHA)49.2 项决议就宣布暴力是危害健康的重要原因,并建议 WHO 制定暴力的分类方法,以去区分不同的暴力类型。2002 年,WHO 在《世界暴力与卫生报告》(World Report on Violence and Health)中,根据施暴者的特点将暴力分为 3 种类型,即自我暴力、人际暴力和集团暴力。而每一种类型又可根据暴力的性质以及发生的人群不同,则分成更多细分类型。然而由于暴力表现形式的复杂性,至今并没有被广泛接受的、统一的分类方法。以下分别根据暴力对象、施暴者以及暴力性质的不同对暴力做了分类(图 14-4)。

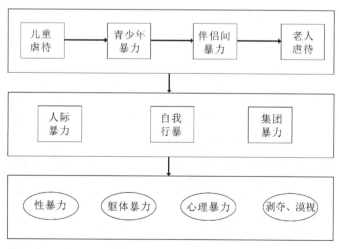

图 14-4 暴力的分类

(二)暴力的流行和危害

1.致死性暴力

2002 年,全球约有 160 万人死于各种暴力行为,包括自杀、人际暴力和集团暴力。这一数字相当于一大半死于艾滋病的人数,几乎等于全球死于结核病的人数,是因交通事故死亡人数的1.5倍。其中,87万人死于自杀,56万人死于他杀,另外17万人死于战争、恐怖主义等集团暴力。这些死亡90%来自中低收入国家,只有不到10%发生在发达国家。在年龄分布上,自杀和他杀是15~44岁人群的重要死因,60岁以上人群自杀率最高。

2.非致死性暴力

就暴力对人类社会的危害来说,看得到的暴力引起的死亡数字只是暴力冰山一角,更多的非致死性伤害我们却无法获取准确的数字,但却真实存在。如自杀死亡者与自杀未遂者的比例估计为1∶6。非致死性暴力之所以没有准确的数字,主要原因有:①很多国家没有建立非致死暴力监测系统;②各种原因导致的暴力受害者没有就诊或不愿报告。流行病学的专项调查资料结果显示,每年有数百万人遭受暴力并导致伤害、残疾或精神问题等。虽然来自述的结果可能被人为夸大或隐瞒,但无疑告诉我们不能忽略非致死性暴力的严重程度。

3.暴力的危害

暴力对人的危害曾长期局限于即时的躯体伤害。近年来越来越多的研究证据表明,暴力行为除了产生即时的躯体伤害外,还会导致一系列的有关健康的、经济的以及社会的不良后果,同时暴力的对人的危害具有长期性。如儿童期虐待经历会影响受虐儿童一生的躯体、心理健康以及对健康资源的利用。

(1)危害健康:与致死性暴力(如自杀和他杀)不同,非致死性暴力对健康的危害包括躯体的(如骨折、脑部受伤等)、心理的(如认知损伤、抑郁焦虑、创伤障碍综合征等)以及行为损害(如烟草、乙醇和药物滥用等)。非致死性暴力受害者还是一些传染性疾病(如HIV感染)、慢性病等的高发人群。

(2)损害社会功能:暴力行为破坏了当事人的社会结构,影响了家庭内外的正常交往关系。例如伴侣间暴力可能导致当事人孤立于社会和他人,从而影响其与社会的整合。

(3)产生经济负担:因为暴力而额外支付的医疗卫生保健和司法成本、矿工以及残疾失能等每年给全球造成数十亿美元的经济损失,成为社会的一个巨大经济负担。如美国1992年的一项研究表明由于枪伤造成的直接和间接损失高达1 260亿美元,砍伤或刺伤造成510亿美元损失。

(三)暴力的根源

社会冲突理论认为,暴力是人们解决冲突的一种行为选择,因此避免这种选择在理论上没有障碍,但问题是人类社会在发展过程中,一定历史文化往往赋予一种行为以正当性。如在教育子女时,适当使用暴力在很多文化背景下被认为是正当的,虽然这种暴力行为给子女造成了危害。可见,冲突理论眼中对暴力的预防与控制难免有些悲观。

相反,公共卫生视野中对暴力的根源以及暴力的预防与控制则显得乐观很多。公共卫生关注的是暴力产生的环境因素特别是可变环境因素,并在此基础上设计干预措施。通过对暴力的流行病学资料分析,可以得出暴力的发生与很多因素有关联,这些因素包括生物学、人口统计学等个人因素,家庭、伙伴、伴侣等人际关系因素,学校、工作、居住等社区环境因素以及更大范围的社会文化方面的因素。但其中,并没有某个单一的因素可以完全解释为什么有些人会对他人(或自己)实施暴力,为什么暴力在有些国家比在其他国家更为常见。虽然可以对暴力行为的发生解释为多种因素相互作用的结果,但从公共卫生干预的角度,这一解释不足以提出有效的干预方案。美国学者Urie Bronfenbrenner提出的生态系统理论(1979;1989;1993;1995)为我们从多个水平、不同侧面理解暴力的根源提供理论依据,同时该理论也是不同干预假设的理论基础。目前,建立在生态系统理论基础上的社会生态学模型已经在儿童虐待、青少年暴力、伴侣间暴力以及老人虐待等领域得到应用,见图 14-5。该模型解释了暴力各因素之间的关系,认为暴力行为的发生是一组套叠的、相互影响的多水平多因素系统作用的结果。而且,生态系统理论认为,近体系统及其因素(如家庭)是暴力行为发生主要原因。

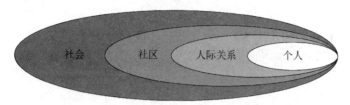

图 14-5 暴力根源的社会生态学模型

(四)暴力的预防和控制

1.传统暴力处理措施

传统上暴力是作为一种犯罪行为而诉诸司法系统来加以解决。这种方法主要是针对暴力行为发生后而采取的,具体措施包括:惩罚、威慑、剥夺施暴者自由(如入狱)、在特定场所进行改造等。

这种处理方法的一些主要特点是:①针对暴力行为的实施者,而对受害人没有进行处理;②着手于暴力行为发生后的处理,而不是暴力行为发生前的预防,忽略了暴力发生的原因;③关注发生暴力行为的个体,而不是针对群体,尤其是群体健康;④其对暴力行为控制的长期效果不明确。

2.公共卫生方法

与传统暴力处理措施不同,公共卫生预防和控制暴力的方法着眼于暴力行为(或事件)带来的群体健康问题,而不是个体;重点关注暴力受害者,而不仅仅是暴力的实施者(另外公共卫生将施暴者也视作暴力的受害者);公共卫生措施的提出依赖于复杂的病因系统(有近因,也有社会经济等远因),而不是简单的行为和动机;不仅对发生暴力的行为进行处理更注重暴力发生前的预防;公共卫生也注重多学科、多部门的协作,包括司法部门。公共卫生方法的基本步骤为:监测、危险因素评估、干预评价和推广应用四步。实践证明,用公共卫生方法预防和控制暴力显示了比传统措施更好的长期效果。

3.预防策略与措施

(1)三级预防策略。①一级预防:指在暴力发生之前采取措施。全人群措施:针对全人群开展暴力预防的健康教育,不考虑个人因素。如为学校全体学生开设预防暴力的课程。高危人群措施:针对暴力的高危险人群,如对低收入家庭、单亲家庭进行抚养方法培训。指向性干预措施:针对已显示暴力行为的人群,如针对家庭施暴者的措施。②二级预防:处理暴力发生后的即刻效应的措施,如现场救护、急诊治疗等。③三级预防:帮助受害者在暴力发生后进行康复,回归社会,减轻暴力损伤所做的其他努力。

目前,大部分国家预防暴力的措施主要集中在二级和三级预防方面。显然,为暴力受害者提供及时和长期的帮助并惩治施暴者是非常必要的,但我们必须清楚,显现的暴力行为只是冰山一角,更多暴力是潜在的。因此,世界各国应该在一级预防上给予更多的投入和相应的评价。

(2)多种水平的预防措施。①个体水平:可改变危险因素的修饰。②人际关系水平:家庭、生活方式的教育。③社区水平:学校、工作、邻居环境的改善。④社会水平:性别歧视、社会经济地位、态度等变化。

(3)多部门协作的综合措施:伤害预防控制需要多部门协作,并需要政策的支持,见图14-6。

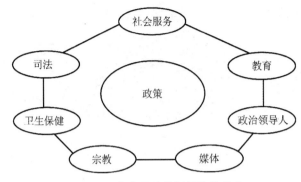

图 14-6　伤害预防的部门协作反应

(4)预防暴力的建议:①创建、实施和监测预防暴力的国家行动计划。②加强收集暴力方面数据的能力。③确定对暴力起因、后果、代价和预防的研究重点并支持研究工作。④促进初级预防反应。⑤加强针对暴力受害者的反应。⑥把暴力预防纳入社会和教育政策并从而促进性别和社会平等。⑦增进暴力预防方面的合作和信息交流。⑧促进和监测遵守国际条约、法律及保护人权的其他机制的情况。⑨探索针对全球毒品贸易和全球武器贸易的国际上商定的应用反应。

(赵文彬)

第四节　卫生监督体系

一、卫生监督的概念

卫生监督是国家监督机构依据卫生法律、法规的授权,代表国家对公民、法人和其他社会团体遵守、执行卫生法律规范的情况进行监察督促,对违反卫生法律规范、破坏公共卫生秩序、损害公众健康的行为追究责任的一种行政管理活动。

二、卫生监督的作用

(一)实现卫生法的立法宗旨

我国卫生法律、法规在保障公众的衣、食、居、行、工作、学习、娱乐及医疗卫生等各方面都制定了相应的规则,试图通过这些规则达到控制疾病、避免危害,提高公众生活和生命质量。

(二)打击卫生违法活动

卫生监督作为行政法律手段之一,已成为政府法制工作中不可分割的组成部分。这是因为各级卫生监督机构贯彻执行卫生法过程的本身,就是国家卫生监督制度的体现,是替国家行使打击卫生违法的职能,并且以国家强制力作为保证。因此,可以对违反卫生法规的行为,给予必要的制裁。

（三）保障卫生合法权益

通过卫生监督可以控制和改善生活和生产环境的卫生状况，防止各种有害因素对公众和从业人员的危害。通过卫生监督可以规范市场经济秩序，优化投资环境，充分保证国家、法人、公民三者在社会经济活动中卫生合法权益的实现。

（四）增强社会的法制意识

通过卫生监督，可以使全社会直观地了解卫生法，从卫生法律规范中明确判断是非的标准，以指导自己的行为。进而增强卫生法制观念和提高卫生知识水平，使讲究卫生、保护健康成为公民的自觉行动。

三、卫生监督的分类

（一）按卫生监督的过程分类

1.预防性卫生监督

预防性卫生监督是指卫生监督机构依据公共卫生法律、法规对城乡规划和基本建设项目（新建、扩建、改建、续建等）所开展的设计卫生审查和竣工验收的监督活动。通过城乡规划的卫生审查可以全面、客观地评价区域性环境卫生质量、局部环境污染、卫生防护效益等，从而提出措施，以防止、克服、避免自然灾害和工程灾害，进而创造出清洁舒适、有利于身心健康、有利于生产、工作、学习和生活等良好的环境和场所。预防性卫生监督旨在从规划布局和建筑设计上贯彻卫生要求，达到控制污染和有关公害，保护环境，增强人民体质，保障人民健康，并造福子孙后代。可以说，开展预防性卫生监督是贯彻预防为主方针最积极、最有效、最基本的工作方法。

2.经常性卫生监督

经常性卫生监督指卫生行政机关定期或不定期地对管辖范围内的企事业单位、个人或有关社会组织遵守公共卫生法规的情况进行的日常性监督活动。经常性卫生监督，属于实施一定行为进行之中的事中监督。这一监督可以是定期的，也可以是不定期的，如对医疗机构开展执业人员的资格、机构的登记范围及药品使用情况等的监督，以便及时发现问题、查明情况、找出原因，进而采取措施并及时予以纠正。

（二）按卫生监督的行为方式分类

1.羁束卫生监督行为

羁束卫生监督行为指凡是公共卫生法律、法规和规章对行为的内容、形式、程序、范围、手段等作了较详细、具体和明确规定的卫生监督行为。实施羁束行为，必须严格依法办事，依照规定，不能或很少能以自己的评价、权衡、裁量参与其间，不能带有随意性，否则就是违法行为。

2.自由裁量卫生监督行为

自由裁量卫生监督行为是指法律规范在规定行为的内容、形式、程序、范围和手段等方面留有一定的选择余地或幅度，或者只作原则规定，可以由卫生行政机关根据对法律规范的理解和对相对人的行为状况的了解给予综合考虑，所采取的卫生监督行为。即这类行为是卫生行政机关可以斟酌、选择、掺杂自己的意志与其间的行为。

（三）依职权卫生监督行为与依申请卫生监督行为分类

1.依职权卫生监督行为

依职权卫生监督行为即根据卫生法律、法规赋予的职权，不待相对人的申请而由卫生监督机构主动作出的卫生监督行为。因其是不待请求而主动为之的行为，故又称为主动监督行为。

2.依申请卫生监督行为

依申请卫生监督行为是指卫生行政机关只有在相对人申请的条件下,才能依法采取的卫生监督行为。如审批、发放执业医师注册证书的行为,申请是相对人根据《执业医师法》的规定,为获得诊疗权力的单方意志体现。针对该类行为卫生监督机构则负有作为的义务。相对人的申请,卫生监督机构必须给予答复,无论是拒绝或者是批准,不得无故拖延或拒不答复。

(四)要式卫生监督行为与非要式卫生监督行为分类

1.要式卫生监督行为

要式卫生监督行为必须依据法定方式进行或必须具备一定的法定形式,才能产生法律效力和后果的卫生监督行为。如卫生行政机关审核发给《医疗机构执业许可证》,就必须是书面的,即是一种要式行为。

2.非要式卫生监督行为

与要式卫生监督行为相对应,卫生法律、法规未规定一定具体方式或形式,允许卫生监督机构依据情况自行选择适当方式或形式进行的卫生监督行为。这类行为无论是采用口头形式,书面形式,还是电话、电报等各种其认为适当的形式,都可以生效。

(五)依照公共卫生专业分类

可分为食品卫生监督、药品卫生监督、公共场所卫生监督和医疗机构卫生监督等。

四、卫生监督行为的效力

(一)卫生监督行为的有效成立

卫生监督行为的成立必须具备一定的要件。这里的成立要件是指卫生法律、法规要求卫生监督机构实施监督行为时所必须遵守的条件。只有遵守或符合这些条件,卫生监督行为才能有效成立,并具有法律效力。否则,该行为就不具有法律效力,为无效行为或可撤销的行为。

卫生监督行为有效成立的一般要件,包含以下几个方面。

1.行为的主体合法

卫生监督行为的成立,首先要求实施行为的主体合法。只有具备卫生监督主体资格的卫生行政机关才能进行卫生监督活动。相反,不具有卫生监督主体资格的机关就不能实施卫生监督职权,其作出的行为也没有法律效力。卫生监督的主体资格都是由卫生法律、法规规定的。如卫生行政机关的医疗机构监督的主体资格是根据《医疗机构管理条例》的明确规定而获得的;对执业医师监督的主体资格是根据《执业医师法》而获得的。只有卫生法律、法规设定的卫生监督主体,其卫生监督行为才是有效的。

2.行为不超越权限

卫生法律、法规确定了卫生监督机构的职责权限,所以,卫生监督机构只能在卫生法律、法规规定的职权范围内代表国家行使其权力,所实施的卫生监督行为必须在法定职权范围之内,而不得超越权限。一般判断权限范围的标准有地域、事项、人员以及授权的法律、法规等。

3.行为内容合法

这里所讲的行为内容合法系指卫生监督行为的内容要合乎卫生法规的规定。例如,卫生行政机关对医疗机构的违法行为所给予的处罚是依据《医疗机构管理条例》实施的,其处罚的客体、范围、程度都必须符合条例的规定,不得与法规规定相抵触。

4.行为符合法定形式

对于卫生法律、法规要求有特定形式的要式行为,作为卫生监督主体的卫生监督机构在具体实施中必须遵照规定执行,即按法定形式实施其行为才能有效成立。至于何种卫生监督行为应以何种形式为之,在此尚不能一概而论,须依法律、法规的具体规定而定。对于卫生法律、法规所明确规定的形式要求,卫生监督机构和卫生监督人员必须严格遵守。

5.行为符合法定程序

程序是保证卫生监督行为正当、合法的必要条件,卫生监督行为必须按照法定程序进行,才能合法成立。此处的程序是指卫生监督行为实施时所要经过的过程和步骤。任何一项卫生监督行为的作出,都有一定的程序约束,不受程序约束的卫生监督行为,在原则上是不存在的,也是违法的。卫生监督严格按照程序进行,这对保护相对人的合法权益不受侵犯,保障卫生监督行为的科学性和正确性,维护卫生监督主体的整体形象均有重要的实际意义。

(二)卫生监督行为的效力

行为的效力是由行为的性质所决定的。卫生监督行为是卫生行政机关代表政府依法实施的具体行政行为,所以,该行为是具有法律效力的行为。一般依据卫生监督行为的内容,可以发生三种效力,即确定力、执行力和拘束力。

1.确定力

确定力指卫生监督行为一经有效成立后,就具有不得再行更改的效力。具体地说,已确定的卫生监督行为非依法不得被任何国家机关或行为机关本身所随意变更或撤销;相对人更无权自行变更。超过复议或起诉期限,相对人亦不得对卫生监督行为提起行政复议或进行诉讼。卫生监督行为的确定力是卫生法制稳定的基本因素之一。它对于保障相对人对卫生监督行为的信任无疑是非常重要的,假如已实施的卫生监督行为可以被任何一个国家机关或行为机关本身所任意变更和撤销,那么,相对人的权利和义务就会随时处于一种不稳定的状态之中,致使相对人无所适从,失去安全感,从而给相对人乃至社会的利益造成不必要的损失。换一个角度说,确定力也是维护卫生监督机构的权威性和法律的严肃性的重要保障。

2.执行力

执行力是指卫生监督机构依法采取一定手段,使卫生监督的内容得以完全实现的效力。卫生监督行为是维护公共卫生秩序、保护公众健康、增进公共利益的重要措施,其行为所涉及的对象,都必须严格遵守执行。在相对人不执行时,卫生行政机关可依法采取一定手段强制执行,以实现公共卫生秩序、公众健康和公共利益所要求的状态。如根据《传染病防治法》的规定,要对乙类传染病中的艾滋病患者、炭疽中的肺炭疽患者予以隔离治疗。拒绝隔离治疗或者隔离期未满擅自脱离治疗的,可以由公安部门协助治疗单位采取强制隔离治疗措施。通常,执行力只能在有关机关依法确定为无效后,才停止执行。在申诉或诉讼期间,原则上卫生监督行为不停止执行,除非法规另有规定。

3.拘束力

拘束力指卫生监督行为实施后,具有约束和限制的效力。有效的卫生监督行为,对卫生行政机关及相对人具有相同的约束力。卫生监督行为成立后,无论是实施行为的机关,还是其上级机关或下级机关,以及其他行政机关或企事业单位,在该行为未被合法撤销或变更之前,都要受其拘束。如卫生行政机关依法吊销了诊所的执业许可证,实施这一行为的卫生行政机关或其他机关,就不得以该诊所合法来对待。卫生监督行为作为代表国家的一种行为,其所指向的相对人必须服从,相对人必须无条件地履行卫生监督行为所设定的义务,不得作出与该行为相抵触的行为,即相对人必须受监督行为的拘束。

总之,确定力、执行力与拘束力是卫生监督行为效力的三种表现形式,三者是相互联系、互为条件的,缺少其中任何一项,就谈不上卫生监督行为的效力。

(三)卫生监督行为的撤销、废止、变更和消灭

1.卫生监督行为的撤销

卫生监督行为的撤销是指卫生监督行为在适用过程中,发现不符合生效要件的情况,由有权机关依法予以撤销,使该行为向前向后均失去效力。撤销卫生监督行为的法律后果是使该行为在整个被适用过程中自始至终无效,相对人因该行为得到的利益应当上缴或返还,承担的义务应当被解除且应得到补偿;因违法而侵害了相对人切身利益的,不仅该行为向后失去效力,而且行为机关应对已造成的损害承担责任。

2.卫生监督行为的废止

卫生监督行为的废止是指卫生监督行为在成立时是合法的,后来由于情况发生变化,使其不宜继续存在,使它消失了效力,这便是卫生监督行为的废止。被废止的卫生监督行为自废止之日起不再有效,而废止前的行为后果则依然有效。它只是效力的终止。导致卫生监督行为废止的原因是多方面的,既有因客观形势发生变化的一面,也有源于法规及政策发生变化而引起卫生监督行为废止的情况,一般是否废止卫生监督行为应由原卫生监督机构或其上级机关来决定。

3.卫生监督行为的变更

对已经发生效力的卫生监督行为,发现其不当或因情况变迁,使原行为变得部分不适用,从而对部分行为加以改变或使部分行为失去效力,并作出新的规定,就是卫生监督行为的变更。而所谓情况变迁是指卫生监督主体作出的监督行为一般都允许相对人有一定的履行期限,在此期限内,具体适用情况和条件有可能发生很多变化。如政策形势变化、相对人的条件变化、相应的法规的废止等,都可能导致一部分卫生监督行为不再适用。在此情况下,对已作出的卫生监督行为就应及时变更。概括地说,卫生监督行为的变更,既成事实的卫生监督行为既不被撤销,也不被废止,只是变动其内容的某一部分。

4.卫生监督行为的消灭

卫生监督行为的消灭是指卫生监督行为的效力完全停止、不复存在。除因撤销或废止而使卫生监督行为消灭外,还有其他多种情况可以导致卫生监督行为的消灭:①卫生监督行为的对象已不复存在;②期限届满;③可以相对人的义务已充分履行完毕。

五、卫生监督法律关系

明确卫生监督法律关系是开展卫生监督的首要条件,特别是随着我国卫生监督体制改革的深化,卫生监督内容和作用的不断扩大,卫生监督法律关系已逐渐渗透到人们生活中的各个方面。所以,正确认识和掌握这种关系、对于卫生法的实现有着十分重要的意义。

(一)卫生监督法律关系的概念

卫生监督法律关系 是人们按照卫生法律、法规的规定,开展卫生监督活动时产生的卫生行政管理人与管理相对人之间形成的权利和义务关系。这种关系发生在卫生行政监督机构的实际监督过程之中,并根据卫生法律规范形成了卫生法律上的权利和义务关系。在卫生监督实践中,通常表现为卫生行政监督机构在进行卫生监督活动时,与相对人发生的权利和义务关系。如卫

生行政机关根据《医疗机构管理条例》,对申办医院的请求进行审批,并发放《医疗机构执业许可证》,从而使卫生行政机关与医院产生了一种关系,即卫生监督法律关系。

从现实中看,每一个卫生监督法律关系的产生,不仅仅需要卫生法律规范,还要有一定的法律事实。只有当一定的卫生法律事实发生之后,卫生法律规范中的抽象卫生法律关系,才能转化为具体的卫生法律关系.即卫生监督法律关系。

(二)卫生监督法律关系的构成要素

卫生监督法律关系构成要素就是一个具体卫生监督法律关系所必须具备的因素。它包括三个方面,即卫生监督法律关系的主体、卫生监督法律关系的客体和卫生监督法律关系的内容。在每一个具体的卫生监督法律关系中,不管缺少其中的哪一个要素,卫生监督法律关系都无法产生和继续存在。

1.卫生监督法律关系的主体

卫生监督法律关系的主体为卫生监督法律关系的参加者,也就是卫生法律、法规中规定享有权利并承担义务的当事人。它由以卫生行政机关为代表的卫生监督机构和卫生监督相对人,即卫生监督执法主体和守法主体所组成。作为卫生监督法律关系的主体,必须具有法律上的权利能力和行为能力。

(1)权利能力:指卫生监督法律关系的主体依法享有法律上的权利和承担法律上的义务的能力或资格。公民法律上的权利能力通常须达到一定年龄或具有某种身份才能取得。例如,被剥夺政治权利的公民,不能出任公务员或卫生监督员。公民只有具备卫生监督员资格,才能代表卫生行政机关行使卫生监督职责等。

(2)行为能力:是指卫生监督法律关系的主体,能够以自己的行为,依法行使法律上的权利和承担法律上的义务的能力。一般来说,如果公民因年龄或某些精神疾病条件的限制,不能有意识的控制自己的行为及其后果时,便表明他不能通过自己的行为来行使其法律上的权利和履行相应的义务,即不具有法律上的行为能力。须指出的是,具有行为能力的人必须首先具有权利能力,具有权利能力的人并不都具有行为能力。

企事业单位、社会团体等法人组织法律上的权利能力和行为能力始于这些单位、组织的成立,终于其撤销、解散。卫生行政机关的行为能力的范围和其权利能力是一致的,也就是说,它们只能在法律规定或国家机关批准的范围内享有权利能力。

2.卫生监督法律关系的客体

卫生监督法律关系的客体是指卫生监督法律关系主体权利、义务所指向的对象或标的。由于卫生法律是保护人体健康的法律规范的总和,因此,公民的生命健康权利是卫生监督法律关系的最高层次的客体,其次才是行为和物品。

(1)公民的生命健康权益:生命是公民一切权益的载体,是公民作为权利主体存在的物质基础。而健康是人类生存和发展的基本要素。所谓健康,传统的观念是"身体强壮,无疾病"。随着科学技术的迅速发展,社会经济状况的急剧变化和医学科学研究的不断深入,对健康也有了全新的认识。对于健康的全面理解应当是身体、心理健康,各种生理功能、社会交往处于最完美的状态,而不仅仅是无疾病或无残疾。也就是说,健康既可以从人体的物质因素表现出来,也可以从人的精神因素或社会的环境变化中反映出来,生命和健康切切实实地反映了公民的一种利益,即生命健康权。它是公民从事正常的生产、生活、工作、学习、娱乐的前提和保障。所以,我国1982 年宪法明确规定,"国家保护公民健康"。《阿拉木图宣言》第 1 条指出"健康是一项基本人权"。因此,生命健康权是公民人身权的一种,并且是一项最基本的权利。我国的卫生法规都明确地规定了公民的生命健康权是卫生监督法律关系的重要保护客体,每一个具体的卫生监督法律关系中的当事人的权利、义务最终都可追溯到保护公民的生命健康权。可见,卫生法规所规定的权利与义务是以人体生命健康为对象的。作为实现卫生立法意图的卫生监督,其最根本的目的就是运用法律手段更好地保护公民的生命健康权。公民的生命健康权利是卫生监督法律关系的最高层次的客体。

(2)物品:指一定的物质财富。作为卫生监督法律关系客体的物品,既可以是一般物品,也可以是金钱;既可以是生产资料,也可以是生活资料;既可以是动产也可以是不动产。例如,出、入境的交通工具、进口的生物制品、化妆品、食品、罚没款、传染病病房、监督用车和调查取证设备等。这些物品是能够为人们所控制,而且是有经济价值的。物品是客观存在的,它本身没有意识,但由于物品的存在,就会在主体之间引起占有、使用、转让、赔偿等方面的权利与义务关系。作为卫生监督法律关系客体的物品是由不同的卫生法律规范分别规定的。

(3)行为:指卫生监督法律关系主体有一定目的、意识的活动。它包括一定的作为和不作为,作为又称积极的行为,即要求去从事某种行为;不作为又称消极的行为,指对一定行为的抑制。行为是卫生监督法律关系中最普遍的客体。绝大多数卫生监督法律关系,其权利义务所指向的目标都是行为。例如,因在卫生行政禁令引起的卫生监督法律关系中,客体是卫生行政机关所禁止相对人所为的一定行为,现实中单位或个人从国外进口或带入被艾滋病病毒感染或可能造成艾滋病传播的血液和血液制品、毒株、生物组织、动物及其他物品的行为,便是被明令禁止的行为之一;在因请求授权、许可、免除、批准等引起的卫生监督法律关系中,客体是相对人请求卫生行政机关所为的相应行为:授权行为、许可行为、免除行为、批准行为等。

3.卫生监督法律关系的内容

卫生监督法律关系的内容指卫生监督法律关系的主体依法享有的权利和承担的义务。这里所说的权利,表现为享有权利的主体,有权根据自己的意志作出或不作出一定的行为。卫生行政机关根据《医疗机构管理条例》,责令违法医院停业,便是卫生监督主体根据法定权利要求负有义务的相对人作出的一定行为。所谓义务,表现为要求负有义务的主体必须作出一定的行为或抑制自己的某种行为。《传染病防治法》第22条规定:"各级政府有关主管人员和从事传染病的医疗保健、卫生防疫、监督管理的人员,不得隐瞒、谎报或者授意他人隐瞒、谎报疫情"。这就属于负有义务的主体必须抑制的行为,通过抑制行为,以维护国家的利益或使权利人的权利得到实现。卫生监督法律关系的双方,无论是卫生行政机关,还是卫生行政机关的对方当事人即相对人,在卫生监督法律关系中均既享有权利,又负有义务。权利和义务是统一的、相对的。

由于卫生监督法律关系主体不一、行政层次不等、行政范围不同,以及卫生法律规范关于权利与义务规定的广泛、繁杂,我们只能对主体双方在卫生监督法律关系中的主要权利和义务作出一般性的概括。在卫生监督法律关系中,主体间的权利与义务主要表现为:

(1)卫生行政机关的权利:有对作为另一方主体的企事业单位、公民和其他社会组织施以行政的、业务的管理或指导权(即公务权),同时,还拥有对上述对象的命令权、决定权,以及对违反卫生法规的行为依法作出处理的制裁权等;其义务是:有责任依法行使上述职权,有接受被管理者监督的义务,有为公民提供咨询服务的义务等。这些义务可概括为管理性义务、服务性义务和接受监督的义务。

(2)管理相对人的权利:有权对卫生行政机关的卫生监督工作进行监督,对于卫生行政机关对其所作的处理决定及违法失职行为,有权检举、起诉和申诉,并有获得赔偿和补偿因侵权行为造成损失的权利。其义务是:遵守一切有关卫生法规的义务,接受卫生行政机关管理、指导、监督、委托的义务,对自身的卫生违法行为有承担法律责任的义务等。随着我国市场经济体制的逐步确立,民主和法制的健全与发展,我国卫生监督法律关系的内容必将得到进一步发展,卫生行政机关、企事业单位、公民和其他社会组织在法律上的权利和义务也必将得到拓展,从而使宪法赋予公民的生命健康权得到全面的落实。

4.卫生监督法律关系的产生、变更和消失

(1)卫生监督法律关系产生:卫生监督法律关系产生于卫生监督法律关系主体开始取得了某项权利或承担某项义务之时,也就是主体间形成了一定的权利与义务。例如,某单项卫生法律、法规的颁布实施,便产生了卫生监督主体与相对人的权利与义务关系。如卫生行政机关审批各种许可证,从相对人申请之日起,卫生监督主体就与其发生了具体的卫生监督法律关系。一般来说,具体的卫生监督法律关系的产生,大多是由卫生行政机关单方面采取行政行为而形成的。

(2)卫生监督法律关系的变更:由于某些法律事实的发生,使当事人之间原来存在的某种卫生监督法律关系发生一定的变化,这就是卫生监督法律关系的变更。卫生监督法律关系的变更有三种情况:①主体变更:如行政区划的变化,使卫生行政机关职权重新划分;公民的出生,社会组织的成立;经营者转让经营权等。②内容的变更:如卫生法规的重新修订,使主体的权利与义务发生了变更。③客体变更:如卫生监督职能的增减导致监督行为的变更。

(3)卫生监督法律关系的消灭:卫生监督法律关系的消灭,系指在卫生监督法律主体间权利、义务关系的完全消灭。它包括卫生监督法律关系主体的消灭和卫生监督法律关系内容的消灭两种,如公民的死亡、企事业单位的撤销、倒闭、卫生法规的废止,导致主体之间的权利、义务的终止。

六、卫生监督主体

卫生监督主体即卫生监督法律关系的主体,包括国家机关、企事业单位、社会团体和公民。根据卫生监督主体在法律关系中的地位的不同,或者说享有的权利和承担的义务的不同,可将卫生监督主体分为两部分:卫生监督守法主体和卫生监督执法主体。本部分仅讨论卫生监督执法主体(简称卫生监督主体)。

(一)卫生监督主体的概念

卫生监督主体是指根据卫生法赋予的权力,对公民、法人和其他组织遵守卫生法情况进行监督检查,对违法者追究法律责任的机构,即各级卫生行政机关,也包括卫生法赋予监督权力的其他机构。

卫生监督执法主体是各级政府的卫生行政机关和卫生法赋予监督权的其他机构。这就表明,卫生监督主体是一种组织,而不是个人。作为卫生监督主体的无论是卫生行政机关还是其他机构都是由公民个人即卫生监督人员组成的,卫生监督活动都是由卫生监督人员去完成的。然而,我们也不能因此就将卫生监督人员与卫生监督主体等同起来。卫生监督人员只是卫生监督主体的组成部分,他们只能执行卫生监督主体的意志,而不能决定其性质,不能承担卫生监督活动产生的后果。因此,卫生监督人员不是卫生监督主体。

(二)卫生监督主体的确立

卫生监督是社会主义法治建设的重要组成部分,是国家管理卫生事业的重要形式,是国家行政行为。卫生监督的性质决定了它是政府的基本职能。我国的法律规定,卫生监督权力的确立即卫生监督主体的确立是由卫生法律、法规明文规定的,亦即卫生法规将卫生监督权授予什么机关,这种机关便享有卫生监督主体的地位,同时也就有了卫生监督的权力。通常只有全国人大及其常委会通过的法律和国务院颁布的行政法规以及地方法规授予执法权才是有法律效力的。例如,《执业医师法》第4条:国务院卫生行政部门主管全国的医师工作。《食品安全法》第4条规定:国务院设立食品安全委员会,其工作职责由国务院规定。

国务院卫生行政部门承担食品安全综合协调职责,负责食品安全风险评估、食品安全标准制定、食品安全信息公布、食品检验机构的资质认定条件和检验规范的制定,组织查处食品安全重大事故。国务院质量监督、工商行政管理和国家食品药品监督管理部门依照本法和国务院规定的职责,分别对食品生产、食品流通、餐饮服务活动实施监督管理。《传染病防治法》第5条:各级政府卫生行政部门对传染病防治工作实施统一监督管理。《国境卫生检疫法》第2条:国境卫生检疫机关,依照本法规定实施传染病检疫、监测和卫生监督。《药品管理法》第45条:县级以上卫生行政部门行使药品监督职权。《化妆品卫生监督条例》第3条:国务院卫生行政部门主管全国化妆品的卫生监督工作,县以上地方各级人民政府的卫生行政部门主管本辖区内化妆品的卫生监督工作。《学校卫生工作条例》第28条:县以上卫生行政部门对学校卫生工作行使监督职权。这些法律和行政法规将卫生监督权授予卫生行政机关、食品药品监督管理部门等,这些机构也就确立了从事相应卫生监督的卫生监督主体的地位。

按照我国法律、法规的规定,具有卫生监督主体资格必须具备以下基本条件。

1.依据组织法或组织规则设立

具有外部卫生管理职能,能代表国家与公民、法人和其他组织发生行政监督上的法律关系。

2.必须得到卫生法律、法规的明确授权

代国家行使某一类别卫生监督职权。无论什么机关、组织和个人没有得到法律、法规的特别授权就没有卫生监督职权。

3.授权与管理职能、权限和范围一致

其包括权限上的一致性及管理范围和对象上的一致性。如县级卫生行政机关就不能被授予省级卫生行政机关的相应权限;其他管理职能的机关也不能被授予卫生行政执法职权。

4.具有监督所需的技术能力

获得卫生行政执法主体资格,还应当具备履行某一项卫生管理职能应有的技术能力。

(三)卫生监督主体的地位

卫生监督主体是由卫生法律、法规确立的,卫生监督主体一经确立便具有不可替代的法律地位。

1.确立了卫生监督主体和守法主体之间的关系

即前者与后者之间确立了"管与被管"的关系。两者在行政法律关系上无平等可言,前者必须依法对后者进行卫生监督。后者必须遵守法律设定义务,并接受前者的监督检查。后者也可以对前者的监督合法性进行监督,并可提出复议和诉讼的请求。

2.依法取得的权力须在法律授权之内

根据《执业医师法》,卫生行政机构便具有了对医师资格、执业注册到执业过程的监督权力。这里须强调的是,卫生监督主体所具有的权力仅限于卫生法所设定的权力,超越无效。绝不能将卫生监督主体理解为一般意义上的"上级",从而对管理相对人全面施行各种权力,如对管理相对人实施行政处分。

3.主体具有单一性和对执法权的垄断性

法律、法规对同一客体所确立的监督主体是单一的,即只授予一种机关或组织以监督权。但在同一法律、法规中也有出现两个以上的监督主体的情况,如《食品安全法》便有卫生行政部门、国务院质量监督、工商行政管理和国家食品药品监督管理部门等多个监督主体。这是为了保证食品安全,将食品管理工作分为几个不同阶段,由不同的部门负责。即使在这种情况下,也不能出现两个以上部门对同一个阶段进行监督。因此,即使存在同一法律、法规授权两个以上监督主体,但对同一客体的监督主体也是单一的。意味着卫生监督主体对监督权力具有垄断性。

在行政诉讼中将卫生监督主体的"合法性审查"作为主要的审查内容就是这个缘故。然而,卫生监督主体对监督权的垄断性并不排除一定形式的委托代理,即合法的卫生监督主体依照法规规定可将监督权的全部或一部分正式委托其他机关或单位代为执行。但被委托机关或单位在从事被委托的具体行政活动中产生的法律责任仍然由委托机关或单位承担。一旦发现被委托机关或单位不能代替履行法律义务、随时可撤销委托。这仍然是监督主体对权力垄断性的一种表现。

4.卫生监督主体地位的不可改变性

卫生监督主体的地位是由卫生法规确立的,同样,卫生监督主体的变更也必须通过法规的重新设定而变更。非经法规的修改或废除程序,既定卫生监督主体的地位不可改变。

5.卫生监督主体地位的有限性

权力的无限性必然导致腐败,因此,无论何种权力都必须受到制约,这是当代国家管理理论的共识。卫生监督主体作为具体行政行为的执行者也必须接受监督和制约。这种监督和制约是多方面的,如监督程序的规范化、同级政府首脑机关的监督检查、上级卫生监督主体对案件的检查和纠正、相对人的申请复议和提起诉讼等。这些监督和补救措施可以制约卫生监督主体的权力,促使其依法行政,减少和避免违法行政和非法行政情况的发生。

总之,卫生监督主体的资格一旦被授予某种机关,这种机关便成为卫生监督机关;卫生监督机关便拥有了卫生监督主体的地位,便可行使卫生法规授予的各种权力。

(四)卫生监督主体的分类

1.卫生监督机关

卫生监督机关是代表国家强制力,监督实施卫生法律、法规的机关,又称执法机关。卫生监督机关由机关法人和卫生监督人员两部分组成。根据目前卫生法的授权,卫生监督机关有各级卫生行政机关、卫生监督所、国境卫生检疫机关、食品药品监督管理局和中医药管理局等。

(1)卫生行政机关:卫生行政机关是政府管理公共卫生事务的职能机关,是依法定授权和法定程序成立,独立行使国家卫生行政权的组织。根据宪法规定,行政管理是政府所固有的法定职权。政府卫生行政机关是卫生行政管理的职权机关,其行政职权始于卫生行政机关的成立。因此,卫生行政机关承担的各项卫生行政管理工作并不需专门法律授权。但执行具体卫生事项的监督职能,根据我国法制建设的惯例必须由卫生法专门授权。卫生行政机关作为卫生监督主体,在现行的卫生的法律和行政法规中,除《国境卫生检疫法》《公共场所卫生管理条例》和《食品安全法》的某些阶段外,全部授权卫生行政机关执法,即卫生行政机关是卫生监督机关。应当指出的是,由于卫生行政机关的编制等原因,卫生行政机关常常依照卫生法律、法规的规定,将一些具体的卫生监督工作委托给其他的机构和组织来完成。但这并不是说卫生行政机关放弃了卫生监督主体的资格。

(2)卫生监督所:卫健委于2000年1月19日经国务院同意,发布了《关于卫生监督体制改革的意见》。要求各省(自治区、直辖市)人民政府及国务院有关部委、直属机构,要增强法制观念,促进依法行政,强化职能转变,使卫生行政管理从"办卫生"转变为运用法律、法规和政策、规划等手段"管卫生"。按照依法行政、政事分开和综合管理的原则。调整卫生资源配置,理顺和完善现行卫生监督体制,建立结构合理、运转协调、行为规范、程序明晰、执法有力、办事高效的卫生监督新体制,努力实现《中共中央、国务院关于卫生改革与发展的决定》中提出的"到2010年,初步建立起具有中国特色的包括卫生服务、医疗保障、卫生执法监督的卫生体系"的目标,适应依法治国和社会主义市场经济体制发展的需要,更好地保障人民健康。地方卫生行政部门要合理划分卫生监督与卫生技术服务职责,将原来由各卫生事业单位承担的各项卫生监督职能集中,将分散的、多头的监管组建成统一的监管机构。根据实际情况,对原有机构适当加以精简、归并、调整,组建卫生监督所,专职承担卫生监督任务。

卫健委卫生监督中心经中央机构编制委员会办公室批准,于2002年1月正式成立,是卫健委行使卫生监督执法职能的执行机构。随后,各地按照卫健委的要求将原来的"卫生防疫站"一分为二,分别组建了"疾病控制中心"和"卫生监督所"。卫生监督所承担卫生行政部门辖区内的卫生监督工作。

(3)国境卫生检疫机关:我国国境卫生检疫是由国家市场监督管理总局及所属的各级出入境检验检疫机构承担。其主要法律法规依据是:《国境卫生检疫法》《进出口商品检验法》。重要的法规规章还有《家禽、家畜防疫条例》《贸易性出口动物产品兽医卫生检疫管理办法》等。农产品、食品卫生检疫工作,由卫健委、农业农村部和国家质量监督检验检疫总局分工协作管理。

中华人民共和国国家市场监督管理总局是中华人民共和国国务院授权的卫生检疫涉外执法机关,它及其下属的各地国境卫生检疫机关在对外开放的国境口岸,对入出境人员依法实施卫生检疫。

(4)食品药品监督管理局:根据《药品管理法》和《食品安全法》的授权,食品药品监督管理局负责消费环节食品卫生许可和食品安全监督管理;负责化妆品卫生许可、卫生监督管理和有关化妆品的审批工作;负责药品、医疗器械行政监督和技术监督;负责制定药品和医疗器械研制、生产、流通、使用方面的质量管理规范并监督实施;负责药品、医疗器械注册和监督管理,监督管理药品、医疗器械质量安全;监督管理放射性药品、麻醉药品、毒性药品及精神药品;组织查处消费环节食品安全和药品、医疗器械、化妆品等的研制、生产、流通、使用方面的违法行为;拟订并完善执业药师资格准入制度,指导监督执业药师注册工作。

(5)中医药管理局:根据《中医药条例》等法规的授权,国家中医药管理局承担中医医疗、预防、保健、康复及临床用药等的监督管理责任;拟订各类中医医疗、保健等机构管理规范和技术标准并监督执行;负责监督和协调医疗、研究机构的中、西医结合工作,拟订有关管理规范和技术标准;拟订民族医医疗机构管理规范和技术标准并监督执行。

2.卫生监督人员

卫生监督人员是卫生监督机关的组成人员,也称卫生执法人员,是具体承担卫生监督任务的公民。

卫生监督员是卫生监督人员中从事现场卫生监督工作的主要工作人员。根据卫生法的授权可分为食品卫生监督员、传染病管理监督员、公共场所卫生监督员、化妆品卫生监督员、放射防护监督员、学校卫生监督员、药品管理监督员、国境口岸卫生监督员、劳动卫生监督员等几种卫生监督员。

卫生监督人员与卫生监督机关的关系是内容与形式的关系,卫生监督机关是抽象的形式,没有卫生监督人员的存在,便没有卫生监督机关的存在;反之,仅有卫生监督人员而不组成卫生监督机关,则卫生监督人员也不能执行卫生监督任务。所以,卫生监督机关的存在依赖卫生监督人员的存在而存在,卫生法规的作用要通过卫生监督人员的行为为中介才能实现。卫生监督人员是卫生监督职能的具体承担者和履行者,是卫生监督机关行为的载体。需要指出的是,卫生监督机关是由卫生监督人员组成的。具体地讲,某卫生局是卫生监督机关,是由卫生监督人员组成的,但不是说该卫生局的所有人员都是卫生监督人员,也不是说都履行卫生监督的职责。特别是现阶段卫生局承担大量非卫生监督工作的情况下,除专职职能机构及行政首长是卫生监督人员外,其他人员均不属卫生监督人员,不履行卫生监督职责。即便是专门设立的卫生监督机关,其中也还有非卫生监督人员,如专职司机等。因此,卫生监督机关中的工作人员谁具有卫生监督人员的资格是按照法律或行政法规的规定任命的,或者是根据规章等其他政令聘任的。另一方面,由于卫生监督的技术性很强,卫生监督人员都有较严的就职或从业条件,一般需具备:①卫生专业知识,通常要求是专门学校的毕业生;②熟知卫生监督法律知识;③较高的职业道德水准。

卫生监督人员的数量取决于卫生监督机关管辖区域的大小、人口多少、管理相对人的多少和经济发展水平,前者与后者诸因素的综合水平成正比。其中管理相对人的多少和经济发展水平是最重要的因素。

(赵文彬)

第十五章

医养结合管理

第一节　医养结合的概述

一、基本概念

医养结合目前没有统一概念，主要有以下 5 种提法。

(1)医养结合是将医疗资源与养老资源进行整合，实现社会资源利用的最大化。其中"医"主要包括健康咨询、健康体检、疾病诊治、疾病护理、大病康复和临终关怀等，"养"包括生活照护、精神心理服务和文化活动服务等。

(2)医养结合是医疗服务和养老服务相结合的养老模式。医养结合是一种更为充实的新型养老模式，其主要的特点就在于融合了养老机构与医疗机构两部分的资源，除了一些养老院通常都有的常规的服务内容外，还增加了医疗保健康复服务。在部分文献中，医养结合的"养"，并不指医疗资源或者医疗机构，而是指医疗资源与各种养老模式的结合，即医疗卫生资源进入养老机构、社区和居民家庭。

(3)医养结合是在政府统筹规划下调动各方面的力量参与，整合现有资源，由具有一定医疗、护理水平的医养结合机构为患病失能老年人提供日常生活照料和医疗康复护理服务，力求达到使老年人能够在同一机构中得到良好的生活照顾、健康监护、疾病治疗甚至临终关怀。这里的服务主体比较窄，只是提到对患病和失能的老年人而排除了高龄和空巢老年人。由受过专业训练人员对失能、半失能、慢性病、肿瘤晚期等老年人提供医疗、康复、生活照料等为一体的服务。

(4)医养结合是指在医疗机构设立养老区或者由医疗机构定期派出医疗专家，为养老机构、社区卫生服务中心(站)进行老年病诊疗技术指导，开展健康管理，包括健康教育、健康体格检查、建立健康档案等内容，同时根据老年人病情的需要，及时提供灵活的、机动的急救服务和技术帮扶，使医疗、康复与养老有机融合为一体的新模式。换而言之，就是让医疗资源与养老资源相融合，实现社会资源利用的最大化。

(5)"医养一体化"主要指集医疗、康复、养生、养老等为一体，把老年人健康医疗服务放在首要位置，将养老机构和医院的功能相结合，把生活照料和康复关怀融为一体的新型模式。

二、医养结合基本特点

从内涵上来讲,医养结合具有以下基本特点。

(1)从保障目的来看,与传统养老模式一样,医养结合旨在为老年人提供老年生活服务,以使老年人安度晚年。

(2)从参与主体来看,它联合传统养老机构与医疗机构,旨在通过多元化的参与主体,为老年人提供一种新型的养老服务。

(3)从服务内容来看,由于引入了现代医疗技术,它能够提供更加专业、便捷的养老服务,有效提高老年人的晚年生活质量。

(4)从保障对象来看,尤其适宜处于大病康复期、慢性病、易复发病患者等无法在传统养老模式中得到良好照料的失能、半失能老年人。

(5)从人性角度来看,它同时考虑了老年人的养老需求与医疗需求,符合现代老年人"医养共需"的基本生活需求。

(6)从广义范畴来界定,医养结合不仅是将传统养老保障与现代医疗有机结合的一种新型养老方式探索,还意味着一种跨越式的养老新理念。

三、"医养结合"型模式的背景

(一)人口老龄化

老龄化是指根据联合国的统计标准,如果一个国家60岁以上老年人口达到总人口数的10%或者65岁以上老年人口占人口总数的7%以上,那么这个国家就已经属于人口老龄化国家。健康老龄化定义60岁以上老年人在身体、心理和社会功能层面都达到完好状态。有学者指出,健康老龄化应当是主要关注生理层面,提出健康老龄化的核心要义在于延长老年人的自理期,降低老年人陷入失能、半失能风险的概率。

(二)中国已进入老龄化快速发展阶段

(1)中国从1999年开始进入人口老龄化社会。统计数据显示,2015年中国总抚养比为37%,少儿抚养比为22.6%,老年人抚养比为14.3%。2015年60岁及以上人口达到2.22亿,占总人口的16.15%。

(2)预计到2025年,60岁以上人口将达到3亿,成为超老年型国家。与许多国家养老社会化进程相比,中国的老龄化还呈现高龄老年人、失能老年人、空巢老年人、贫困老年人比例高等特点。

(3)中国步入人口老龄化社会后,传统服务模式显然已经无法有效覆盖如此庞大的群体,党中央和国务院对人口老龄化高度关注,并采取了一系列的政策措施。面对未富先老这种国情,以及养老服务业上的区域不平衡。

(三)通过医养结合加快发展养老服务业

为积极应对人口老龄化,加快发展养老服务业,不断满足老年人持续增长的养老服务需求,是全面建成小康社会的一项紧迫任务,有利于保障老年人权益,共享改革发展成果,有利于拉动消费、扩大就业,有利于保障和改善民生,促进社会和谐,推进经济社会持续健康发展。为加快发展养老服务业,国家开始推进医养结合工作。医养结合重点强调老年照顾中的监护和医疗两个方面,并将医疗放在重要位置上,区别于传统的生活照料养老服务。

四、"医养结合"必要性与意义

(一)必要性

1.人口老龄化形势严峻

中国已进入老龄化快速发展阶段,人口老龄化伴随而来的是老年人健康和照护问题的增多,老年人患病率高。

2.传统的家庭照料功能大幅度削弱

(1)受计划生育、人口迁移流动和老少分居等因素的影响,自1982年以来我国平均家庭户规模持续小型化,从1982年平均每个家庭户4.41人减少到2010年的3.10人。

(2)与2000年相比,2010年一代户和二代户组成的家庭超过了80%。老年人与成人子女居住在一起的比例降低,子女无暇顾及老年人的生活照料、情感交流和社会参与等方面的需求,尤其对残障老年人、慢性病老年人、易发病老年人和绝症晚期老年人的医疗、护理、康复和临终关怀等特殊需求更是无能为力。

3.养老机构难以满足入住老年人的医护需求

(1)大多数养老机构主要以提供简单的生活照料服务为主,医疗服务较少。

(2)瘫痪卧床或失智的老年人是最需要养老服务的群体,但由于养老机构的风险规避和难以提供专业的医疗护理服务,导致养老机构的覆盖人群出现结构性缺陷,即基本生活能够自理的老年人受到欢迎而拒绝失能、失智老年人。

(3)目前,我国人均养老床位拥有率不仅低于发达国家5%~7%的平均水平,也低于发展中国家2%~3%的水平。从理论上讲养老床位应该是供不应求,但养老机构的床位闲置率却在50%~60%。这说明融入长期照护理念的"医养结合"型养老床位比较缺乏。

4.大型医院难以提供细致的养老服务

(1)大型医院主要关注急性病症的救治,对那些大病恢复期、后期康复治疗、慢性病、残障和绝症晚期的老年人无法提供细致的生活护理,但本应出院的老年人趋于风险最小化的行为选择,坚持留在医院"押床"。

(2)医院应有的治疗功能没有得到充分发挥,医疗资源也未得到有效利用。

(3)大型医院迫切需要"医养结合"型养老机构来承担这些老年人的常规护理工作,以实现治疗、康复与护理的无缝衔接。

5.中小型医疗机构资源闲置

在大型医院病床紧张的同时,一些二级以下的中小型医疗机构的床位使用率偏低,大部分医疗资源闲置。通过医养结合探索充分利用闲置的医疗资源是一种较好的途径。

6.医养结合模式贴近当前中国养老现状

(1)医养结合模式是学术界大多数学者普遍认同的应对中国人口老龄化的一种较为合理且可行的新型养老模式。在我国现阶段实现老有所养、老有所医、健康老龄化的目标,仅依靠老年人和家庭是难以达到的,把老年医疗保健、长期照料护理与养老服务、养老机构建设有机融为一体,建立医养结合的产业化养老服务体系和养老养生机构已是大势所趋。

(2)因为计划生育政策长期有效的贯彻执行,中国传统养老主体"家庭"发生了剧烈的变化,"四二一"结构迅速形成,家庭小型化最终导致家庭养老功能的弱化,实行社会养老已成必然趋势。同时有资料显示,老年人的医疗护理需求是其最主要、最基本的需求项目。

(二)意义

"医养结合"养老模式的兴起正是应对我国老龄化日益严重问题的实践探索。作为一种新型的养老服务供给方式，"医养结合"模式不同于传统养老模式具有明确的责任主体，如居家养老的责任主体是家庭，机构养老的责任主体是公办或民办的养老机构，"医养结合"的责任归属主体是多元化的。

(1)在一定程度上改善了"医养分离"的现实问题，将有限的医疗资源公平性、可及性提供给更大的老年人群体，从而有效地减少医疗资源的过度浪费。在实践中，开展"医养结合"养老服务可以是设有老年病科的医疗机构，可以是医疗机构分设、下属的养老服务单位，也可以是与医疗机构开展合作的养老院、福利院等机构，还可以是针对老年人群开展上门医疗服务的社区卫生服务中心等。多元化的责任主体使"医养结合"模式超越了传统养老模式的辖定范畴，其作为一种养老服务供给方式可以和任何养老模式相结合，在任何养老模式中以不同的形式实现"医养结合"的老年服务供给。

(2)顺应国际养老服务发展的潮流，推动养老机构从住房型机构向护理型医护型转型，收容更多的失能老年人，引导可自理老年人尽量采用居家社区养老，将有限的养老资源提供给更需要服务的老年人，能接受更多的失能、失智，行动不便的老年患者，最大限度减少机构养老市场覆盖人群的结构性失衡。

(3)整合医疗资源和养老资源，明确卫生行政部门在养老机构区域规划、标准设置、资格审核、医疗机构、养老机构之间的有机衔接等各个方面的职责分工，对医疗资源和养老资源进行有机组合，进一步优化资源配置效率。

(4)实现健康老龄化需要从生命全程的角度，对所有的因素进行综合系统的干预，就是生命全程的概念。医养结合通过专业、适宜、连续、便捷的社会化服务，帮助老年人改善自己的健康状况。推进医养结合能够优化资源配置，盘活现有的健康和服务资源，有效引导老年人从大型、急性病医院转往康养中心、康复医院、护理院等，缓解医院床位紧张的压力。

(5)人口老龄化为健康养老产业发展带来良好机遇。推进健康养老产业发展，对医疗卫生服务体系和养老照护服务体系加大投入，是落实供给侧改革的一项具体措施，健康养老产业专业化服务可以使更多的年轻劳动力从家庭照护的负担中解放出来，以更多的时间和精力投放到工作，创造更多的社会价值。医养结合既是知识密集型的产业，也是劳动密集型的产业，市场潜力大，市场参与性强，就业岗位丰富，这也是经济发展的新常态下的一个重要的新的经济增长点。

五、"医养结合"工作的趋势与展望

医养结合不只是简单的相加，而是要深度相融，需要进一步完善相关配套政策，促进医养结合产业的健康发展，实现养老服务和医疗服务一体化，为越来越多的老年人提供更好的服务。让老年人真正从医养结合的模式中感受到晚年生活的乐趣，找到幸福感归属感、获得感。现有养老和医疗卫生资源为重点，以发挥基层卫生服务机构在健康管理、家庭病床、老年病治疗方面的作用为基础，鼓励养老机构与医疗机构开展双向转诊、远程医疗、协议委托等多种合作，合理引导养老机构、养老居住社区建设医疗机构，以及部分社区卫生服务中心、二级医院和专科医院，转型或加注为老年人康复院、护理院。

(一)深刻理解医养结合的战略意义,增强应对老龄化的紧迫感

如何应对老龄化、高龄化社会，政府先后出台诸多的医养结合的政策，为此必须深刻把握医

养结合的重大意义,确保了医养结合工作取得实效。医养结合以老年人健康为中心,整合了医疗、护理、康复、生活照料、精神慰藉等各类服务,有利于把养老服务中所需要的各种专业服务融合在一起,有利于降低老龄化、高龄化带来的失能风险。充分认识推进医养结合实现健康养老,事关亿万百姓福祉,事关社会和谐稳定,要站在高度重视医养结合工作,同时在实践中必将会面临诸多的困境,就需要不断增强紧迫感,充分认识医养结合对积极应对人口老龄化具有重要战略意义。要在"合"字上下功夫,切实做到深度合作、融合发展综合服务、合力推进。

(二)深刻理解医养结合的任务使命,明确功能定位和服务质量

医养结合以老年人健康为中心,整合了医疗、护理、康复、生活照料、精神慰藉等各类服务,要让每一位老年人生活得安心、静心、舒心,健康长寿,安享幸福晚年,它不仅有利于把养老服务中所需要的各种专业服务融合在一起;更有利于降低老龄化、高龄化带来的失能风险,对积极应对人口老龄化具有重要战略意义。

(三)深刻认识兜底保障和市场配置作用,推进养老服务多层次发展

充分发挥政府主导作用,明确政府和市场定位和重要职责就是兜底保障,着力保障特殊困难老年人的养老服务需求和改善失能老年人的长期照护,政府资源包括资金投入、设施建设等要更多的用于经济困难失能老年人群体的养老服务。支持城乡兴建一批面向经济困难失能老年人的老年养护院和医养结合的养老设施。发挥社会主体作用,高端养老服务要更多地交给市场调节,鼓励和引导社会资本更多地兴办具有失能老年人照护能力的养老机构,满足不同层次的服务需求。

(1)医养结合内容还比较单一,有了疾病诊疗,还要进一步加强康复护理、健康管理、人文关怀和精神慰藉等服务。

(2)医养结合覆盖不够全面,推进养老机构医疗机构医养结合的多,推进居家社区医养结合的相对少。

(3)医养结合推进方法形式还比较单一。

(向海蓉)

第二节 医养结合的现状与政策

一、现状与模式

(一)医养结合是近几年逐渐兴起于各地的一种新型养老模式

(1)由于其将现代医疗服务技术与养老保障模式有效融合,实现了"有病治病、无病疗养"的养老保障模式创新,也已经成为政府决策部门及学者们共同关注的热点问题。

(2)随着人口老龄化、高龄化的加剧,庞大的慢性病老年群体,对医疗、护理、康复的依赖将越来越严重,对医疗卫生和养老服务体系都带来巨大的挑战。

(3)老年人慢性病康复时间长,往往是治疗结束,而护理、康复未结束,老年人担心出院后没有专业护理又不愿回家,造成大医院占床严重,这就形成了恶性循环,既影响医院的床位周转,又进一步加剧了医院住院难的问题。

(4)在"未富先老"的背景下,深度老龄化挑战的巨大压力已经对现有养老保障体系提出了日益严峻的考验。作为社会养老的一种创新模式,医养结合将现代医护技术与养老服务相融合,满足了老年人群的特殊需求,提高了老年人生活质量,适应了老龄化发展的形势,实现了养老模式的新突破,应该成为发展中国特色养老事业的必然选择。

(二)4种模式

1.鼓励原有医疗卫生机构开展养老服务

现有的医院、社区卫生服务中心,只要有条件就可以开办养老服务。结合当前公立医院改革,原来的医疗机构可以转变成康复医院或护理医院,为周围社区提供综合的、连续的养老医疗服务。

2.原有的养老机构可增设医疗服务资质

我国目前大多数的养老机构没有医疗资质,国家卫生计划生育委员会印发了养老机构医务室、护理站的基本标准,对设置在养老机构内的医务室、护理站,从人员、房屋、设备、制度等方面做出规定。有条件的养老机构还鼓励它开设老年病医院、专科医院、护理医院、康复医院等专业医疗机构。

3.医疗机构与养老机构协议合作

这种情况目前比较普遍,很多社区,养老院就建在社区服务中心附近,社区卫生服务中心可以定期上门巡诊,遇到紧急情况社区服务中心也能及时处理,及时转诊。

4.医养结合进社区、进家庭

这主要依靠社区卫生服务网络,通过推行家庭医师模式,为社区老年人提供上门服务。

(三)优化模式

1.长期照护的医养结合模式

这种模式的服务对象比较特定,满足以下特征之一就是其服务的范围。

(1)生活完全不能自理或半自理(Barthel指数评定为中度或重度依赖),家庭和社区卫生服务无法满足其需求者,如长期卧床、瘫痪或身体残疾、机体功能衰弱等。

(2)接受急性期治疗后的恢复期,须继续治疗及专业护理者,如长期置管、伤口需频繁换药、持续呼吸道维护和管理、康复治疗等。

(3)重症疾病(如癌症)晚期,需临终关怀和姑息治疗者。

(4)认知障碍者,如被确诊为失智、老年精神病患者。服务提供机构有3类:护理院、护理型医院和大型综合医院,其中护理院以病情稳定、疾病诊断明确的患者为主,护理型医院与大型综合医院的照护单元收治的患者病情较危重、专科性更强。服务内容主要包括疾病的治疗护理、基础护理、专业康复服务、社会心理支持、后勤保障服务以及特色服务等。"医养结合"养老服务的内容提前介入,加强对老年人慢性病的预防,尤其要预防对老年人日常生活影响较大的慢性病,这远比疾病治疗更有意义,也能够更好地利用医疗资源。

2.医养结合居家养老模式

在我国现阶段的人口特征、未富先老的国情和传统观念下,多项养老意愿的调查表明,大多数老年人首选居家养老,老年人希望能在熟悉的社区和家人的陪伴下度过晚年。

(1)政策可行性:扶持和培育居家养老服务企业和机构,上门为居家老年人提供定制服务、家政服务、个性化服务。健全医疗保险机制以及建立健全经济困难的高龄、失能等老年人补贴制度。

（2）卫生资源储备的可获得性：卫生资源是建立医养结合居家养老模式的基础,社区健康管理、家庭医师责任制和家庭病床是目前推行医养结合居家养老模式的有效资源。启动家庭医师责任制或乡村医师签约服务,其主要的服务项目包括健康信息的收集与管理、健康知识的传递与咨询、健康行为的干预与指导、医疗服务的提供与转诊。其次是在患者家中开设病床,由医护人员上门提供治疗。

(四)国内医养结合模式及工作情况

国内医养结合模式也在不断创新,呈多样化特点。

（1）医疗机构转型开展医养结合项目,如温州市万福医院和湖北省孝感市第一人民医院创办的爱心护理中心。有的医院积极整合医疗资源向医养结合方向发展,如南京市欢乐时光老年公寓、孝感市爱心护理院、蔡甸区(全称)合众优年社区。还有的是利用"互联网＋"整合资源提供养老和养生服务,如南京市"家有爸妈"智慧养老服务中心。

（2）社会资源独立建设养老机构内设医疗机构的模式。宝鸡市姜炎养老服务中心是全国和省、市"医养结合"的龙头示范老年公寓,是集医疗、护理、康复、保健、临终关怀和养老等多种功能于一体的医养结合、全程托护式的新型养老模式。该中心根据不同老年人的具体情况将入住老年分为自理型、半自理型、全护理型临终关怀4种类型,并根据收治对象的不同需求确定不同服务内容;根据患者和家属的要求,设置无家属陪护全程托护病房,接受医护人员全天候的精心治疗和护理,包括疾病护理、专业护理、生活护理、健康评估、安全护理、康复训练、营养支持和文化娱乐等,满足老年人们的各种不同需要。

（3）医疗机构内设养老机构的模式。2000年10月山西省太原精神病医院在全国开创了依托医院创办养老院的先河,成立了山西省太原红十字托老中心,其是由山西省太原红十字会冠名、由太原市卫生局、太原市民政局批准成立的,针对高龄、病残、失智、失能老年人,特别是老年精神障碍、阿尔兹海默病患者持续的医疗护理、长期的生活照料需求创办的,填补了社会福利机构不接收老年精神障碍、阿尔兹海默病患者的空白。太原红十字托老中心对"医养结合"进行了资源整合方面的创新,综合了医院与养老院的优点,弥补了医院与养老院的缺陷,减轻了家属的经济及精神负担。对入住老年人既能保证专业的医疗护理,又可享受到养老院的住宿、餐饮、娱乐等服务,使患病老年人真正感受到"老有所养""病有所医"。推动了"医养结合"的发展。

二、政策

(一)4个发展目标

（1）多支柱、全覆盖、更加公平、更可持续的社会保障体系更加完善。城镇职工和城乡居民基本养老保险参保率达到90％,基本医疗保险参保率稳定在95％以上,社会保险、社会福利、社会救助等社会保障制度和公益慈善事业有效衔接,老年人的基本生活、基本医疗、基本照护等需求得到切实保障。

（2）居家为基础、社区为依托、机构为补充、医养相结合的养老服务体系更加健全。

（3）有利于政府和市场作用充分发挥的制度体系更加完备。老龄事业发展和养老体系建设的法治化、信息化、标准化、规范化程度明显提高。政府职能转变、"放管服"改革、行政效能提升成效显著。

（4）支持老龄事业发展和养老体系建设的社会环境更加友好。全社会积极应对人口老龄化、自觉支持老龄事业发展和养老体系建设的意识意愿显著增强,敬老养老助老社会风尚更加浓厚,安全绿色便利舒适的老年宜居环境建设扎实推进,老年文化体育教育事业更加繁荣发展,老年人合法权益得到有效保护,老年人参与社会发展的条件持续改善。

(二)9 项重点任务

围绕老年健康工作的重点难点与薄弱环节,将老年健康服务作为中心任务,优化老年健康与养老资源配置与布局,补齐短板,加快推进整合型老年健康服务体系建设。

(1)推进老年健康促进与教育工作,提升老年人健康素养。

(2)加强老年健康公共卫生服务工作,提高老年健康管理水平。①做好老年疾病预防工作:做好国家基本公共卫生服务项目中的老年人健康管理服务工作,适当调整老年人健康体检的项目和内容。推广老年痴呆、跌倒、便秘、尿失禁等防治适宜技术,开展老年常见病慢性病、口腔疾病的筛查干预和健康指导,做到老年疾病早发现、早诊断、早治疗,促进老年人功能健康。②推动开展老年人心理健康与关怀服务:启动老年人心理健康预防和干预计划,为贫困、空巢、失能、失智、计划生育特殊家庭和高龄独居老年人提供日常关怀和心理支持服务。加强对老年严重精神障碍患者的社区管理和康复治疗,鼓励老年人积极参与社会活动,促进老年人心理健康。

(3)健全老年医疗卫生服务体系,提高服务质量和可及性。加强医疗卫生服务体系中服务老年人的功能建设。加强康复医院、护理院和综合性医院老年病科建设。推动基层医疗卫生机构积极开展老年人医疗、康复、护理、家庭病床等服务,提高老年人医疗卫生服务的可及性。推动安宁疗护服务的发展。

(4)积极推动医养结合服务,提高社会资源的配置和利用效率。①大力发展医养结合服务:建立健全医疗卫生机构与养老机构合作机制,鼓励多种形式的签约服务、协议合作。支持有条件的养老机构按相关规定申请开办康复医院、护理院、中医医院、安宁疗护机构或医务室、护理站等,重点为失能、失智老年人提供所需的医疗护理和生活照护服务。公立医院资源丰富的地区可积极稳妥地将部分公立医院转为老年康复、老年护理等机构。推进医疗卫生服务延伸至社区、家庭。推进基层医疗卫生机构和医务人员与居家老年人建立签约服务关系,为老年人提供连续性的健康管理和医疗服务。②推动居家老年人长期照护服务的发展:强化基层医疗卫生服务网络功能,积极推广家庭医师签约服务,为老年人提供综合、连续、协同、规范的基本医疗和公共卫生服务。充分利用社区卫生服务体系,培育社会护理人员队伍,为居家老年人提供长期照护服务,为家庭成员提供照护培训,探索建立从居家、社区到专业机构的比较健全的长期照护服务供给体系。③加强老年健康相关科研工作。

(5)加强医疗保障体系建设,为维护老年人健康奠定坚实基础。①健全基本医疗保障制度,巩固提高保障水平。②进一步加大对贫困老年人的医疗救助力度。

(6)发挥中医药(民族医药)特色,提供老年健康多元化服务。①开展老年人中医药(民族医药)健康管理服务项目:扩大中医药健康管理服务项目的覆盖广度和服务深度,不断丰富老年人中医健康指导的内容,推广老年中医体质辨识服务,根据老年人不同体质和健康状态提供更多中医养生保健、疾病防治等健康指导。②推动发展中医药(民族医药)特色医养结合服务:鼓励新建以中医药健康养老为主的护理院、疗养院,有条件的养老机构设置以老年病、慢性病防治为主的中医诊室。推动中医医院与老年护理院、康复疗养机构等开展合作。推动二级以上中医医院开设老年病科,增加老年病床数量,开展老年病、慢性病防治和康复护理,为老年人就医提供优先优惠服务。促进中医医疗资源进入养老机构、社区和居民家庭。支持养老机构开展融合中医特色的老年人养生保健、医疗、康复、护理服务。支持养老机构与中医医疗机构合作。鼓励社会资本进入(新建)以中医药健康养老为主的护理院、疗养院,探索建立一批中医药特色医养结合服务示范基地。

(7)以老年人多样化需求为导向,推动老年健康产业发展。①积极发展老年健康产业:结合老年人身心特点,大力推动健康养生、健康体检、咨询管理、体质测定、体育健身、运动康复、医疗旅游等多样化健康服务。大力提升药品、医疗器械、康复辅助器具、保健用品、保健食品、老年健身产品等研发制造技术水平,扩大健康服务相关产业规模。②推进信息技术支撑健康养老发展,发展智慧健康养老新业态:充分运用互联网、物联网、大数据等信息技术手段,创新健康养老服务模式,开展面向家庭、社区的智慧健康养老应用示范,提升健康养老服务覆盖率和质量效率。搭建智慧健康养老服务平台,对接各级医疗卫生及养老服务资源,建立老年健康动态监测机制,整合信息资源,实现信息共享,为老年人提供健康指导、慢病管理、安全监护等服务。推进医疗机构远程医疗建设,为机构养老年人群提供便利服务。

(8)推进适老健康支持环境建设,营造老年友好社会氛围。推进老年宜居环境建设。建设老年人社会参与支持环境,从与老年健康息息相关的各方面入手,优化“住、行、医、养”等环境,营造安全、便利、舒适、无障碍的老年宜居环境体系。推进老年人住宅适老化改造,支持适老住宅建设。弘扬敬老、养老、助老的社会风尚,强化家庭养老功能,完善家庭养老政策支持体系。

(9)加强专业人员队伍建设,提高队伍专业化、职业化水平。切实加强老年健康服务人员队伍建设,尽快培养一批有爱心、懂技术、会管理的老年人健康服务工作者。将老年医学、康复、护理人才作为急需紧缺人才纳入卫生计生人员培训规划,加强专业技能培训,大力推进养老护理从业人员职业技能鉴定工作。采取积极措施保障护理人员的合法权益,合理确定并逐步提高其工资待遇。支持高等院校和职业院校开设相关专业或课程,加快培养老年医学、康复、护理、营养、心理和社会工作等方面的专业人才。鼓励医养结合服务机构参与人才培养全过程,为学生实习和教师实践提供岗位。重点建设一批职业院校健康服务类与养老服务类示范专业点。

三、构建“医养结合”工作价值与路径

(一)价值

1.价值定义

价值词语解释是体现在商品里的社会必要劳动或积极作用。

从经济学角度来讲,价值泛指客体对于主体表现出来的积极意义和有用性。

从哲学角度来讲,价值属于关系范畴,从认识论上来说,是指客体能够满足主体需要的效益关系,是表示客体的属性和功能与主体需要间的一种效用、效益或效应关系的哲学范畴。价值作为哲学范畴具有最高的普遍性和概括性。

2.构建医养结合工作价值

(1)通过医养结合可以增强养老机构的服务能力,扩展其服务范围,从而提升养老机构入住率。

(2)能够扩宽医疗机构的服务范围,增加医疗机构业务量。

(3)能够提高老年人的生活水平和生命质量,提升全区养老服务水平。

(4)有利于促进医疗机构的结构调整和合理布局,有效改善医疗机构布局不合理、医疗资源分配不均的现状。

(5)服务体系更加健全,生活照料、医疗护理等可以覆盖更多的老年人群。

（6）产业规模显著扩大。以老年生活照料、老年健康服务、老年体育剑圣、老年文化娱乐等为主的养老服务业全面发展。

（7）发展环境更加优化。养老服务业政策法规体系建立健全，行业标准科学规范，监管机制更加完善，服务质量明显提高。

（二）体制

在体制机制构建上，需要以服务人群为导向，以服务需求为基础，以服务内容为支撑，对服务人群进行评估并分级管理，对服务机构加以实施监管。

（1）结合我国实际，参考各地区的做法，鼓励养老机构和医疗机构近距离规划，签订合作协议，是推进医养结合的最佳途径。形成医养结合优化模式，即社区卫生服务机构主导模式。

（2）稳步推进养老机构建设医疗机构。

（三）信息构建

国家卫计委提出"3521工程"，建设基于健康档案的区域卫生信息平台。该平台将全面覆盖到养老机构，养老机构的老年人90%都有慢性病，应尽早纳入卫生医疗部门的监控范围内。实现养老院和社区卫生服务中心的管理平台对接，在达到规模的养老院建设体检中心，配备检测设备，为老年人提供远程医疗、远程智能健康管理服务。

医养结合管理系统是利用"医养一体化"的发展模式，以客户"从出生到死亡"为全周期，集医疗、健康、养生、养老等为一体的云存储动态健康档案，把老年人健康医疗服务放在首要位置，将养老机构和医院的功能相结合，把生活照料和康复关怀融为一体的新型养老服务模式。

首先，系统提供的医疗模块，包括医护工作站、药房管理、EMR管理、体检管理、理疗管理、评估管理。为养老机构医护人员提供多种评估标准，为老年人入住和护理提供信息支持。对住院老年人进行医嘱管理，填写电子病历及填写入院评估、医嘱、执行单、理疗情况、老年人自备药等情况的管理及记录。以图表形式简洁明了的展示老年人健康数据变化情况，并结合老年人病历及健康档案，提供与之匹配的各种理疗套餐建议。

其次，提供一站式的养护模块，包括接待管理、居住管理、膳食管理、居家管理等。实现养老机构的来访登记及预约床位，并可以实现将接待或预约老年人直接转入住，以及办理入住签约、办理退住等，可记录及分析日常接待来访和预约情况，也可快速查询老年人详细信息，通过房态图可以直观地查看各楼层床位使用情况，包含已入住、空床、请假、外出就医、留观等状态。

（四）评估指标体系构建原则

（1）医养结合需要规范评估系统，实现医保覆盖的医养结合，需要一套完整、科学的入院评估、动态评估系统。根据老年人不同状态提供服务的完整的评估系统。

（2）逐步形成较为规范的评估体系。对老年人的健康状况、生活自理能力及社会关系等方面进行综合健康评估和专科评估。

（3）评估指标体系以服务评估为基础，明确医养结合的服务对象。为真正迫切需要医养结合服务的，主要是需要中长期专业医疗服务的老年人，包括患有老年慢性病、重症疾病、易复发病、大病恢复期老年人、残障老年人等，即失能、半失能老年人与老年慢性病和恶性疾病患者。服务以生活护理服务、精神慰藉服务为基础，医疗诊治服务、大病后康复服务以及临终关怀服务等为重点。针对老年人养老服务需求，定性、定量出台评估指标体系，做到合理利用现有资源。

（4）健全民政服务质量评价体系。养老机构为服务部门，养老服务质量对老年人生活质量的影响重大，重视养老服务机构质量管理，建立适合的养老机构质量评价体系，是实现持续质量改进的有效途径。逐步完善从老年人入住到服务全过程的质量管理体系。

四、医养结合存在的问题

(一)法律保障和制度支持层面尚无对应法律制度

国际上一些国家都有《老年健康法》，也有老年人长期治理保险制度，但是这两个重要的法律制度在中国目前没有，特别是老年人长期保险护理制度，这是推进我国健康养老重要的制度保障。

(二)主管部门交叉重叠，责任不明晰

(1)从各地实践情况看：业务主管部门交叉重叠、责任边界不明晰是当前"医养结合"养老模式实践面临的最大困难。

(2)从业务范围看：按照我国现行部门行政管理体制，养老保障业务涉及的主管部门是民政、人力资源与社会保障部门，而医疗保障业务涉及的主管部门除民政、人力资源和社会保障部门外，还涉及各级卫生和计划生育委员会等部门。

(3)从管理机构看：全国各类型养老机构大多隶属于民政部门主管，而医疗机构隶属于卫生部门主管，涉及医疗保险费用则由人社部门主管，甚至在个别地区的试点中还涉及由发展和改革委员会等部门负责。部门与部门之间的交叉重叠管理直接导致"医养结合"处于"多龙治水"的管理局面，而且部门间职责界定模糊，极易出现利益纷争，甚至责任推诿，阻碍"医养结合"养老模式的健康发展。

(三)养老机构服务定位偏误，阻碍自身发展

作为一种养老模式的创新探索，准确定位是"医养结合"健康快速发展的重要保障。就目前各地实践所表现出的问题看，具备公立、民营大型、专业化较高等特点的养老或医疗机构基于自身已有基础，能顺利增设"医＋养"业务。但在不少已开展"医养结合"服务的机构中，一些决策部门存在为完成各项指标和任务，在定位、布点和功能上，存在脱离实际、并不受到欢迎的现象，如一些大型国企，甚至央企，盲目定位高端市场，过多追求服务高端人群，不能很好地契合本地区的经济发展水平、消费水平、人口结构等实际养老需求，严重影响了养老机构的入住率。

(四)医务人员严重匮乏

目前我国各类养老机构达4万多家，但真正具备医疗服务能力的只有20％。有限的医疗资源难以满足不断高涨的需求，尤其是医养结合的需求。在养老院工作的临床一线医护人员日益匮乏，医护岗位多为退休人员，仅能维持短期效果，但从养老机构长远发展，开展医养结合工作来说，亟须培养和储备年轻的医护人员和管理人才。绝大部分老年人都在家养老，并不住在养老机构里，他们能得到的医养结合服务少之又少。专业的医护人员需求量大，缺口大，亟待加强培养，下一步需要在医护人员的培养和培训方面再下功夫。

(五)服务能力欠缺

在居家和社区养老中，老年人最关注日常护理、慢性病管理、健康教育等服务。目前，很多社区养老服务设施与社区医疗卫生服务结合不紧密，通常只能提供日间照料服务，不能满足高龄、失能老年人生活照料和医疗护理叠加的服务需求。在机构养老中，老年人大多患有多种疾病，对医疗服务需求强烈，但由于医务人员工资待遇低、职称评聘受限较多等原因，再加上硬件配置不足，医疗服务能力难以满足入住老年人需求。这导致养老机构高端管理人才和护理等专业人才匮乏，流动性大，机构可持续发展程度低。

(六)公办与民办养老机构存在较大差距

公办养老机构和不同级别的民办养老机构本就存在较大差距,公办养老机构"一床难求",民办养老机构两极分化:高端机构有能力开设医疗机构,但是只能满足小部分经济条件好的老年人需求,中低端机构没有能力开设医疗机构,有医疗需求的老年人无法获得有效的医护服务,难以促进其健康水平的提升,因此养老机构开设医疗机构有可能会加剧不同类别和不同层次的养老机构的分化,进而使得不同经济条件的老年人的健康水平差距进一步拉大,不利于健康公平的实现。

(七)养老理念制约

我国现在仍然以死亡率和人均预期寿命等指标衡量健康状况,但是长寿并不代表健康,人口平均预期寿命反映的是生命的长度,人口健康预期寿命才能反映生命的质量。单纯寿命的延长并不是生命质量的提高,是没有价值的,健康寿命比寿命更重要。老有所托、老有所养并不是老年保障的最终目标,提高老年群体生活质量与幸福指数,实现"健康老龄化"才是今后应该努力追求的方向。医养结合养老模式在我国刚刚起步,虽然社会舆论关注度较高,但在当前医疗卫生资源紧张、养老服务供需不平衡的情况下,如何高效利用医养结合形式满足日益增长的"健康养老"需求,规避可能存在的"套保""逆向选择"等道德风险,还需要充分利用媒体、宣传标语、社区活动等多种形式加大宣传、解释力度,转变人们的传统养老理念,培养全社会"健康老龄化"的思想共识,为医养结合的顺利开展创造良好的社会氛围。

(张海燕)

第三节 医养结合的工作内涵

一、"医养结合"体制的内涵

通过探索出一个"医养结合"的最佳制度架构,用好的制度架构来回应上述挑战,创造性建立具有中国特色、符合中国国情的普惠务实的"医养结合"新体制,将有效化解市场化、利益化、金钱化所造成的医疗、养老等领域的社会难题与挑战。在形成科学的"医养结合"体制机制方面,绝不能盲目追求速度,一定要坚持公益、民生导向,宁可水平低些,一定要质量好些,为打造健康中国、应对老龄化挑战提供靠得住的体制机制安排,让"病有所医、老有所养"成为全面建成小康社会的基本特点。

二、服务内涵

(1)"医养结合"具有整合照料的含义,需要满足资源利用合理化基本原则,包括精准合理的服务定位,政策配套与顶层设计,医疗和养老服务模式有机整合,按供需平衡需要合理配置资源,资源共享避免重置与浪费。

(2)旨在通过多元化的参与主体,为老年人提供一种新型的养老服务。

(3)引入了现代医疗技术,能够提供更加专业、便捷的养老服务,有效提高老年人的晚年生活质量。

（4）适宜处于大病康复期、慢性病、易复发病患者等无法在传统养老模式中得到良好照料的失能、半失能老年人，又适用于较为健康的老年人群。

（5）医养结合是超越传统养老理念中只强调单一性的养老服务，而更加注重养老服务与医疗服务的兼得性，注重老年生活保障需求中"养"与"医"的融合，其优势在于整合医疗和养老两方面的资源，提供持续性的老年照顾服务，能够满足未来高龄、失能、空巢、患病老年人的多重生活料理需求。

三、整合照料

目前，对"整合照料"的概念阐述，大约有 175 个定义和概念。一般主要散见于欧盟国家的研究报告和政策文件中，中国国内还鲜有提及。总体而言，"整合照料"这个概念没有单一的定义，因为这一术语本身是多元的，涉及不同的学科与专业视角，并与多样化的目标需求相联系。大多数定义将其描述为将输入、提供、服务的管理和组织连接起来以提高服务的质量和效率。本部分提到的"整合照料"是指由单一组织提供卫生和社会服务；由一个以上的组织联合（共同）提供卫生和社会服务；连接初级和次级健康照料；在单一部门内连接不同层次的照料，如精神健康服务；连接预防和治疗服务。

（一）整合照料类型

对"整合照料"有多种分类方法，比较典型的有两个维度：一个是从整合方向考虑，分为"垂直整合"和"横向整合"。前者是对初级照料和次级照料的整合，后者是对健康和社会照料的整合。另一个维度是从功能整合方面考虑，分为"功能性整合""组织性整合""专业性整合"和"医疗整合"。

"功能性整合"即协调关键部门的行动，如资金管理、人力资源、政策规划、信息管理和质量提高等。"组织性整合"是在医疗机构之间创建工作网络、联合、联系或策略性联盟。"专业性整合"是在各机构和组织之内或之间的医疗照料专家间协同工作、联系或策略性联合。"医疗整合"主要是被照料者的照料服务方面协调多元化的个人的、功能性的活动。

另外，如何成功地整合受到两个因素的重要影响："规范的整合"，共同价值在协调的工作和保证健康照料发送的协调中的作用；"系统的整合"，在各种层次的组织上的规则和政策的一致性。

（二）整合照料内涵

主要指针对具有相似需求或问题的群体提供、多方位全面的一套计划详细、实施落实的服务和照料。而具体到老年人，整合性照料应当至少包括以下元素：急性医疗照护、长期照料、社会照顾、老有所居、交通食宿等服务。"整合照料"应当是一个蕴含多层次内容的复杂概念，国外学界普遍认为"整合照料"分为 3 个层次。第一层次：体系层次，指的是不同管理部门、不同区域间的资源统筹整合，体系层次的整合与政府的强力推动密不可分。第二层次：机构层面，指的是养老服务机构内部或机构间的分工协作。第三层次：个人层面，即增强个体所接受的照料的综合性。

四、医养结合工作中医药服务

基于医养结合的中医药健康养老服务模式是在养老和医疗资源融合后，将中医药健康养生与"治未病"理念引入家庭、社区、养老机构，做到未病先防、未老先养。这种新型的养老模式强调服务对象、服务提供方、服务内容、服务方式和政策保障 5 个方面的创新。服务对象不仅包括健康、亚健康老年人,还包括慢性病、残障、恢复期及绝症晚期等生活不能自理的老年人;服务提供方包括各类养老机构、中医医疗机构、基层医疗机构(社区卫生服务中心、乡镇卫生服务站等)、居家养老服务中心和一些社会机构等;服务内容包括医疗、预防、保健、康复、养生等,做到"未老先防、未老先养、既病防变、综合摄养"。可以在开展医养结合融入中医药服务的工作中,在发挥自身能动性的同时,可探索与区域中医医院、社区卫生服务中心中医科进行合作,依托他们的中医专业特长形成中心的特色。也可以由中医医院直接举办养老院。

(一)医养结合中医药服务的优势

中医药是健康养老的重要组成部分之一,中华民族历史数千年,中医药在护佑人民健康及防治疾病过程中发挥了重大作用。追溯《黄帝内经》上古天真论,演绎《千金方》导引养生,阅览《养老奉亲书》饮食调摄,有关传统老年医药及养生古籍不胜枚举。面对老龄化不断加快的趋势,中医药所具备的医疗、预防、保健等全方位价值,不仅与医养结合的内涵相吻合,其具有的"简、便、验、廉"等特点,以及所蕴含的哲学智慧、健康理念及其实践经验,可丰富医养结合的服务内容,完善医养结合体系,为实现"老有所依、老有所养"创造条件。国务院颁发《关于促进健康服务业发展的若干意见》,明确提出要提高社区为老年人提供日常护理、慢性病管理、中医保健等医疗服务的能力,全面发展中医药医疗保健服务,提升基层中医药服务能力等,让中医药发挥更大作用。

(二)"治未病"在医养结合中运用

防重于治是中医药"治未病"理念的核心特色,其"未病先防"给医养结合老年人群提供防病理念和防病方法;"既病防变"指导医养结合老年人群在疾病的发生阶段如何有效的控制,要把疾病消灭在萌芽状态;"病后防复"指导医养结合老年人群在疾病痊愈后如何调整机体,防止疾病的复发。通过发挥"治未病"在医养结合中的作用,控制老龄人群疾病的发生、发展,不仅能有效的满足老年人去健康需求,减少医疗负担,还能缓解疾病带来的社会经济问题。

增强体质,防治老年病发生。老年疾病病种较多,病情复杂,患病率较高,常影响老年人获得健康养老。中医药在防治老年疾病具有较为完整的理论体系,可发挥重要作用。大量研究证明,中医药不仅通过药物调养防治老年疾病,同时也可通过饮食调养、运动调养、情志调养、针灸、气功等非药物疗法,增强老年人体质,增加体力及脑力活动,防治老年病的发生。在老年人常见、多发病的冠心病中,中医药防治具有独特优势。《中国药典》记载有68种中成药,其中诸如丹参片、速效救心丸等已是临床常用药物。除此之外,通过八段锦、太极、饮食调养等综合调理,配合西医西药的治疗,可以明显改善老年冠心病患者的症状及体征,减少心绞痛的发生,为防治冠心病发挥积极作用。

(三)中医养生保健在医养结合中实践

中医养生保健可以延缓衰老,提高老年人生活质量。衰老是生命发展过程中的必然规律,虽不可抗拒,但延缓衰老却是可实现的。《素问·天年》有记"人之寿,百岁而死"。中医药探索衰老机制,发挥辨证论治和整体治疗的优势。在"治未病"思想的指导下,通过调和阴阳、调畅情志、食疗养生、运动养生等全方面综合调治,做到"未老先防""未老先养""既老防病""综合摄养",在改善老年人健康状况、延缓衰老、提高老年人生活质量方面具有重大作用。亦可以通过养老院工作人员积极引导养老年人群应用中医药养生保健知识,普及情志调摄、饮食调养、生活起居、运动健体、穴位按摩等中医养生方法,推广普及太极拳、五禽戏、六段功、八段锦、健身气功、导引等中医养生运动。

(四)中医药适宜技术在医养结合中的作用

中医药防治老年病内容及形式丰富,具有良好的群众基础,可丰富医养结合的服务内容。在国家中医药管理局百项诊疗技术和推广项目中,包括推广太极拳、健身气功、导引等中医传统运动,开展如中药熏蒸、中药浴足、药膳膏方、音乐疗法和情志疗法等特色疗法。同时,中医药提供的内容具有"简便易行"的特点,操作性及接受度良好,可在一定程度上缓解养老所带来的社会经济负担。

(张炜馨)

第四节　医养结合工作的管理

一、医养结合创新性管理

(一)创新的概念

创新是指以现有的思维模式提出有别于常规或常人思路的见解为导向,利用现有的知识和物质,在特定的环境中,本着理想化需要或为满足社会需求,而改进或创造新的事物、方法、元素、路径、环境,并能获得一定有益效果的行为。

(二)创新性管理的主要内涵

传统意义的养老院一般仅提供老年人的生活照料,环境简陋,医护人员也很少关心老年人的精神世界,更不要说改善老年人的身体功能。医养结合创新性管理的养老院提出医疗、护理、养老为一体,现代化养老模式。在为老年人提供全方位生活照顾的同时,还根据老年人的身体状况制订康复方案,从而使老年人在养老的同时,身体能得到一定的恢复,从而提高老年人晚年的生活质量。

二、医养结合创新管理的发展

(一)"医养结合"管理机制创新

打破条块分割,理顺"医养结合"管理机制。"多龙治水"的交叉管理格局、模糊的部门职责界限是目前阻碍我国"医养结合"养老模式发展的主要障碍。为此,要理顺"医养结合"养老模式的管理机制需从以下几方面入手。

(1)应打破体制、机制障碍:理顺、规范、明确民政、人社以及各级卫生等部门在"医养结合"业务上的职责范围,避免部门间条块分割以及权责交叉、重复,杜绝医养结合养老服务资源的无端浪费。

(2)应打破相关主管部门间的壁垒,加强部门协同合作,在严格规范管理的前提下,改进"医养结合"机构资质审批管理方式,加快行政许可和审批速度,提高审批效率。

(3)地方有关管理部门在完善医养结合服务网络建设的同时,应结合区域特色,进一步统筹规划、突出重点、整合产业链资源,将医养结合产业发展与区域发展有机结合。

(二)"医养结合"管理模式创新

拓宽"医养结合"供给渠道,准确供给主体定位。"医养结合"养老模式的主要目的是提供"医

＋养"的综合性服务,因此,拓宽"医养结合"服务供给渠道的前提是多元化的参与主体结合自身的软、硬件条件,针对面向人群的服务需求,结合自身实际准确定位,充分整合医养资源。

(1)鼓励经营状况不良的一、二级医院,校办、厂办医院等基层医疗单位发挥专业技术优势,向"医养结合"型养老服务机构转型。

(2)鼓励实力较强的三级医院,在满足现有医疗资源供给的基础上,结合自身优势拓宽业务范围,设立养老服务机构。

(3)鼓励规模较大、老年服务需求缺口较大的养老机构通过委托经营、联合经营等方式,吸纳有经营资质的医疗机构参与运营管理,开展医养结合服务。

(4)发挥城市社区卫生服务机构的作用,针对社区老年群体开展家庭出诊、家庭护理、特需服务等延伸性医疗服务,并与大型医院建立定点双向转诊机制,发挥基层卫生服务机构的分级诊疗功能,推进医养结合服务的全覆盖。

(三)"医养结合"服务标准创新

严格监管服务过程,提高"医养结合"服务质量,提出服务标准。目前,我国医养结合养老模式仍处于初步推行阶段,服务内容缺乏统一规范标准、服务质量缺乏监督管理。应坚持"医＋养＋康＋护"一体化服务原则,根据服务对象的健康评估情况和养老需求,提供相应层次的医养服务。具体实施可以由卫计委、老龄委、人社部、民政部、社会工作协会、基层老年社会服务中心等部门联合成立全国"医养结合"工作标准化技术委员会。参考国际标准,借鉴发达国家经验,对有关术语、服务宗旨、服务内容、服务形式、服务流程、服务管理、人员要求和服务保障等进行统一规范,制订"医养结合"服务行业标准,严格监管服务过程,正确引导"医养结合"服务工作的发展方向、提高服务质量。同时,随着老年服务需求的日益增长,加快制订有助于"医养结合"养老模式良性发展的法律法规,切实保护医护、养护及受护人员的参与积极性和合法权益。

(四)"医养结合"专业人才创新

加大专业人才培养力度,建立养老院专业养老服务团队。"医养结合"专业人才的缺乏是我国"医养结合"养老模式健康发展的"短板"。目前,我国养老服务劳动力市场普遍存在门槛较低、专业素质不高、流动性较大等特点,大部分老年工作人员主要来自家政服务公司或社会兼职人员,对老年人的生理特征、服务需求等缺乏专业认知,尤其是针对慢性病患以及失能、失智等生活无法自理的老年人,无法满足专业的养老服务需求。应加大"医养结合"专业人才培养力度。

(1)通过在高等院校开设老年专业相关课程等方式,重点培养该领域的高级专业人才,为未来我国"医养结合"养老模式的快速、高质量发展储备人力资本。

(2)通过在职业技术院校实施全程就业指导、定向培养、与实际部门建立"医养结合"实训基地等方式,加大老年专业技能型人才的培养,形成一支训练有素的专业技能队伍。

(3)建立以一、二级医院及社区医疗服务中心等基层医疗单位全科医师为主、其他卫技人员辅助的医养护一体化服务团队,加大绩效考核评估力度,通过激励机制稳定队伍、留住人才。

此外,通过丰富形式的通识教育转变社会养老理念;多举措鼓励社会力量参与医养机构建设;精确区分"医"和"养"的服务内容、核算报销范围、比例;改革医保支付方式;明晰医养机构产权;尽快建立长期照护制度等亟待完善的保障制度。

(五)"医养结合"工作内容创新

医养结合需要进行改革,从传统的只重视解决医疗问题到解决持续的医疗和长期的生活照护问题——"医养结合"长期照护。"医养结合"老年机构主要为失能、半失能的老年人提供长期照护服务,就是照护一般持续很长时间,甚至是无限期。需要长期照护的人通常患有短期内难以治愈的各种疾患或长期处于残疾和失能状态。具备为老年人提供突发性疾病和其他紧急情况的应急处置救援服务能力,使老年人能够得到及时有效的救援。

(六)"医养结合"服务对象创新

明确服务对象界定,对于常见慢性病老年人,给予医疗加养老的全方位医养结合服务;对于健康老年人,由于无治疗项目,养老仍应以生活照料为主,辅之以健康管理、疾病预防等公共卫生服务。处于急性病或慢性病急性发作期的老年人,由于治疗时间短、技术含量高、药品和检查费用比重大等原因,应采取医疗机构住院治疗方式解决,养是在后期康复出院后的内容。

(七)"医养结合"宣传手段创新

加大宣传力度,让"医养结合"深入人心。为了让更多的居民了解这一新型的服务模式,让更多的老年人能够安度晚年,真正实现老有所养、病有所医,通过媒体宣传、向居民发放宣传彩页、在社区摆放宣传展板、开放医养结合基地请居民实地参观以及组织老年人在基地进行免费体检等活动,从而大大提升了医养结合服务模式的社会知晓度和关注度。

三、医养结合型老年养老机构组织管理

(一)"医养结合"老年医护人员配备

改革由传统医院的医师、护士组成的医疗护理团队到现在由医师、护士、生活护理员组成医疗护理、生活护理团队。

(二)"医养结合"老年养老服务对象

就是针对日益增长的高龄、病残、失智、失能老年人,特别是阿尔兹海默病、老年精神障碍患者解决长期照护的问题,也就是解决"老有所养""病有所医""舒缓疗护""临终关怀"等需求服务。

(三)"医养结合"老年养老服务的内容

由于老年人在生理、心理、社会适应能力等方面与其他人群有不同之处,尤其是老年患者往往有多种疾病共存,疾病之间彼此交错和影响。因此,医护人员必须树立责任制整体照料的观念,提供多层次、全方位的照料。一方面要求医护人员对老年患者全面负责,在工作中注重患者身心健康的统一,解决患者整体健康问题;另一方面要求护理业务、护理管理、护理制度、护理科研和护理教育各个环节的整体配合,共同保证护理水平的整体提高。

1.基础照料

根据老年患者的需求,护工为其提供生活护理,如室内卫生清理、洗漱、更衣、洗澡、擦身、协助老年人进食、督促服药、帮助老年人购物等生活护理服务。

2.疾病的治疗护理

加强对慢性病,如高血压、冠心病、糖尿病、心脑血管疾病、恶性肿瘤、老年精神障碍、阿尔兹海默病等慢性疾病的护理干预;为老年人提供注射、输液、鼻饲、导尿、灌肠、压疮护理。帮助老年患者改变不良生活方式,科学地控制血压、血脂、血糖等生理指标;为脑血管意外的后遗症、手术后老年患者进行治疗、护理、康复锻炼、康复指导、日常生活自理能力锻炼等。

3.健康教育

益智训练为失智、失能老年人创办怀旧室,提供认知训练场所,利用视、听、触、嗅、记忆辅助物或利用视听设备,如电视机、录音机、录像机配合训练,丰富他们的日常生活,与其交谈,呼唤老年人及其亲属的名字,拿一些失智老年人熟悉的相片让其辨认,以强化失智老年人的记忆。

4.文化娱乐活动

组织生活自理的老年人开展丰富多彩的文娱活动:游园赏花、太极拳比赛、文娱表演、卡拉OK、手工编制、制作绢花、种花养鱼等。

四、医养结合的绩效评估

(一)基本概念

1.绩效

绩效是从经济学引进的一个概念。绩效是绩与效的组合,绩就是业绩、成果,效就是效果、效益。科研项目的绩效表现为项目的直接产出和成果所产生的经济效益、社会效益、长远影响等。科研绩效评估的着眼点在于考察科研机构的投入和产出,核心是把科研机构、课题、成果、效益等视为一个黑箱,通过对系统的输入和输出进行分析,来考虑其功能和效率是否达到人们的期望。

2.评估

评估是根据特定的标准,并采用现代化的手段,对事物进行价值判断的过程。西方权威的韦伯新世界辞典则认为评估是"通报所评判的价值"。

3.绩效评估

又称绩效考评或绩效评价,是指运用运筹学原理、数理统计和特定指标体系,按照一定的程序,对照统一的标准,通过定量定性对比分析,对工作行为和工作效果,做出客观、公正、准确的综合评判。

4.医养结合绩效评估

即指运用合理的绩效评估方法和指标体系,按照一定的程序和标准,通过定性定量对比分析,对养老院医养结合的相关工作行为和工作结果,做出客观、公正、准确的综合评判。

(二)医养结合绩效评估分类与意义

1.养老院医养结合绩效分类

养老院医养结合绩效是指养老院开展医养结合工作经营管理的效益,可分为社会效益和经济效益两个方面。社会效益是综合性的总体概念,是从社会各个方面、各个角度考虑的对社会的影响及总体利益;经济利益是投入与产出的比较,是指以较少的劳动耗费提供质优价廉的护理和医养结合服务。两个效益既相互联系,又相互区别,是对立统一的关系。

2.养老院医养结合绩效评估意义

养老院进行科学的绩效评估有如下的重要意义:为养老院各类员工的晋升、降职、调职以及聘任与解雇提供依据;为员工的工作数量、质量、效率、效益等进行科学的评估,为薪酬决策提供依据;养老院通过对员工绩效评估的反馈,加强养老院与员工之间的沟通交流,以增强组织的凝聚力和向心力;可以对养老院的员工招聘、工作分配的效果以及团队精神等进行评估;对养老院人力资源的政策导向、培训与教育以及员工的职业生涯规划效果进行评估等;最主要的是对养老院开展医养结合工作提供导向引导,鼓励全院员工和外界资源积极开展医养结合工作。

3.养老院医养结合绩效评估原则

养老院医养结合绩效评估指标体系是指由表征评价对象各方面特性及其相互联系的多个指标,所构成的具有内在结构的有机整体。一般具有系统性原则、典型性原则、动态性原则、简明科学性原则、可比,可操作、可量化原则、综合性原则。

(三)医养结合绩效评估体系

绩效评估是组织实现科学管理的重要方面、能否实现客观、科学、有效的评价,是决定能否改善组织绩效的关键。而要客观、科学、有效的评价组织绩效,就必须有一套科学、客观、合理的评估体系。我们可以从绩效目标、评估标准、评估主体、评估客体、评估方法、评估指标体系6个方面对非营利医院绩效评估体系进行分析。

1.绩效评估的目标

绩效评估不是简单的短期行为过程,而是一个长期的系统工程。绩效目标的确定,也必须以养老院的战略为依据,为养老院的战略服务。具体来说,养老院医养结合的绩效目标表现在提高人们健康水平、提供高质量的医养结合服务、提升服务对象的满意度。

2.绩效评估的标准

绩效评估的价值取向决定了绩效评估的标准。只有寻求绩效评估合理的价值取向,才能建立科学的绩效评估标准。对于养老院管理、一线、工勤等不同岗位的人员应当制订不同的评估要素,尤其突出医养结合工作所体现的社会效益和经济效益的要素。

3.绩效评估主体

绩效评估主体指的是对评估对象做出评估的组织或个人。养老院医养结合的评估主体主要分为社会公众、上级主管部门、护理院自我评估。社会公众是医养结合的受益者,因此可以通过第三方评价开展评估;上级主管部门指民政局、卫计委、医保办公室等,绩效评估的内容也不同;自我评估主要是对全体人员开展运行机制和工作绩效的评估。

4.绩效评估的客体

绩效评估的客体是指绩效评估的对象,明确绩效评估的对象是绩效评估的先决条件。养老院医养结合的评估不像养老院评估这样复杂,主要就是针对医养结合工作分为经济效益评估、使命和战略评估、服务效率质量评估、服务能力评估四方面的内容。

5.绩效评估的方法

养老院医养结合绩效评估,是运用管理学、财务学、数理统计方法,对养老院医养结合工作在一定时期内的经营状况、运营效益、经营者业绩等进行定量与定性的考核、分析,以做出客观公正的综合评价。

6.绩效评估指标体系

绩效评估指标体系指标不是一个一个孤立存在的,它总是作为一个体系建立起来并发挥作用的。所谓指标体系是指根据研究的目的和需要,将有内在联系的、有代表性的重要指标科学地、有机地组合成指针群。养老院医养结合的指标体系要体现社会效益为主,引导工作人员提高医养结合服务质量、效率、能力;兼顾经济效益,至少收支平衡;讲究管理效益,包括机制创新、成本战略、竞争管理等。

(张红芳)

参考文献

[1] 韦铁民.医院精细化管理实践[M].北京:中国医药科学技术出版社,2021.

[2] 蒋飞.现代医院管理精要[M].北京:科学技术文献出版社,2019.

[3] 李亚军.现代医院管理制度[M].西安:世界图书出版西安有限公司,2020.

[4] 夏志俊,缪建.医院品质管理优秀案例集[M].杭州:浙江大学出版社,2020.

[5] 王霜.现代医院管理制度研究[M].秦皇岛:燕山大学出版社,2019.04.

[6] 汪媛媛,王思齐,陈乐.新时期医院档案管理与发展研究[M].秦皇岛:燕山大学出版社,2020.

[7] 吴兆玉,陈绍成.实用医院医疗管理规范[M].成都:四川科学技术出版社,2019.

[8] 郭宣佐,张丽娜,史俊霞.医院统计与护理管理[M].天津:天津科学技术出版社,2019.

[9] 莫求,王永莲.医院行政管理[M].上海:上海交通大学出版社,2019.

[10] 钱庆文.医院财务管理[M].北京:中国对外翻译出版公司,2021.

[11] 钱东福,鲁翔.医院管理理论与案例[M].北京:科学出版社,2019.

[12] 李峰,牛江平,张英.现代医院管理制度建设实践[M].北京:清华大学出版社,2019.

[13] 庄建民.医院管理新思维[M].北京:人民卫生出版社,2020.

[14] 杨继红.现代医院管理概要[M].上海:上海交通大学出版社,2019.

[15] 孙良仁.现代医院管理实践[M].北京:科学技术文献出版社,2019.

[16] 郑艳华.现代医院管理[M].北京:科学技术文献出版社,2020.

[17] 胡光云.新编医院管理实务[M].昆明:云南科技出版社,2019.

[18] 张晓玉.非公立医院的现代医院管理制度实务[M].北京:人民卫生出版社,2020.

[19] 陈英博.现代医院财务管理探索[M].北京:现代出版社,2020.

[20] 沈洁.现代智慧医院管理新模式[M].北京:研究出版社,2019.

[21] 王洪武,王彩生,和新颖.医院教育培训管理[M].北京:清华大学出版社,2021.

[22] 沈红玲.现代医院管理理论与实践[M].北京:科学技术文献出版社,2020.

[23] 曾昭宇.现代医院管理模式运用精要[M].北京:科学技术文献出版社,2019.

[24] 莫言娟.现代医院管理与医院经济运行[M].天津:天津科学技术出版社,2020.

[25] 杨有业.现代医院管理创新理念与实践[M].北京:科学技术文献出版社,2019.

[26] 王晓锋.现代医院管理模式与实用操作[M].北京:科学技术文献出版社,2020.

[27] 朱振东.医院管理基础理论与实践方法[M].北京:科学技术文献出版社,2019.

[28] 张硕.新时代医院管理模式创新探索[M].北京:九州出版社,2020.

[29] 李章勇.医院经营管理一本通[M].天津:天津科学技术出版社,2019.

[30] 韦铁民.现代医院内部管理制度[M].杭州:浙江大学出版社,2020.

[31] 李菲菲.医院护理质量管理常规[M].长春:吉林科学技术出版社,2019.

[32] 李连成,莫大鹏,付应明.现代医院管理制度全集[M].北京:中国言实出版社,2020.

[33] 兰芳.现代医院财务管理研究[M].延吉:延边大学出版社,2020.

[34] 杜桂霞.医院内部控制管理实务[M].南昌:江西科学技术出版社,2020.

[35] 任文杰.医院精益管理[M].北京:科学出版社,2021.

[36] 孙冬悦,宋林子,杨敬.基于政策工具的国家层面公立医院管理政策量化分析[J].中国医药导报,2021,18(34)156-159.

[37] 张策,任萍.现代医院管理制度体系构建实践初探[J].中国卫生标准管理,2021,12(3)28-31.

[38] 刘温文,赵峰,姜雪.现代医院管理制度下三级综合医院章程制定的实践与思考[J].医院管理论坛,2021,38(1)67-69.

[39] 陈国权,郑靖莉,曾伟斌.精细化管理在医院管理中的应用价值[J].医疗装备,2021,34(21):67-68.

[40] 刘舒宁,赵元元,陈栋,等.公立医院建立健全现代医院管理制度的实践与思考[J].中国现代医生,2021,59(26)166-170.